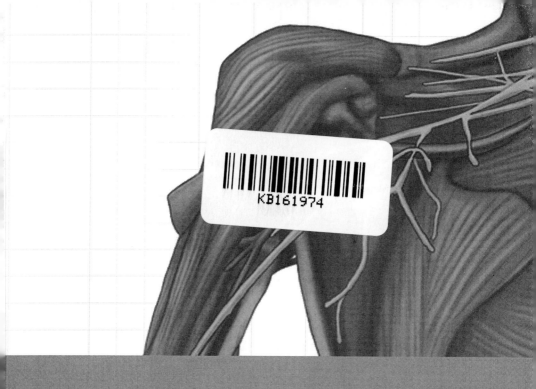

HUMAN ANATOMY

인체해부학

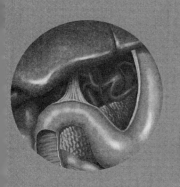
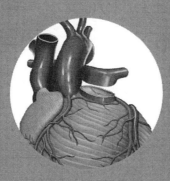
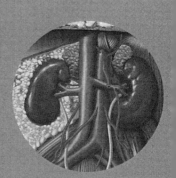

MEDICAL
ST★R 메디컬스타

Contents 차례

제1장 서론(INTRODUCTION)

1. 서론(Introduction to the Anatomy)

인체는 무엇으로 구성되었으며, 그 기능은 무엇인가를 이해하기 위해서는 인체해부학을 학습해야한다. 신체가 손상 되거나 질병이 발생하였을 때 우리 신체에서 일어나는 것을 이해하기 위해서는 인체는 무엇으로 구성되었으며, 각각의 부분들이 어떻게 정상적으로 기능을 하는지를 이해하여야 한다. 이 장에서 학습할 많은 내용들은 해부학자들이 하는 것과 같이 신체를 보여주는데 도움을 줄 것이다. 인체에 대하여 여러 분야의 전문가들이 이해했던 방법대로 인체의 구조에 대한 기본적인 해부학적 용어와 관련된 내용들에 대하여 학습할 것이다.

2. 해부학의 정의(Definition of Anatomy)

인체해부학(human anatomy)은 인체를 대상으로 인체의 구조(structure)와 구조들간의 관계(relationship)를 연구하는 학문이다. 해부학은 처음에 구조들간의 관계를 학습하기 위해서 인체의 구조들을 관찰하기 위하여 잘게 절단하는 해부(dissection)를 하면서 학습하였다. 오늘날에는 다양한 영상기법들이 개발되어 해부학적 지식에 대한 많은 발전이 이루어졌다. 해부학적 용어는 대체로 그리스어 또는 라틴어로 기술되었다. 해부학즉, "Anatomy"라는 용어는 그리스어로 "잘게 저미다"라는 뜻이며, 라틴어로는 "분할하다"라는 뜻에서 유래하였다. 인체해부학은 다양한 수준(level)의 구조적 구성, 즉 현미경 수준부터 육안적인 수준까지 다양한 범위의 구조들에 대하여 학습한다. 해부학을 연구하는데 사용되는 다양한 방법과 수준들에 의하여 해부학은 태생학(embryology), 조직학(histology) 및 육안해부학(gross anatomy) 등으로 세분하고있다.

해부학은 인체의 구조를 다루지만, 생리학(physiology)은 신체의 각 부분이 어떻게 작용하는지, 즉 그 기능을 다루는 학문이다. 기능은 완전히 구조와 분리할 수 없기 때문에 인체에서 각각의 구조들은 기능을 반영한다는 점에서 해부학과 생리학은 분리할 수 없는 학문이다. "Physiology"라는 단어는 "본질(nature)"에 대한 연구"라는 뜻으로 그리스어에서 유래하였다. 유기체의 "본질"이란 기능을 말하며, 해부학과 생리학은 살아있는 유기체를 연구하는 생물학(biology)의 한 분야이다.

3. 인체의 구성 수준
(The level of Body Organization)

인체의 구조와 기능적 수준의 구성이 인체를 특징짓게 하며, 각 부분들은 전체적인 유기체 형성에 기여한다.

세포(Cell)

세포(cell)는 생명의 기본적인 구조적, 기능적 단위로서 200개 이상의 서로 다른 형태의 세포들로 구성되어 있다. 이들 세포들은 각각 다른 기능을 수행하고 있지만, 모든 세포들은 유사한 특징적인 구조를 가지고 있다. 사람은 60조 개 이상의 세포들로 이루어진 다세포 유기체로서, 대사, 성장, 자극에 대한 반응, 회복 및 복제와 같은 생명 현상이 세포에서 이루어진다. 세포는 원자(atom)로 이루어져 있으며 이들이 서로 결합하여 보다 큰 분자(molecule)를 구성한다. 어떤 분자들은 독특하게 무리지어 세포 내소기관(organelle)이라는 작은 기능적인 구조를 만든다. 각각의 세포내소기관에는 핵, 미토콘드리아 그리고 형질내세망 등은 세포내에서 특별한 기능을 수행한다. 인체는 수많은 서로 다른 종류의 세포로 이루어져 있으며, 각각 특수한 기능을 수행하기 위해 변형되어 뼈세포(bone cells), 근육세포(muscle cells), 지방세포(fat cells), 혈액세포(blood cells), 간세포(hepatocytes) 및 신경세포(neurons) 등으로 분화한다. 이 세포들의 특징적인 구조는 기능과 직접적인 연관성을 갖고있다.

조직(Tissue)

조직(tissue)은 서로 관련된 세포들이 특정한 방식 또는 공통된 기능을 수행하기 위해 유사한 세포들끼리 모여서 조직을 이루고 있다. 인체는 몸을 구성하는 4 종류의 기본조직인 상피조직(epithelial tissue), 결합조직(connective tissue), 근육조직(muscular tissue), 신경조직(nervous tissue)으로 구성되었다. 신체를 보호하는 피부와 물질의 흡수와 분비기능을 하는 점막 표면에 있는 세포들은 상피조직이며, 혈액을 펌프질하는 심장에 있는 심장근은 근육조직이며, 자극을 전달하는 기능을 하는 뇌와 척수는 신경조직이며, 이러한 3가지 조직을 지지하고, 서로 연결해서 기능적으로 완전한 신체를 이루게 하는 조직을 결합조직이라고 한다.

기관(Organ)

사람의 몸을 구성하는 약 200개의 서로 다른 형태의 세포들이 배열하여 4개의 기본조직(tissue)을 구성하고, 이러한 조직들이 서로 모여 다양하게 구성되고, 기능적인 배열을 이루어 인체의 기능을 수행하는 기관(organ)을 형성한다. 기관은 특정한 기능을 하는 2개 또는 그 이상의 조직으로 이루어졌다. 기관은 몸에서 매우 다양한 크기와 기능을 하는 심장(heart), 지라(spleen), 이자(pancreas), 난소(ovary), 피부(skin) 및 뼈(bone) 등으로 구성되었다. 각 기관은 보통 하나 이상의 1차조직(primary tissue)과 몇몇의 2차조직(secondary tissue)들로 구성되었다. 예를들면 위(stomach)의 내강을 싸고 있는 상피는 흡수와 분비의 기본적인 기능을 수행하므로 1차조직이라고 하고, 결합조직, 신경조직, 근육조직 등은 위(stomach)에서 2차조직이 된다.

계통(System)

인체의 계통(system)은 인체를 구성하는 기관(organ)의 다음 수준을 형성한다. 계통은 유사하고 연관된 기능을 가진 다양한 기관들로 이루어졌으며, 순환계(circulatory system), 신경계(nervous system), 소화계(digestive system), 호흡계(respiratory system), 내분비계(endocrine system) 등이 있다. 특정 기관들은 두 계통에서 작용하기도 하는데, 이자(췌장)는 내분비계와 소화계에서 작용을 하며, 인두(pharynx)는 호흡계와 소화계에서 작용을 한다. 인체의 모든 계통은 유기체를 구성하며 함께 기능하고 상호관계를 갖고 있다.

4. 기본적인 해부학 용어
(Basic Anatomical Terminology)

과학자들이나 의료 전문가들은 인체의 구조와 기능을 설명할 때 공통된 언어로 된 특수한 용어를 사용한다. 해부학 용어는 애매하고 불필요한 단어를 사용하지 않고 잘 소통하도록 정확한 의미를 나타내는 용어를 사용한다. 예를 들면, "손목은 손가락 위에 있다"라고 말하면 옳게 말한 것인가? 팔을 옆으로 쭉 내리고 있을 때는 옳은 말이지만 손을 머리 위로 올리고 있을 때는 손가락이 손목 위에 위치하므로 틀린 말이다. 이러한 혼란을 방지하기 위하여 해부학자들은 표준이 되는 해부학적 자세를 정하였고, 인체의 각 부분들 간의 관계를 위한 특수한 용어(term)를 개발하였다.

해부학적 자세(Anatomical Position)
해부학을 공부하는데 있어서 인체의 각 부분을 묘사할 때는 기준이 되는 위치가 정해져 있어야한다. 인체에서 모든 방향에 관한 용어는 인체의 각 부위 사이의 관계를 묘사하므로 표준이 되는 해부학적 자세(anatomical position)를 기준으로 설명하여야 한다. 인체의 해부학적 자세는 앞을 보면서 똑바로 서서 두 발은 서로 평행하게 하여 바닥에 붙이고 눈은 정면을 향한다. 팔은 자연스럽게 아래로 향하고 손바닥이 앞쪽을 향하도록 돌리며 손가락은 아래를 가리켜야 한다.

인체의 부위별 이름(Regional Name)

인체는 표면에서 확인할 수 있는 부위와 세부적인 국소적인 구역으로 나눈다. 각각의 인체의 부위는 내부기관을 포함하며 해부학적으로나 임상적으로 중요하다. 인체는 체표에서 확인할 수 있는 여러 부위로 나뉘어 진다. 부위를 나타내는 용어를 익히고 난 후에는 아래에 있는 구조물들의 이름을 익히는 것이 용이해진다. 주요한 인체 부위는 머리(head), 목(neck), 몸통(체간, trunk), 팔(상지, upper extremity), 다리(하지, lower extremity)로 나눈다. 몸통은 종종 가슴(흉부, thorax), 배(복부, abdomen) 및 골반(pelvis)으로 나뉜다.

머리(Head)

머리는 눈, 코, 입이 있는 얼굴(안면, facial region), 뇌를 덮고 지지하는 머리(두개, cranial region, cranium)로 나뉜다. 얼굴 표면의 세부적인 부위를 가리키는 명칭은 관련된 기관, 예를 들어 눈(안와, orbital region), 코(비, nasal region), 입(구강, oral region), 귀(이부, auricular region) 등이나 아래에 놓여있는 뼈를 기초로 한 이마(전두부, frontal region), 관자(측두부, temporal region), 마루(두정부, parietal region), 광대(관골부, zygomatic region), 뒤통수(후두부, occipital region) 등으로 불리고 있다.

목(Neck)

목은 목부위(경부, cervical region)라고 하며, 머리를 지지하고, 자유롭게 움직이게 한다. 머리와 함께 목의 세분화된 부위도 확인할 수 있다.

몸통(Trunk)

몸통(체간, trunk, torso)은 목, 팔 및 다리가 붙는 부분으로 가슴부위, 배부위, 골반부위로 구성된다.

가슴부위(Thorax)

가슴부위는 일반적으로 가슴을 말한다. 가슴부위의 젖부위(유방부, mammary region)는 젖꼭지(유두)주위를 둘러싸고 있으며 성적으로 성숙한 여성의 경우에는 확대되어 젖(유방)이 된다. 왼, 오른 젖부위 사이를 복장부위(흉골부, sternal region)라고 한다. 겨드랑(액와, axillary fossa, axilla)을 둘러싸고 있는 부위를 겨드랑부위(액와부, axillary region)라고 한다. 척추부위(척추부, vertebral region)는 등의 길이만큼 뻗어있고 척주(vertebral column)를 따라 내려간다.

배부(Abdomen)

배부는 가슴부위 아래에 위치하며, 배부 앞면의 중심에 위치한 배꼽(umbilicus)이 좋은 표지부위가 된다. 배부는 내부장기의 위치를 기술하기 위해 9구역으로 나눈다. 배부위를 4구역으로 나누는 것은 통증, 종양, 이상 징후의 위치를 알기 위해 사용하는 일반적인 임상 방법이다.

골반부(Pelvic Region)

골반부위는 몸통의 아랫부분이며, 성적으로 성숙한 사람의 골반부에는 음모로 덮인 두덩부위(치골부, pubic area)도 포함된다. 샅(회음, perineum)은 바깥생식기와 항문이 위치하는 부위이다. 배부 뒷부분의 중앙에는 허리부위(요추부위, lumbar region)가 있다. 엉치부위(천골부위, sacral region)는 허리부위 아래와 볼기뼈(hip bone)사이에 위치한다. 큰 볼기근육은 엉덩이(buttock)나 볼기(둔부, gluteal region)를 형성하며 이 부위는 일반적으로 근육주사를 하는 부위로 이용된다.

팔(Upper Extremity)

팔은 해부학적으로 어깨(견, shoulder), 위팔(상완, brachium), 아래팔(전완, antebrachium), 손(수, manus)으로 나뉜다. 어깨는 어깨관절(shoulder joint)을 포함하는 위팔(arm)과 팔이음뼈(pectoral girdle) 사이에 있으며 세모근부위(삼각근부, deltoid region)라고도 한다. 팔꿉부위(주부, cubital region)는 팔꿉관절(elbow joint)을 포함하는 위팔과 아래팔 사이를 말한다. 팔오금(주와, cubital fossa)은 팔꿉부위의 앞에 위치한 오목한 부위로 정맥주사나 채혈을 하는데 중요한 부위이다.

손은 손목뼈(수근골)를 포함하는 손목(수근, carpus), 손허리뼈를 포함하는 손허리(중수, metacarpus), 손가락뼈(지골)를 포함하는 5개의 손가락(수지, digits)으로 구성된다. 손의 앞 부위는 손바닥(수장, palmar region, palm)이라 하고, 손의 뒷부위는 손등(수배, dorsum of the hand)이라고 한다.

다리(Lower Extremity)

다리는 엉덩이(둔부, 엉덩이, hip), 넓적다리(대퇴, thigh), 무릎(슬, knee), 종아리(하퇴, leg) 그리고 발(족, pes)로 구성된다. 넓적다리는 일반적으로 넓적다리부위(대퇴부, femoral region)라고 한다. 무릎은 앞쪽에 있는 무릎앞부위(슬개부, patellar region)와, 뒤쪽에 있는 다리오금(슬와, popliteal fossa)이라고하는 두개의 면을 가지고 있다. 종아리는 앞쪽과 뒤쪽의 종아리부위(하퇴부, crural region)로 나눈다. 정강이(경골부위, shin)는 앞쪽 종아리부위를 따라 길게 뻗어 있는 두드러진 뼈의 능선이 있는 부위이며, 장딴지(비복, calf)는 뒤쪽 종아리부위의 두꺼운 근육으로 된 부분을 말한다.

발은 발목뼈(족근골)를 포함하는 발목(족근, tarsus), 발허리뼈를 포함하는 발허리(중족, metatarsus) 그리고 발가락뼈를 포함하는 5개의 발가락(족지, digits)의 주요한 3부위로 나뉜다. 발목(ankle)은 다리와 발 사이의 연결부이다. 발꿈치(heel)는 발의 뒤쪽을, 발바닥(족저, plantar surface)은 발의 아랫면을, 발등(족배, dorsum of the foot)은 발의 위쪽을 말한다.

해부학적 면과 절단면(Anatomical Planes and Sections)

해부학에서 사용되고 있는 기준면과 방향에 관한 용어는 인체의 해부학적 자세에 따른 기준을 근거로 표준화되어 있다.

인체는 다양한 기관의 구조적 배열을 구체화하여 학습하기 위해 3개의 기본적인 기준면인 시상면(sagittal plane), 관상면(coronal plane), 가로면(transverse plane)으로 나누고 도식화한다. 시상면은 인체를 수직으로 통과하는 단면으로 인체를 오른쪽과 왼쪽 부분으로 나눈다. 정중면(midsagittal plane, median plane)은 인체의 가운데 면을 따라 지나는 시상면으로 인체를 오른쪽 절반과 왼쪽 절반으로 똑같이 나눈다. 관상면 혹은 전두면 (frontal plane)은 인체를 세로로 앞부분과 뒷부분으로 나눈다. 가로면은 수평면(horizontal plane) 또는 횡단면(cross sectional plane)이라 하는데 인체를 윗부분과 아랫부분으로 나눈다.

방향에 관한 용어(Directional Term)

방향에 관한 용어들은 해부학적 자세와 관련된 인체부위와 구조의 위치를 정하는 데 사용된다.

Superior(cranial, cephalic)는 위(상) 또는 머리쪽(두측)으로 머리 또는 위를 향하는 곳이다.

Inferior(cauda)는 아래(하) 또는 꼬리쪽(미측)으로 머리에서 멀어지다라는 의미이다.

Anterior(ventral)는 앞(전) 또는 배쪽(복측)으로 앞을 향함. 배꼽은 몸의 배쪽이다라는 의미이다.

Posterior(dorsal)는 뒤(후) 또는 등쪽(배측)으로 뒤를 향하다라는 의미이다.

Medial은 안쪽(내측)으로 정중선을 향다라는 의미이다.

Lateral은 가쪽(외측)으로 정중선에서 멀어지다 라는 의미이다.

Internal(deep)은 속(내) 또는 깊은(심층)으로 표면에서 멀어지다라는 의미이다.

External(superficial)은 바깥(외) 또는 얕은(천층)으로 표면을 향하다라는 의미이다.

Proximal은 몸쪽(근위)으로 몸통을 향하다라는 의미이다.

Distal은 먼쪽(원위)을 의미하며, 몸통에서 멀어지다라는 의미이다.

체강(Body Cavities)

체강은 몸안에 있는 제한된 공간으로서 상피성 막에 의해 구획화하여 내장을 보호하고 지지하는 기능을한다. 크게 2개의 주요 체강인 등쪽공간(배측체강, posterior body cavity)과 더 큰 배쪽공간(복측체강, anterior body cavity)으로 나눈다. 등쪽공간에는 뇌와 척수가 위치하고 배쪽공간은 발생시 몸통내의 체강(coelom)이라 불리는 공간으로부터 형성된다. 체강은 윤활액을 분비하는 막으로 덮혀 있다. 발생중 체강은 근육성 가로막(횡격막, diaphragm)에 의하여 위쪽의 가슴안(흉강, thoracic cavity)과 아래쪽의 배골반안(복골반강, abdominopelvic cavity)으로 나뉘어진다. 체강안에 있는 장기들을 총칭하여 내장(viscera) 또는 내장기관(visceral organs)이라고 한다. 가슴안에는 왼, 오른 허파를 둘러싸고 있는 2개의 가슴막공간(흉막강, pleural cavity)과 심장을 둘러싸는 심장막공간(심막강, pericardial cavity)이 있다. 2개의 가슴막공간 사이의 공간을 가슴세로칸(종격, mediastinum)이라고 한다.

배골반안은 위쪽의 배안(복강, abdominal cavity)과 아래쪽의 골반안(골반강, pelvic cavity)으로 나눈다. 배안에는 위, 작은창자, 큰창자, 간, 쓸개, 이자, 지라 및 콩팥이 위치한다. 골반안은 큰창자의 말단부와 방광, 여성의 자궁, 난관, 난소와 남성의 정낭과 전립샘 등과 같은 일부 생식 기관들이 위치한다.

큰 배쪽공간 및 등쪽공간 이외에 작은 여러 공간들이 머리 안에 있다. 입안(구강, oral cavity)은 소화와 호흡기능을 하며 이와 혀가 들어있다. 호흡계의 한 부분인 코안(비강, nasal cavity)은 코중격에 의하여 두 공간으로 나누어진다. 2개의 눈확(안와, orbit)에는 안구, 안구와 관련된 근육, 혈관 및 신경이 위치한다. 또한 귓속뼈를 포함하는 2개의 가운데귀안(중이강, middle ear cavity)이 있다.

몸통의 막(Body Membranes)

몸통의 막은 얇은 결합조직과 상피조직이 내장기관을 둘러싸거나 분리하고 지지하면서 체강을 덮고 있다. 몸통의 막을 구성하는 2가지 기본적인 형태는 점막(mucous membranes)과 장막(serous membranes)이다. 점막은 점액이라고 하는 진하고 끈적거리는 액을 분비하여 윤활기능과 보호작용을 한다. 점막은 입안과 코안 그리고 호흡계, 생식계, 비뇨계, 소화계와 같이 몸을 출입하는 다양한 공간과 관을 덮고 있다. 장막은 가슴안과 배골반안들을 둘러싸고 있거나 내장기관을 덮고 있으며, 장액이라고 하는 묽은 윤활물질을 분비한다. 가슴막(흉막, pleurae)은 벽쪽가슴막과 내장쪽가슴막으로 구성된 얇은 장막이다. 벽쪽가슴막(벽측흉막, parietal pleura)은 가슴벽과 가슴세로칸을 안에서 싸고 있으며, 내장쪽가슴막(내장측흉막, visceral pleura)은 허파쪽가슴막(pulmonary pleura)이라고도 하며, 허파의 바깥표면 뿐만아니라 모든 틈새 안의 허파표면까지 둘러싸고있다. 양쪽의 가슴막공간은 완전히 분리되어 있다. 벽쪽과 내장쪽가슴막 사이에 형성된 잠재적인 공간(potential space)을 가슴막공간(흉막강, pleural cavity)이라 하고, 약간의 장액이 있어 가슴막 표면에서 윤활유 역할을 하며 호흡하는 동안 허파의 움직임을 부드럽게 해준다.

심장막(심막, pericardium)은 섬유장막주머니(fibroserous sac)로서 심장과 큰 혈관의 시작부위를 둘러싸고 있으므로 중간세로칸에 위치한다. 심장막은 섬유심장막(fibrous pericardium)과 장막심장막(serous pericardium)으로 구성된다. 섬유심장막은 질기고 치밀한 섬유성 막이며, 장막심장막은 섬유심장막과 심장 사이에 있는 두겹의 막으로서 섬유심장막에 붙어있는 벽쪽심장막(parietal layer)과 심장의 바깥면을 싸고있는 내장쪽심장막(심장바깥막, visceral layer, epicardium)으로 나뉜다. 두겹의 장막심장막(벽쪽심장막과 내장쪽심장막)사이에 형성된 잠재적인 공간을 심장막공간(심막강, pericardial cavity)이라고 한다.

복막(peritoneum)은 중피세포(mesothelial cells)에 의해 형성된 장막으로서 벽쪽복막과 내장쪽복막으로 구성된다. 벽쪽복막(parietal peritoneum)은 배벽, 골반벽, 그리고 가로막의 아래면을 덮는다. 내장쪽복막(visceral peritoneum)은 내장을 덮고 있는 막이다.

벽쪽과 내장쪽 복막 사이의 잠재공간(potenrial space)을 복막공간(복강, peritoneal cavity)이라 하는데 복막면을 매끄럽게 하고 내장의 자유로운 움직임을 용이하게 하는 액체막(film of fluid)이 들어있다. 복막은 남성에서는 완전히 막힌 주머니이나, 여성에서는 자궁관의 구멍을 통해 외부와 이어진다.

복막은 배안을 작은복막주머니(lesser sac)와 큰복막주머니(greater sac)로 나누어진다. 복막은 다양한 형태로 존재하며, 그 이름도 다양하다. 복막은 작은복막주머니(lesser sac)와 큰복막주머니(greater sac)로 분리된다. 그물막(omentum)은 작은그물막(소망, lesser omentum)과 큰그물막(대망, greater omentum)이 있다. 작은그물막은 두 겹으로 된 복막으로 간문(porta hepatis)에서 위작은굽이(소만, lesser curvature)와 샘창자(십이지장, duodenum)의 시작부위까지 연결된 막 또는 인대라고 한다. 큰그물막은 위 큰굽이로부터 앞치마처럼 펼쳐져서 가로잘룩창자와 다른 장기를 덮고있는 복막주름이다. 배골반안 속에 있는 콩팥, 콩팥위샘 및 이자와 같은 기관들은 벽쪽복막 뒤에 위치하여 배막뒤장기(retroperitoneal organ)라고 한다. 작은창자의 창자간막(소장간막, mesentery of small intestine)은 넓게 퍼진 복막의 이중주름으로 빈창자(jejunum)와 돌창자(ileum)를 뒤배벽에 부착시키고 작은창자로 가는 신경과 혈관이 지나간다.

배골반부위와 배사분역 (Abdominopelvic Regions and Abdominal Quadrants)

배골반부위(abdominopelvic regions)는 2개의 수평면과 2개의 수직면에 의해 9부분으로 나뉜다. 즉, 오른갈비아래부위와 왼갈비아래부위(right and left hypochondriac region), 명치부위(심와부, epigastric region), 오른옆구리부위와 왼옆구리부위(right and left lumbar region), 배꼽부위(umbilical region), 오른샅굴부위와 왼샅굴부위(right and left inguinal region), 두덩부위(치골부위, hypogastric or pubic region), 배(abdomen)는 또한 배꼽을 중심으로 수직면과 수평면에 의해 4 구역으로 나뉜다. 즉, 오른위구역(right upper quadrant ; RUQ), 왼위구역 (left upper quadrant ; LUQ), 오른아래구역(right lower quadrant ; RLQ), 왼아래구역(left lower quadrant ; LLQ), 배꼽은 셋째와 넷째 허리뼈 사이의 척추사이원반(intervertebral disc)높이에 위치하며, 열 번째 가슴신경에 의해 지배받는다.

제2장 세포(CELLS)

1. 서론(Introduction to the Cells)

인체는 세포(cell)로 구성되어 있고 세포수준에서 생명현상을 구명할 수 있기 때문에, 세포는 구조적, 기능적 기본 단위이다. 비슷한 세포가 모여 조직(tissue)을 이루고, 특정한 기능을 수행하기 위해 조직이 모여 기관(organ)을 형성하고, 기관이 모여 기관계(organic system)를 구성한다. 기관계의 기능은 소화, 생식, 호흡과 같이 서로 연관된 기능을 수행하는 것이다. 장기와 조직이 제대로 작동하려면 세포가 제대로 기능을 하여야 한다. 세포가 살아있고 신진대사를 위해서는 특정한 필요사항들이 충족되어야 한다. 각각의 세포는 영양소와 산소가 있어야 하고 노폐물들을 제거할 수 있어야 한다. 게다가 지속적으로 보호환경도 유지되어야 한다. 이런 모든 필요사항들은 기관을 통해서 얻어진다.

모든 세포들은 인지질이중층(phospholipid bilayer)의 막에 의
해 둘러 싸여져 있고, 기능을 분담하는 세포소기관을 가지고 있
다. 세포 자신이 사용하거나 외부로 내보내기 위해 거대분자를
합성하고 에너지를 생산하고 다른 세포와 정보전달을 할 수 있
다. 세포 내의 살아있는 물질인 원형질은 두 부분으로 나뉘는데,
세포질은 원형실막과 핵 외막 사이의 세포 물질이며, 핵질은 핵
의 구성물질 이다.

세포질(cytoplasm)의 대부분은 물이고 그 속에 여러 가지 무
기, 유기 물질이 용해되어 있거나 부유하고 있다. 세포의 이러한
유체 형태의 성분을 세포액(cytosol)이라 한다. 세포질은 활발한
대사 작용으로 특정 기능을 수행하는 세포소기관(organelles)을
포함하고 있다. 세포질 내의 미세소관과 미세섬유는 세포내 통
로, 세포의 모양, 물질이동에 중요한 작용을 한다. 그리고, 세포
질에는 세포포함물이 존재하는데, 이것은 신진대사의 부산물로
구성되고, 다양한 영양물질이나 결정색소를 저장한다.

형태학으로서의 세포학은 현미경의 발달과 더불어 발전해 왔
다. 광학현미경은 성능 향상과 함께 위상차 현미경, 편광 현미경,
형광 현미경, 적외선 현미경, 자외선 현미경, 공초점 레이저 주
사 현미경 등 다양한 종류가 개발되었다. 이로서 특정한 단백질
을 함유한 세포, 살아있는 세포 등을 현미경으로 관찰할 수 있게
됐다. 투과전자현미경(TEM)은 세포 내부의 미세구조를, 주사전

자현미경(SEM)은 세포 외부의 미세구조를 관찰하는데 큰 기여를 했다.

2. 형질막(Plasma membrane)

형질막(plasma membrane, 세포막 cell membrane)은 주로 인지질과 단백질분자들로 구성되어 있다. 세포막은 6.5~10nm 정도의 두께이고, 구형의 단백질이 인지질 이중층 사이에 끼어있는 구조이고, 유동성을 지닌 모자이크 형태를 하고 있다.

세포막은 막의 내부와 외부를 분리하고, 막을 통해 물질의 통과를 조절하는 중요한 기능을 한다. 세포막의 물질교환은 선택적으로 일어나고, 능동적 또는 수동적으로 이루어진다. 어떤 세포의 세포막은 특정한 기능을 수행하도록 특수화되어 있다. 소장점막의 원주상피세포는 내강 쪽으로 세포질 돌기인 수많은 미세융모(microvilli)를 가진다.

어떤 감각기관은 특정한 자극을 수용하기 위해 특수화된 세포막을 가진다. 빛 자극을 수용하는 망막의 막대세포와 원주세포들은 이중층의 원반모양 구조물이 있고, 이들 구조물은 시각과 관련된 색소를 갖고 있다. 속귀(inner ear)의 나선기관에는 털세포(hair cell)가 있는데, 이 기계적수용기는 진동을 수용하여 전기적 신호로 변환하고, 신경을 통해 뇌로 전달한다.

세포막은 매우 얇아 광학현미경으로는 볼 수 없고, 전자현미경으로 보면 약 7.5nm 두께이고, 세 층의 얇은 막처럼 보이는, 인지질 이중층으로 이루어진 단위막(unit membrane)이다. 각 층은 단일 인지질 층과 복합 단백질로 구성되어 있고, 모든 세포막의 기본 구조를 이룬다. 두 개의 층인 비극성 지방산 꼬리는 막 내에서 서로 마주보고 있는 이중층을 이루면서, 각각은 약한 비극성 공유결합을 형성한다. 인지질 분자는 친수성 머리와 소수성 꼬리로 구성되어 있다. 당지질과 콜레스테롤도 세포 막 내에 존재한다. 지방산 분자는 막의 유동성을 증가시키나 반면에 콜레스테롤은 막의 유동성을 감소시킨다.

막관통단백질(integral membrane protein)과 단백질 복합체는 채널단백질과 수송단백질을 형성하는데, 특히 세포막을 통과하는 이온과 작은 분자를 이동시킨다. 산소, 물 등은 농도 기울기에 따라 단순확산에 의해 세포막을 통해 움직일 수 있다. 채널단백질(channel protein)은 세포막을 통해 이온채널(ion channel)이라고 불리는 친수성 통로를 형성한다. 100여 가지 이상의 다른 유형의 이온채널 중에 어떤 것은 한 가지 특정 이온에 특이적인 반면에 나머지 것들은 몇 개의 다른 이온과 작은 수용성 분자가 통과하도록 한다. 수송단백질(transport protein)은 지질단백질 양쪽의 특정 이온이나 분자 결합부위를 갖는 막수송단백질이다. 수송단백질에 의한 수송은 전기화학적 농도 기울기에 순행하는 수동수송과 전기화학적 농도기울기에 역행하는 능동수송이 있다. 대부분의 세포 표면수용체는 신호물질을 인지하여 세포 내부의 활동으로 신호를 전달하는 내재성 단백질이다.

3. 세포질(Cytoplasm)

세포질(cytoplasm)은 핵과 세포막 사이를 말하고, 대부분 물로 이루어진 세포질액(cytosole)과 물질대사가 일어나는 세포소기관(cell organelles)으로 이루어져있다. 어떤 소기관은 광학 현미경으로 존재는 확인할 있으나 그것들의 구조와 기능은 전자 현미경, 세포분획법, 섬세한 생화학, 조직학적 진전이 있고서야 확인되었다. 이러한 방법들을 적용하여 그것은 인지질 이중층막으로 둘러 싸여 있다는 것을 알았고 그것은 세포의 구성요소로서 뿐만 아니라 생명 유지를 위한 필수적인 생화학적인 반응을 위해 넓은 면에 공급된다.

세포질세망(소포체, Endoplasmic Reticulum)
세포질세망(형질내세망, 소포체, Endoplasmic Reticulum)은 막을 연결하는 복잡한 그물구조로 세포질에 넓게 분포한다. 세포막의 한 쪽 끝에서 막들이 서로 연결되어 작은 공간 즉 수조 (cisterna)를 형성한다. 세포질세망은 세포 내부의 물질의 수송을 위한 경로와 조직화된 미립자들의 저장고 역할을 한다. 이들은 2종류가 있는데 무과립세포질세망과 과립세포질세망이다. 특정 세포에서는 이들 중 하나가 우세하게 나타나기도 한다. 세포질세망의 표면과 내부에서 일어나는 대사과정으로 단백질 합성하고, 변형지질과 스테로이드를 합성하고, 독성 화합물의 해독과 세포의 모든 막을 합성한다.

　무과립세포질세망(활면소포체, smooth ER)은 리보솜이 없다. 스테로이드, 콜레스테롤과 중성지방(triglyceride)을 합성하고 독성물질을 해독하는 기능(알콜)을 한다. 무과립세포질세망은 골격근과 같은 일부 세포에서는 특수화되어 근육세포질세망(sarcoplasmic reticulum)으로 분화하고, 칼슘이온을 저장하여 근수축을 조절한다. 과립세포질세망(조면소포체, rough ER)은 막에 수많은 리보솜이 붙어있다. 과립세포질세망은 리보솜에 의한 단백질합성 공간을 제공하고, 수송하는 역할을 한다.　과립세포질세망은 무과립세포질세망과는 달리, 표면에 리보좀을 인식하고 결합하는 내재성 단백질을 가졌을 뿐만 아니라 판모양의 구조로 이루어져 있다. 과립세포질세망은 세포막으로 이동하는 모든 단백질을 합성한다. 모든 세포막의 지질과 내재성 단백질은 과립세포질세망에 의해 생산되어진다.

리보솜 (Ribosomes)

리보솜(ribosome)은 세포질 내부에서 부유하는 자유 미립자로 존재하거나, 과립세포질세망의 막에 붙어 있다. 리보솜은 단백질과 RNA 분자들로 구성된 작고, 낱알 모양의 세포소기관이다. 리보솜은 세포 구조를 이루는 단백질을 만들거나, 효소로서 기능을 하는 단백질 분자를 합성한다. 리보솜에 의해 합성된 단백질의 일부는 세포에서 사용되거나 분비된다.

1차 단백질 구조(sequence of amio acids)에 대한 정보는 DNA의 핵 속에 담겨 있다. 이러한 정보는 mRNA로 전사되고 핵을 떠나 세포질로 이동한다. mRNA의 코돈은 3개의 연속된 뉴클레오티드로 이루어져 있다. mRNA는 특정 아미노산 배열에 대한 정보를 핵에서 세포질로 전달하는 역할을 한다. tRNA는 아미노산과 공유결합을 하여 아미노아실(aminoacyl) tRNA를 형성한다. 이러한 효소 촉매 반응은 특이적이다. 즉, 각 tRNA는 짝이 되는 아미노산과 반응한다. 각 tRNA는 또한 mRNA의 코돈을 인식하는 안티코돈을 포함하고 있어 짝이 되는 아미노산을 운반한다.

골지체(Golgi Apparatus)

골지체(Golgi apparatus)는 핵 근처에 위치하고, 몇 개의 막주머니로 구성된다. 골지체는 과립세포질세망에서 합성된 단백질을 변형, 분류하고, 탄수화물 합성과 세포 보호에 관여한다. 골지체의 관내에 축적된 탄수화물 분자들이 당단백질이라 불리는 혼합물을 형성하기 위하여 단백질과 결합한다. 적정한 양에 도달했을 때, 작은 주머니는 복합체로부터 떨어져 나와 세포막으로 운반되고, 분비과정을 거쳐 방출된다. 작은 주머니는 세포막과 함께 융합하여 내용물을 방출하는데, 이를 세포외유출(exocytosis)이라 한다. 골지체는 소화기계에서 이자(췌장)와 침샘을 포함해서 특정한 분비세포기관에서 두드러진다.

사립체(Mitochondria)

사립체(mitochondria)는 주머니 모양의 이중막으로 구성된 세포소기관이다. 사립체는 성숙한 적혈구를 제외하고 몸에 있는 모든 세포에서 발견된다. 사립체 내막은 사립체능선(cristae)이라 불리는 복잡한 주름들로 이루어져 있다. 사립체능선은 효과적인 화학 반응을 위해 넓은 표면적을 이룬다. 사립체는 크기와 모양이 다양하다. 사립체는 세포질을 통해서 이동할 수 있고. 자기복재(autoreplication)나 분열에 의해 증식할 수 있다. 사립체는 에너지를 생산하는 역할을 하므로, 세포의 발전소라 불린다. 근육세포나 간세포, 심장세포 같은 활성도가 높은 세포들은 많은 에너지를 생산하기 위해 많은 수의 사립체를 가진다.

사립체는 정자의 머리에 포함되어 있지 않고, 난자 안에 포함되어 있기 때문에 세포의 모든 사립체는 모체로부터 온 것이다.

용해소체(Lysosomes)

용해소체(lysosome)의 형태는 알갱이 모양에서부터 작은 소포, 막 모양의 구에 이르기까지 다양하다. 용해소체는 세포질에 흩어져 존재한다. 용해소체 내부의 강한 소화 효소는 단백질과 탄수화물을 분해할 수 있다. 백혈구 세포는 많은 양의 용해소체를 포함하고, 용해소체의 효소 활동을 이용하여 박테리아를 섭취하고 죽이고 소화하는데, 이를 포식작용(phagocytosis)이라 부른다. 용해소체는 오래된 세포의 분해에도 관여한다. 만약 용해소체의 막이 파열된다면, 주변의 온전한 세포를 파괴한다.

섬유소와 미세소관 (Fibrils and Microtobules)

섬유소(fibrils)는 극히 미세한 막대기 모양의 구조이고, 미세소관은 다양한 길이를 가지는 실같이 가늘고 긴 관 모양의 구조이다. 섬유소와 미세소관은 세포뼈대(cytoskeleton)를 형성함으로써 세포를 지탱해 준다. 근육잔섬유(근세사, myofilament)라 불리는 특이한 섬유소는 근육세포에 특히 풍부하게 나타난다. 미세소관은 세포질 내에서 큰 분자의 운반에 관여한다. 특히 내분비 기관의 세포에 풍부하고 혈액으로 분비되는 호르몬의 운반에 관여한다. 특정세포에서의 미세소관은 섬모와 편모의 형성에도 관여한다.

미세소관(microtubules)은 성장에 따라 길이가 변화하는 동적인 구조로, 평균 반감기는 약 10분정도이다. 미세소관의 주된 기능은 세포뼈대를 제공하여 세포 모양을 유지하고, 소기관과 소낭 내막의 움직임을 조절하고, 내부세포의 구획을 결정하고, 또한 섬모 운동 능력을 제공한다. 또한 미세소관은 방추사의 형성에 관여한다.

중심체와 중심소체 (Centrosome and Centrioles)

중심체(centrosome)는 핵 부근에 존재하는 막이 없는 구형의 덩어리이다. 중심체 내부에는 중심소체(centriole)라고 불리는 한 쌍의 막대기 모양의 구조물이 각각의 오른쪽 모서리에 존재한다. 중심체는 분열할 수 있는 세포내에서만 발견된다. 유사분열(mitosis) 과정이나 생식세포분열 과정 동안에, 중심소체는 각자 멀리 이동하여, 핵의 다른 면에 각각 위치하게 된다. 중심소체는 세포의 복제 과정 동안에 염색체의 분배에 관여한다. 성인의 근육과 신경세포는 중심소체가 부족하기 때문에 분열할 수 없다. 중심소체는 작고, 원기둥모양의 구조로 0.2㎛의 직경과 0.5㎛의 길이를 가진다. 보통 짝으로 된 구조를 가지며, 서로 수직으로 정렬해 있고 골지체 주변에 위치한다. 중심소체는 중심축의 주변에 세 개의 미세소관으로 이루어진 다발이 9쌍 정렬되어 있다. 각각의 미세소관 3중 쌍은 완전한 1개의 미세소관(microtubule)과 불완전한 2개의 미세소관이 유합되어 있다.

세포 주기 중의 S기 동안 복제된 한 쌍의 중심체 각각은 중심체 전구물질을 형성한다. 유사분열 동안, 중심체는 방추사의 형성에 관여한다. 덧붙여 섬모와 편모의 기본체는 짝을 이루지 않은 개개의 중심체와 동일하다.

과산화소체 (Peroxisomes)

과산화소체(peroxisomes)는 용해소체와 구조적으로 닮은, 막성 주머니인데 많은 효소를 가지고 있다. 과산화소체는 대부분의 세포에서 발견되나, 신장과 간에서 특히 많이 존재한다. 과산화소체의 효소 일부는 지방세포의 분해를 촉진하고, 과산화수소를 부산물로 생성한다. 과산화수소는 백혈구에서 중요한 물질인데, 병들거나 노화된 세포를 없애는데 작용한다. 과산화소체는 세포질 내부에 존재하는 다른 세포 소기관에 해를 끼치지 않기 위하여, 여분의 과산화수소를 물과 산소로 바꾸는 촉매효소를 포함한다.

액포 (Vacuoles)

액포(vacuoles)는 저장고로서 기능하는 다양한 크기의 막성 주머니이다. 액포는 포식작용 동안에 세포의 막부분이 함입되고 위축될 때 형성된다. 액포 형성은 포음작용이나 포식작용이 일어남으로써 시작되는데, 세포는 세포막을 통해서 미소한 지방질 방울을 액포 내부로 가지고 가거나. 세포막이 고체분자를 액포 내부로 삼킨다. 액포는 이전에 세포 밖에 존재하던 지방이나 고체물질을 포함하는 경우도 있다.

섬모와 편모 (Cilia and Flagella)

섬모와 편모는 세포막의 외부에 위치하는 것처럼 보이나 실제로 세포내 세포질의 돌출물이다. 이 돌출물들은 세포막으로 둘러싸인 세포질과 지탱하기 위한 미세소관(microtubules, 9+2)을 가진다. 섬모와 편모는 미세융모(microvilli)와 다르며, 입체섬모(stereocilia)와 함께 세포막의 특수화로 이루어진다.

섬모(cillia)는 특정 세포의 가장자리에서 돌출한 다수의 짧은 돌출물이다. 섬모가 있는 세포는 점액 분비를 위한 술잔세포(golblet cell)들이 흩뿌리듯 박혀있다. 섬모가 있는 세포의 자유면에는 항상 점액물질의 막이 있다. 섬모가 있는 세포는 호흡기계와 생식기계의 내강 쪽으로 배열되어 있다. 섬모의 기능은 점액성 물질이나 점착성 물질을 체외로 보내는 것이다.

편모(flagella)는 섬모와 미세소관의 구조에서 비슷하나 길이가 긴 단일 구조로 되어 있고, 섬모는 솔과 같이 여러 개의 짧은 미세소관으로 이루어져 있다. 인체 내에서 편모가 있는 세포의 유일한 예는 정자이다.

4. 핵(Nucleus)

핵(nucleus)은 세포내소기관 중에서 가장 큰 구조물이다. 핵
은 대부분의 DNA와 RNA 합성 관련 장소이고, 리보좀소단위
(ribosomal subunits)의 집합장소이기도 하다. 핵은 이중 지질막
인 핵막에 의해 세포질과 분리되어 있으며, 미세한 핵공(nuclear
pores)이 핵막을 가로질러 분포한고, 특정 분자(단백질, RNA, 단
백질-DNA 복합체)를 핵질과 세포질 사이로 이동시키는 선택적
관문으로 작용한다. 핵의 주요 구성성분은 염색체(chromatin),
인(nucleus), 핵질(nucleoplasm)로 이루어져 있다.

핵은 일반적으로 구형이며, 세포의 중심에 위치하고 있다. 그
러나 어떤 세포에서는 다양한 형태를 띠기도 한다. 보통 각각의
세포는 하나의 핵을 가지지만, 뼈파괴세포(파골세포, osteoclast),
뼈대근육(골격근, skeletal muscle) 세포 등은 여러 개의 핵을 가
지기도 한다. 반면, 성숙한 적혈구는 핵이 없고, 세포분열 또한
할 수 없다. 핵의 크기, 모양, 형태는 세포의 유형에 따라 일반적
으로 일정하며, 이는 암세포의 악성정도를 진단하는데 유용하다.

염색질(Chromatin)과 염색체(Chromosomes)

DNA는 핵 내에서 염색체의 형태로 존재하는데, 이것은 세
포분열시기에 명확하게 드러난다. 뭉친염색질(이질염색질,

heterochromatin)은 비활동적인 형태로 핵의 주위에 대부분 위치하고 있다. 나머지 현미경으로 잘 안 보이는 부분은 핵에 흩어져 있는 퍼진염색질(진정염색질, euchromatin)이다. 이는 염색체의 활동적 형태로 DNA가 RNA로 전사되고 있다. 퍼진염색질은 긴 DNA 분자에 뉴클레오좀(nucleosome)이 연결되어있다. 뉴클레오좀은 네 종류의 히스톤(histone)이 두 개씩 이루어진 8중합체 단백질이다.

세포가 간기를 지나 유사 또는 감수분열 때에 염색질은 뭉쳐져서 광학현미경에 보일 정도의 응축되고, 이를 염색체(Chromosomes)라 한다. 체세포의 염색체 수는 종마다 다르다. 인간은 23쌍의 염색체로 이루어져 있는데 각 쌍 중 한쪽은 어머니에게서 나머지는 아버지에게서 받은 것이다. 23쌍 중에서 22쌍은 상동염색체라고 하며, 나머지 한 쌍은 성을 결정하는 성염색체이다. 46개의 염색체 중에서 동일한 상동염색체의 반을 제외한 염색체 전부를 유전체(genome)라 하고, 이는 한 생물체가 지닌 모든 유전정보의 집합이다.

DNA와 유전자(Deoxyribonucleic acid and Genes)

DNA(Deoxyribonucleic acid) 분자는 폴리뉴클레오티드 사슬(polynucleotide chain)이 나선형으로 꼬인 사다리 모양의 이중나선(double helix) 구조를 이룬다. 분자의 가로대 부분은 질소 염기의 쌍으로 구성된다. 염기에는 아데닌(adenine, A), 구아닌(guanine, G), 시토신(cytosine, C), 티민(thymine, T), 4종류의 질소 염기가 있다. 기본적인 DNA분자의 구조를 핵산(nucleic acid)이라 한다. 모든 뉴클레오티드(nucleotide)는 디옥시리보스(deoxyribose) 분자, 인산기 그리고 4개의 질소 염기로 구성된다. 그러므로 각각 4개의 염기로 핵산의 유형이 결정된다. 이중나선 구조는 상보적 염기사이의 수소결합에 의해 형성되고, 그 결합은 아데닌과 티민 그리고 구아닌과 시토신 사이에 형성된다.

세대를 통해 전달되는 생물학적 유전정보는 DNA의 특정부위인 유전자(gene)에 위치한다. 각 유전자는 특정 단백질의 합성을 암호화하고 있는 DNA 분자의 특정 조각이다. 유전자를 구성하는 염기서열은 단백질의 아미노산 순서를 나타낸다.

RNA(Ribonlcleic acid)

단백질 합성 과정에서 DNA는 유전정보의 전달을 위하여 상보적인 구조의 RNA(mRNA)를 만든다. DNA와 마찬가지로 RNA도 당-인산 결합을 가진 뉴클레오티드의 긴 사슬을 가진다. 그러나 RNA는 DNA와 달리, 뉴클레오티드는 당으로 데옥시리보스(deoxyribose) 대신에 리보스(ribose)를 가지고, 티민(thymine) 대신에 우라실(uracil) 염기를 가진다. RNA는 이중나선 구조가 아닌 한 가닥의 폴리뉴클레오티드 사슬로 이루어져 있고, DNA

보다 짧다.

핵소체(Nucleolus)

핵소체(Nucleolus)은 막이 없는 조밀한 구조로 핵에 위치하고 있으며 세포분열 시에는 분리되어 있어 간기 때에만 관찰된다. rRNA와 단백질이 풍부하고, DNA는 양이 적고 비활동적이다. 보통 핵마다 두 세 개의 인을 가지고 있다. 그러나 그것의 개수와 크기, 모양은 그것의 종류와 세포의 합성 활동상태에 따라 다르다. 단백질 합성이 활발히 이루어지는 세포에서는 핵 크기의 25% 정도를 차지한다.

단백질 합성 (Protein Synthesis)

DNA로부터 만들어진 mRNA는 세포질로 가서 리보솜에 부착된다. mRNA는 많은 리보솜을 통과하면서 폴리리보솜(polyribosome) 또는 폴리좀(polysome)을 형성한다. mRNA와 리보솜의 결합은 유전자의 번역(translation)을 위해 필요하다. 즉 특정 단백질의 생성은 mRNA 염기사슬이 가지고 있는 코드에 따라서 이루어진다.

각 mRNA 분자는 수백 혹은 그 이상의 뉴클레오티드를 가지는데 이는 전사(RNA 합성)과정 동안에 상보적인 DNA 염기 짝에 의해서 결정되어 배열된 것이다. 각 3개의 염기가 하나의 코돈이라는 특정 아미노산을 위한 기본단위가 된다. 코돈과 그 아미노산에서 보여준다. mRNA가 리보솜 속을 이동하면서 연속된 코돈이 특정 아미노산의 연속으로 번역되어 폴리펩타이드 사슬이 만들어지게 된다.

코돈(codon)들의 번역은 tRNA와 특수한 효소에 의해서 수행된다. 각 tRNA의 한쪽 끝은 안티코돈(anticodon)을 가진다. 이는 3개의 뉴클레오티드로 구성되는데 특정 코돈에 상보적이다. 세포질내에서 효소는 특정 아미노산과 tRNA의 끝을 연결하는데 그러므로 특정 안티코돈을 가지는 tRNA는 언제나 하나의 특정 아미노산과 결합된다. 일반적으로 단백질에서 발견되는 합성효소는 20가지이고 이들 각각은 하나의 아미노산과 결합한다. 각 합성효소는 특정 아미노산을 인식할 수 있어야 할 뿐만 아니라 이 아미노산을 위한 정확한 안티코돈을 가지는 특정 tRNA에 부착시킬 수 있어야 한다. 그러므로 세포질 내에서 tRNA 각각은 특정 아미노산과 결합되고 mRNA의 특정 코돈과 상응하는 안티코돈을 가진 tRNA가 순차적으로 부착되어 단백질 합성이 가능해지게 된다.

리보솜 내로 mRNA가 이동함으로써 mRNA의 코돈에 tRNA의 안티코돈이 부착한다. tRNA 분자가 특정 아미노산을 운반하기 때문에, 이 아미노산들은 펩티드 결합을 통하여 폴리펩티드(polypeptide)를 형성하게 되는데 이들 아미노산 사슬은 mRNA

의 코돈의 연속에 의해서 결정된다.

첫 번째와 두 번째 tRNA는 첫 번째와 두 번째 아미노산을 함께 운반하는데, 이들 사이는 펩타이드 결합이 형성된다. 그후 첫 번째 아미노산은 그 tRNA로부터 떨어지고, 두 번째 tRNA에 대한 두 번째 아미노산에 의해 디펩티드(dipeptides)로 연결된다. 세 번째 tRNA가 세 번쌔 코돈과 결합될 때, 세 번째 아미노산이 두 번째 아미노산과 하나의 펩티드 결합을 형성한다. 그러므로 세 번째 아미노산이 부착됨으로써 만들어진 3개의 펩티드 결합이 세 번째 tRNA와 결합하게 된다. 폴리펩티드 사슬은 성장점에 새로운 아미노산이 부착됨으로써 길어진다.

폴리펩티드 사슬이 길어짐에 따라 아미노산들 사이의 관계에 따라 사슬들은 나선 모양으로 꼬이게 되며(2차 구조) 겹쳐지거나 굽어지게(3차 구조) 된다. 이 과정의 끝부분에서는 마지막 아미노산이 첨가되면서 단백질은 tRNA로부터 떨어지게 된다.

5. 세포분열(Cell Division)

세포주기는 두 개의 딸세포를 만드는 핵과 세포질이 분열을 하는 분열기, 세포의 크기와 함유물을 증가시키는 간기로 구성된다. 간기는 물질대사를 통한 세포 물질의 증가 기간인 성장기, 그리고 DNA와 RNA의 합성하는 합성기로 나눈다. 유사분열은 2개의 딸세포를 만드는 핵과 세포질의 분열이다. 유사분열동안 반으로 나누어진 세포의 감소된 세포용적이 간기를 통해 회복된다.

세포주기의 합성기인 합성기 동안 유전자는 복제된다. 히스톤 단백질을 포함하는 필요한 핵단백질의 전부가 염색질을 형성하는 DNA분자 안으로 유입되어 진다. 세포는 2배의 DNA를 함유하고 있다. DNA의 양이 상염색체세포(체세포)와 생식세포에서 다르다. 체세포는 세포주기의 S기에 2n을 가지고 있다가 세포분열 준비과정에서 4n으로 두 배로 된다. 반대로 감수분열을 통해 만들어지는 생식세포는 염색체에 1n을 가지고 DNA에서도 1n을 가진다.

세포 복제는 생물학의 중요한 개념 중 하나다. 유사분열이라고 불리는 세포분열의 단계를 통하면서 다세포 기관은 발달되고 유지될 수 있다. 유사분열은 인체 성장을 가능케 하고 손상되거나 병들거나 닳아버린 부분을 교체한다. 각 단계는 각각의 딸세포가 원래의 모세포와 같은 수와 같은 종류의 염색체를 가지게 한다.

평균적인 건강한 성인의 경우 하루에 1,000억 개 이상의 세포가 죽고 유사분열을 통해 교체된다. 이는 매일 인체의 세포 중 2% 정도가 교체되는 것이다. 유사분열이 가장 왕성하게 일어나는 부위는 피부의 바깥층과 소화기관 구역의 안쪽 층 그리고 간이다.

세포가 분열되기 이전에 세포는 염색체를 그들의 유전적 특질이 자손에게 그대로 전달될 수 있도록 두 배로 복제한다. 염색체는 코일처럼 감겨있는 단백질 복합체인 디옥시리보핵산(DNA) 분자로 이루어져 있다. 염색체는 세포가 분열되기 시작할 때 핵 내에서 염색질이 짧아지고 굵어지면서 형성된다. 인체의 세포에는 23쌍의 염색체가 있으며 대략 3만 개의 유전자가 각각의 염색체에 위치한다. 염색체는 각각 다양한 길이와 모양을 하고 있어서 어떤 것은 꼬여있고 어떤 것은 막대 모양이다. 유사분열이 일어나는 동안 염색체는 짧아지고 응축되며 각각의 쌍들은 특징적인 모양을 하게 된다. 염색체 위의 작고 단추 모양인 물질을 중심절(centromere)이라고 하며 유사분열 중 염색체를 양극으로 끌고 가는 방추사(spindle fiber)가 부착된다.

몸세포분열(체세포분열, Somatic Cell Division)
유사분열(Mitosis)

유사분열(mitosis)은 세포의 세포질과 핵이 동일한 두 개의 딸세포로 나누어지는 과정이다. 처음에는 핵의 물질들이 나누어지고, 그 다음에는 세포질이 나누어진다. 유사분열의 과정은 전기, 전중기, 중기, 후기, 말기, 5단계로 나누어진다.

전기(prophase)의 시작에는 염색질이 응축되어 현미경 상으로 볼 수 있게 된다. 각 염색질을 두 개의 평행한 자매염색분체

(sister chromatids)로 구성되고 중심절(centeromere)이라는 한 점에서 결합된다. 염색질이 응축됨에 따라 핵산이 나타난다. 중심체(centrosome)는 또한 두 부분으로 나누어지고, 이 중심소체(centriole)는 미세소관 형성센터라고 불리는 세포의 반대쪽 극으로 이동한다. 각 염색체의 동원체 부위에 새로운 중심을 형성하는 미세소관이 발달된다. 방추사가 핵분열의 영향으로 염색분체의 이동을 준비하는 동원체에 결합한다.

전중기(prometaphase)는 핵막과 인이 결합하고 그 결과 핵막이 붕괴하여 사라진다. 염색질은 이 단계동안 세포질 전체로 불규칙적으로 배열된다. 일부는 극 미세소관이 유사분열 동안 두 극 사이의 공간을 유지하는데 관여한다고 믿는다. 유사분열 방추사는 유사분열 방추체와 결합되므로 염색체의 이동을 돕는다.

중기(metaphase)동안 염색체는 최대로 응축되고, 염색체는 중기판(metaphase plate)에 나열된다, 각 염색분체는 적도판에 평행하고 방추체의 극에서 방출하는 방추사는 동원체에 결합한다.

후기(anaphase)는 중기의 적도판에 위치한 자매 염색분체가 서로 끌어당겨져 유사분열 방추체의 극 쪽으로 이동할 때 시작된다. 동원체 결합자리는 이동이나 통로를 필요로 하지 않고 염색분체의 팔이 단순히 끌려지면서 길이 인도된다.

후기에 서 극을 향한 염색분체의 관찰된 이동은 동원체의 끝에 탈중합을 통해서 미세소관이 짧아지는 것에 기인한다. 동원체와 협력하는 디네인(dynein)의 최근 발견으로 결부되어진 이것은 미세소관을 통한 물질 수송과 유사할 것이다. 후기의 말엽에 세포질이 분열할 곳을 나타내는 분열의 골이 세포막에 형성되기 시작한다.

말기(telophase)에 염색체의 각 세트가 반대되는 극에 도착한다. 핵막이 탈인산화되고 핵막이 다시 만들어진다. 염색체는 꼬이지 않고 이형 염색분체와 간기의 진정염색질로 형성된다.

세포질분열(Cytokinesis)

분열의 골이 중심까지 계속 깊어져서 세포질의 작은 다리를 만들고, 극 미세소관이 두 개의 딸세포와 연결되어 남아 있게 된다. 극 미세소관은 원형질막의 안쪽에 있는 수축고리에 의해 둘러 싸여진다. 이 수축고리는 원형질막에 결합한 액틴과 미오신 필라멘트로 구성되어 진다. 고리의 압축은 두 개의 딸세포(daughter cell)로부터 분리된 남아있는 방추사의 탈중합에 의해서 된다. 딸세포의 분열동안 그리고 잠시 후에 수축고리의 기초 단위와 유사 분열기구의 남아있는 미세소관은 흩어져서 세포질에 포함된다. 유사분열에 의해 만들어진 각 딸세포는 완전한 유전자를 포함하고, 각 딸세포가 2n의 염색체를 갖고, 모든 면에서 체세포와 동일하다.

생식세포분열(Reproductive Cell Division)

감수분열(meiosis)은 생식세포를 만드는 세포분열의 특수한 형태이다. 감수분열 과정은 염색체의 수가 2n에서 1n으로 감소하고, 유전자 풀의 유전적 다양성과 변화를 확보하기 위해서 유전자의 재조합 일어난다.

감수분열은 두 번의 분열로 나누어진다. 감수분열 I 은 생식분열(reproductive division)이라 불린다. 딸세포는 반수체의 염색체가 된다. 감수분열 II 는 적도분열(equatorial division)이라고 한다. 이것은 각각의 염색체의 두 개의 염색질(chromatid)이 분리되어 반대 극 쪽으로 염색분체가 이동하고, 딸세포가 형성된다. 이러한 두 번의 분열은 4개의 배우자를 만들고 각각의 반수(1n)의 염색체와 반수의 DNA를 갖는다.

감수분분 I (Reductional division)

감수분열은 세포분열의 간기의 마지막에 시작한다. 배우자 형성에서 생식세포가 세포주기의 합성기에 있을 때 DNA의 양은 4n으로 두 배로 된다. 그리고 염색체의 수도 또한 4n으로 두 배로 된다.

전기 I(prophase I)는 오랫동안 지속된다. 동원체에 결합된 두 개의 염색분체는 응축되기 시작하고 핵 안에 긴 실 모양으로 형성된다. 유전자가 계속 응축되어 더 두꺼워지고 더 짧아진다. 유전물질의 교환이 상동염색체 사이에서 일어나는 교차 (chiasmata)가 형성된다. 염색체가 계속 응축되고 분열되기 시작하며, 교차가 사라진다. 염색체가 최대로 응축되고 핵이 사라진다. 핵막이 사라지고 염색체는 세포질로 자유롭게 떠다닌다.

감수분열 II (Equatorial division)

적도분열은 S기가 없다. 이 분열은 유사분열과 같이 전기 II, 중기 II, 후기 II, 말기 II 그리고 세포질분열로 나누어진다. 염색체는 적도에 나열하고 방추사와 결합하여 반대의 극 쪽으로 이동하고, 세포질이 둘로 나누어져서 전체적으로는 1개의 2가 생식세포로부터 4개의 딸세포를 형성한다.

유사분열의 결과로 나온 딸세포(각각이 배수(2n)의 염색체를 가지고 서로 동일하다)와는 달리, 감수분열로 인해 생긴 4개의 세포는 반수(1n)의 염색체를 가지고 있고 염색체가 서로 전환되고 교차되기 때문에 유전적으로 독특하다. 따라서 각 배우체는 자신의 독특한 유전적 보완을 가지고 있다.

6. 세포의 다양성(Cellular diversity)

단 하나의 세포로 구성된 알이 부화하고, 수백 종류의 세포들이 발생하고, 성인의 몸을 이루는 60~100조로 추정되는 세포가 만들어진다는 것은 놀라운 일이다. 세포는 크기와 모양이 매우 다양하다. 가장 작은 세포는 고배율의 현미경을 통해서만 볼 수 있다. 가장 큰 세포인 알세포(난자)조차도 거의 맨눈에 보이지 않는다. 세포의 크기는 마이크로미터(μm)로 측정된다. 1μm는 1mm의 1/1,000 이다. 기본적인 비교를 하자면 하나의 난자는 직경이 약 140μm이고 적혈구 세포는 약 7.5μm의 직경을 가진다. 백혈구 세포의 가장 기본적 형태는 직경 10μm에서 12μm까지 다양하다. 비록 여전히 극히 미세하긴 하지만, 어떤 세포들은 매우 길어질 수 있다. 예를 들어 신경세포는 수족의 길이만큼 늘어날 수 있고 이것은 1m가 넘는다.

전형적인 세포의 형태는 원이나 입방체로 묘사되긴 하지만 사실 세포의 모양은 매우 다양하다. 세포는 편평하거나 타원형, 길쭉하거나, 별 모양, 원주형 등이기도 하다. 종종 세포의 모양은 그것의 기능을 나타내주기도 한다. 원반 모양의 적혈구 세포는 산소를 운반하는 데 적합하다. 얇고 편평해진 세포들은 선택적으로 투과성 있는 막을 형성하기 위해 결합하기도 한다. 뉴런과 같은 불규칙적인 모양의 세포는 자극을 받고 전달하는 데에 이상적인, 부피에 대한 엄청난 표면비를 가진다.

몇몇 세포의 표면은 매끄러워서 물질들이 그들 사이를 쉽게 통과한다. 어떤 세포들은 흡수를 촉진시키기 위해 그들의 세포막에 특별한 압력과 승압을 가지고 있다. 어떤 세포표면들은 섬모, 편모, 아교질 막과 같은 구조를 유지하며, 이것은 운동을 돕거나 유착을 일으킨다. 세포의 크기나 모양에 상관없이 그들은 모두 기능적인 목적을 수행하는 구조적인 변형을 이루었다.

제3장

조직(TISSUES)

1. 서론(Introduction to the Tissues)

세포(cells)는 세포소기관들이 모여 있는 복합체로서, 각 세포소기관 안에서는 거대한 생화학적 반응을 수행하여 생명현상에 필요한 물질들을 만들고 있다. 그러나 하나의 세포는 우리 몸에서 독립된 단위로서 밖에 기능을 하지 못하므로, 인체에서는 세포가 집단을 형성하여 서로 협동하여 기능을 한다. 이러한 세포의 집단을 조직이라고 한다. 조직(tissue)은 대체로 배아의 기원이 같은 유사한 세포의 집단으로서 특수한 활동을 하기 위해 서로 협동하여 기능을 수행한다. 특수한 조직의 구조와 특징은 조직을 구성하는 세포 간의 연결이나 조직 내 세포를 둘러싸고 있는 세포바깥바탕질(세포외기질, extracellular matrix)과 같은 인자에 의하여 영향을 받는다. 세포바깥바탕질은 특수한 조직인 뼈에서 딱딱하고, 지방에서 반유동적이며, 혈액에서 액체로 되어 있다. 그 외에도 조직은 세포의 종류, 세포의 배열상태 및 섬유가 있다면, 섬유의 유형에 따라 다양한 특징을 나타낸다.

사람의 몸은 약 200개의 서로 다른 형태의 세포가 배열되어 기본조직을 구성한다. 이러한 조직의 집단은 다양한 구성과 기능적인 배열을 이루어 인체의 기능을 수행하는 기관(organ)을 형성한다. 세포는 신체의 구조적, 기능적 단위이지만, 복합 다세포 유기체의 세포는 매우 특수해서 독립적으로 작용하지 않는다. 여러 형태의 조직은 초기 발생과정 중에 형성된다. 배아가 성장하면서 조직의 특수한 배열에 의해 기관이 형성된다. 심장, 뇌, 근육을 포함하는 많은 성인의 기관은 비록 호르몬의 작용 혹은 나이에 따른 기능적 변화가 있기는 하지만, 태아기에 형성된 세포와 조직을 포함하고 있다.

조직에 대한 연구는 조직학(histology)이라고 부른다. 많은 질병들은 그 영향을 받은 기관내의 조직에 큰 변화를 일으킨다. 그러므로 정상의 조직 구조를 알면 비정상적인 구조를 인식할 수 있다. 의과대학에서 조직학 다음의 과정은 병리학으로서 병든 기관에서 비정상적인 조직을 연구하는 학문이다.

신체의 조직들은 그 구조와 기능에 따라 4가지의 기본조직으로 나누어진다. 상피조직(epithelial tissue)은 신체표면을 덮고, 체강(cavities)과 관(ducts), 샘(선, glands)을 형성한다. 결합조직

(connective tissue)은 신체 각 부분을 결합, 지지, 보호한다. 근육조직(muscle tissue)은 수축하여 운동을 하게 한다. 신경조직(nerve tissue)은 한 부분에서 다른 부분으로 신경자극을 수용하여 전달하고, 인체 각 부위를 통합, 조정한다.

2. 조직의 유형과 기원
(Types of Tissues and Their Origins)

인체의 발생은 남성 정자에 의한 여성 난자의 수정으로부터 개시된다. 수정란(zygote)의 핵 내부의 염색체는 모든 신체구조를 발달시키는 데 필요한 모든 유전적 정보를 함유하고 있다. 수정란은 수정 후 30시간 이내에 자궁관(난관)을 통해서 자궁으로 이동하면서, 유사분열을 한다. 몇 번 더 세포분열을 거친 후에는 16개 이상의 세포로 구성된 오디배(상실배, morula)가 된다. 수정 2~4일 후에는 자궁내강으로 들어가는데 거기서 부착되지 않은 상태로 약 3일이 지나게 된다. 이 기간에 오디배의 중심은 자궁내강으로부터 흡수된 액체로 채워지게 된다. 액체로 채워진 공간이 오디배 내부에서 발육하면서 두 가지의 다른 세포군이 형성된다. 외벽을 형성하는 단세포층을 영양막(trophoblast), 내부의 세포집합체를 속세포덩이(배아모체, embryoblast)라고 한다. 계속 발육하면 영양막은 나중에 태반의 일부가 되고, 속세포덩이는 나중에 태아가 된다. 이 두 세포군이 형성되면서 오디배는 주머니배(포배, blastocyst)가 된다. 주머니배의 자궁벽 착상은 제5일에서 7일 사이에 일어난다.

발생의 2주차에 착상이 완료되면 포배는 현저한 분화를 겪게 된다. 양막강(amniotic cavity)이라고 불리는 좁은 공간이 포배 내부에서 영양배엽에 인접하여 형성된다. 태아배엽은 다시 2개의 층으로 나누어진다. 상부의 외배엽(ectoderm)은 양막강에 가까우며 하부의 내배엽(endoderm)은 주머니배공간(포배강, blastocoel)과 접한다. 잠시 후에 중배엽(mesoderm)이라고 불리는 세 번째 층이 외배엽과 내배엽의 사이에서 형성된다. 이 세 층이 1차배엽층(primary germ layers)을 구성한다.

1차배엽층은 신체의 모든 세포와 조직을 유도하므로 매우 중요하다. 외배엽 세포들은 신경계, 모발과 손톱, 분비선을 포함하는 피부 외층(표피) 그리고 감각기관의 일부를 형성한다. 중배엽 세포들은 골격, 근육, 혈액, 생식기, 피부 진피층, 결합조직을 형성한다. 내배엽 세포들은 위장관의 내면, 소화기관, 호흡기관, 방광, 요도를 형성한다.

3. 세포결합(Cell Junction)

세포는 조직을 형성하기 위해 서로 연결구조를 갖는다. 특히 상피세포는 외부로부터의 방어와 보호를 위해 특수 결합구조를 형성하고 있다. 위장관과 피부의 상피세포 등은 폐쇄띠, 치밀이음부, 부착띠, 부착반점, 교통반점 등의 특수한 세포결합을 이루고 있다.

위장을 덮고 있는 단층원주상피(simple columnar epithelium)의 꼭대기 면은 패쇄띠(terminal bars)로, 상피가 서로 접촉하여 붙어있다. 패쇄띠는 부정형의 세포간 시멘트 물질로 이루어졌지만, 횡단면 패쇄띠를 통하여 보면 각각의 세포를 완전히 둘러싼 것을 알 수 있다. 전자현미경으로 보면 패쇄띠가 사실 복잡한 기능적 복합체로 이루어진 것을 알 수 있다.

치밀이음부(Tight Junctions, Zonulae Occludentes)는 불투과성 막을 형성하여, 상피막을 통한 물질의 세포내부 이동을 막는다. 원형질막 사이에 놓여 있고, 상피세포 사이 연결의 윗부분에 놓여 있다. 그들은 벨트모양으로 연결을 하는데 세포주위를 둥글게 싼다. 전자현미경으로 보면, 0.1~0.3μm거리에서 바깥면이 융합되고, 떨어지는 과정이 반복되어, 세포막은 서로 거의 붙어있다. 융합된 곳에서, 서로 붙은 두 세포막의 이음부 단백질의 가닥은 세포간의 공간을 메운다. 치밀이음부는 두 가지로 작용한다. 첨단면(apical domain)에서 기저바깥면(basolateral domain)까지 물질의 이동을 막는다. 그리고 인접세포의 원형질막을 융합하여 세포간의 이동에서 수용성 분자의 이탈을 막는다. 띠(zonula)에 있는 가닥의 수와 형태에 따라, 몇 개의 치밀이음부(tight junction)가 세포 사이를 단단히 이어준다.

이음부복합체의 부착띠(adherens Junctions, zonulae adherentes)는 치밀이음부의 바닥 쪽에 위치하고, 세포를 둥글게 한다. 두 개의 인접 세포막의 바깥층 사이에 15~20㎚의 세포 간 공간은 카드헤린(cadherins)으로 바깥부분이 채워진다. 세포막의 이러한 Ca+의존 축적 단백질은 세포막을 이어주는 단백질이다. 이들 세포질 내면은 특수화된 세포망에 붙어있다. 이러한 결합은 세포막의 사이의 결합뿐만 아니라 세포막 연결단백질을 경유하여 두 세포의 세포골격(cytoskeleton)을 연결한다.

부착반점(desmosome)은 인접하는 상피세포나 심근세포 사이에 형성되는 구조물로, 세포 사이를 기계적 결합에 의해 견고하게 밀착시키는 역할을 한다. 세포간극 중앙에는 세포막에 평행하게 뻗는 판상구조가 존재하고, 당세포막 안쪽에는 이와 평행하게 뻗는 판(plaque)이 있어 여기에 중간미세섬유(intermediate filament)가 부착되어 있다.

교통반점(gap junctions, nexus, communicating junctions)은 심근세포, 민무늬근세포세포, 신경세포, 상피세포 등에 존재한다. 교통반점은 인접 세포 사이의 이온이나 작은 분자의 이동 통로 역할을 한다. 교통반점은 6개의 코넥신(connexins)으로 이루어진 코넥손(연결, connexons)이라는 막 사이의 단백질이다. 세포를 연결하는 두 코넥손의 융합은 세포사이의 기능적 통로 채널을 만든다. 열리고 닫히는 것이 조절되는 1.5~2.0㎚ 직경의 친수성 채널은 이온, 아미노산, cAMP, 호르몬 등을 통과시킨다. 교통반점은 전기적 신호의 전달로 배(embryo) 형성에 중요한 작용을 한다.

4. 상피조직(Epithelial Tissue)

상피에는 2개의 주요한 범주가 있으니 막(membranous)상피와 샘(grandular)상피이다. 막상피는 신체 전반에 위치하여 피부의 외층, 체강과 관의 내층, 내장기관의 덮개 등과 같은 구조를 형성한다. 샘상피는 샘의 분비부를 형성하는 특수한 조직이다. 상피조직의 연속적인 얇은 면은 연결복합체(junctional complex)로 강하게 서로 묶여있다. 상피세포는 좁은 세포각의 공간이나, 세포외 물질에서 활동한다. 그들은 아래의 결합조직과 세포바깥바탕질(extracellular matrix)로 분리되어 있다, 바닥판(기저판, basal lamina)은 상피세포로 이루어졌다. 상피세포는 혈관이 없기 때문에 주위에 있는 결합조직의 모세혈관이 영양분과 산소를 바닥판을 통한 확산으로 공급한다.

상피조직(epithelial tissue는)에는 두 가지 형태가 존재한다. 세포들이 연속되어 얇은 판 모양으로 신체의 바깥 면을 덮거나 내면을 둘러싸고 있는 형태와 상피세포가 안쪽으로 함입되어 발생하는 샘의 형태로 존재한다. 상피조직은 모두 3가지 배아층에서 유래한다. 비록 대부분의 상피조직은 외배엽과 내배엽에서 유래하지만. 외배엽은 구강점막, 비강점막, 각막 그리고 피부의 표피로 된다. 피부의 샘과 유방의 샘도 역시 외배엽에서 기원한다. 간, 췌장, 그리고 호흡계의 통로(기도 점막), 그리고 소화기계의 통로(소화관 점막)는 내배엽에서 기원한다. 신장의 미세소관, 남성과 여성의 생식계, 순환계의 내피, 그리고 체강의 중피는 중배엽에서 기원한다.

상피조직은 다양한 기능을 한다. 첫째, 신체의 아래조직의 찰과상과 부상으로부터의 보호. 둘째, 상피층 세포사이의 분자 이동. 셋째, 다양한 샘에서 분비하는 점액, 호르몬, 효소 등의 분비. 넷째, 내강에서의 물질 흡수(예. 장의 내강과 신장의 세뇨관). 다섯째, 상피 세포사이의 선택적 투과를 통한 체내의 물질이동 조절. 여섯째. 미각, 시각 및 청각(귀의 독특한 털세포)과 같은 감각 기능을 수행한다.

상피조직의 특성 Characteristics of Membranous Epithelia

막상피는 언제나 체강, 내강 또는 피부표면으로 노출된 표면이 있다. 일부 막상피는 피부 외층과 같은 외배엽에서 유래하고, 일부는 혈관의 내면과 같은 중배엽에서, 나머지는 소화관(위장관)의 내면과 같은 내배엽에서 유래한다. 막상피는 단일 층 또는 수개 층의 세포로 되어있다. 상부 표면은 외피와 호흡기계의 상피에서처럼 기체에 노출될 수 있고, 순환기계나 비뇨기계에서처럼 액체에 노출될 수도 있고, 위장관에서처럼 반고체와 접촉할 수도 있다. 대개의 막상피의 심부표면은 바닥막(기저막, basement membrane)에 의해 그 아래의 지지조직과 연결되어 있는데, 기저막의 구성은 상피세포에서 나온 당단백, 밑의 결합조직에서 나온 콜라겐 및 망상섬유의 그물조직으로 이루어져 있다. 대부분의 막상피에는 혈관이 없으며 밑에 있는 결합조직으로부터의 확산에 의해 영양을 공급받는다. 막상피를 구성하는 세포들은 함께 견고하게 결합되어 있어 세포사이 기질이 거의 없다.

막상피의 일부 기능은 매우 특수하지만 어떤 일반성을 찾을 수가 있다. 표면을 덮거나 배열된 상피에는 병원체, 물리적 외상, 독소, 건조 등으로부터의 보호기능을 가진다. 위장관에 배열된 상피는 흡수기능을 가진다. 신장의 상피에는 여과기능이 있는 반면 폐포의 상피에는 확산기능이 있다. 미뢰와 후각부의 고도로 특수화된 신경상피에는 화학성 수용기능이 있다. 많은 막상피는 외부로부터 마찰 또는 유해물질에 노출된다. 그러므로 상피조직 은 우수한 재생능력을 갖고 있다.

상피조직의 분류(Classification of Epithelium)

상피조직막은 기저판(basal lamina)과 자유면(free surface)사 이의 세포층의 수와 상피세포의 형태로 분류된다. 단일 세포층 으로 구성된 상피조직은 단층(simple), 여러 층으로 된 것은 중층 (stratified)이라고 부른다. 편평(squamous)세포는 납작한 것이고, 입방(cuboidal)세포는 입방체형이며, 원주(columnar)세포는 너 비보다 높이가 큰 것을 말한다. 중층 상피는 가장 바깥쪽 층의 세 포 형태로 분류한다. 세포 층수와 형태에 의한 분류 외에 다른 2 가지의 형이 있는데, 거짓중층상피와 이행상피이다.

단층상피(simple epithelia)

단층상피조직은 단일 세포층이며 확산, 흡수, 여과, 분비가 주 된 기능인 부위에 존재한다. 단층상피조직의 세포들은 얇고 납작 한 세포로부터 키 큰 원주형 세포까지 분포하고 있다. 이 세포들 중 일부는 섬모가 있어서 세포 표면을 가로질러 물질의 이동을 가능하게 하는 흐름을 만든다. 다른 세포는 흡수를 위한 표면적 을 증가시키는 융모를 가지고 있다.

단층편평상피(Simple squamous epithelium)

단층편평상피는 납작하고 불규칙한 형태의 세포들이 모자이크처럼 단단히 결합된 형태로 되어 있다. 각 세포에는 난원형 또는 구형의 중심핵이 있다. 얇고, 다각형인 하나의 층으로 이루어져 있으며, 표면에서 봤을 때 상피의 얇은 판은 각각의 세포 중심에 융기된 핵이 있는 타일모양이다. 절단면을 보면 오직 몇 개의 세포에서만 핵이 보이는데, 절단면이 거의 핵을 지나치지 않기 때문이다.

이 상피는 확산과 여과에 적합하며, 폐의 허파꽈리와 신장의 헨레고리(Henle의 loop)와 보우만주머니(Bowman's capsule), 체강의 내면과 내장을 덮는 부분에 분포한다. 혈관과 림프관의 내벽에 배열된 단층편평상피를 내피(endothelium)라고 한다. 내장기관을 덮고 체강에 배열된 단순편평상피를 중피(mesothelium)라고 한다.

단층입방상피 (Simple cuboidal epithelium)

단층입방상피는 단단히 붙은 입방체 모양의 세포 단일 층으로 이루어져 있다. 표면은 단층입방상피 유사하지만, 종축의 단면을 보면, 더 크고, 세포의 바닥부위에 난원체의 핵이 있는 직사각형의 세포이다. 이 형태의 상피는 작은 관과 세관에 배열되어 배출, 분비, 흡수 기능을 가진다. 난소의 표면에 분포하고, 식도, 담낭,

신장 세관의 일부, 침샘과 췌장관과 같은 샘의 내강 면에 배열되어있다. 단층입방상피의 표면에 미세융모가 있는 세포도 있다.

단층원주상피(Simple columnar epithelium)

단층원주상피는 키가 큰 기둥 모양의 세포들로 구성되어 있다. 세포의 높이는 조직의 위치와 기능에 따라 달라진다. 각각의 세포는 대개 바닥막 근처에 위치한 단일 핵을 가지고 있다. 특수화되어 술잔세포(배상세포, goblet cell)라 불리는 단세포선은 이 조직의 대부분에 퍼져있다. 배상세포는 세포의 자유면을 따라 윤활성이 있고 보호적인 점액을 분비한다. 단층원주상피는 위와 장의 내벽 주름에서 발견된다. 소화기계에서 높은 흡수면을 형성하고 또한 특정한 소화액을 분비한다. 위 내부의 단층원주상피는 2~3일마다 대체된다.

단층섬모원주상피(Simple ciliated columnar epithelium)

단층섬모원주상피는 자신의 자유면을 따라 섬모의 존재에 의해 특징지어진다. 섬모는 관 또는 통로를 통하여 물질을 운반하는 물결 모양의 운동을 생산한다. 상피의 이런 형태는 난자를 자궁 쪽으로 이동시키기 위해 여성의 난관에서 일어난다. 난자를 나아가게 하기 위한 섬모의 기능뿐 아니라, 최근의 증거에 따르면 정자가 난관으로 들어가는 것은 자궁 쪽으로 움직였던 섬모가 원위치로 돌아오면서 발생되는 자궁 내 흡입력도 관련되는 것으로 알려졌다.

위중층섬모원주상피(Pseudostratified ciliated columnar epithelium)

이름이 함축하고 있는 것처럼, 이 형태의 상피는 층상구조를 가지고 있다. 실제로 이것은 중층구조가 아니라 왜냐하면 각 세포는 바닥막에 닿아있기 때문이다. 그러나 모든 세포가 표면에 노출되어 있는 것은 아니다. 이 조직은 세포핵들이 다른 층에 위치하고 있기 때문에 중층인 것처럼 보인다. 수많은 술잔세포와 표면에 드러난 섬모가 이 상피의 특징이다. 이것은 기관이나 기관지관 내벽에서 층을 이루고 있다. 따라서 이를 주로 호흡상피(respiratory epithelium)라 부른다. 기능은 외부 먼지와 점액에 걸려 있는 박테리아를 제거하는 것이다. 기침 또는 재채기는 기관지점막에 흡착된 이물질을 배출함으로써 호흡통로를 깨끗하게 하는 방어 반응기전이다.

중층상피 (Stratified Epithelia)

중층상피는 둘 혹은 그 이상의 세포층을 가진다. 단층상피와는 대조적으로 그들은 흡수와 분비에 적합하지 않다. 중층상피는 빠른 세포분열에 의하여 촉진되는 주요한 방어기능을 가진다. 그들은 세포층 표면의 형태에 따라 분류된다. 왜냐하면 기저막과 닿아있는 층은 항상 입방 혹은 원주 형태이기 때문이다.

중층편평상피(Stratified squamous epithelium)

중층편평상피는 표면에 가장 편평한 여러 층의 세포로 구성되어 있다. 세포분열은 가장 깊은 층에서만 일어난다. 새롭게 생산된 세포들은 크기 성장을 하면서 벗겨져 나간 세포들을 교체하기 위해 외부로 밀려 나간다. 바닥막에 있던 표피세포는 얕은 층으로 이동하면서 평탄화, 연속된 탈수를 거쳐 각질로 변한다.

여기에는 각질화된 것과 각질화 되지 않은 2가지 형태의 중층편평상피층이 있다. 각질화된 중층편평상피는 케라틴과 세포를 튼튼하게 하는 단백질을 포함하고 있다. 케라틴은 물과 박테리아의 침입을 막는 피부의 표피(바깥층)를 만든다. 비각질 중층편평상피는 여러 층의 세포로 이루어졌기 때문에 두껍다. 가장 깊은 층만이 바닥판과 닿는다. 상피조직의 가운데 위치한 이 세포들은 형태가 다양하다. 표면의 세포들은 핵이 있어 비각질상피라 부른다. 비각질 중층편평상피는 입, 비강, 인두, 식도, 성대, 질, 항문 등에서 보인다.

중층입방상피세포 (Stratified Cuboidal Epithelium)

중층입방상피세포는 항상 오로지 2~3개의 입방세포층으로 구성된다. 이 타입의 상피세포는 단순상피라기보단 튼튼한 배열로 층을 이룬 땀샘(sweet gland), 침샘(salivary gland)의 관 그리고 췌장의 큰 관의 배열에 국한된다.

중층원주상피(Stratified Columnar Epithelium)

중층원주상피는 바닥막과 닿는 깊은 층과 기둥모양 세포의 표피층까지 낮은 다면으로 구성되어 있다. 이런 표피조직은 눈의 결막, 일부 큰 외분비관, 남성요도의 일부 내강과 같은 제한된 곳의 일부에서만 존재한다.

이행상피세포 (Transitional Epithelium)

이행상피세포는 편평하다기보다 둥글고 큰 모양을 가진 것을 제외한 비각질화된 점막상피와 유사하고 몇몇은 핵이 2개인 것도 있다. 이행상피세포는 오직 비뇨기계에만 발견된다. 특히 요관의 내강이나 방광의 내강에서 발견된다. 이 조직은 방광에 오줌이 가득 참으로 해서 압력에 허용되는 특징이 있다. 내부에 분포된 세포들은 사실상 방광이 비었을 때 둥근 모양에서 소변이 차서 팽창하면 평탄한 모양으로 전이되는 형태이다. 이행상피는 중층원주상피에서 중층편평상피로 이행한다고 생각하여 불려졌다. 콩팥잔(renal calyces)에서 요도까지의 관에 분포한다. 이것은 얕은 층의 세포로 이루어졌다. 바닥에 위치한 것은 낮은 원주

아니면 입방세포이다. 기저세포 위에 다면의 세포들이 여러 층을
이룬다. 주머니 표면의 세포들은 크고, 때때로 핵이 두 개이고,
위가 둥근 돔형이다. 돔모양의 상피조직은 주머니가 확장되면 편
평해진다.

극성과 세포표면의 특수화(Polarity and Cell-Surface Specializations)

대부분의 상피 세포들은 독특한 형태학적인, 화학적인, 그리고
기능적인 영역들을 가지고 있어 보통 한부분이나 전부분에 극성
을 나타낸다. 이러한 극성세포는 관 내강과 기저판 사이에 특수
한 영역이 존재한다. 이러한 영역은 독특한 기능을 하기 때문에,
각각의 기능에 맞게 변형되고 특수화된 면을 가진다. 예를 들어,
많은 상피세포의 첨단면은 미세융모(microvilli) 나 섬모(cillia)를
가지고 있고, 상피세포 사이에는 여러 형태의 특수화 된 연결이
있어, 세포 사이를 결합한다.

샘상피(Glandular Epithelium)

배아기에 조직이 발달함에 따라, 막상피의 작은 함입과 팽출은
외분비선이라고 불리는 특수화된 분비구조를 발생시킨다. 이 선
들은 관에 의하여 상피에의 연결을 유지하고, 이 분비물들은 체
표면 위로나 체강 안으로 관을 통과한다. 외분비선은 관을 통해

분비하고, 내분비선은 관이 없고, 그들의 분비물(호르몬)을 혈액이나 주위를 둘러싸고 있는 세포바깥액으로 분비 한다. 피부에서의 외분비선은 피부기름샘(피지선, sebaceous gland), 땀샘(한선, sweet gland), 젖샘(유선, mammary gland)을 포함한다. 소화기계내의 외분비선은 침샘과 췌장샘을 포함한다.

외분비선은 그들의 구조와 생산물을 어떻게 분비하는지에 따라 분류된다. 구조에 따른 분류에는 단세포선과 다세포선, 두 종류의 외분비선이 있다. 다세포선은 또한 분비부의 형태에 따라 분류된다. 분비부가 관을 닮으면 대롱샘(관상선, tubular gland)으로, 플라스크를 닮으면 꽈리샘(포상선, alveolar gland)으로 정의된다. 관과 플라스크 2가지 모두를 닮은 분비부를 가진 다세포선은 대롱꽈리샘으로 부른다.

외분비선(Exocrine Glands)

외분비선(exocrine Glands)은 그들의 분비의 성질에 따라 분류된다. 분비법과 세포의 수에 따라(단세포냐 다세포냐에 따라). 소화기계, 호흡기계, 비뇨생식기계의 많은 외분비샘은 점액(mucous), 장액(serous), 또는 혼합액을 분비한다. 술잔세포, 혀와 입천장의 작은 침샘은 점액샘(Mucous gland)을 분비한다. 췌장과 같이 효소가 풍부한 분비액은 장액샘(serous glands)이다. 혼합샘은 점액과 장액의 혼합액을 분비하고, 혀밑샘(sublingual gland)

과 턱밑샘(submandibular glands)이 대표적인 혼합샘 이다.

외분비샘 세포는 분비하는 방법에 따라서 부분샘분비샘 (merocrine gland), 부분분비샘(apocrine gland), 온분비샘 (holocrine gland) 3가지로 나뉜다. 부분샘분비샘의 분비는 (e.g., parotid glands) 세포유출(exocytosis)을 통하여 일어나고, 세포막 과 세포질은 분비되지 않는다. 부분분비샘에서 분비 도관을 따라 세포질 끝부분이 분비된다(예, 젖샘(유선, mammary glands)). 온 분비샘의 분비세포는 성숙함에 따라 세포 전체가 분비 된다(예, 피부기름샘).

내분비샘(내분비선, Endocrine Glands)

내분비샘(endocrine gland)은 분비물을 도관이 아닌 주변으 로 분비하여 혈관과 림프관을 통해 표적세포로 이동한다. 체내 의 주된 내분비샘은 부신((adrenal gland), 뇌하수체(pituitary gland), 가슴샘(thyroid gland), 송과샘(pineal glands), 난소 (ovary), 태반(placenta), 고환(testes) 등이 있다. 내분비샘에서 분 비되는 분비물은 펩티드, 단백질, 아미노산, 스테로이드, 당단백 (glycoprotein) 등이다.

분비된 호르몬은 세포사이에 저장되고 신호분자나 신경자극에 의하여 분비된다. 췌장과 같은 분비샘은 혼합샘으로 내분비샘 과 외비샘을 같이 가지고 있어, 췌장섬과 같은 내분비샘은 주변조직을 통해 혈류로 분비하고, 소화 효소를 분비하는 외분비샘은 도관으로 분비한다.

상피세포의 재생(Renewal of Epithelial Cells)

상피조직을 만드는 세포들은 일반적으로 빠른 재생을 보여주며, 이는 세포의 위치와 기능에 달려있다. 세포의 재생시간은 상피의 참여에 달렸다. 표피의 세포는 세포분열에 의해 바닥층에서 끝없이 재생된다. 여기서 세포는 표면 쪽으로 이주한다. 표면에 도착하기까지 각질화 되어가고, 죽고, 허물처럼 벗겨진다. 총 28일 동안. 다른 상피 세포는 더 적은 시간동안 재생된다. 소장의 점막상피는 바닥쪽 재생세포에 의해 4~6일 만에 교체된다. 새 세포는 섬모의 끝으로 이동하고 죽고 벗겨진다. 여전히 다른 상피는 성인이 되기까지 주기적으로 재생되고, 세포의 수는 평생동안 유지된다. 상처나 급성 독성에 의해 세포가 많이 소실되면 세포가 증식하여 그 수를 유지한다.

5. 결합조직(Connective Tissue)

결합조직의 일반적인 특징(General Features of Connective Tissue)

결합조직(connective tissue)이란, 그 이름이 함축하는 것과 같이 기능적으로 완전한 신체를 구성하기 위해 결합조직의 다른 구성요소들 뿐만 아니라 상피조직, 근육조직, 신경조직과 연속체(continuum)를 형성한다. 대부분의 결합조직은 배자조직의 중간 종자층(middle germ layer)인 중배엽(mesoderm)에서 기원한다. 이 층에서부터 태아의 다기능세포(multipotential cells)인 중간엽조직(mesenchyme)이 발달한다. 이 중간엽조직 세포는 몸 전체에 걸쳐 증식하고 뼈, 연골, 건, 소낭, 혈액세포, 조혈세포, 림프구들을 포함하는 결합조직과 이들 세포들이 생기도록 한다. 성인결합조직은 고유결합조직(connective tissue proper)과 연골, 뼈, 혈액과 같은 특수결합조직(specialized connective tissue)으로 분류된다.

결합조직은 세포(cells)들과 세포바깥기질(extracellular matrix)로 구성되어 있으며, 세포외기질은 무형질(ground substance)과 섬유질(fibers)로 구성되어 있다. 결합조직 세포들은 어떤 결합조직에서 가장 중요한 구성요소이다. 예를 들어, 섬유모세포(fiberoblasts)는 성긴결합조직(loose connective tissue)의 가장 중요한 구성요소이다. 이 세포들은 세포외기질을 구성하는 무형질과 섬유질을 만들고 유지한다. 반면에 섬유질은 힘줄(tendon)과 인대(ligament)의 가장 중요한 구성요소이다. 또 다른 결합조직에서, 무형질이 어떤 특수화된 결합조직 세포들이 거기에서 그들의 기능을 수행하기 때문에 가장 중요하다. 그래서, 이 세 가지 모든 요소들이 신체 결합조직의 역할에 중요하다.

결합조직은 인체에서 가장 많은 양의 조직이다. 그것은 다른 조직을 지지하거나 다른 조직들을 서로 묶기도 하고, 모든 인체 기관의 대사 요구물질을 공급하기도 한다. 결합조직의 특정 종류는 영양물질을 저장하기도 하는 반면에, 다른 종류는 보호와 조절 물질을 제조하기도 한다. 결합조직은 상피조직처럼 체강 자유면이나 체표면에서 발생하지 않는다. 게다가 결합조직은 태생학적으로 중배엽으로부터 발생되는 반면에, 상피조직은 외배엽, 중배엽, 내배엽에서 발생된다.

결합조직의 기능(Functions of Connective Tissue)

결합조직이 많은 기능을 수행한다 할지라도, 그 중 기본적인 기능은 구조적 지지(structure support)를 제공, 교환 수단(medium of exchange)으로서의 역할, 신체의 방어와 보호(defense and protection) 작용, 지방 저장(storage of fat) 장소를 만드는 것이다.

뼈에 근육들을 부착시키는 것뿐만 아니라, 뼈, 연골, 인대가 함께 뼈를 잡아당김으로써 지지기능을 수행한다. 기관 내에서 구조적 골격을 형성하는 기관(organs)와 기질(stroma)을 감싸는 피막(capsule)을 형성하는 결합조직도 유사한 지지기능을 수행한다.

결합조직은 또한 혈액과 신체의 많은 세포들 사이에서 대사산물, 영양분 그리고 산소를 교환하는 매개체(medium for exchange)로서 기능 한다. 방어와 보호(defense and protection) 기능은 세포 잔해(cellular debris), 외부 물질, 미생물을 감싸서 파괴시키는 신체의 식세포(phagocytic cells), 항원에 대항하여 항체를 생산하는 면역성세포, 감염을 조절을 돕는 약리학적인 물질을 생산하는 어떤 세포들을 통해 수행된다. 결합조직은 또한 미생물 침입과 보급에 대한 물리적 장애물을 형성함으로써 신체를 보호하는 것을 돕기도 한다.

결합조직 세포(Connective Tissue Cells)

결합조직의 세포들은 두 종류로 분류된다. 즉 고정세포(fixed cells)와 이주세포(transient cells) 이다.

고정세포(fixed cells)는 발생하여 기능을 수행하는 결합조직 내에 남아있는 고정 세포의 집단이다. 고정세포는 섬유모세포(fibroblast), 지방세포(adipose cells), 비만세포(mast cells), 혈관주위세포(pericytes)를 포함하는 안정적이고 수명이 긴 집단이다.

일부 저자들은 고정결합조직세포(fixed connective tissue cells)가 되기 위한 큰포식세포(macrophages)의 일부라고 생각한다(즉, 간의 쿠퍼세포(Kupffer cells)).

이주세포(transient cells, 자유 또는 유주세포(free or wandering cells))는 대부분 골수에서 기원해서 혈류를 타고 순환한다. 적절한 자극이나 신호를 받아, 이 세포들은 혈류를 떠나 결합조직으로 이주하여 그들의 특수한 기능을 수행한다. 대부분의 운동세포(motile cells)는 보통 수명이 짧기 때문에 그들은 줄기세포(stem cells)의 큰 집단으로부터 계속 대체된다. 이주세포는 형질세포(plasma cells), 림프구(lymphocytes), 호산성백혈구(eosinphils), 호염기성백혈구(basophils), 단핵구(monocytes), 일부 큰포식세포(macrophages)를 포함한다.

고정결합조직세포(Fixed Connective Tissue Cells)

결합조직의 거주 세포(resident cells)들 중에서, 섬유모세포들은 가장 널리 분포되어 있고 풍부하다. 명백한 결합조직 고정세포의 네 개 유형을 보면, 큰포식세포(macrophages)는 일부 고정되어 있고 일부는 이주 특성(transient property)을 나타내며, 후에 큰포식세포라는 제목으로 설명된다.

섬유모세포(Fibroblasts)

결합조직의 세포외기질을 합성하는 섬유모세포(fibroblasts)는 미분화된 중간엽세포(mesenchymal cells)에서 기원한다. 섬유모세포는 활동기(active state) 또는 휴지기(quiescent state)가 있다. 근섬유모세포(myofibroblasts)는 섬유모세포(fibroblast), 민무늬근세포와 유사한 특성을 나타내는 변형된 섬유모세포(modified fibroblast)이다. 조직학적으로 섬유모세포와 근섬유모세포는 보통 사용하는 광학 현미경으로 쉽게 구분되지 않는다. 그러나 전자 현미경으로 보면 근섬유모세포는 민무늬근세포와 비슷하게 액틴세사(actin filaments)와 치밀소체(dense bodies)를 가지고 있다. 거기에 더해서 핵의 표면 형태는 민무늬근세포와 비슷하다. 근섬유모세포는 바깥판(external lamina (바닥판(basal lamina))이 없다는 점에서 민무늬근세포와 구별된다. 근섬유모세포는 상처 치유부위에 풍부하다. 그들은 또한 치아주위인대(periodontal ligament)에서 발견되며 거기에서 아마 치아 맹출을 돕는 것 같다.

혈관주위세포(Pericytes)

미분화된 중간엽세포에서 기원한 혈관주위세포(pericytes)는 부분적으로 모세혈관과 세정맥의 내피세포를 둘러싸고 있다. 이 혈관주위세포(perivascular cells)는 내피세포의 바닥판(basal lamina)과 섞여 있을지도 모르는 그들의 바닥판에 의해 둘러싸여져 있기 때문에 결합조직 구성성분의 바깥쪽에 있다. 혈관주위세포는 민무늬근세포와 내피세포의 특성들을 가지고 있고, 어떤 조건하에서는 다른 세포들로 분화할 수도 있다.

지방세포(Adipose cells)

지방세포(Fat cells 또는 adipocytes)는 일부 조직학 학자들은 섬유모세포에서 기원한다고 믿고 있지만, 미분화된 중간엽세포에서 기원한다. 지방세포는 완전히 분화되어 있어서 세포분열을 하지 않는다. 그들은 트라이글리세라이드(triglycerids)의 합성과 저장기능을 한다. 하나의 큰 지질방울(lipid droplet)을 갖고 있는 세포를 홑칸지방세포(unilocular fat cells)라 하고, 이는 백색지방조직(white adipose tissue)를 구성하며, 여러 개의 작은 지질방울을 갖는 세포를 뭇칸지방세포(multilocular fat cells)라 부르며 이는 갈색지방조직(brown adipose tissue)을 구성한다. 백색지방은 갈색지방보다 훨씬 더 풍부하다. 지방조직의 두 가지 형태는 분포와 조직학적인 면에서 서로 다르다.

비만세포(Mast Cells)

결합조직의 고정세포들 중 가장 큰 비만세포(mast cells)는 직경이 20-30㎛이고, 난원형이며 중심에 위치한 구형의 핵을 가지고 있다. 고정세포의 세 가지 유형과는 달리 비만세포는 아마도 골수의 전구체(precursor)로부터 기원했을 것이다.

세포질내의 수많은 과립들은 비만세포를 식별할 수 있는 특징이다. 막으로 싸인 과립의 직경은 0.3-0.8μm이다. 이 과립은 헤파린(heparin)이라는 황산화 글라이코스아미노글리칸(sulfated glycosaminoglycan)으로 구성되어 있어 톨루이딘 블루(toluidine blue)에 염색된다. 전자현미경으로 과립들을 보면 크기와 모양이 다르고, 심지어는 같은 세포 안에서도 미세구조가 다양하게 보여진다. 다른 경우에 세포질은 몇 개의 미토콘드리아와 적은 수의 RER과 비교적 적은 골지복합체를 가지고 있기 때문에 잘 보이지 않는다.

비만세포의 탈과립(degranulation)이 보통 국소적인 현상이기 때문에, 전형적인 염증 반응은 가볍고, 특정부위에서 일어난다. 그러나, 과알러지성인 사람(hyperallergic person)은 전신적이고 심한 즉시형과민성반응(immediate hypersensitivity reaction)을 겪기도 한다. 건초열(hey fever) 환자는 코점막(nasal mucosa)의 비만세포에 의해 방출된 히스타민의 효과에 의해 고통받는다. 이는 작은 혈관들의 투과성 증가로 인해 국소적인 부종을 초래한다. 점막의 부종은 물질이 넘어오는 듯한 느낌을 초래하고 호흡을 막는다. 천식(athma) 환자는 폐에서 방출된 류코트리엔(leukotrienes)에 의한 기관지 수축으로 호흡에 어려움을 겪는다.

큰포식세포(macrophages)

앞에서 기록한 바와 같이, 몇몇의 큰포식세포는 고정세포(fixed cells)로 행동하고, 몇몇은 이주세포(transient cells)로 작용한다. 큰포식세포는 활동적인 식세포이므로, 세포의 파괴된 흔적을 제거하고 외부침입으로부터 몸을 보호하는 기능을 갖는다. 큰포식세포(macrophage)는 약 10~30㎛의 직경으로 불규칙적인 모양의 세포이다. 세포의 표면은 특이하며, 짧고 둔한 모양에서 손가락 모양에 이르기까지 다양하다. 게다가 활동적인 큰포식세포는 주름이 있으며 세포의 운동과 식작용의 결과로 형질막이 접힌다. 이들 세포질은 호염기성이며 수많은 작은 액포(vacuoles)와 작고 진한 과립을 포함하고 있다.

이주결합조직세포(Transient Cennective Cells)

모든 이주결합조직세포는 골수에 있는 전구체(precursor)로부터 분화된다.

형질세포(plasma cells)

형질세포(plasma cell)는 결합조직에 널리 분포하고 있지만, 이물질 또는 미생물이 조직 내로 침투한 만성염증이 있는 곳에서 많은 수가 발견된다. 이들 분화된 세포는 항원과 상호작용을 하는 B 림프구로부터 분화하고, 항체를 생산하고 분비한다. 형질세포는 직경이 20㎛정도인 크고, 난원형의 세포이며, 핵은 한 쪽으로 치우쳐 있고 수명은 비교적 짧은 2-3주이다. 이들의 세포질은 조밀한 수조(cisternae)를 과립형질내세망(RER)이 풍부하여 강한 호염기성을 나타낸다. 소수의 미토콘드리아 만이 과립형질내세망 사이에 위치하고 있다. 전자현미경사진은 핵 옆의 큰 골지복합체와 한 쌍의 중심소체(centriole)를 보여준다. 이들 구조는 광학현미경에서 핵과 인접한 옅게 염색된 지역에 위치한다. 둥근 핵은 중심에서 방사상으로 뻗은 이질염색질(heterochromatin)이 있고, 광학현미경 하에서는 시계판(clockface) 또는 수레바퀴(spoked) 모양으로 보인다.

백혈구(Leukocyte)

백혈구(leukocyte, white blood cells)는 혈류를 따라 순환하지만, 종종 모세혈관 벽을 통하여 결합조직 내로 이동하며, 특히 염증시 이들은 다양한 기능을 수행한다.

호중성백혈구(neutrophils)는 급성염증 지역에서 박테리아를 포식하여, 죽은 호중성백혈구와 잔해가 축적된 농(pus)을 형성한다. 호중성백혈구와 비슷한 호산성백혈구(eosinophils)는 백혈구 화학주성인자(leukocyte chemotactic factor)에 의해 염증지역으로 모인다. 호산성백혈구는 세포독성 분비에 의해 기생충을 공격한다. 그들은 또한 알러지반응(allergic reaction)을 감소시키는 알러지염증 부위에 모여든다. 림프구(lymphocytes)는 대부분의 결합조직에서 소수 존재하나, 만성염증 부위에서 만은 많은 수가 모여 있다.

결합조직의 분류(Classification of connective Tissues)

결합조직은 고유결합조직(connective tissue proper)과 연골, 뼈, 혈액을 포함하는 특수결합조직(specialized connective tissue)으로 분류된다. 그리고 세 번째로는 배자결합조직(embryonic connective tissue)이 있다.

배아결합조직 Embryonic connective tissue

6주 동안 지속되는 발달의 배 시기(처음 3~8주까지)는 광범위한 조직 분화와 기관 형성에 의하여 특성지어진다. 배아기의 처음에는, 모든 결합조직은 서로 비슷하고, 그래서 중간엽(mesenchyme)이라고 언급된다.

배자결합조직(Embryonic Connective Tissue)은 중간엽조직과 점액조직(mucous tissue)을 포함한다. 중간엽결합조직(mesenchymal connective tissue)은 배자(embryo)에만 있고, 세망섬유를 함유한 젤(gel)과 같은 무형질(ground substance) 내에 중간엽세포로 구성되어있다. 중간엽세포(mesenchymal cells)는 미세한 염색질그물망(chromatin network)과 뚜렷한 핵인

(nucleoli)이 있는 둥근 핵을 갖고 있다. 작고 옅게 염색되는 세포질은 여러 방향으로 작은 돌기가 뻗어있다. 중간엽세포에서 유사분열은 종종 관찰되는데, 성긴결합조직세포(cells of loose connective tissue)의 대부분이 이들 중간엽세포로부터 발생하기 때문이다.

고유결합조직 Connective tissue proper

고유결합조직은 조직학, 위치, 기능에 따라 네 가지 형태로 구분된다. 고유결합조직은 느슨하고, 유연한 기질을 가지는데, 이는 종종 기질(ground substance)이라고 불린다. 고유결합조직의 대다수의 보통 세포는 섬유모세포(fibroblast)라고 불린다. 섬유모세포는 아교섬유, 탄력섬유, 세망섬유를 생산하는, 크고 성상의 세포이다. 아교섬유(collagenous fiber)는 콜라겐이라고 불리는 단백질로 구성되어 있다. 그러나 그 유연성에도 불구하고 거대한 힘을 갖고 있다. 탄력섬유(elastic fiber)는 일정조직에 탄력성을 공급하는 탄력소(엘라스틴)라고 불리는 단백질로 구성되어 있다. 아교섬유와 탄력섬유는 성긴결합조직에서처럼, 둘 다 성글고 불규칙하게 배열되어 있거나, 치밀결합조직에서처럼 단단히 포장되어 있을 것이다. 성글게 배열된 섬유를 가진 조직은 일반적으로 다양한 기관을 완화시키고 보호하는 포장물질을 형성하는 반면에, 단단하게 배열된 섬유를 가진 조직은 인체의 접합,

지지 결합조직을 형성한다. 세망섬유(reticular fiber)는 분지함으로써 증강시키고, 미세한 격자나 망상 모양 형성에 참여한다. 세망섬유는 림프선에서 일반적인데, 여기서 그들은 지질(버팀질, stroma)이라고 불리는 망상 중심을 형성한다.

성긴결합조직(Loose(Areolar) connective tissue)

성긴결합조직(Loose(Areolar) connective tissue)은 피부아래 인체공간을 채우고, 체강(body cavity)을 싸고 있는 중피(mesothelium) 아래에 위치하고, 혈관의 바깥막(adventitia)과 결합하고, 샘(gland)의 실질조직(parenchyma)을 둘러싸고 있다. 소화관에서와 같은 점막(mucous membrane)의 성긴결합조직은 고유판(lamina propria)이라 한다.

성긴결합조직은 풍부한 무형질(ground substance)과 고정결합조직세포(fixed connective tissue cells)인 섬유모세포(fibroblasts), 지방세포(adipose cells), 큰포식세포(macrophages), 비만세포(mast cells), 그리고 몇몇 미분화세포(undifferentiated cells)가 있는 조직액(tissue fluid) 또는 세포외액(extracellular fluid)에 의해 특징지어진다. 또한 성글게 짜여진 아교섬유(collagen fibers), 세망섬유(reticular fibers), 탄력섬유(elastic fibers)가 무형질에 널리 분포한다. 작은 신경섬유와 세포에 산소와 영양을 공급하는 혈액이 이 무형조직(amorphous tissue)을 통과한다.

치밀결합조직(Dense Connective Tissue)

치밀결합조직(Dense Connective Tissue)은 성긴결합조직보다 섬유가 훨씬 더 많고 세포가 거의 없는 것을 제외하면 거의 비슷한 구성성분을 포함하고 있다. 치밀결합조직의 아교섬유다발의 방향(orientation)과 배열(arrangement)은 장력(stress)에 견딜 수 있게 한다. 아교섬유다발(collagen fiber bundles)이 불규칙적으로 배열되어 있을 때, 이를 치밀불규칙결합조직(dense irregular connective tissue)이라 한다. 조직의 섬유다발이 평행으로 또는 조직적으로 배열되어 있을 때, 이를 치밀규칙결합조직(dense regular connective tissue)이라 하며, 아교형(collagenous type)과 탄력형(elastic type)으로 나누어진다.

치밀규칙결합조직(Dense Regular Connective Tissue)

치밀규칙결합조직은 몸이 움직이는 동안에 조직에 작용하는 힘의 방향과 평행하는 치밀한 아교섬유가 특징이다. 이 조직은 은과 같은 흰색으로 보이기 때문에 때때로 백색섬유 결합조직이라고 불린다. 치밀규칙결합조직은 강한, 굴곡성 지지를 할 때 필요로 한다. 이 조직은 뼈에 근육을 부착하고, 근육 수축의 힘을 제공하는 건(tendon), 그리고 관절을 가로질러 뼈와 뼈를 잇는 인대(ligament)로 구성되어 있다.

치밀규칙아교결합조직(dense regular collagenous connective

tissue)은 치밀하게 짜여진 거친 아교섬유다발로 구성되어 있고, 장력(tensile force)에 견디는 평행으로 달리는 원통(cylinder) 또는 판(sheet) 모양의 구조로 이루어져 있다. 아교섬유가 치밀하게 짜여져 있기 때문에 무형질과 세포가 차지하는 공간이 거의 없다. 얇은 판모양의 섬유모세포는 장축과 평행으로 달리는 아교섬유다발들 사이에 위치한다. 치밀규칙아교결합조직의 예로는 힘줄(tendon), 인대(ligament), 널힘줄(aponeuroses)이 있다.

치밀규칙탄력결합조직(dense regular elastic connective tissue)은 그물망(network)을 형성하는 단지 소수의 아교섬유를 포함하는 분지된 거친 탄력섬유를 갖고 있다. 섬유모세포는 조직사이의 공간에 고루 분포한다. 탄력섬유는 서로 평형으로 배열되어 있고, 얇은 판 또는 유창막(fenestrated membrane)을 형성한다. 유창막은 큰 혈관, 척주의 황색인대(ligmentum flava of vertebral column), 음경(penis)의 지지인대에서 발견된다.

치밀불규칙결합조직(dense irregular connective tissue)

치밀불규칙결합조직은 모든 방향의 장력에 견디는 그물구조로 주로 거친 아교섬유를 함유하고 있다. 아교섬유가 꽉 들어차 있어 무형질과 세포가 차지하는 공간이 제한된다. 미세한 탄력섬유 그물망이 종종 아교다발 주위에 흩어져 있다. 치밀불규칙결합조직에서 가장 많이 분포하는 세포인 섬유모세포(fibroblast)는 아교섬유다발 사이에 위치하고 있다. 치밀불규칙결합조직은 피부의 진피, 신경의 말이집(sheath), 그리고 비장, 고환, 난소, 콩팥, 림프절의 피막을 구성한다.

탄력결합조직 Elastic Connective Tissue

탄력결합조직은 주로 불규칙하게 배열된 노란색을 띤 탄력섬유로 구성되었다. 그들은 원래 길이의 1.5배로 늘어날 수 있고, 다시 원래 크기로 돌아올 수 있다. 탄력결합조직은 대동맥의 벽, 후두의 일부, 기관, 폐의 기관지를 구성하고 있다. 또한 척추 기둥을 구성하는 척추궁 사이에도 있다.

세망조직(Reticular Connective Tissue)

제III형 아교질은 세망조직(Reticular Tissue) 섬유의 주된 구성성분이다. 아교섬유는 섬유모세포와 큰포식세포가 있는 그물망을 형성한다. 섬유모세포는 제III형 아교질을 생산한다. 세망조직은 간의 동모양혈관(liver sinusoid), 지방조직, 골수, 림프절, 비장, 민무늬근, 그리고 랑거한스섬(islets of Langerhans)의 구조적 뼈대를 형성한다.

세망결합조직은 기질처럼 젤리를 통해 얽혀진 세망섬유조직이 특징적이다. 세망조직내의 특징적인 세포는 대식세포이고, 이를 통해 이물질을 포식할 수 있다.

지방조직(Adipose Tissue)

지방조직(Adipose Tissue)은 단방지방세포(unilocular adipocytes) 또는 다방지방세포(multilocular adipocytes)로 구성되어 있느냐에 따라 2종류로 분류된다. 이 2종류의 지방조직은 색깔, 혈관, 대사작용에서 서로 차이를 보인다.

지방조직은 많은 양의 지방세포(adipose cell, adipocyte)를 함유하는 소성결합조직의 특수한 종류이다. 지방세포는 간엽조직으로부터 형성되고, 대부분 태아기 때나 생후 1년 내에 형성된다. 지방세포는 세포질내에 지방 방울을 저장하며, 이 때문에 지방세포가 팽창하고, 핵이 한쪽으로 밀린다.

지방세포는 전신에서 발견되지만 신장, 피부의 피하지방 조직, 심장 표면, 낭주위, 성숙한 여성의 가슴에 집중되어 있다. 지방의 기능은 음식 공급뿐 아니라, 여러 장기들을 지지하고 보호한다. 지방은 열전도성이 적어서 열손실 방지에 도움이 된다.

연골(Cartilage)

연골에는 연골세포(chondrocyte)라고 하는 세포가 있어 이들이 분비하는 세포외기질(extracellular matrix)속에 있는 소와(lacuna)라고 하는 작은 공간 속에 자리잡고 있다. 연골에는 혈관, 신경 및 림프관은 없으나 연골을 둘러싸고 있는 결합조직에 있는 혈관으로부터 기질을 통한 확산작용에 의하여 영양을 공급받는다. 세포외기질(extracellular matrix)에는 glycosaminoglycan 과 단백당(proteoglycan)으로 구성되어 있으며 이들은 기질속에 묻혀있는 아교질과 탄력섬유와 관련되어있다. 연골은 압박에 대해 유연성과 탄력성이 있어 충격을 흡수하는 기능을 하며, 연골의 매끄러운 표면은 뼈의 관절면을 덮고있는 관절부위의 운동시 마찰을 없애준다.

연골주위막(perichondrium)은 대부분의 연골을 덮고 있는 결합조직막으로서 바깥쪽은 섬유층(fibrous layer)이고 안쪽은 연골의 기질을 분비하는 세포로 된 세포층(cellular layer)으로 구성되어있다. 연골막에는 혈관이 있으므로 연골세포에 영양을 공급한다. 연골막이 없는 연골부분의 - 예를 들면 관절을 형성하는 뼈의 관절면 - 연골세포는 관절강에 있는 활액으로부터 영양을 공급받는다.

연골은 연골세포(chondrocyte)와 조직에 탄력성을 전달하는 반고체의 연골기질(cartilage matrix)로 구성되어 있다. 연골은 뼈와 자주 결합하는 결합조직을 지지하고 보호한다. 연골은 뼈의 전구물질을 형성하며, 모든 움직이는 관절의 뼈에 있는 관절 표면을 지지한다. 연골내 연골세포는 하나씩 생기는데 종종 덩어리를 이루기도 한다.

연골에는 3종류가 있는데, 유리연골, 섬유연골, 탄력연골이다. 그것들은 기질내 섬유의 양과 종류에 따라 분류된다.

연골의 종류(Classification of Cartilage)

유리연골(hyaline cartilage)

청회색의 반투명하고 유연한 물질인 유리연골은 인체 내에서 가장 흔한 연골이다. 유리연골은 또한 인체의 움직일 수 있는 관절의 관절면에 있다. 유리연골은 배아발생기동안 많은 뼈의 연골주형을 형성하고 자라나는 뼈의 골단판을 구성한다.

흔히 물렁뼈(gristle)라 불리는 유리연골은 전자현미경에서 잘 관찰되는 균질의 푸른빛을 띄는 기질로 되어있다. 밝은 현미경을 통해서 볼 때 유리연골은 맑고 투명한 모양이다.

유리연골은 뼈의 관절 표면을 덮고, 관상의 기관과 호흡기계의 기관지를 지지하고, 코를 강화하고, 1번에서 10번까지의 늑골과 흉골 사이에 늑연골이라고 불리는 유연한 다리를 형성한다. 신체의 대부분의 뼈는 먼저 유리연골의 형태로 만들어져서 연골내골화라는 과정을 거쳐 나중에 뼈가 된다.

탄력연골(Elastic Cartilage)

탄력연골은 귓바퀴, 외이도와 내이도, 후두개, 그리고 후두에 있다. 탄력섬유가 있기 때문에 탄력연골은 약간 노랗고 신선한 상태에서의 유리연골보다 더 불투명하다.

탄력연골은 초자연골과 비슷하며 기질 내에 탄력섬유가 널리 분포되어 있는 연골로 유연성이나 운동성이 필요한 부위에 존재

한다. 또한 많은 탄력섬유 때문에 노란색이며 외이, 후두개, 중이
관에서 발견된다.

섬유연골(Fibrocartilage)

섬유연골은 추간원판과 치골결합, 관절원판 그리고 뼈에 붙어
있는 부분에 있나. 섬유연골은 그것과 비슷한 유리연골 그리고
치밀한 결합조직과 관련되어 있다. 연골세포는 종종 이 조직에
가해지는 신장력과 평행한 두껍고 거친 아교질 다발과 교대로 평
행하게 배열된다. 섬유연골은 바탕질 내에 아교섬유가 많은 것이
특징이다. 섬유연골은 장력에 저항하고 압력을 견딜 수 있는 조
직이다. 그것은 두 치골이 관절을 이루는 치골결합, 척추사이원
판(intervertebral disc)처럼 관절 사이에서 발견된다. 또한 반월판
이라 불리는 무릎관절 내의 연골판을 형성한다.

뼈조직(Bone Tissue)

뼈는 특수화된 결합조직이다. 뼈의 세포바깥바탕질
(extracelluar matrix)은 석회화되어 그것을 분비한 세포를 가둔
다. 비록 뼈가 체내에서 가장 딱딱한 물질중의 하나이지만 가해
지는 힘에 따라 끊임없이 모양을 바꾸는 동적인 조직이다. 예를
들면 압력이 뼈에 가해지면 뼈의 재흡수를 일으키는 반면 장력이
가해지면 새로운 뼈의 발달을 일으킨다.

뼈는 뇌와 척수 흉강 내에 있는 폐와 심장을 포함한 체내 기관을 보호, 지지하는 일차적인 구조적 틀이다. 뼈에는 또한 근육이 달라붙어 지렛대역할을 한다. 그로 인해 움직이는데 필요한 근육의 힘이 증가된다. 뼈는 체내 몇몇 미네랄의 저장체이다-예를 들면 뼈는 체내 칼슘의 99%를 저장하고 있다. 뼈의 중앙에 있는 빈 공간인 골수강에는 조혈기관인 골수가 있다.

혈액(Blood)

혈액 또는 혈관조직은 항상성을 유지하는 데 매우 큰 역할을 하는 매우 특별한 액체의 결합조직이다. 혈액의 세포 또는 구성요소는 혈장이라 불리는 액체 기질에서 부유한다. 구성요소의 3가지는 적혈구, 백혈구, 혈소판이다.

6. 근육조직(Muscular tissue)

근육조직은 몸을 통해 물질의 이동, 다른 것에 관해서 몸의 일부분의 이동을 책임진다. 근육조직의 3가지 종류의 섬유는 자극에 대한 수축에 적응되었다.

근육조직은 수축기능을 할 수 있으므로 운동을 가능하게 한다. 근육세포, 또는 섬유는 수축의 방향에서 늘어나고, 운동은 자극에 대해서 섬유의 단축을 통해 얻어진다. 근육세포는 중배엽에서 기원하며 몸에는 3가지의 근육조직이 있다. 근육의 형태와 기능에 따라 민무늬근, 심근, 골격근조직으로 나누어진다.

민무늬근(평활근, Smooth muscle)

민무늬근조직은 몸전체를 통해 공통적이며 많은 체계에서 점유한다. 예를 들어 위장관 벽에서 그것은 음식 소화기전에서 연동운동을 위한 수축할 수 있는 힘을 준다. 민무늬근은 또한 동맥벽, 호흡통로의 벽, 요도, 생식선에서 보인다. 민무늬근 수축은 자율(불수의) 신경조절에서 이루어진다. 민무늬근섬유는 길고, 방추체 모양의 세포이다. 그것들은 하나의 핵을 갖고 있고 횡문이 없다. 이 세포는 보통 평평한 시트에서 함께 그룹지어 지고, 내강을 둘러싼 벽의 근육부분을 형성한다.

심장근(Cardiac muscle)

심근조직은 심장벽의 대부분을 구성한다. 이 조직은 분지되어 있는 섬유, 각각은 하나의 중심에 위치한 핵을 가졌고, 횡으로 위치된 삽입된 디스크에 의해 구분된다. 사이원반(개재원반, intercalated disc)은 인접한 세포가 함께 유지하는 것을 돕고 수축력을 세포에서 세포로 보낸다. 골격근처럼 심근은 횡문이지만 골격근과 달리 불수의 수축을 한다.

심근은 또 다른 가로무늬근의 종류로서 오로지 심장과, 심장과 연결된 폐정맥에서만 존재한다.

뼈대근(골격근, Skeletal muscle)

뼈대근육조직은 뼈에 붙어 있고 수의적 신체운동을 책임진다. 각각 늘여지고 다핵의 섬유는 뚜렷한 가로무늬가 있다. 이 근육조직의 섬유는 현미경 없이 신선한 근육을 볼 수 있는 평행의 다발로 묶여있다. 심근과 골격근섬유 양쪽은 태어난 후 한 번 완전히 형성된 후 복사될 수 없다. 골격근조직은 제9장에서 더 다루었다. 근조직의 3가지는 표 4-5에 요약해 놓았다.

수백 개의 골격근 전구체인 근원세포(myoblast)들은 말단끼리 서로 결합하여 긴 세포인 근관(myotube)이라는 세포를 이룬다. 이렇게 형성된 새로운 근관은 세포질 물질 뿐만 아니라 수축을 일으키는 근원섬유(myofibril)를 형성한다. 근원섬유는 세포의 수축을 담당하는 단백질인 근육미세섬유(myofilament)가 특수하게 배열되어이다.

7. 신경조직(Nervous Tissue)

신경조직은 뉴런과 신경아교세포로 구성되는데, 뉴런은 자극에 응답해서 파동을 모든 신체기관에서 전도한다. 신경아교세포는 뉴런을 기능적으로 지지하고, 물리적으로 묶는다.

신경세포(신경원, Neurons)

비록 신경조직 내에 뉴런의 몇 가지 종류가 있어도 그 것들은 3가지의 기본적인 구성요소를 모두 가지고 있다. 세포체 또는 핵 주위부, 수상돌기, 축삭. 가지돌기(수상돌기, dendrite)는 자극을 받아서 신경파동을 세포체로 전도하는 분지된 돌기이다. 세포체 또는 핵 주위부(perilkaryon)는 핵을 포함하고, 세포기관과 미세관을 특별화한다. 축삭(axon)은 신경파동을 세포체로부터 전도하는 세포질의 신장이다. 신경섬유는 뉴런의 세포체와 둘러싼 수초로부터 팽창한 돌기에 보낸다.

뉴런은 외배엽으로부터 기원하고 신경계의 기본적인 구조적이고 기능적인 단위이다.

신경아교세포(Neuroglia)

뉴런에 추가해서 신경조직은 신경아교세포를 포함한다. 신경아교세포는 뉴런보다 약 5배 풍부하고, 제한된 유사분열 능력을 가진다. 그것들은 파동을 이동시킬 수 없으나 함께 뉴런을 지지하고 묶는다. 어떤 신경아교세포는 식세포이고, 다른 것은 뉴런에 영양을 공급하는 것을 돕는다.

8. 임상연구(Clinical Study)

조직 구성의 변화 Changes in tissue composition

질병의 대부분은 그 질병이 유행하는 동안 조직 구조를 국소적으로 변경한다. 일반적인 상태라고 불리는 어떤 질병은 그 질병의 위치에서 동떨어진 변화를 야기한다. 위축(atrophy)은 예를 들어 질병이 특수기관의 신진대사를 방해하여 제한되는 것이다. 그러나 역시 음식물이나 신경충격이 손상되어서 모든 사지와 관련된다. 근육위축은 소아마비(polio)와 같은 신경계의 질환에 의해 야기될 수 있다. 또한 근육으로 공급되는 감소된 혈액에 의하여 나타날 수 있다. 노화성(senescence) 위축 또는 단순 노화는 체내 조직과 기관이 자연히 늙는 것이다. 쓰지 않아 생긴 위축증(disuse atrophy)은 조직이나 기관을 사용하지 않아서 발생하는 국소적 위축증이다. 근육의 이상행동은 근육의 크기와 힘의 감소되는 위축증을 야기한다.

괴사(necrosis)는 생체내의 세포나 조직의 죽음이다. 그것은 죽은 조직내의 물리적 변화로써 알 수 있다. 괴사는 심각한 손상인 물리적 병인(외상, 타박, 방사성 물질, 화학독소) 또는 조직의 영양부족에 의해 야기된다. 조직학적으로 실험할 때 괴사조직은 일반적으로 흰색 또는 노란색을 띠는 불투명함을 나타낸다. 괴저(gangrene)는 썩은 고기에 사는 미생물의 침입으로 동반되는 조직의 거대한 괴사이다.

신체사망(somatic death)은 신체 전체의 죽음이다. 신체사망은 조직이 사후강직(rigor mortis), 혈액응고, 신체의 냉각과 같은 번복할 수 없는 변화를 겪는다. 사후의 변화는 예측가능한 비율로 변화하는 상태로 일어나며 사망시간 추정을 판단하는 데 유용하다.

제4장 외피계통(THE INTEGUMENTARY SYSTEM)

1. 서론(Introduction to the Integumentary System)

외피는 피부(skin)와 그의 부속기관인 땀샘(sweat gland), 기름샘(피지샘, sebaceous gland), 털(hair), 손·발톱(nail)으로 구성된 가장 큰 기관이며, 체중의 약 16%를 차지하고 있다. 외피에는 많은 감각수용체와 혈관그물이 위치하고 있다. 피부는 외부 환경과 인체내부 사이의 기능적인 경계면으로서 외부 환경과의 연락과 내부를 보호해 주는 역할을 하고 있다. 피부의 두께는 사람에 따라 다양하지만 평균 1.5mm 정도이다. 피부 중 가장 두꺼운 피부는 발바닥이나 손바닥과 같이 닳고 마모되도록 노출되어 있는 부위로서, 그 두께는 대략 6mm 정도 된다. 눈꺼풀, 외음부, 고막의 피부는 매우 얇으며, 그 두께는 약 0.5mm 정도 된다. 전체적으로 피부의 색깔은 그 사람의 건강 상태를 알 수 있게 하므로 매우 중요하다. 창백한 피부는 쇼크 상태를 짐작할 수 있게 하고, 반면에 붉고 열감이 있는 피부는 열이나 감염 상태를 의심할 수 있게한다. 외피는 몸 전체를 둘러싸고 있고, 입술과 항문의 소화계, 코의 호흡계 및 비뇨생식계의 점막과 연속되어있다. 게다가 눈꺼풀의 피부는 안구의 앞쪽부분과 연결되는 결막(conjunctiva)과 연속되어있다. 피부는 또한 바깥귀길(외이도, external auditory meatus)의 안쪽과 고막(tympanic membrane)의 바깥 표면을 덮고있다.

2. 피부의 구조(Structures of the Skin)

피부는 단일장기로는 가장 무거우며, 몸무게의 약 16%를 차지한다. 피부는 표피(epidermis)와 진피(dermis)의 두 층으로 구성되며, 두 층은 깍지 낀 모양으로 맞물려 불규칙한 외형을 나타낸다. 피부밑조직(피하조직, hypodermis)은 피부밑의 얕은근막층(천근막, superficial fascia)을 가리키며, 이 층은 피부에 속하지 않으며, 피부를 아래조직에 느슨하게 연결시켜주는 성긴결합조직이다. 피부에는 여러 부속기관(땀샘, 털주머니, 기름샘, 손발톱)이 있으며, 피부와 그 부속기관을 총칭하여 외피(integument)라한다. 피부의 기능은 손상, 건조, 감염으로부터 신체를 보호하고,

체온을 조절하며, 비타민 D 합성에 필요한 자외선을 흡수한다. 또한 외부환경에서 오는 촉각, 온도 및 통증자극을 받아들이는 수용기가 위치한다.

표피(Epidermis)

표피는 피부의 얇은 층으로서 각질중층편평상피(keratinized stratified squamous epithelium)로 이루어졌으며, 주로 외배엽에서 기원하였다. 주된 세포성분은 각질세포(keratinocyte)이며, 그 외에도 세 종류의 비각질세포인 멜라닌세포(melanocytes), 표피속큰포식세포(Langerhans cells), 촉각세포(Merkel cells)로 구성되었다. 표피는 각질세포의 유사분열에 의하여 끊임없이 재생되며, 재생 주기는 약 30일이며, 세포분열은 전형적으로 밤에 일어난다. 표피는 진피쪽으로 깊이 함입된 구조인 표피쐐기(interpapillary peg)와 표피쪽으로 돌출된 구조인 진피유두(dermal papilla)가 깍지낀 모양으로 서로 맞물려있다. 따라서 표피-진피 접촉면은 매우 불규칙한 모양을 하고 있으며, 진피유두를 덮는 표피부위에는 일련의 표피능선(epidermal ridges)에 의하여 생긴 손가락 끝의 표피능선구조를 지문(fingerprints)이라 하며, 그 모양은 유전적으로 결정되므로 개인별로 독특하다.

표피의 층은 5층인 바닥층(기저층, stratum basale; stratum germinativum), 가시층(유극층, stratum spinosum), 과립층

(stratum granulosum), 투명층(stratum lucidum), 각질층(stratum corneum)으로 구성되었다. 바닥층(stratum basale; stratum germinativum)은 표피의 가장 깊은 층으로, 활발히 분열하는 입방 또는 원주형의 각질세포로 구성되었다. 이들은 부착반점(부착반, desmosome)에 의해 인접한 세포와 서로 연결되었으며, 반부착반점(반부착반, hemidesmasome)에 의해 비닥판과 부착되었다. 각질세포 외에도 멜라닌세포와 촉각세포도 관찰된다.

가시층(stratum spinosum)은 몇 층의 다각형 각질세포(가시세포 prickle cells)로 이루어졌다. "세포사이다리(intercellular bridge)"라고 하는 특징적인 구조인 부착반점이 관찰된다. 표피속큰포식세포도 이 층에 위치한다. 가시층 깊이 위치한 각질세포도 세포분열을 한다. 말피기층(malpighian layer; stratum malpighi)은 가시층과 바닥층을 말하며, 표피에서 일어나는 거의 모든 세포분열은 이 층에서 일어난다. 가시층 얕은 곳에 위치한 각질세포의 세포질에서는 막으로 둘러싸인 과립이 관찰되는데 과립속 내용물은 세포사이공간으로 유리되어 지질을 함유한 얇은 판의 형태로 남아, 수분과 이물질에 대한 장벽으로 작용한다.

과립층(stratum granulosum)은 핵을 관찰할 수 있는 가장 얕은 층으로, 3-5층의 납작한 각질세포(편평세포)로 이루어졌다. 세포질 내에는 각질유리과립(keratohyalin granules)과 당김미세섬유다발(당김세사, keratin filaments; tonofilament)이 들어있으며, 종종 막성 과립도 관찰된다. 각직유리과립(막으로 싸이지 않음)은 히스타딘(histadine)과 시스틴(cystine)이 풍부한 단백질들을 함유하며, 이 단백질들은 당김미세섬유와 결합되어 있다. 각질세포 형질막의 바로 안쪽(세포질에 면한 면)은 10-12nm 두께의 전자밀도가 높은 층으로 보강되었다.

투명층(stratum lucidum)은 맑고 균질한 층으로, 과립층의 바로 위에 위치한다. 이 층은 대개 조직절편상에서 구별하기 어려우며, 발바닥과 손바닥피부에서만 관찰된다. 각질세포에는 핵과 소기관이 없으며, 세포질에는 당김미세섬유와, 각질유리과립의 변형산물인 eleidin을 함유하고있다.

각질층(stratum corneum)은 가장 얕은 층으로, 많게는 15-20층의 죽은 세포들로 이루어졌다. 세포는 납작하고 핵은 없으며, 세포질은 각질(keratin)로 차 있다. 비늘과 유사한 모양을 하는 14면체의 죽은 세포들은 각질비늘(squames; horny cells)이라고 한다. 각질비늘의 가장 바깥층은 박리과정(desquamation)을 통해 지속적으로 떨어져나간다.

표피의 비각질세포는 멜라닌세포(melanocytes), 표피속큰포식세포(Langerhans cells), 촉각세포(Merkel cells)로 구성되었다. 멜라닌세포(melanocytes)는 신경능선에서 기원하였으며, 바닥층에 위치한다. 짙은 갈색색소인 멜라닌(melanin)을 합성한다. 멜라닌의 합성은 타원모양의 소기관인 멜라닌소체(melanosome)에서 담당한다. 이 소기관에는 멜라닌합성에 직접 관여하는 자외선 민감효소(UV-sensitive enzyme)인 티로시나제(타이로신가수분해효소, tyrosinase)가 들어있다. 각질세포내 멜라닌소체의 양, 크기, 운반속도 및 응집양상은 인종별로 다양하다. 멜라닌은 자외선에 의한 손상으로부터 피부를 보호한다. 멜라닌세포는 멜라닌소체를 함유한 긴 돌기들을 가시층 세포들 사이로 뻗고 있으며, 돌기 끝부분의 멜라닌은 세포분비(cytocrine secretion)라는 독특한 전달기전을 통해 각질세포로 이동한다.

표피속큰포식세포(Langerhans cells)는 골수에서 기원하며, 가지세포(수지상세포, dendritic cells)라고도 한다. 주로 가시층에 위치하며, 노 모양(paddle shape)의 특징적인 버벡과립(Birbeck granules)을 함유하고있다. 항원전달세포(antigen-presenting cells)로서 항원에 접촉한 경우(접촉성 알레르기)나 일부 피부 이식에서 나타나는 면역반응에 관여한다.

촉각세포(Merkel cells)의 수는 많지 않으며, 바닥층에 위치하고 있다. 혈관 및 신경분포가 풍부한 결합조직영역과 가까이 위치하고 있다. 부착반점과 당김미세섬유를 함유하는 것으로 보아, 상피에서 기원하는 것으로 여기고 있다. 밝은 세포질에는 일부 퍼진신경내분비계통(DNES)의 세포에서 관찰되는 것과 유사한 치밀한 핵심을 가진 작은 과립을 함유하고 있다. 이 세포에는 들신경섬유종말이 분포하며, 기능적으로 기계수용기(mechanoreceptor)로 여기고있다.

피부는 표피의 두께에 따라 두꺼운 피부(thick skin)와 얇은 피부(thin skin)로 구분하는데 두꺼운 피부의 표피 두께는 400-600 μm이며, 각질층이 두껍고, 과립층이 잘 발달되었고, 투명층이 분명하게 관찰된다. 손바닥과 발바닥피부에서 관찰되며, 털주머니, 기름샘 및 털세움근이 없다. 얇은 피부의 표피 두께는 75-150 μm이며, 두꺼운 피부에 비해 각질층이 얇으며, 일반적으로 투명층과 과립층은 없으나, 유사한 형태의 세포들이 독립적으로 관찰된다. 대부분의 피부는 얇은 피부에 해당되며, 털주머니, 기름샘 및 털세움근이 있다.

진피(dermis)

진피는 표피 아래에 위치하며, 중배엽에서 기원하며, 많은 수의 I형 아교섬유와 두꺼운 탄력섬유그물로 된 치밀불규칙결합조직이다. 얕은 유두층(papillary layer)과 그 아래의 광범위한 그물층(망상층, recticular layer)으로 구분되나, 두 층의 경계는 뚜렷치 않다. 유두층은 표피쪽으로 울퉁불퉁한 진피유두를 형성하여, 표피가 진피쪽으로 들어 간 표피쐐기와 깍지낀 모양으로 맞물려 있다. 진피유두층은 성글게 배열된 가는 섬유들과 세포들로 구성되며, 이 층에는 모세혈관고리와 미세촉각수용기인 촉각소체

(Meissner's corpuscle)가 위치하고있다. 그물층은 진피의 주된 층으로, 치밀한 아교섬유다발과 두꺼운 탄력섬유로 구성되었다. 그물층 깊은 부분에는 층판소체(압력수용기, pacinian corpuscles)와 망울소체(냉각수용기, Krause end bulbs)가 위치하고있다.

피부색깔(Skin Colors)

정상적인 피부색은 3가지 색소인 멜라닌, 카로틴 및 헤모글로빈이 혼합되어 피부 색깔로 나타난다. 멜라닌(melanin)은 표피 바닥층의 멜라닌 세포에서 생성된 흑갈색 색소이다. 비슷한 체구를 가진 사람들은 거의 비슷한 멜라닌 세포 수를 가지고 있으나 생성된 멜라닌 색소의 양이나 분포에 따라 인종에 따른 피부색(황, 갈, 흑, 백색)이 결정된다. 햇빛에 피부가 노출이 되면 점차적으로 멜라닌 세포에서 멜라닌 합성이 더 많이 일어나서 결과적으로 피부가 갈색으로 타게 된다. 백색증(albinism)을 가진 사람의 피부에 있는 멜라닌세포의 수는 정상이지만, 아미노산을 멜라닌으로 바꾸는 티로신(tyrosine)이라는 효소가 부족하다. 이러한 백색증은 유전적 질병이다. 멜라닌 세포의 유전자 발현으로 백색증보다 더 흔한 것들도 많다. 예를 들면, 멜라닌이 밀집되면 주근깨(freckles)가 생성된다. 반대로 국소적으로 멜라닌 세포가 부족하면 피부에 하얀 반점들이 생기게 되는데 이를 백반증(vitiligo)이라고 부른다.

카로틴(carotene)은 당근과 같은 식물에 함유되어 있는 노란 색소이다. 이는 피부 각질층이나 진피의 지방층에 축적되기 쉽기 때문이다. 혈구에 있는 산소와 결합하는 색소인 헤모글로빈(hemoglobin)은 피부의 색소는 아니나 진피 속으로 산소와 결합해서 혈액이 흘러가기 때문에 피부색이 약한 붉은 기운을 띄게 된다.

일부 질환은 피부색을 변화시키기도 하는데 청색증(cyanosis)은 심혈관계나 호흡계에 문제가 있는 사람에게 나타나는 피부색 변화이다. 또 호흡 곤란시에도 사람들의 안색은 푸른색으로 변한다. 황달(jaundice)은 피부가 노랗게 변하는 질병인데, 이는 혈류 내 담즙 색소 과다로 인한 결과이다. 황달은 대부분 간 기능 장애로 인한 증상이며, 신생아 황달의 경우 간 기능 미숙인 경우도 많다. 홍반(erythema)은 피부의 혈관이 외상으로 인해 붉게 변하는 것인데, 햇볕에 타는 경우가 그 예이다.

3. 피부의 부속 구조
(Accessory Structures of the Skin)

털(hair)
털은 털주머니(모낭, hair follicle)와 털세움근(입모근, arrector

pili muscle)으로 구성된다. 털주머니(hair follicle)는 표피가 진피 속으로 깊숙이 함입된 구조이다. 털줄기(모간, hair shaft)는 털주머니 중심에 위치한 가늘고 긴 미세섬유로, 표피 밖까지 뻗어 있으며, 안쪽부터 털속질(모수질, medulla), 털겉질(모피질, cortex), 털껍질(모소피, cuticle)로 구성되었다. 털줄기의 깊은 끝은 털뿌리(모근, hair root)로 이어져있다. 털망울(모구, hair bulb)은 털주머니의 끝부분이 넓어진 것으로, 이 부위에 털뿌리가 위치하고 있다. 털망울의 아랫면은 털유두(모유두, dermal papilla)에 의해 깊이 패이며, 이 곳에 털주머니에 영양공급을 하는 모세혈관 그물이 위치하고있다. 털망울 세포들은 속상피뿌리집(내근초, internal root sheath)과 털속질을 구성하고있다. 속뿌리상피집은 기름샘이 들어오는 입구보다 깊이(아래쪽으로) 위치하고 있으며, 바깥상피층(명상피층, Henle layer), 속상피층(과립성상피층, Huxley layer) 및 집껍질(근초소피, cuticle)로 구성되었다. 바깥상피뿌리집(외근초, external root sheath)은 표피의 말피기층에서 직접 연속된 층이다. 유리막(glassy membrane)은 바닥막이 두꺼워진 것으로 세포성분을 포함하지 않으며, 털주머니를 주변의 진피뿌리집과 분리하고 있다.

   털세움근(arrector pili muscle)은 털주머니를 둘러싼 진피뿌리집에 비스듬히 붙어 있으며, 기름샘보다 얕게 위치하며, 진피그물층을 지나 진피유두층에 종지한다. 이 민무늬근육이 수축하면

털이 서고 소름이 돋는 상태가 되는데, 이는 근육이 붙는 부위의 피부가 아래로 당겨지기 때문이다.

피부샘(Skin Glands)

샘분비샘(누출분비한선, eccrine sweat gland)은 단순나선대롱샘(단순나선관상샘, simple coiled tubular glands)으로, 각각 하나의 분비부와 관으로 구성되었다. 전신의 피부 어디서나 관찰할 수 있다. 분비부는 진피에 위치하며, 세 종류의 세포로 구성되었다. 어두운 세포(암세포, dark cell)는 샘의 속공간에 위치하며, 점액원이 풍부한 분비과립을 다수 함유하고있다. 밝은 세포(명세포, clear cell)는 어두운 세포 밑에 위치하며, 사립체가 많고 당원이 풍부하다. 샘 속공간으로 세포사이모세관(세포간분비세관, intercellular canaliculi)을 내고, 묽고 전해질이 풍부한 물질을 분비한다. 근육상피세포는 밝은세포 밑에 흩어져 불완전한 층을 이루는데, 이 세포들은 수축하여 샘분비물을 관으로 배출하는데 도움을 준다. 샘분비땀샘의 도관은 가늘고, 중층입방상피로 덮혀있으며, 분비부에서 시작된 도관은 진피의 얕은 층으로 지나 표피쐐기를 뚫고 나선모양으로 표피 전 층을 거처 몸 밖으로 땀을 배출한다. 분비물이 도관을 통과하는 동안, 도관세포들은 약간의 전해질을 재흡수하고(요소, 젖산, 철, 약물과 같은) 일부 물질들을 배출한다.

부분분비땀샘(이출분비선, apocrine sweat glands)은 몸의 특정부위인 겨드랑, 젖꼭지의 젖꽃판, 항문주위부위에서 관찰되는 특수한 큰 땀샘과 바깥귀길의 귀지샘(이도선, ceruminous glands)이 이 샘에 속한다. 이 샘은 사춘기 이전에는 기능하지 않으며, 호르몬의 영향을 받고 있다. 나선형의 큰 분비부는 산재된 근육상피세포(myoepithelial cell)로 둘러싸여 있다. 점성이 있는 분비물을 털주머니로 배출하며, 부분분비땀샘이 열리는 배출구는 기름샘관의 배출구보다 얕게(위쪽에) 위치하고있다. 부분분비(apocrine)란 용어는 분비물의 성분에 세포질의 일부분이 포함되는 것을 의미하나, 전자현미경으로 관찰한 결과 부분분비땀샘의 분비물 속에서는 세포질이 발견되지 않는다.

기름샘(피지선, sebaceous gland)은 소엽모양을 하는 분지꽈리샘(분지포상샘, branched acinar glands)으로서 하나의 기름샘을 이루는 꽈리 무리에서 나온 분비물은 하나의 짧은 관을 통해 배출된다. 분비물은 털주머니 목부분으로 배출되며, 발바닥과 손바닥피부를 제외한 대부분의 피부의 진피에서 관찰된다. 얼굴, 이마, 머리피부에서 많이 관찰된다. 이 샘은 온분비샘(전분비선, holocrine glands)이며, 피지(sebum; 지성분비물과 변성된 상피세포로 구성됨)를 방출한다.

손·발톱(Nails)

손발톱은 손가락과 발가락의 끝마디에 자리하고 있다. 표피바닥에 놓인 단단하고 각질화된 판으로서 몸쪽 끝부분은 위손(발)톱허물(상조피, cuticle or eponychium)이라는 표피주름으로 덮혀있는데 이 주름은 각질층에 해당하며, 초승달모양의 흰 반달(반월, lunula) 위를 덮고있다. 먼쪽 끝부분 아래에는 아래손(발)톱허물(하조피, hyponychium)이 있는데 역시 각질층에 해당된다. 손발톱뿌리(조근, nail root)에 있는 바탕질세포의 유사분열에 의해 길이성장을 한다.

4. 피부의 기능(Functions of the Skin)

피부는 외상이나 외부에서 침입한 병원체부터 우리의 몸을 보호하며, 인체의 항상성을 유지하기 위하여 다음과 같은 매우 중요한 기능을 한다.

물리적 보호(physical protection)

피부는 미생물과 자외선으로부터 인체를 보호하는 장벽 역할을 한다. 피부 표면의 기름샘의 분비물은 산성 보호막(pH 4.0~6.8)을 형성해 방수역할을 하며 병원체의 증식을 지연시킨다. 피부 각질층은 피부의 손상을 방지해 주며, 미생물의 침입을 막아주며, 진피에 있는 케라틴 단백질은 피부를 방수시켜준다.

수분 조절(hydroregulation)

인체의 피부는 각질화되어 지속적인 공기 중 노출에도 피부가 적응할 수 있도록 해준다. 건조한 곳에서도 쉽게 탈수되지 않으며 물 속에서도 물이 과도하게 흡수되는 것을 방지해준다.

체온 조절(thermoregulation)

인체의 체온을 조절하는 데 있어서 피부는 매우 중요한 역할을 한다. 세포 대사, 특히 근육세포의 대사로부터 체내에 열을 발생한다. 인체의 정상 체온은 37℃인데 피부의 혈관 확장과 수축 및 땀분비로 체온을 유지한다.

피부 흡수(cutaneous absorption)

외피의 보호 작용은 매우 효과적이므로 피부를 통한 흡수는 매우 제한적이다. 산소나 이산화탄소는 피부를 통해서 혈액 속으로 들어갈 수 있으며, 비타민 D 합성에 필요한 소량의 자외선도 피부를 통해 흡수된다.

합성(synthesis)

피부에서는 자외선에 의해 자극받은 전구물질 분자의 활성화에 의해 비타민 D, 멜라닌 및 케라틴은 외피계에서 합성된다. 이 전구물질은 간과 콩팥에서 변화되어 비타민 D의 가장 활성화된 형태인 칼시트리올(calcitriol)을 생성한다. 비타민 D합성을 위해서 필요한 자외선은 아주 소량이지만 어린 아이들의 성장에는 매우 중요하다. 활성화된 비타민 D는 혈액 속으로 들어가서 칼슘과 인의 대사를 조절해서 튼튼하고 건강한 뼈의 발달에 매우 중요한 역할을 한다.

감각 수용(sensory reception)

진피층에는 아주 미세한 자극인 온각, 냉각, 촉각, 진동, 통증 등에 반응을 하는 매우 고도화된 감각수용체가 존재한다. 이 감각신경세포들은 얼굴, 손바닥, 손가락, 발바닥 및 외음부에 특히 많이 모여있다. 반면에 등이나 목 뒷부분, 또는 관절부분의 피부에는 감각신경이 많지 않다.

전달/의사소통(communication)

인간은 고차원적인 사회적 동물이며, 외피계는 의사소통에서 중요한 역할을 한다. 분노나 창피함 등의 다양한 감정은 피부색의 변화로 나타난다. 특정 안면근육의 수축은 사랑, 놀라움, 행복

함, 슬픔 그리고 절망과 같은 감정을 표현해 준다. 또한 특정 피부샘에서 분비되는 분비물의 냄새는 무의식중에 그 사람의 감정을 드러낸다.

5. 피부의 신경분포와 혈액 공급
(Nerve innervation & Blood supply of the Skin)

피부의 신경분포(Innervation of the Skin)

피부의 진피층에는 광범위하게 신경이 분포되어 있다. 진피층에 있는 민무늬근(smooth muscles)과 샘들은 자율신경의 지배를 받고있다. 피부는 여러 종류의 감각수용체인 촉각, 압각, 온각, 간지럼 또는 통각에 반응을 한다. 촉각을 감지하는 마이스너소체(Meissner,s corpuscles)와 머클스원반(Merkel,s discs)은 피부의 표피에 위치하며, 자유신경종말(free nerve ending)은 털주머니 주변에서 복잡한 그물을 형성하거나 진피층의 유두층으로 뻗어나간다. 인체에서 특정 부위 몇 군데, 손바닥, 발바닥, 입술 그리고 외음부같은 곳에는 감각수용체가 밀집되어 있어서 매우 민감하다.

피부의 혈관 공급(Vascular Supply of the Skin)

진피층의 혈관은 유사분열이 활발한 표피의 바닥층과 진피층의 샘이나 털주머니 등에 영양을 공급한다. 진피층의 혈관은 체온과 혈압을 조절하는 데 중요한 역할을 한다. 자율신경에 의한 혈관의 수축과 확장은 진피층 얕은층의 혈관에서 혈액의 흐름을 억제하기도 하고 촉진하기도 한다. 열이나 쇼크는 피부색과 체온에 의해서 알 수 있으며, 얼굴이 붉게 달아오르는 것은 불수의적으로 진피층의 혈관이 확장되어 발생한다.

6. 임상연구(Clinical Study)

피부절개(skin incision)와 흉터(keloid scar) : 일반적으로 피부를 절개할 때는 항상 분할선[tension(Langer) line]에 평행하게 절개하여야 흉터없이 치유된다. 끊어지지 않은 섬유는 제자리에 절단면을 유지하려는 경향이 있기 때문이다. 그러나 분할선을 가로질러 절개하면 아교섬유가 절단되어 상처가 벌어지게 되고, 과도하게 아교섬유가 형성되어 흉터(keloid scar)를 남기면서 치유된다. 미용면을 고려하여 흉터를 줄이기 위해 분할선에 평행한 절개선을 사용하기도 한다.

악성흑색종(malignant melanoma)은 치명적인 피부암의 한 형태로서 멜라닌 세포에서 기원한 암이다. 이들은 분열하고 변형되어 진피를 침범하여 림프계통과 순환계통을 타고 다양한 장기로 전이된다.

화상(burns) 피부에서 일어나는 흔한 손상으로서 열, 자외선, 방사선 또는 화학약품에 의하여 발생한다. 화상은 심한 정도와 손상부위의 깊이에 따라 분류한다.

1도 화상(superficial burn)은 표피만 손상되며, 증상은 발진(erythema), 통증, 부종이 나타나고, 손상된 표피는 수일 후에 떨어진 후 흉터없이 바닥층(basal layer)에서 증식이 일어나 표피가 대치된다. 2도 화상(partial-thickness burn)은 표피와 진피층의 천층이 손상되어 물집이 생기고, 신경종말이 손상되어 통증이 심하다. 대부분의 땀샘과 털주머니는 손상되지 않아 이곳에서 피부가 재생되어 표피의 바닥층을 만든다. 3도 화상(full-thickness burn)은 피부의 전체 두께와 아래의 근육까지도 손상된다. 부종이 현저하게 나타나며, 감각신경 종말이 파괴되어 무감각해진다. 일부 궤양이 생긴 부분은 피부이식이 필요하다.

사마귀(wart; verrucae)는 각질화 세포에 유두종 바이러스(papillomaviruses)가 감염되어 나타나는 무해한 표피의 성장에 의해 발생하는 흔한 피부병변으로서 피부 (또는 입안점막) 어디에나 발생할 수 있으나, 손등, 특히 손톱 근처에서 자주 발병한다. 조직학적인 소견으로는 호산성 세포포함물과 극심한 표피증식이 나타나며, 핵은 짙은 호염기성으로 염색됨. 전자현미경 관찰시 각질세포의 핵 속에서 바이러스입자가 다수 발견된다.

제5장 뼈대계통(THE SKELETAL SYSTEM)

1. 뼈조직(BONE TISSUE)

서론(Introduction to the Bone Tissue)

뼈대계통을 형성하는 뼈와 관절은 지지 기능을 하는 2가지 유형의 결합조직인 뼈(bone)와 연골(cartilage)로 구성되었다. 치밀결합조직(dense connective tissue), 혈구형성조직(blood forming tissue) 그리고 신경조직(nervous tissue)도 역시 우리 몸을 지지하는데 있어서 강하고, 유연하게 그리고 안정적이면서도 활동적인 운동을 하는데 필요한 기초를 제공하는데 관여한다. 뼈는 뼈모세포(골모세포, osteocytes), 무형질(ground substance) 및 아교섬유(collagen fiber)로 된 바탕질(matrix)로 구성된 석회화 된 결합조직이다. 뼈대계통은 우리 몸을 지지하는 기능만을 제공하는 것으로 생각해왔지만 그 이상의 기능을 한다. 뼈대계통의 더욱 중요한 기능들은 다음과 같다.

뼈대계통의 기능(Functions of the Skeletal System)

뼈대계통은 뼈의 강하고 딱딱한 성질은 구조적인 틀(frame)로서의 기능 및 다른 구조물들을 지지하는 기능을 한다. 일부 뼈들은 뇌를 둘러싸고 있는 머리뼈(skull) 및 허파(lung)와 심장(hcart)을 둘러싸고 있는 갈비뼈(rib)와 같이 내장기관들을 보호한다. 뼈의 딱딱한 성질은 이러한 내장기관들을 보호하는 방패막 역할을 한다.

뼈는 근육의 부착점을 제공하여 근육과 협동적인 운동을 가능하게 하고, 관절운동을 일으키는 근육의 지렛대(lever) 역할을 한다. 뼈의 딱딱한 성질은 근육이 수축할 때 뼈를 잡아당겨 부착된 근육에 대한 지렛대 역할을 가능하게 한다.

뼈의 내부에는 연조직인 골수(bone marrow)가 차 있으며, 혈구세포를 형성한다. 혈구는 뼈조직내에 있는 적골수(red bone marrow)라고 하는 혈구형성조직에 의하여 만들어진다. 이렇게 혈구를 만드는 기능을 조혈기능(hematopoiesis)이라고 한다. 뼈조직은 칼슘과 인의 저장소로서 근육의 수축, 신경자극의 전달 그리고 원형질막을 통한 물질이동에 필요한 무기질을 저장한다.

긴뼈의 구조(Anatomical Structures of the Long Bone)

뼈의 모양은 다양하며 많은 공통적인 특징을 갖고있다. 뼈는 해면뼈 또는 치밀뼈를 형성하기위하여 고도로 잘 조직화된 유기질과 무기질이 혼합된 뼈조직으로 구성되어 있다.

많은 사람들이 주장하는 인체에 대한 가장 흔한 잘못된 개념은 뼈에 대한 인식이다. 뼈는 건조한 나무막대와 같이 딱딱해서 쉽게 부러지는 생명이 없는 구조와 같다고 생각하고 있으나 뼈는 이와 반대로 건강한 사람에게서는 유연하면서도 강하고, 복잡한 기관으로서 끊임없이 변화하고 있다.

뼈는 일반적인 모양에 따라 4가지 기본적인 유형으로 구분한다. 이러한 유형에는 긴뼈, 짧은뼈, 납작뼈 및 불규칙뼈가 있다. 긴뼈(장골, long bone)는 뼈의 폭보다 길이가 더 긴 뼈로서 체중의 무게를 지지하고 흡수할 수 있게 고안되었다. 긴뼈는 유리연골판이 뼈로 대체되어 연골속뼈발생에 의하여 발생한다. 긴뼈는 빗장뼈(쇄골, clavicle), 위팔뼈(상완골, humerus), 노뼈(요골, radius), 자뼈(척골, ulna), 넙다리뼈(대퇴골, femur), 정강뼈(경골, tibia), 종아리뼈(비골, fibula), 손허리뼈(중수골, metacarpals), 손가락뼈(지골, phalanges) 등에서 관찰할 수 있다. 짧은뼈(단골, short bone)는 뼈의 폭과 길이가 비슷하여 입방체 모양과 유사하며, 이 뼈는 손목뼈(수근골, carpal bone)와 발목뼈(족근골, tarsal bone) 등에서 관찰되고, 얇은 바깥층의 치밀뼈로 둘러싸인 해면뼈와 그 안에는 골수가 차있다. 납작뼈(편평골, Flat bones)는 얇고 편평하며, 갈비뼈(늑골, rib), 복장뼈(흉골, sternum), 어깨뼈(견갑골, scapulae)와 머리뼈의 덮개(두개관, calvaria) 등에서 관찰된다. 이 뼈는 해면뼈와 골수공간(골수강, marrow cavity)을 둘러싸고있는 두 층의 치밀뼈인 판사이층(판간층, diploe)으로 구성되어있다. 불규칙뼈(불규칙골, irregular bones)는 앞에서 언급한 3가지 유형에 속하지 않는 뼈로서 복잡한 모양을 하고 있으며, 머리뼈(skull), 척추뼈(vertebrae), 꼬리뼈(coccyx)와 같은 혼합형태의 뼈 등에서 관찰된다. 종자뼈(종자골, sesamoid bones)는 콩알만한 작은 뼈로서 특정 힘줄(건, tendon)에서 발생하고, 힘줄에 마찰을 감소시켜 과도한 마모로 부터 힘줄을 보호하는 기능을 한다. 주로 무릎과 팔목과 같은 팔다리 긴뼈의 말단을 가로지르는 인대에서 발견되는데 가장 큰 종자뼈는 무릎뼈(슬개골, patella)에서 관찰된다.

긴뼈의 특징(Characteristics of Long Bone)

육안적으로 관찰되는 일부 뼈의 부위를 설명할 때는 그 예로서 긴뼈를 사용하는 것이 편리하다. 긴뼈는 뼈몸통(골간, diaphysis)과 두 개의 뼈끝(골단, epiphysis)으로 구성되어있다. 뼈몸통끝(골간단, metaphysis)은 뼈끝에 인접한 뼈몸통 부위이다. 긴뼈의 중심부에 있는 뼈의 줄기를 뼈몸통(diaphysis)이라고하고, 뼈몸통은 뼈의 중심부인 줄기(shaft)를 이루고 골수공간(marrow cavity)을 둘러싸는 치밀뼈(compact bone)로 된 두꺼운 관으로 구성되어있으며, 뼈의 양쪽 끝부분인 뼈끝(골단, epiphysis) 사이에 위치한다. 뼈몸통끝(골간단, metaphysis)은 뼈몸통의 일부로, 뼈발생동안 뼈몸통과 뼈끝사이에 위치하는 성장대(growth zone)가 위치한다. 뼈끝(epiphysis)은 확장된 관절끝(articular end)이며, 뼈가 성장하는 동안 뼈끝판에 의해 뼈줄기로부터 분리되며 얇은층의 치밀뼈로 둘러싸인 해면뼈(spongy bone)로 구성되어있다. 각각의 뼈끝은 다른 뼈의 뼈끝과 함께 관절(joint or articulation)을 형성하며, 양쪽 뼈끝의 끝에는 얇은 층의 유리연골이 덮고 있는데 이를 관절연골(articular cartilage)이라 한다. 관절연골이 덮고 있는 부위를 제외하고는 치밀결합조직이 뼈의 표면을 넓게 덮고 있는데 이를 뼈바깥막(골외막, periosteum)이라고 한다. 이 막은 특수한 단백질섬유에 의하여 뼈의 표면에 강하게 부착되어 있으며 큰 혈관들이 분포하고있다. 이 막에는 뼈모세포(osteoblast)가 위치하며, 뼈의 성장과 복구에 관여한다. 뼈바깥막의 기능은 뼈에 영양을 공급하고, 인대와 힘줄의 부착점을 제공하고, 뼈의 성장과 복구에 관여한다.

뼈조직의 조직학적 구조(Histological Structure of Bone Tissue)

긴뼈를 절단하여 관찰할 수 있는 내부구조는 그림에서 보여준다. 먼저 내부의 구조는 뼈끝과 뼈몸통간에는 현저한 차이를 관찰할 수 있다. 이 두 부위에는 2가지 유형의 뼈조직으로 배열되어있다. 즉 치밀하게 침착된 치밀뼈(치밀골, compact bone)이 뼈몸통의 벽을 형성하고 있으며 격자모양으로 망상을 이루는 해면뼈(해면골, spongy bone)가 뼈끝의 내강을 차지하고 있다. 뼈끝의 표면은 얇은 치밀뼈층이 덮고있다. 망상의 해면뼈내에 있는 작은 공간들에는 혈구를 형성하는 결합조직인 적색골수(적골수, red marrow)가 가득 차있다. 뼈몸통에서 치밀뼈는 해면뼈에 있는 많은 공간들과 연속된 중심공간의 경계를 이루고 있는데 이와 같은 중심공간을 골수공간(골수강, marrow cavity)이라고 한다. 이러한 골수공간에 에너지원으로 사용 될 지방조직이 많이 있으므로 황색골수(황골수, yellow marrow)라고 한다. 골수공간의 속면을 둘러싸고 있는 얇은 막은 해면뼈의 속공간면까지 둘러싸고 있으므로 뼈속막(골내막, endosteum)이라고 한다.

뼈의 구성(Bone Composition)

뼈는 골조직, 연골, 치밀결합조직, 혈구형성조직, 혈관 및 신경으로 구성되어있다. 주요 구성성분은 뼈조직이며 끊임없이 변화하고있는 딱딱하고, 강하고, 유연한 조직이다. 뼈조직은 유기질과 무기질로 구성되어 있으며, 무기질은 인산칼슘과 탄산칼슘으로 구성된 미네랄염인 수산화인회석(hydroxyapatite)이다. 이 결정체는 뼈의 총 무게의 2/3를 차지하고 있으며 뼈를 강하게 하지만 유연성은 제한한다. 이 들은 혈관이 침투하지 못하도록 치밀한 뼈의 기질을 형성한다. 뼈의 발생 중에는 혈관이 통과할 수 있도록 도관을 형성하여 살아갈 수 있도록 유지된다. 유기질은 뼈세포에서 만든 아교섬유로서 기질과 세포를 보강하거나 더욱 강하게 만드는 역할을 한다. 살아있는 뼈조직에는 3가지 유형의 뼈모세포, 뼈세포, 뼈파괴세포가 존재한다. 뼈모세포(골아세포, osteoblast)는 초기의 배아세포(간엽세포, mesenchymal cell)에서 발생하여 성인뼈의 뼈조직의 표면인 뼈바깥막안에서 관찰된다. 뼈모세포는 활동적으로 뼈기질(무기질과 아교섬유)을 생산하며, 또한 그 기질에 의하여 묻히게 된다. 뼈의 발생중에 뼈모세포는 많은 뼈기질을 생산하여 그 자신이 뼈기질에 둘러싸인 작은 방, 즉 뼈세포방(소와, lacuna)안에 갇힌 세포를 뼈세포(골세포, osteocyte)라고 한다. 뼈파괴세포(파골세포, osteoclast)는 뼈조직을 돌아다니는 세포로서 기질의 무기질 결정체를 용해하는 물질을 분비한다. 이 세포는 백혈구의 한 형태인 단핵구에서 호르몬의 영향을 받아 발생한다.

뼈의 현미경적 구조(Microscopic Structure of Bone)

무기질과 유기질의 배열에 의하여 형성된 뼈조직은 속이 꽉차 있거나 바위와 같은 결정체가 아니라 살아있는 세포와 혈관이 있는 구멍이 송송 뚫린 물질로 되어있다. 앞에서 긴뼈에 대하여 학습한 바와 같이 뼈의 부위에 따라 기질의 치밀도가 다양하게 차이가 나며 기질의 유공성에 따라서 해면뼈와 치밀뼈로 분류한다.

치밀뼈는 기질이 치밀하게 존재하며 긴뼈의 뼈끝보다도 뼈몸통에서 더 두꺼우며 납작뼈에서는 안쪽면과 바깥쪽면의 표면에서만 기질이 침착되었다. 치밀뼈를 현미경으로 관찰하면 뼈세포는 뼈세포방(소와, lacunae)이라고 하는 공간내에서 관찰된다. 뼈세포방은 긴뼈의 장축에 평행으로 달리는 관인 중심관(하버시안관, haversian canal 또는 osteonic canal) 주위를 동심원 모양으로 배열하여 층판(lamellae)이라고 하는 얇은 기질판사이에 존재한다. 이 도관에는 뼈세포에 영양을 공급하는 혈관이 지나간다. 영양소는 층판에 의하여 형성된 딱딱한 경계막을 지나는 작은 관인 뼈모세관(골세관, canaliculi)을 통하여 중심관을 통하여 확산된다. 뼈모세관은 중심관과 인접한 뼈세포들 사이에서 물질교환을 담당한다. 각각의 중심관 주위에 있는 층판, 뼈세포, 뼈세포주위의 세관을 통칭하여 뼈단위(골원, osteon 또는 haversian system)라고 한다. 뼈단위의 혈관은 서로 연결되어 있으며, 뼈바깥막과 뼈속막의 혈관들은 풍부하며 망상을 이루고 있다. 이러한 혈관들 중 긴뼈의 장축을 향하여 수직으로 주행하는 혈관을 볼크만관 (Volkman,s canal)이라하며 뼈기질에 있는 관을 통하여 지나간 다.

해면뼈는 치밀뼈보다 기질내에 많은 공간과 구멍을 가지고 있 으며 얇은 뼈판인 뼈기둥(골소주, trabeculae)들은 서로 연결되 어 이들 사이에 공간을 형성한다. 이러한 공간에는 혈구를 형성 하는(조혈작용, hematopoiesis) 적색골수가 차있다. 뼈기둥에 는 치밀뼈의 기질과 같이 뼈세포방내에 뼈세포가 자리잡고 있으 나 뼈기둥이 얇은 구조로 되어 있으므로 치밀뼈에서와 같이 치밀 한 기질을 관통하는 일련의 도관은 존재하지 않는다. 해면뼈에서 의 뼈세포는 뼈기둥의 표면과 뼈세포사이에 있는 짧은 세관계통 (canaliculi system)을 통하여 적골수에 있는 풍부한 혈액으로부 터 영양공급을 받고있다.

뼈의 형성(Bone Formation)

뼈는 태생기초에 2가지 방법인 배아막 또는 연골로부터 발생 을 시작한다. 출생 후 뼈는 성장이 멈출 때까지 길이와 폭(두께) 두 방향으로 성장한다. 뼈는 전 생애 기간동안 뼈기질의 재순환 을 위하여 계속적으로 뼈가 재구성(remodeling)을 한다. 뼈의 발 생은 임신 2개월째부터 시작하는데 이때에는 특수한 뼈전구세 포가 뼈가 발생할 할 부위인 머리, 가슴유리, 다리싹과 같은 부위로 이동된다. 뼈전구세포가 얇은 결합조직막 또는 배아막사이에서 발생하는 뼈를 막뼈형성(막뼈발생, intramembranous bone)이라 하며, 연골성 뼈모델이 만들어진 후에 뼈로 대치되어 발생하는 뼈를 연골속뼈형성(연골뼈발생, endochondral bone)이라 한다. 이러한 두가지 뼈발생 기전은 뼈모세포가 아교질과 무기질로 구성된 새로운 뼈기질을 분비하여 만드는데 이를 뼈형성(골화, ossification)이라고 한다.

막뼈형성(Intramembranous Ossification)

막뼈형성은 임신 5주째에 배아막이 형성된 후에 곧 시작한다. 이때에 뼈전구세포는 아교질과 무기염을 분비하는 뼈모세포로 분화된다. 배아막을 따라 집단적으로 모인 뼈모세포덩어리들은 활성화되어 주위에 새로운 기질을 분비한다. 그 후 곧 형성된 얇은 뼈판들이 서로 연결되어 해면뼈를 형성한다. 결국 뼈모세포(osteoblast)는 새로 형성된 뼈기질에 묻혀 뼈세포방내에 갇히게 된다. 이 때에는 뼈기질의 분비기능이 떨어져 뼈세포(osteocyte)가 된다. 뼈를 둘러싸고 있는 막인 뼈바깥막(periosteum)은 발생 중인 뼈의 외부 주위에 있는 배아막 세포에 의하여 형성된다. 뼈바깥막내에 있는 뼈모세포는 새로 형성된 해면뼈 표면에서 치밀뼈층을 형성하여 뼈의 발생기전을 완수한다. 이러한 형태로 발생하는 뼈는 납작뼈인 머리뼈, 하악골 및 빗장뼈에서 관찰된다.

연골속뼈형성(Endochondral Ossification)

연골로부터 발생하는 뼈는 머리뼈의 납작뼈, 하악골 및 빗장 뼈를 제외한 모든 뼈에서 관찰된다. 이 뼈의 발생은 임신 6주째에 뼈전구세포의 덩어리들이 연골 연골모세포(연골아세포, chondroblast)로 분화되면서 시작된다. 초기의 연골모세포는 뼈가 형성될 부위에 유리연골(hyaline cartilage)을 형성하여 발생할 뼈의 연골 주형(model)을 형성한다. 연골주형은 급속히 성장하여 뼈로 대치될 모양과 유사하게 될 때가지 발생한다. 연골에 혈관이 침투하여 일부 연골세포가 비대되어 죽게되면서 다른 연골세포들은 뼈모세포로 분화한다. 혈액순환이 증가되면서 다른 부위로부터 뼈모세포를 이동시킨다. 연골모세포의 죽음은 연골을 파괴시키고, 연골 주형내에 동굴을 형성하는데, 이 부위를 일차골화중심(primary ossification center)이라하고 최초로 뼈몸통(diaphysis)의 중심부에서 일어난다.. 동굴이 형성될 때 뼈모세포는 이 공간으로 이동하여 해면뼈조직을 형성한다. 동시에 새로 형성된 뼈바깥막에 있는 다른 뼈모세포들은 연골 주형의 표면을 따라 얇은 치밀뼈층을 형성한다. 일차골화중심이 형성된 후에 다시 많은 혈관들이 연골 주형의 뼈끝(epiphysis)부위에 침투한다. 긴뼈에서 이 부위를 이차골화중심(secondary ossification center)이라 한다. 연골은 파괴되고 뼈모세포는 해면뼈조직으로 대치 될 기질을 만들어 연골이 뼈로 다시 대치된다. 뼈는 초기 뼈발생 말기에 가까워지면 뼈의 중심부에서 연골이 파괴되면서 형성된 공간들이 골수공간을 형성하기 위하여 확장되고 뼈몸통의 벽은 치밀뼈가 형성되면서 두꺼워진다. 결국 뼈끝부위는 해면뼈로 채워지게 되고 얇은 치밀뼈층이 해면뼈의 표면을 둘러싸게 된다. 뼈끝과 뼈몸통사이에서는 연골이 좁은 띠모양으로 형성되어 남아있는데 이를 뼈끝판(골단판, epiphyseal plate)이라 한다. 역시 얇은 연골판은 관절이 형성될 부위의 양쪽 뼈끝의 끝에 남아 관절연골(articular cartilage)을 형성한다.

뼈의 성장(Bone Growth)

연골성뼈가 형성될 때 뼈의 크기는 두 방향, 즉 길이와 폭으로 증가하는데, 길이 방향으로 성장하는 사이질성장 또는 길이성장(간질성장, interstitial growth)이라 하며 주로 뼈끝판에서 일어난다. 이 부위의 연골에는 새로운 세포와 기질을 만드는 연골모세포가 뼈끝판을 향하여 성장한다. 뼈끝판의 반대편 즉 뼈몸통 인접부위에서는 늙은 연골들이 뼈로 대치된다. 그 결과 성장 중에 있는 뼈의 뼈몸통은 길이로 성장하게 되며, 반면에 뼈끝판의 연골은 재생을 하게 된다. 성장하고 있는 어린이의 긴뼈는 뼈끝판에 있는 연골모세포가 활성화 될수록 길이로의 성장을 한다. 연골모세포는 뇌하수체 등에서 분비되는 호르몬, 유전정보, 성장조절인자의 활성이 멈출 때까지 계속적으로 활성화된다. 연골모세포의 활성이 멈출 때 뼈몸통과 뼈끝판은 영원히 융합되어 길이로의 성장은 불가능하게 된다. 뼈에서 관찰되는 뼈몸통과 뼈끝판사이의 융합부위를 따라 뼈로 변한 선을 뼈끝선(골단선, epiphyseal line)이라 한다.

성장하고 있는 긴뼈는 정상적으로 폭이 증가하는데 이를 부가성장 또는 두께성장(appositional growth)이라 하며 길이로의 성장도 한다. 이러한 성장은 뼈바깥막에 있는 뼈모세포에서 일어나는데 뼈몸통의 바깥쪽면을 따라 새로운 치밀뼈가 침착되어 일어난다. 동시에 뼈몸통 중심에 있는 골수공간의 안쪽면을 따라 뼈의 파괴에 의하여 골수공강이 확장된다. 이러한 현상은 뼈기질을 용해하는 효소를 분비하는 뼈파괴세포(osteoclast)에 의하여 일어난다. 부가성장은 대개 사라진 뼈의 양보다 더 많은 뼈를 침착하게 하는 불균등한 성장으로서 계속적으로 뼈를 두껍게 하거나 강하게 한다.

뼈의 재구성(Bone Remodeling)

개인마다 특정한 나이에 도달하면 유전정보가 뇌하수체에 명령을 하여 성장을 멈추게하거나 뼈끝판이 사라질 때까지 뼈는 길이로 성장을 한다. 그러나 이러한 현상은 뼈가 불활성화 되었다는 것을 의미하지는 않는다. 반대로 새로운 뼈에 뼈모세포의 침착과 뼈파괴세포에 의한 뼈의 흡수기전은 전 생애에 걸쳐 계속된다. 모든 뼈조직의 무게는 60세가 될 때가지 최소 두번정도 재순환한다. 이러한 기전을 뼈의 재구성(bone remodeling)이라 한다. 뼈의 재구성은 뼈의 종류와 부위에 따라 활성이 다양하다. 예를 들면 넙다리뼈의 먼쪽과 같은 부위는 5-6개월마다 대치되며, 일부 다른 뼈들은 더욱 느리게 대치된다. 뼈의 재구성은 모든 뼈에서 동시에 일어나지는 않는다. 특정한 기간에는 대부분의 뼈가 재구성을 하지 않는 시기도 있다. 일반적으로 큰 스트레스나 손상을 받은 뼈부위에서는 재구성이 자주 일어나므로 뼈의 재구성은 뼈의 치유기전에 있어서 중요한 역할을 한다.

2. 뼈대(THE SKELETONE)

서론(Introduction to the Skeleton)

뼈대는 모든 뼈와 관절로 구성되며, 우리 몸의 지주역할을 한다. 인체는 206개의 뼈로 구성되며 각각의 뼈들이 서로 연결되어 뼈대(skeleton)를 형성한다. 뼈대는 인체의 정중척추축내에 있는 뼈로 구성된 몸통뼈대(axial skeletone)와 정중척추축외에 있으며 몸통에 붙어있는 뼈로 구성된 팔다리뼈대(appendicular skeleton)로 구분한다.

뼈대계통의 분류(Divisions of the Skeletal System)

I. 몸통뼈대(구간골계, Axial skeleton)

1. 머리뼈(두개골, skull)는 머리에 있는 뼈로 구성되었으며, 뇌머리뼈(뇌두개골, cranium)와 얼굴뼈(안면골, facial bone)로 구성되었다.

2. 목뿔뼈(설골, hyoid bone)는 목의 앞부분에 있는 작은 뼈이다.

3. 척주(척추, vertebral column)는 척추뼈(vertebrae)와 엉치뼈(천골, sacrum) 및 꼬리뼈(미골coccyx)로 구성되었다.

4. 가슴우리(흉곽, thoracic cage)는 가슴에 있는 뼈로서 척주에 붙어있는 12쌍의 갈비뼈(늑골, rib)와 복장뼈(흉골, sternum)로 구성되었다.

II. 팔다리뼈대(부대골격, appendicular skeleton)

1. 팔이음뼈(흉곽지대, pectoral girdle)는 위팔과 몸통뼈대를 연결하는 지주로서 인체 양쪽의 어깨뼈(견갑골, scapula)와 빗장뼈(쇄골, clavicle)로 구성되었다.

2. 위팔(upper limbs) 은 위쪽 팔다리뼈대로서 위팔뼈(상완골, humerus), 노뼈(요골, radius), 자뼈(척골, ulna), 손목뼈(수근골, carpal), 손허리뼈(중수골, metacarpal,) 그리고 손가락뼈(지골, phalanges)로 구성되었다.

3. 다리이음뼈(골반지대, pelvic girdle)는 다리와 몸통뼈대를 연결하는 아래쪽 지주역할을 하며, 2개의 볼기뼈(관골, coxal bone, hip bone)로 구성되었다. 척추의 엉치뼈와 함께 골반(pelvis)을 형성한다.

4. 다리(lower limbs)는 아래쪽 팔다리뼈대로서 넙다리뼈(대퇴골, femur), 무릎뼈(슬개골, patella), 정강뼈(경골, tibia), 종아리뼈(비골, fibula), 발목뼈(족근골, tarsals), 발허리뼈(중족골, metatarsals) 및 발가락뼈(지골, phalanges)로 구성되었다.

뼈의 표면구조(Bone Surface Markings)

뼈의 표면에는 한 뼈와 다른 뼈를 구분하는 구조적인 특징들이 있으나 사람에 따라서는 매우 많이 차이가 나지 않는다. 예를 들면 모든 사람들의 머리뼈 바닥에는 뒤통수뼈에만 있는 특징인 큰 구멍(대후두공, foramen magnum)이라는 큰 구멍이 있다. 뼈의 특징들은 뼈대계통의 기능과 관계가 있다. 뼈의 돌출(projection)과 함몰(depression)부위는 뼈를 강화하거나 다른 뼈와 관절을 위하여 인대(ligament)와 힘줄(tendon)의 부착점으로서의 기능을 한다; 뼈에 있는 구멍(opening)은 혈관과 신경이 지나가는 통로역할을 하며, 공간(cavity)은 우리 몸을 이루는 내장이 자리잡고 있다. 뼈표면에 있는 특징적인 구조물은 아래의 표 5-1에 정리하였다.

표 5-1 뼈의 표면구조와 관련된 용어

용어	설명	예
관절융기(과, condyle)	글자 뜻대로 관절; 크고 둥근 융기부	머리뼈의 바닥에 있는 뒤통수뼈관절융기(후두과)
면(면, facet)	편평한 관절면	등뼈에서 갈비뼈의 부착면
틈새(열, fissure)	좁은 틈새같은 구멍 또는 갈라진 틈새	나비뼈의 눈확틈새
구멍(공, foramen)	구멍 또는 뼈를 관통하는 구멍	머리뼈 바닥에 있는 큰 구멍
오목(와, fossa)	패인 홈 또는 고랑	어깨뼈의 접시오목(관절와)
돌기(돌기, process)	뼈의 표면에서 돌출된 구조물	관자뼈의 붓돌기(경상돌기)
가시(극, spine)	좁거나 뾰족한 돌기	어깨뼈의 가시
큰돌기 (전자, trochanter)	크고 무딘 돌기	넙다리뼈의 큰돌기
결절(tubercle)	작고 둥근 돌기	위팔뼈의 몸쪽부위에 있는 큰결절
거친면 (조면, tuberosity)	뼈에서 둥글고 융기된 부위로서 거칠거칠하다	위팔뼈의 세모근거친면

몸통뼈대(The Axial Skeleton)

머리뼈(Skull)

머리뼈는 22개의 뼈로 구성되며, 대부분 봉합(sutures)에 의하여 딱딱하고 좁은 관절에 의하여 서로 밀접하게 연결되어있다. 성인의 머리뼈에서 봉합은 인접한 뼈사이에서 톱니같은 선이 관찰된다. 머리뼈 내에는 점막으로 둘러싸인 공간에 공기가 차있는데 이 부위를 동굴(sinus)이라고 한다. 이 동굴은 분비물을 배출하기 위하여 코안과 연결되어 있으며 머리뼈의 무게를 줄여주고 목소리를 울려주는 기능을 한다. 동굴을 둘러싸고 있는 점막의 염증은 알레르기 또는 감염에 의하여 발생하는데 이 질환을 코곁굴염(sinusitis)이라 한다. 코곁굴내의 종창이 코안쪽으로 배출될 통로를 차단할 정도로 심하게 일어나면 분비물의 압력에 의하여 코곁굴에서는 두통을 일으킨다. 머리뼈를 이루는 5개의 뼈 즉, 이마뼈, 벌집뼈, 나비뼈와 2개의 위턱뼈안에는 코곁굴이 있다.

머리뼈는 뇌를 싸는 뇌머리뼈와 얼굴을 형성하는 얼굴머리뼈로 이루어져 있다. 또한 쌍으로 된 귓속뼈(망치뼈, 모루뼈, 등자뼈)와 목뿔뼈 1개를 포함하여 29개의 뼈로 구성되어있다. 뇌머리뼈(neurocranium)는 머리뼈공간을 둘러싸고있는 뼈로서 홑뼈인 이마뼈, 뒤통수뼈, 벌집뼈, 나비뼈와 쌍으로 된 마루뼈와 관자뼈로 구성되었다(8개). 얼굴머리뼈(facial cranium)는 홑뼈인 보습뼈, 아래턱뼈와 쌍으로 된 눈물뼈, 코뼈, 코선반뼈, 위턱뼈, 광대뼈, 입천장뼈로 구성되었다(14개). 뇌머리뼈(cranium)는 아래턱 뼈를 제외한 머리뼈만을 의미하기도 한다. 머리덮개뼈(calvaria) 는 얼굴머리뼈가 없는 머리뼈의 뚜껑을 의미하며, 이마뼈, 마루 뼈, 뒤통수뼈의 윗부분으로 구성되어 있다. 머리뼈의 시상봉합에 서 가장 높은 곳을 머리마루점(vertex)이라 한다.

뇌머리뼈(cranial bones)

뇌머리뼈는 뇌를 둘러싸고 있으며 뇌머리공간 내에 뇌를 보호 한다. 또한 머리덮개(scalp)의 근육, 아래턱, 목 그리고 등을 부착 시킨다. 다음과 같은 8개의 뼈로 구성되어있다.

이마뼈(전두골, frontal bone)는 눈과 이마의 위에 있는 머리뼈 의 앞쪽부분에 위치하는 큰 뼈이다. 큰 눈확(eye socket)의 천장 은 이마뼈에 의하여 형성된다. 이 와를 눈확(안와, orbit)이라 한 다. 각각의 눈확 위에 있는 작은 구멍을 눈확위구멍(안와상공, supraorbital foramen)이라 하며, 같은 이름의 신경과 혈관이 관통 한다. 이마뼈 내에는 정중선 근처 눈확위에 한 개의 이마뼈동굴 (전두동, frontal sinus)이 있다.

마루뼈(두정골, parietal bone)는 좌우 2개의 뼈로 구성되며, 머리뼈의 가쪽면을 형성한다. 머리뼈의 꼭대기에 있는 시상봉 합(sagittal suture)부위에서 왼, 오른 마루뼈가 만나며 관상봉합

(coronal suture)부위에서 이마뼈와 융합된다.

뒤통수뼈(후두골, occipital bone)는 머리뼈의 바닥과 뒤쪽벽을 형성하는 두꺼운 뼈이다. 람다봉합(labdoidal suture)에서 마루뼈와 융합한다. 이 뼈의 특징적인 구조는 아랫면에 큰구멍(대후두공, foramen magnum)이 위치한다. 큰구멍은 척추관에 있는 척수가 머리뼈공간의 연수와 만나는 곳이다. 이 구멍의 양쪽면 경계부위에 둥근 돌기 모양의 뒤통수뼈관절융기(후두과, occipital condyle)가 있어 머리를 움직이게 하는 첫째목뼈(제1경추, atlas)와 관절한다.

관자뼈(측두골, temporal bone)는 머리뼈의 양쪽면에 있는 2개의 뼈로서 마루뼈 아래에 위치한다. 각각의 관자뼈는 인상봉합(squamous suture)을 따라 마루뼈와 융합하며, 관자뼈의 아래 가장자리에는 여러 가지 중요한 구조물이 위치한다. 귀의 안쪽을 향하여 열려있는 구멍인 바깥귀길(외이도, external auditory meatus)이 있으며, 이 구멍 앞에는 움푹 패인 턱관절오목(하악와, mandibular fossa)이 위치하여 아래턱과 관절을 이룬다. 관자뼈가 앞쪽으로 돌출되어 다리를 형성하는 광대돌기(관골돌기, zygomatic process)가 있는데 이는 관골(zygomatic bone)의 관자돌기(측두돌기, temporal process)와 관절하여 광대뼈(cheek bone) 또는 광대활(관골궁, zygomatic arch)을 형성한다. 바깥귀길 아래에서 아래쪽으로 돌출된 뾰족한 돌기인 붓돌기(경상돌기, styloid process)가 있는데 혀와 인두근의 부착점 역할을 한다. 붓돌기 뒤에는 둥근 돌출물이 있는 데 이를 꼭지돌기(유양돌기, mastoid process)라 하며 여러 가지 목근육의 부착점이 된다.

나비뼈(접형골, sphenoid bone)는 한 개의 뼈로서 나비모양을 하고 있다. 이 뼈는 머리뼈의 앞쪽에 있는 다른 뼈들 사이에 박혀 있다. 이 뼈는 머리뼈의 아래쪽 가쪽벽과 바닥을 형성하며 눈확 의 뒤쪽벽을 형성한다. 눈확을 통하여 관찰하였을 때 안쪽벽을 관통하는 둥근 구멍이 있는데 이를 시각신경관(시신경관, optic canal, optic foramen)이라 하고 시각신경이 지나가는 통로이다. 시각신경관의 가쪽에는 2개의 넓은 갈라진 틈새와 같은 구멍이 있는데 이를 위눈확틈새(상안와열, superior orbital fissure)과 아 래눈확틈새(하안와열, inferior orbital fissure)라하며 이 곳을 통하 여 혈관과 신경이 지나간다. 머리공간속에는 나비뼈의 일부가 위 쪽으로 돌출되어 말안장 모양의 돌기를 형성하는데 이를 안장(터 어키안, sella turcica)이라 하며 이 곳에 뇌하수체(pituitary gland) 가 자리잡고 있다. 나비뼈 속에는 공기가 차있는 2개의 작은 공 간이 있는데 이를 나비뼈동굴(접형골동, sphenoidal sinus)이라 한다.

벌집뼈(사골, ethmoid bone)는 나비뼈의 앞쪽에 있는 작은 뼈 로서 벌집뼈의 일부분이 머리공간의 바닥, 눈확의 벽, 코안의 벽을 형성한다. 머리공간의 바닥을 이루는 벌집뼈의 일부분을 벌집체판(사판, cribriform plate)이라하고 머리뼈공간과 코안을 나눈다. 벌집체판으로부터 위쪽의 머리뼈공간으로 돌출된 얇은 돌기를 닭벼슬과 유사하다고하여 볏돌기(계관, crista galli)이라하며, 머리뼈를 둘러싸고 있는 수막(meninges)의 부착점을 제공한다. 벌집체으로부터 아래쪽으로 돌출된 다른 얇은 돌기를 수직판(perpendicular plate)이라하며 코안을 왼, 오른 반쪽으로 나누어 코중격(비중격, nasal septum) 대부분을 형성한다. 벌집체판의 주요 몸통부분(체부)은 코안의 가쪽벽을 형성하고, 얇은 두루마리 모양의 돌기가 코안내에 위치하는데 이를 위코선반(상비갑개, superior nasal concha)과 중간코선반(중비갑개, middle nasal concha)이라 한다. 벌집뼈의 몸통 속에는 공기가 차있는 공간이 있는데 이를 벌집뼈동굴(사골동, ethmoidal sinus)이라 한다.

얼굴머리뼈(facial bones)

얼굴머리뼈를 이루는 뼈는 13개로 구성된 움직일수 없는 뼈와 1개의 움직일 수 있는 아래턱뼈로 구성되었다. 얼굴머리뼈는 얼굴을 지지하고 표정근의 부착점을 제공하거나 턱을 움직이게 한다.

위턱뼈(상악골, maxillary bones)는 얼굴 양쪽에 있는 2개의 뼈로서 위턱을 형성한다. 위턱뼈는 눈확의 바닥과 입안의 천장 및 코안의 바닥을 형성한다. 가장 큰 코곁굴인 위턱뼈동굴(상악골동, maxillary sinus)이 이 뼈에 위치하며 분비물을 코안으로 배출한다. 이 뼈에는 윗니가 박혀있으며 위턱뼈의 돌출물인 이틀돌기(치조돌기, alveolar process)와 관절을 한다. 입안의 앞쪽 천장에는 위턱뼈의 수평돌기인 입천장돌기(구개돌기, palatine process)가 위치하는데, 이 돌기가 출생전에는 정중선에서 융합되어 단단입천장(경구개, hard palate)을 형성한다. 융합이 완전하게 일어나지 않으면 입안과 코안사이에 구멍이 생기는데 이를 입천장갈림증(구개열, cleft palate)이라 하며, 윗입술이 갈라져서 생기는 입술갈림증(구순열, cleft lip)과 관련되어있다.

입천장뼈(구개골, palatine bone)는 2개의 뼈로서 L자 모양이며, 위턱뼈의 뒤쪽에 위치한다. 수평부분(horizontal portion)은 입안의 뒤쪽 천장과 코안의 바닥을 형성하며, 수직부분(vertical portion)은 코안의 가쪽벽을 형성한다.

광대뼈(관골, zygomatic bone)는 얼굴 양쪽에 있는 2개의 뼈로서 광대뼈와 눈확의 일부를 형성한다. 각각의 광대뼈에는 관자돌기(측두돌기, temporal process)가 있는데 머리의 가쪽에 있는 관자뼈를 향하여 돌출되었다. 광대뼈의 관자돌기(temporal process)는 관자뼈의 광대돌기(관골돌기, zygomatic process)와 융합하여 광대뼈의 특징적인 돌출구조인 광대활(관골궁, zygomatic arch)을 형성한다.

코뼈(비골, nasal bone)는 2개의 작은 직사각형 모양의 뼈로서 정중선에서 만나 눈확사이에서 콧대 또는 콧날(bridge of nose)을 형성한다. 연골판은 코의 나머지 대부분을 형성한다.

눈물뼈(누골, lacrimal bone)는 2개의 작고 얇은 뼈로서 크기와 모양은 작은 손톱모양이다. 코뼈의 가쪽과 뒤쪽에 위치하며 눈확의 안쪽벽의 일부를 형성한다.

보습뼈(서골, vomer)는 한개의 뼈로서 코안의 정중선을 따라 위치한다. 이 뼈의 위쪽 가장자리를 보습뼈의 수직판과 융합하여 코중격(nasal septum)을 형성한다. 코사이막은 코안을 왼, 오른 방(chamber)으로 나누는 가로막(격막)이다.

아래코선반(하비갑개, Inferior nasal conchae)은 2개의 얇은 두루마리 모양의 뼈로서 코안의 가쪽벽에 붙어있다. 이 뼈는 벌집뼈의 위코선반과 중간코선반 아래에 위치하며, 코안의 가쪽벽에서 3개의 선반(shelf)을 형성하여 공기가 지나는 통로를 형성한다.

아래턱뼈(하악골, mandible)는 한개의 뼈로서 관자골과 관절을 이루며, 머리뼈에서 유일하게 움직이는 뼈이다. 아래턱뼈의 아래턱관절돌기(하악관절돌기, mandibular condyle)는 관자뼈의 턱관절오목(하악와, mandibular fossa)과 관절을 한다. 위턱뼈의 이틀돌기와 같이 아래턱뼈의 이틀돌기(치조돌기, alveolar process)는 치아가 박히는 소켓이 위치한 활모양의 뼈돌기가 있다.

목뿔뼈(hyoid bone, 설골)

목뿔뼈는 한개의 뼈로서 뼈대계통에서 다른 뼈와 관절을 형성하지 않는 특이한 뼈이다. 이 뼈는 아래턱뼈 아래의 목부위에 위치하며 관자뼈의 붓돌기(경상돌기, styloid process)에 붙어있는 인대와 근육에 의하여 매달려있다. 말발굽모양의 목뿔뼈는 혀를 지지하고 혀에 있는 일부 근육의 부착점이 된다.

척주(vertebral column)

척주(vertebral column)는 강하고 유연한 막대와 같이 몸통(trunk)을 지지하며 앞, 뒤, 회전운동 및 가쪽 운동을 가능하게 한다. 척주는 머리뼈에서 골반까지 연결되어 있으며, 일련의 불규칙뼈인 척추뼈(vertebrae)로 구성되어있다. 각각의 척추뼈사이에는 압박을 견딜 수 있는 섬유연골(fibrocartilage)인 척추사이원반(추간판, intervertebral disc)이 위치한다. 척추는 추간판, 인대 및 등쪽에 있는 심층근육에 의하여 서로 연결되어 제위치에 고정되어있다. 척추는 완전히 한 단위로 결합되어 척추의 중심을 지나는 관을 통과하는 척수(spinal cord)를 보호한다. 이 중심관은 척주(vertebral column)의 전 길이를 지나가는 관으로서 척추뼈관(vertebral canal)이라 한다.

척주는 전형적으로 33개의 척추뼈로 구성되어있으며 다음과 같이 6부위로 나눈다. 목부위에 있는 7개의 목뼈(경추,

cervical vertebrae), 가슴우리에 있는 12개의 등뼈(흉추, thoracic vertebrae), 몸통 아랫쪽에 있는 허리뼈(요추, lumbar vertebrae), 5개의 엉치뼈(천추, sacral vertebrae)가 한 개의 뼈로 융합된 엉치뼈(천골, sacrum), 평균 4개의 꼬리뼈(미추, coccygeal vertebrae)가 융합되어 한 개의 뼈로 된 꼬리뼈(coccyx)로 구성되어있다. 엉치뼈와 꼬리뼈를 한 개의 뼈로 계산하면 33개로 구성된 척추는 실제로 26개의 뼈로 구성된다.

정상적인 척주굽이(normal curvature of the vertebral column) 뼈를 살펴보면 부위별로 서로 다른 특징적인 구조들을 관찰할 수 있다. 척추 각각의 부위는 가쪽에서 본 척주의 굽이(만곡, curvature)와 일치한다. 이러한 만곡에는 앞쪽으로 굽은 목굽이(경추만곡, cervical curvature), 뒤쪽으로 굽은 등굽이(흉추만곡, thoracic curvature), 앞뒤로 굽은 허리굽이(요추만곡, lumbar curvature) 및 뒤로 굽은 엉치굽이(천추만곡, sacral curvature)가 있다. 목굽이와 허리굽이는 앞쪽으로 오목하게 패인 굽이(concave curvature)라하고 허리굽이와 엉치굽이는 앞쪽으로 볼록하게 튀어나온 굽이(convex curvature)라 한다. 태생기에 형성되는 일차굽이(primary curvature)는 성인의 등뼈 부위와 엉치뼈 부위에 남아 있는 반면, 출생 후 영아기에 형성되는 이차굽이(secondary curvature)는 목뼈 부위와 허리뼈 부위에서 관찰된다.

이러한 굽이는 척주에 보다 많은 힘을 주어 똑바로 서 있을 때에는 균형을 잡아주고, 달리기를 하거나, 뛰거나 그리고 걸을 때에는 충격을 흡수하는 기능을 한다. 신생아는 오직 한 개의 앞쪽으로 볼록하게 튀어나온 굽이만을 가지고 있다. 그러나 목굽이는 유아가 머리를 지탱할 수 있을 때에 발생하며, 허리굽이는 유아가 서거나 걸을 때에 발생한다.

비정상굽이(abnormal curvature, 이상만곡)에는 다음과 같은 것들이 있다. 척주뒤굽음증(척주후만증, kyphosis, humpback)은 등굽이(thoracic curvature)가 지나치게 증가되어 발생하고, 척주앞굽음증(척주전만증, lordosis)은 허리굽이(lumbar curvature)가 지나치게 증가되어 발생한다. 척주옆굽음증(척주측만증, scoliosis)은 척주가 가쪽으로 편향(lateral deviation)된 상태를 말한다.

전형적인 척추의 일반적인 특징(general characteristics of a typical vertebra)

척주는 33개의 척추뼈〈7개의 목뼈(cervical), 12개의 등뼈(thoracic), 5개의 허리뼈(lumbar), 5개 융합된 엉치뼈(sacral), 그리고 4개가 융합된 꼬리뼈(coccygeal vertebra)〉로 구성된다. 척주는 척수를 보호하며, 머리와 몸통의 무게를 지지하고 갈비뼈와 관절하여 호흡 할 때 가슴우리(thoracic cage)가 움직일 수 있게 해준다.

　전형적인 척추뼈(typical vertebra)는 척추뼈몸통(추체, body)
과 척추뼈고리(추궁, vertebral arch) 그리고 근육 부착과 관절을
위한 돌기들(processes)들로 구성된다. 척추뼈몸통(body)은 짧
은 원통형으로 무게를 지탱(support weight)하며 척추사이원반
(추간판, intervertebral disk)과 접해있어 연골관절(cartilagenous
joint)을 형성한다. 등뼈에서 척추뼈고리뿌리(추근, pedicle)앞
에 위치한 갈비오목(costal facet)이 위(superior)와 아래(inferior)
에 있어서, 그 척추뼈에 해당하는 갈비뼈머리 및 그 아래의 갈비
뼈머리와 관절한다. 척추뼈고리(vertebral arch)는 가쪽으로 척
추뼈고리뿌리(pedicle)와 뒤쪽으로 척추뼈고리판(추판, lamina)
이 한쌍씩 존재한다. 척추뼈몸통(body)과 함께 척추뼈구멍(추공,
vertebral foramen)을 형성하여 척수를 보호한다, 척추뼈구멍이
비정상적으로 융합이 되지 않으면 척추뼈갈림증(이분척추, spina
bifida)이 초래된다.

　돌기(process)는 척추뼈고리에 연결된 다음과 같은 돌기들이
있다. 가시돌기(극돌기, spinous process)는 두 개의 척추뼈고리
판(lamina)이 만나는 곳에서부터 뒤쪽으로 돌출된 돌기이다. 목
뼈에서는 짧고 끝이 갈라져(bifid)있으며, 등뼈에서는 가시처럼
뾰족하고, 허리뼈에서는 직사각형처럼 뭉툭한 모양을 보인다,

가로돌기(횡돌기, transverse process)는 척추고리뿌리(pedicle)와 척추고리판(lamina)이 만나는 곳에서부터 양쪽 가쪽(lateral)으로 돌출된 돌기이다. 첫째~열째 등뼈에서 갈비뼈결절(늑골결절, tubercle of rib)과 관절한다. 목뼈에서는 가로구멍(횡돌공, transverse foramen)이 존재한다, 관절돌기(articular process)는 관절면을 오목(facet)이라고도 부른다. 고리뿌리(pedicle)와 고리판(lamina)이 만나는 곳에서부터 위와 아래로 한쌍 씩 돌출된 돌기이다, '위,아래' 척추뼈의 '아래,위' 관절돌기와 관절하여 평면윤활관절(plane synovial joint)을 형성한다, 꼭지돌기(유두돌기, mamillary process)는 허리뼈(lumbar vertebrae)의 위관절돌기(superior articular process) 뒷면에 위치한 결절(tubercle)이다. 덧돌기(부돌기, accessory process)는 허리뼈의 가로돌기(transverse process) 바닥부분에서 뒤로 돌출된 결절이다, 구멍(foramina)은 척추뼈와 척주에는 다음과 같은 구멍들이 있다.

척추뼈구멍(추공, vertebral foramina)은 척추뼈몸통(body)과 고리(arch, lamina와 pedicle)에 의해 형성된다. 척주 전체에서 척주관(vertebral canal)을 형성하여, 이곳에서 척수(spinal cord)와 함께 척수막, 척수신경, 혈관들이 통과한다. 척추뼈사이구멍(추간공, intervertebral foramina)은 인접한 두 척추뼈에서 고리뿌리(pedicle)의 아래와 위면(inferior and superior surfaces)사이에 위치한다. 척주관으로 출입하는 척수신경(spinal nerves)과 혈관이 통과한다. 가로구멍(transverse foramen)은 목뼈의 가로돌기 (transverse process)에 존재한다, 척추동맥(vertebral a. C7에서는 예외), 척추정맥 및 자율신경들이 통과한다.

척추원반(추간판, intervertebral disk)은 고리뼈(atlas, C1)와 중 쇠뼈(axis, C2)사이에는 척추원반이 없으며, 중쇠뼈에서부터 엉 치뼈(sacrum)까지의 인접한 척추뼈사이에서 연골관절을 형성 한다. 중심부의 점액성 물질인 속질핵(수핵, nucleus pulposus) 과 그것을 둘러싸는 섬유연골성 판인 섬유테(섬유륜, annulus fibrosus)로 구성된다. 척주 전체길이의 1/4를 이룬다. 척추뼈사 이의 운동을 허용하고 충격 완충기(shock absorber)역할을 한다,

속질핵(nucleus pulposus)은 태생기의 척삭(notochord) 잔유물 로 척추원반의 중심부에 위치한다. 점액성물질(mucoid material) 속에 아교섬유와 세망섬유가 파묻혀있다. 압력을 균등화하는 완 충작용(shock-absorbing mechanism)을 한다. 간혹 섬유테를 뚫 고 이탈(herniation)되거나 돌출(protrusion)되어 척수신경뿌리를 압박할 수도 있다.

섬유테(anulus fibrous)는 섬유조직(fibrous tissue)과 섬유연골 (fibrocartilage)이 동심원 모양의(concentric) 층을 이룬 구조로 구 성되었다. 척주의 연결성을 유지하고 속질핵을 간직하며 제한적 인 운동을 허용한다.

척주의 부위별 특징(Regional Characteristics of the Vertebral Column)

목뼈(cervical vertebra)

목뼈(cervical vertebra)는 목부위에 있는 7개의 뼈로서 머리를 지지한다. 이 뼈는 다른 뼈에 비하여 작고 가벼우며 가로돌기에 가로구멍(횡돌공, transverse foramen)이라고 하는 작은 구멍이 있으며, 이 구멍으로는 뇌까지 가는 척추동맥(vertebral artery)이 통과한다. 처음 2개의 목뼈(첫째와 둘째 목뼈)에는 머리의 운동을 가능하게 하는 특이한 특징이 있다. 첫째목뼈는 고리뼈(환추, atlas)라고 하며 머리뼈의 뒤통수뼈관절융기(occipital condyle)와 관절한다. 중쇠뼈는 몸통은 없고 특히 위관절돌기에 편평하고 연골로 덮혀있는 관절면(facet)이 있다. 머리와의 관절면에서 긍정(yes)을 의미할 때 머리를 위아래로 끄덕거리는 상하운동을 하게 한다. 둘째 목뼈는 중쇠뼈(축추, axis)라고 하며 치아돌기[치돌기, odontoid process(dens)]라고 하는 치아모양의 돌기가 중쇠뼈의 고리를 통하여 위로 돌출되어있다. 머리를 흔들어 부정(no)을 의미할 때 양쪽 옆으로 돌려 중쇠뼈가 치아돌기 주위를 선회축으로 하여 움직인다.

첫째목뼈(고리뼈, altas, first cervical vertebra)는 머리뼈를 지지한다. Atlas라는 명칭은 그리스 신화에서 지구를 어깨로 떠받치고 있는 아틀라스라는 신의 이름에서 유래하였다. 목뼈 중에서 가장 넓고, 몸통이 없고 가시돌기도 없지만 앞과 뒤의 고리(anterior and posterior arches)와 함께 한 쌍의 가로돌기(transverse process)를 가진다. 위로는 머리뼈의 뒤통수뼈관절융기(occipital condyle)와 관절하여 고리뒤통수관절(atlanto-occipital joint)을 형성하고 아래로는 중쇠뼈(axis)와 관절하여 고리중쇠관절(atlantoaxial joint)을 형성한다,

둘째목뼈(중쇠뼈 axis, second cervical vertebra)는 가장 작은 가로돌기를 갖고 있으며, 치아돌기(odontoid process, dens)가 특징적인 구조물이다. 치아돌기는 중쇠뼈의 몸통에서 위로 돌출되어 고리뼈의 앞고리(전궁, anterior arch)와 관절함으로써 고리뼈가 회전할 수 있는 중쇠(pivot)를 형성한다. 이 관절은 십자인대(cruciate lig.) 치아끝인대(apical lig.)와 날개인대(alar lig.) 그리고 덮개막(tectorial membrane)으로 지지된다.

일곱째목뼈(seventh cervical vertebra,C7)는 솟을뼈(융추, vertebra prominens)라고도 불리는데 이유는 긴 가시돌기(long spinous process) 때문이다. 가시돌기는 거의 수평으로 돌출되며 끝이 갈라져있지 않으며(no bifid), 생체에서도 뚜렷하게 돌출되어 보인다. 가시돌기는 목덜미인대(ligamentum nuchae), 가시끝인대(supraspinous lig.) 및 여러 등근육들이 부착되는 곳이다.

등뼈(흉추, thoracic vetebrae)

등뼈(흉추, thoracic vetebrae)는 12개의 뼈로서 목뼈보다 크며 길고 뾰족한 가시기가 아래쪽으로 돌출되어있다. 등뼈에서만 갈

비뼈와 관절을 이루며 척추뼈 몸통의 옆면과 가로돌기에는 매끈 매끈한 관절면인 갈비오목(늑골면, costal facet)이 있어 부착할 갈비뼈와 관절을 이룬다. 몸통의 위갈비오목(superior costal facet)은 등뼈번호에 해당하는 갈비뼈머리(head of corresponding rib)와 관절하는데, 아래갈비오목(inferior costal facet)은 바로 아래의 갈비뼈와 관절한다. 가로돌기(transverse process)는 해당 갈비뼈 결절(늑결절, tubercle of rib)과 관절한다.

허리뼈(lumbar vertebrae, 요추)

5개의 허리뼈는 목뼈와 등뼈보다 크고 특히 척추뼈 몸통이 크다. 몸통이 크다는 것은 지지하여 할 체중이 증가하기 때문에 더욱 많은 힘을 받는다는 것을 반영한다.

다섯째허리뼈(fifth lumbar vertebra, L5)는 척추뼈 몸통이 가장 크다. 몸통이 큰 것은 허리뼈의 특징이기도 하다. 강대한 가로돌기가 특징이며 꼭지돌기와 덧돌기(유두돌기, mamillary and accessory processes)를 가진다.

엉치뼈(천골, sacrum)

엉치뼈는 크고, 삼각형인 뼈로서 골반의 뒤쪽 벽을 형성한다. 엉치뼈(sacrum)는 커다란 삼각형 쐐기모양의 뼈로 5개의 엉치뼈가 융합된(5 fused sacral vertebrae)것이다. 4쌍의 구멍(foramina)

이 있어서 엉치신경 첫 4개(first 4 sacral n. S1~S4)의 배쪽과 등쪽 일차가지들(ventral and dorsal primary rami)의 출구가 된다. 골반의 뒷부분(posterior part of pelvis)을 형성하여 골반의 안정성(stability of the pelvis)을 제공한다. 다음과 같은 특징적인 구조물이 있다. 엉치뼈곶(천골갑, Promontory)은 첫째엉치뼈(first sacral vertebra)의 뚜렷한 앞모서리(anterior edge)이다. 엉치뼈날개(천골익, ala)는 엉치뼈의 위가쪽부분(superior and lateral part)으로 첫째엉치뼈의 가로돌기(transverse process)와 갈비돌기(costal process)가 융합되어 형성된다. 정중엉치뼈능선(정중천골릉, median sacral crest)은 가시돌기들의 융합(fused spinous processes)으로 형성된다. 엉치뼈틈새(천골열공, sacral hiatus)는 다섯째엉치뼈의 고리판(lamina)이 융합되지 않아서 형성되었다. 이곳을 이용하여 경질막바깥마취, 즉 꼬리차단마취(extradural, caudal anesthesia)를 시행할 수 있다. 엉치뼈뿔(천골각, sacral cornu or horn)은 다섯째엉치뼈의 고리뿌리(pedicle)에 의해 형성된 것이다. 생체에서 엉치뼈틈새의 위치를 알아내는데 중요한 표지(landmark)이다.

꼬리뼈(미골, coccyx)

꼬리뼈는 4개의 꼬리뼈(미추, coccygeal vertebrae)가 합쳐진 쐐기모양의 뼈로서 완전히 융합되거나 부분적으로 융합된 뼈이다. 꼬리뼈는 인대에 의하여 엉치뼈의 아래쪽 끝부분에 부착되어 있다. 꼬리뼈근(coccygeus)과 항문올림근(levator ani muscle)이 부착되는 장소로 제공된다.

가슴우리뼈(Bones of Thorax)

가슴우리는 등뼈, 복장뼈 그리고 갈비뼈로 구성된다. 가슴우리는 원추형이며 양동이 모양의 구조로서 가슴에 있는 기관들을 부분적으로 둘러싸고 있으며 팔이음뼈와 위팔을 지지한다.

복장뼈(흉골, sternum)

복장뼈는 가슴뼈(breat bone)라 하며, 편평하고 폭이 좁은 뼈로서 가슴의 정중수직선을 따라 위치한다. 복장뼈는 3부분으로 나눈다. 위쪽에 있는 복장뼈자루(흉골병, manubrium), 보다 크고 가운데 위치한 복장뼈몸통(흉골체, body), 작고 아래에 위치한 칼돌기(검상돌기, xiphoid process)로 구성되었다. 복장뼈는 위쪽 끝에서는 2개의 빗장뼈와 관절을 하며 가쪽 가장자리에서는 갈비뼈의 갈비연골과 관절을 이룬다.

복장뼈자루(흉골병, manubrium)는 위모서리에는 목아래패임(경절흔, Jugular notch)이 있어 목아래 부위에서 쉽게 만져진다. 빗장뼈(clavicle)와 관절하는 부위에는 빗장패임(쇄골절흔, clavicular notch)이 있다. 첫째갈비뼈연골과 둘째갈비뼈연골

의 위쪽 일부가 관절하고, 자루몸통연결(manubriosternal joint),
즉 복장뼈각(sternal angle)에서 복장뼈몸통과 관절한다. 복장
뼈각(흉골각, sternal angle)은 복장뼈자루와 몸통사이의 연결부
이며, 다음과 같은 높이에 위치한다. 복장뼈와 둘째갈비뼈 사이
의 관절 높이, 대동맥활(aortic arch)이 시작하거나 끝나는 높이,
기관(trachea)이 오른 및 왼기관지로 갈라지는 높이, 위세로칸
(superior mediastinum)의 아래모서리 높이, 넷째와 다섯째등뼈
사이 높이와 일치한다. 복장뼈몸통(흉골체, body of sternum)은
둘째에서 일곱째갈비뼈연골과 관절한다. 아홉째등뼈 높이의 칼
몸통결합(xiphosteral joint)에서 칼돌기(xiphoid process)와 관절
한다. 칼돌기(검상돌기, xiphoid process)는 출생시에는 납작한
연골성 돌기지만, 서서히 골화되어 중년 이후에는 복장뼈몸통과
융합되어 위쪽 백색선(linea alba)에 부착한다.

갈비뼈(늑골, Ribs)

갈비뼈(늑골, ribs)는 12쌍의 뼈로, 가슴우리(thoracic cage)의
대부분을 구성한다. 가슴을 움직임으로 가슴의 앞뒤지름과 가
로지름이 증가된다. 왼, 오른 갈비뼈는 등뼈에 부착하여 가슴우
리 앞에서부터 주위를 만곡형태로 둘러싸고 있으며 앞쪽에서는
복장뼈와 관절한다. 복장뼈와의 부착점에는 유리연골로 된 갈
비연골이 부착한다. 각각의 갈비뼈는 머리(head), 목(neck), 결

절(tubercle) 및 몸통(body, shaft)으로 나뉜다. 갈비뼈머리는 해당 갈비뼈와 같은 높이의 등뼈몸통, 척추사이원반(intervertebral disc) 및 위쪽의 등뼈몸통과 관절한다. 갈비뼈결절은 해당 갈비뼈와 같은 높이의 등뼈 가로돌기와 관절하며, 열한째와 열두째갈비뼈는 제외한다.

갈비연골은 모든 갈비뼈와 복장뼈에 직접 연결되어있지 않다. 처음 7쌍은 갈비뼈의 갈비연골과 복장뼈가 직접 연결되어 있으므로 참갈비뼈(진늑골, true ribs)이라 한다. 나머지 5쌍은 간접적으로 연결되거나 연결이 않되었기 때문에 거짓갈비뼈(가늑골, false ribs)라 한다. 마지막 2쌍(종종 3쌍)의 거짓갈비뼈는 앞쪽에서 관절을 이루지 않기 때문에 뜬갈비뼈(부늑골, floating ribs)이라 한다. 참갈비뼈(진늑골, true ribs)는 첫째부터 일곱째갈비뼈에 해당하며, 갈비뼈연골에 의해 복장뼈에 부착한다. 거짓갈비뼈(가늑골, false ribs)는 여덟째부터 열두째갈비뼈에 해당하며, 특히 여덟째부터 열째갈비뼈는 갈비뼈연골이 합쳐져서 앞갈비모서리(anterior costal margin)를 형성한다. 뜬갈비뼈(부늑골, floating ribs)인 마지막 2개의 갈비뼈(열한째와 열두째)는 등뼈와 관절한다. 각각의 갈비뼈의 특징을 살펴보면 첫째갈비뼈는 참갈비뼈 중에서 폭은 가장 넓고, 길이는 가장 짧다.-머리에는 하나의 관절면(articular facet)이 있어, 첫째등뼈와 관절한다. 앞목갈비근(anterior scalene m.)의 닿는점에 앞목갈비근결절(scalene tubercle)이 있고, 빗장밑동맥과 정맥이 지나가는 두 개의 고랑이 있다. 둘째갈비뼈는 머리에는 두 개의 관절면이 있는데, 각각 첫째와 둘째등뼈의 몸통과 관절한다. 첫째갈비뼈보다 약 2배 정도 더 길다. 열째갈비뼈는 머리에는 하나의 관절면이 있고, 열째등뼈와 관절한다. 열한째와 열두째갈비뼈는 머리에는 각각 한 개씩의 관절면이 있고, 목과 결절이 없다.

3. 팔다리뼈대
(THE APPENDICULAR SKELETON)

서론(Introduction to the Appendicular Skeleton)
팔이음뼈(Bones of Pectoral Girdle)

팔이음뼈(bones of pectoral girdle, shoulder girdle)는 몸통뼈대와 위팔을 연결한다. 각각의 이음뼈에는 빗장뼈(쇄골, clavicle, collar bone)와 어깨뼈(견갑골, scapula, shoulder blade)가 있다. 이 뼈들은 함께 팔을 지지하고 팔을 움직이는 근육을 부착시킨다.

빗장뼈(쇄골, clavicles)

빗장뼈(clavicle)는 가늘고 막대모양의 뼈로서 S자 모양이다.

각각의 뼈는 목의 바닥에서 복장뼈와 어깨뼈사이에서 수평으로 위치한다. 팔을 몸통의 복장뼈(sternum)에 연결시키는 어깨뼈(견갑골, scapula)와 함께 팔이음뼈(견부, pectoral girdle; shoulder girdle)를 형성하며 자주 부러지는 뼈이다. 태아발생기(fetal development)에 가장 빨리 뼈되기(골화, ossification)를 시작하지만, 약 21세에 마치게 되어 가장 늦게 뼈되기를 마치는 뼈이기도 하다. 막뼈되기가 되는 유일한 긴뼈(장골, long bone)이다. 안쪽 2/3는 앞쪽으로 볼록(convex forward)하고, 가쪽 1/3은 현저하게 오목하며 납작하다. 복장빗장관절(흉쇄관절, sternoclavicular joint)에서 복장뼈(흉골, sternum)와 봉우리빗장관절(견쇄관절, acromioclavicular joint)에서 어깨뼈와 함께 몸통에 관절하는 유일한 팔이음뼈의 뼈연결이다. 어깨뼈와 관절하는 부위에서는 어깨(shoulder)를 형성하는 데, 이 부위의 관절을 봉우리빗장관절(견봉쇄골관절, acromioclavicular joint)이라 한다. 빗장뼈는 팔을 움직일 때 어깨를 제위치에 고정하는 역할을 한다.

어깨뼈(견갑골, scapula)

2개의 어깨뼈(scapula)는 빗장뼈의 가쪽인 양쪽 위팔의 등쪽에 위치한다. 이 뼈는 삼각형 모양으로 얇고, 넓은 면과 2개의 돌기를 가지고 있다. 어깨뼈의 면, 연 그리고 돌기들은 어깨와 위팔을 움직이는 근육의 부착점을 제공한다. 앞면(anterior surface)

은 약간 오목하고 편평한데 이 부위를 어깨뼈밑오목(견갑하와, subscapular fossa)라 한다. 어깨뼈의 뒷면(posterior surface)은 현저한 능선인 어깨뼈가시(견갑극, spine)가 관찰되는데 이 어깨뼈가시에 의하여 두 부분인 견갑상와(가시위오목, supraspinous fossa)와 가시아래오목(견갑하와, infraspinous fossa)로 나뉜다. 어깨뼈의 가쪽끝에는 큰 돌기가 있는데 이를 봉우리(견봉, acromion)라 하며 봉우리빗장관절에서 빗장뼈와 관절한다. 다른 큰 돌기인 부리돌기(오훼돌기, coracoid process)가 봉우리 앞에서 기시하여 가쪽으로 굽어있다. 이 돌기는 팔과 가슴의 근육을 부착시키는 부착점이 된다. 두 돌기사이에서 어깨뼈의 가쪽 가장자리를 따라 난원형인 오목(와)인 접시오목(관절와강, glenoid cavity)이 위치한다. 접시오목은 위팔뼈머리(상완골두)와 관절하여 어깨에서 어깨관절(상완와관절, glenohumeral joint)을 형성한다.

어깨뼈의 특징적인 구조는 다음과 같다. 어깨뼈가시(견갑극, spine of scapula)는 삼각형 모양의 돌기로 가쪽으로 어깨뼈봉우리(견봉, acromion)와 연결된다. 어깨뼈의 등쪽면(dorsal surface)을 가시위오목(극상와, supraspinatus fossa)과 가시아래오목(극하와, infraspinatus fossa)으로 나눈다. 어깨세모근(삼각근, deltoid m.)의 이는점과 등세모근(승모근, trapezius m.)의 닿는점이다.

어깨뼈봉우리(견봉, acromion)는 어깨뼈가시의 가쪽 끝에 있고, 빗장뼈와 관절한다. 어깨세모근(삼각근, deltoid m.)의 이는점과 등세모근(승모근, trapezius m.)의 닿는점이다. 부리돌기(오훼돌기, coracoid process)는 부리위팔근(오훼상완근, coracobrachialis m.)과 위팔두갈래근(이두박근, biceps brachii m.)의 이는점과 작은가슴근(소흉근, pectoralis minor m)의 닿는점을 제공한다. 갈비부리막(늑골오훼막, costocoracoid memb.)뿐만 아니라 부리빗장인대(오훼쇄골인대, coracoclavicular lig.), 부리위팔인대(오훼상완인대, coracohumeral lig.), 부리봉우리인대(오훼견봉인대, coracoacromial lig.)의 부착장소이다. 어깨뼈패임(견갑절흔, scapular notch)은 위가로어깨인대(상견갑횡인대, sup. trans. scapular lig.)가 연결되면서 구멍으로 바뀌어 어깨위신경(견갑상신경, suprascapular n.)의 통로가 된다. 관절오목(관절와, glenoid cavity)은 위팔뼈의 머리와 관절하며, 섬유연골(fibrocartilage)의 오목테두리(관절순, glenoid labrum)에 의해 깊이가 더해진다. 관절위결절(관절상결절, supraglenoid tubercle)과 관절아래결절(관절하결절, infraglenoid tubercle)은 위팔두갈래근(이두박근, biceps brachii m.)의 긴갈래(장두, long head)와 위팔세갈래근(삼두박근, triceps brachii m.) 각각에 대해 이는점을 제공한다.

팔뼈(Bones of Upper Limb)

팔은 60개의 뼈로 구성되며 양쪽의 팔, 손목, 손가락을 형성한다. 팔은 위팔에 있는 위팔뼈(상완골, humerus), 아래팔에 있는 노뼈(요골, radius)과 자뼈(척골, ulna), 손목에 있는 손목뼈(수근골, capals), 손에 있는 손허리뼈(중수골, metacarpals) 및 손가락을 형성하는 손가락뼈(지골, phalangea)로 구성되어있다.

위팔뼈(상완골, Humerus)

위팔뼈(humerus)는 팔에 있는 긴 뼈로서 어깨에서 팔꿈치사이에 위치한다. 위팔뼈에는 어깨쪽의 몸쪽끝과 팔꿈치쪽의 먼쪽끝에 중요한 특징적인 구조가 있다. 위팔뼈의 몸쪽끝에는 위팔뼈머리(상완골두, head)가 있으며 부드럽고, 둥근 관절면을 갖고 있고 오목위팔관절(glenohumeral joint)에서 어깨뼈와 관절한다. 해부목(해부경, anatomical neck)은 오목하고, 위팔뼈 머리에서 먼 쪽에 있으며 관절주머니가 부착한다.

큰결절(대결절, greater tubercle)은 위팔뼈의 가쪽에 있고, 해부목 바로 가쪽에 있다. 가시위근(극상근, supraspinatus m.), 가시아래근(극하근, infraspinatus m.), 작은원근(소원근, teres minor)이 붙는 장소이다. 작은결절(소결절, lesser tubercle)은 위팔뼈의 앞안쪽면(ant. med. side)에 있고, 해부목에서 바로 먼쪽에 있으며, 어깨밑근(견갑하근, subscapularis m.)이 닿는 장소이다. 결절사이고랑(결절간구, intertubercular groove)은 큰결절과 작은 결절 사이에 있으며 위팔두갈래근의 긴갈래가 지나간다. 위팔가로인대(transverse humeral lig.)에 의해 연결되며, 위팔두갈래근의 긴갈래를 붙잡아 준다. 큰가슴근(pectoralis major m.)은 가쪽능선(lateral lip), 큰원근(teres major m.)은 안쪽능선(medial lip), 그리고 넓은등근(latissimus dorsi m.)은 바닥의 닿는곳을 제공한다. 외과목(외과경, surgical neck)은 결절의 먼쪽에 있는 좁은 지역으로 절단(fracture, 골절)이 흔하게 발생하는 장소이며, 겨드랑신경(액와신경, axillary n.)과 뒤위팔휘돌이동맥(후상완회선동맥, post. humeral circumplex a.)과 접하는 부위이다. 세모근거친면(삼각근조면, deltoid tuberosity)은 중간부분 가쪽면의 V자 모양으로 생긴 거친지역으로 어깨세모근이 닿는 흔적이다. 나선고랑(spiral groove)은 노신경이 지나가는 고랑으로 위로는 위팔세갈래근 가쪽갈래, 아래로는 위팔세갈래근 안쪽갈래의 이는점이 나눠진다. 도드래(활차, trochlea)는 실패모양이며 가운데에 자뼈의 도르래패임과 관절하는 깊은오목(deep depression)을 갖고있다. 작은머리(소두, capitulum)는 모양이 둥글며 노뼈의 머리와 관절한다.

팔꿈치오목(olecranon fossa, 주두와)에는 위팔뼈의 뒤에서 도르래 위에 있는 오목(depression)으로 아래팔을 완전히 펼 때, 자뼈의 팔꿈치머리(주두, olecranon)가 들어간다.

갈고리오목(구상돌기와, coronod fossa)은 위팔뼈의 앞에서 도르래 위에 있는 오목으로 팔굽관절(elbow joint)을 완전히 굽혔을 때, 자뼈의 갈고리돌기(coronoid process)가 들어가는 곳이다. 노오목(요골와, radial fossa)은 위팔뼈의 앞에서 도르래 위에 있는 오목으로 팔굽관절(elbow joint)을 완전히 굽히는 동안, 노뼈의 머리가 닿게 되는 곳이다. 안쪽위관절융기(내측상과, medial epicondyle)은 도르래에서 도룰되며, 가쪽위관절융기보다 더욱 크고 현저하다. 자뼈곁인대, 원엎친근(원회내근, pronator teres) 그리고 아래팔 굽힘근들의 공통힘줄이 부착하는 장소이다. 가쪽위관절융기(외측상과, lateral epicondyle)는 도르래에서 돌출되며, 뒤침근과 아래팔 펴짐근들의 이는곳이다.

노뼈(요골, Radius)

노뼈(radius)는 아래팔을 구성하는 가쪽 뼈이다. 노뼈는 자뼈보다 짧고 노뼈의 가쪽에 있다.노뼈의 쪽끝에는 원반모양의 노뼈머리(요골두, head)가 위치하며 위팔뼈의 작은머리(capitulum)와 노패임(radial notch)과 관절하며 고리인대(윤상인대, annular lig.)에 둘러싸여있다. 먼쪽부분(원위부, distal end)에는 손배뼈(주상골, scaphoid), 반달뼈(월상골, lunate), 세모뼈(삼각골, triquetrum)를 포함하는 손목뼈의 몸쪽 줄(proximal row)의 뼈와 관절한다.

노뼈거친면(요골조면, radial tuberosity)은 노뼈머리 바로 먼쪽에 있는 장방형 돌기로서, 거칠거칠한 면에 위팔두갈래근이 부착한다. 붓돌기(경상돌기, styloid process)는 노뼈의 먼쪽부분에 있으며, 자뼈에 비해 약 1cm 정도 더 먼쪽에 있다. 그리고 위팔노근(brachioradialis)의 닿는 장소이다. 긴엄지폄근과 짧은엄지폄근(extensor policis longus and brevis m.) 사이의 해부학코담배갑(anatomical snuff box)의 몸쪽부분에서 촉지된다.

자뼈(척골, Ulna)

자뼈(ulna)는 아래팔(forearm)에서 노뼈의 안쪽에 위치한다. 몸쪽끝에는 큰 돌기인 팔꿈치머리(주두, olecranon)가 위치하여 위팔세갈래근이 부착하는 팔굽관절(elbow joint)의 뒷부분에서 휘어져 돌출되어 있다. 팔꿈치머리돌기(olecranon process)의 먼쪽에 있는 보다 작은 돌기인 갈고리돌기(구상돌기, coronoid process)는 도르래 패임의 아래에 있고, 위팔근(brachialis)의 부착장소이다. 이 두 돌기사이에는 반원형의 움푹 패인 도르래 패임(활차절흔, trochlear notch)이 위치하여 위팔뼈의 도르래와 관절한다. 자뼈거친면(척골조면, ulnar tuberosity)은 거친 돌기(prominence)로서 갈고리 돌기보다 먼쪽에 있고, 위팔근(brachialis)의 부착장소이다. 노패임(요골절흔, radial notch)은 노뼈머리와 관절한다. 먼쪽에 있는 머리(두, head; distal end)는

먼쪽노자관절(원위요척관절, distal radioulnar joint)의 관절원반
(관절원판, articular disk)과 관절하며, 붓돌기(경상돌기, styloid
process)가 있다.

손목뼈(Carpals), 손허리뼈(Metacarpals), 손가락뼈(Phalanges)
    손(hand)을 구성하는 뼈는 손목(wrist)을 형성하는 손목
뼈(수근골, carpals), 손의 몸통을 형성하는 손허리뼈(중수
골, metacarpals) 및 손가락(fingers)을 형성하는 손가락뼈(지
골, phalanges)이다. 손목뼈(수근골, carpal bones)는 8개의 뼈
로 구성되며 서로 인대에 의하여 결합되어있다. 손목뼈를 구성
하는 뼈는 가쪽에서 안쪽으로 4개씩 두줄로 배열되어 있다. 몸
쪽줄(proximal row : 가쪽에서 안쪽으로)에는 손배뼈(주상골,
scaphoid), 반달뼈(월상골, lunate), 세모뼈(삼각골, triquetrum),
콩알뼈(두상골, pisiform bone)가 위치하고, 콩알뼈를 제외하고
노뼈(자뼈는 손목뼈와 접촉하지 않음.)와 관절원반으로 관절한
다. 콩알뼈는 종자뼈(종자골, sesamoid bone)라고 불리며 자쪽
손목굽힘근 힘줄이 부착한다. 먼쪽줄(distal row)은 가쪽에서 안
쪽으로 큰마름뼈(대능형골, trapezium), 작은마름뼈(소능형골,
trapezoid bone), 알머리뼈(유두골, capitate bone), 갈고리뼈(유
구골, hamate bone)가 위치한다. 손목뼈는 완전한 집합체로서 위
로는 노뼈와 자뼈의 섬유연골판과 관절을 이루며 아래로는 손허

리뼈와 관절을 이룬다.

손허리뼈(중수골, metacapals)는 손바닥(palm)의 뼈대를 형성하는 5개의 뼈이며, 각각의 뼈는 매끈매끈한 모양의 바닥(base, proximal end), 긴 모양의 뼈몸통(shaft, body) 및 둥근모양의 머리(head, distal end)로 구성되었다. 손허리뼈 머리는 주먹을 쥐었을 때 손가락관절(knuckle)을 형성한다. 엄지손가락의 손허리뼈에서부터 1-5번의 순서대로 번호를 정한다. 손허리뼈의 몸쪽끝은 손목뼈와 관절하며 먼쪽끝은 손가락뼈와 관절한다.

손가락뼈(지골, phalanges)는 손에서 손가락을 지지하며, 바닥(base), 몸통(shaft), 머리(head)로 구성되는 긴뼈의 축소판이다. 손가락뼈는 14개이며 엄지손가락에는 손가락뼈 첫마디와 중간마디의 머리가 주먹의 손가락관절을 형성한다. 엄지손가락에는 2개(첫마디뼈와 끝마디뼈)의 뼈로 구성되며, 나머지 손가락에는 3개의 뼈(첫마디뼈, 중간마디뼈 및 끝마디뼈)로 구성되었다.

다리이음뼈(Bones of Pelvic Girdle)

다리이음뼈(bones of pelvic girdle)는 다리를 지지하기 위하여 강하고 튼튼한 지주역할을 하며 체중을 전달한다. 다리이음뼈는 두개의 큰 볼기뼈(관골, coxal bone)로 구성되었으며 앞쪽에서는 뼈가 서로 융합되었으며 뒤쪽에서는 엉치뼈와 융합되어 고리모양의 구조인 골반(pelvis)을 형성한다. 골반의 중앙에 있는 큰 위쪽 구멍을 골반입구(pelvic inlet)라 한다. 남성과 여성의 골반의 구조에는 중요한 차이가 있으며, 여성에서 분만과 관련된 기능과 관련이 있다. 골반은 우리 몸의 몸통을 지지하고 다리의 부착점을 제공하며 아랫배의 내장기관을 보호하며 여성에서 산도를 형성하는 뼈대부분이 된다.

볼기뼈(관골, coxal bone)

신생아에서 볼기뼈는 3개의 분리된 뼈로 되어있다: 위쪽에 있는 엉덩뼈(장골, ilium), 아래쪽과 앞쪽에 있는 두덩뼈(치골, pubis), 아래쪽과 뒤쪽에 있는 궁둥뼈(좌골, ischium)로 구성되었다. 엉치엉덩관절에서 엉치뼈(sacrum)와 관절을 이루어 다리이음뼈(pelvic girdle)를 형성한다. 어린이가 성장함에 따라 3개의 뼈는 성인 되면서 융합하기 시작하여 한 개의 뼈로 된다. 3개로 구성된 초기 뼈들의 융합부위는 깊은 컵모양의 움푹 패인부위인 볼기뼈절구(관골구, acetabulum)가 위치한다. 볼기뼈절구(acetabulum)는 볼기뼈의 외측에 넙다리뼈(대퇴골, femur)의 머리가 들어가는 컵모양의 관절공간으로서 위쪽의 엉덩뼈, 아래뒤쪽의 궁둥뼈, 그리고 안쪽앞의 두덩뼈에 의해 형성된다. 이 공간(cavity)에는 가로볼기뼈인대가 가로지르는 절구패임(acetabular notch)를 포함한다.

엉덩뼈(Ilium)

엉덩뼈(장골, ilium)는 세 개로 구성된 볼기뼈에서 가장 큰 뼈이다. 엉덩뼈(Ilium)는 볼기뼈의 바깥부분을 형성하고 볼기뼈절구(acetabulum)를 이루는 두덩뼈와 궁둥뼈를 결합하는 몸통(body)과 날개(ala or wing)로 이루어진다. 또한 위앞엉덩뼈가시(anterior superior iliac spine), 아래앞엉덩뼈가시(anterior inferior iliac spine), 뒤엉덩뼈가시(posterior iliac spine), 큰궁둥패임(greater scatic notch), 엉덩뼈오목(iliac fossa) 그리고 볼기근선(gluteal line)이 모여 엉덩뼈를 이룬다. 이 뼈는 볼기의 뼈능선을 형성하기 위하여 바깥쪽으로 벌어진 크고 매끈매끈한 부분으로서 이 능선의 위족 가장자리를 엉덩뼈능선(장골능, iliac crest)이라 한다. 이 능선의 뒤쪽 가장자리를 따라 거칠거칠한 면이 있는데 이 부위를 귓바퀴면(이상면, auricular surface)이라 하고 엉치뼈와 결합하여 엉치엉덩관절(천장관절, sacroiliac joint)을 형성한다.

궁둥뼈(Ischium)

궁둥뼈(좌골, ischim)는 볼기뼈의 아래쪽과 뒤쪽부분을 형성하며 모양은 L자모양이다. 이 뼈에는 3가지 특징적인 구조가 있다. 엉덩뼈와 함께 이 뼈의 위족 가장자리 가까이에는 궁둥뼈가시(좌골극, ischial spine)가 있다. L자의 각을 형성하는 부분에는 앉을 때 체중을 지지하는 거칠거칠하고 융기된 면으로 된 궁둥뼈결절(좌골조면, ischial tuberosity)이 있다. 두덩뼈와 융합된 매끈매끈한 부분인 궁둥뼈가지(좌골지, ramus)가 있다.

두덩뼈(Pubis)

두덩뼈(치골, pubis)는 볼기뼈의 아래쪽과 앞쪽부분을 형성한다. 반대편 볼기뼈의 두덩뼈와 융합되어 관절인 두덩결합면(치골결합면, symphysis pubis)을 형성한다. 두덩부위 있는 두 개의 볼기뼈에 의하여 형성된 아래쪽각(inferior angle)을 두덩활(치골궁, pubic arch)이라 한다. 두덩뼈와 궁둥뼈의 만곡에 의하여 형성된 큰 구멍을 폐쇄구멍(폐쇄공, obturator foramen)이라 하며 뼈대에서 가장 큰 구멍이다. 폐쇄구멍은 섬유막(fibrous membrane)과 일부 근육으로 막혀있으며 혈관과 신경이 지나간다.

다리뼈(Bones of Lower Limb)

다리뼈는 넙다리, 종아리, 발목 및 발을 지지한다. 넙다리(thigh)에는 큰 넙다리뼈(대퇴골, femur), 무릎(knee)에는 무릎뼈(슬개골, patella), 다리(foreleg)에는 정강뼈(tibia, 경골)와 종아리뼈(fibula, 비골), 발(foot)에는 발목뼈(족근골, tarsals)와 발허리뼈(중족골, metatarsals), 발가락(toes)에는 발가락뼈(지골, phalanges)로 구성되었다. 팔과 같이 다리에도 60개의 뼈로 구성되었다.

넙다리뼈(Femur)

넙다리뼈(대퇴골, femur)는 신체에서 가장 크고 무거운 뼈로서 엉덩관절(고관절, hip joint)에서 볼기뼈와 관절을 형성 한 후 무릎까지 위치한다. 몸쪽 끝에는 크고 공모양의 넙다리뼈 머리(head)가 안쪽으로 돌출하여 볼기뼈의 절구(actabulum)와 관절을 형성한다. 넙다리뼈 머리에서 약간 수축된 부위를 넙다리뼈 목(대퇴골경, neck)이라 하며 뼈몸통과 연결된다. 2개의 큰 돌기들이 넙다리목의 바닥에서 경계를 이루는데 위쪽과 가쪽에는 큰 돌기(대전자, greater trochanter)가 위치하며 아래쪽과 안쪽에 있는 작은돌기(소전자, lesser trochanter)가 위치한다. 이 돌기들은 볼기와 넙다리 근육들의 부착점 역할을 한다. 넙다리뼈 몸통 뒤쪽 아래쪽에 있는 좁은 능선을 거친선(조선, linea aspera)이라 하며 근육의 부착점이 된다. 넙다리뼈의 먼쪽끝에는 2개의 돌기인 가쪽관절융기(외측과, lateral condyle)와 안쪽관절융기(내측과, medial condyle)가 있는데 종아리의 정강뼈와 관절한다. 이 두 관절융기사이의 뒤쪽에는 움푹 패인 곳이 있는데, 이 부위를 융기사이오목(과간와, intercondylar fossa)이라 한다. 넙다리 먼쪽끝 앞쪽에는 무릎뼈(슬개골, patella)와 관절하는 편평하고 약간 움푹 패인 무릎면(슬개면, patellar surface)이 있다. 무릎뼈는 무릎

앞쪽을 싸고 있는 큰 근육인 넙다리네갈래근의 힘줄(대퇴사두근의 건, quadriceps femoris tendon) 내에 위치한다.

무릎뼈(슬개골, patella)

무릎뼈(슬개골, patella)는 넙다리네갈래근(quadriceps) 힘줄 내에 위치한 가장 큰 종자뼈(sesamoid bone)이며 넙다리와는 관절을 이루지만 정강뼈(tibia)와는 관절하지 않는다. 무릎인대(patellar lig.)인 넙다리네갈래근의 힘줄이 연속되어 정강뼈거친면(tibial tuberosity)에 부착된다. 넙다리네갈래근힘줄이 관절융기고랑을 가로지를 때 닳는 것과 마찰을 미연에 방지하고 넙다리네갈래근이 당기는 각을 증가시켜 힘을 최대화 시킨다.

정강뼈(Tibia)

정강뼈(경골, tibia)는 무게를 지지하는 종아리의 안쪽에 있는 큰 뼈로서 무릎에서 발목까지 위치한다. 정강뼈의 몸쪽 끝은 확장되어 가쪽관절융기(외측과, lateral condyle)와 가쪽관절융기(내측과, medial condyle)를 이루며 이 관절융기의 편평하고 오목한 면에는 넙다리뼈의 관절융기와 관절한다. 이 관절융기의 먼쪽부위 앞쪽면에는 무릎인대가 부착되는 거칠거칠한 면이 있는데 이 부위를 정강뼈거친면(경골조면, tibial tuberosity)이라 하며 무릎인대(슬개인대, patella ligament)라고 하는 큰 인대가 부착한다. 정강뼈의 먼쪽끝에는 안쪽복사(내과, medial malleolus)라고 하는 뾰족한 돌기가 있는데 발목 안쪽에서 쉽게 만져지는 뼈능선 이다. 매끈매끈한 가쪽면은 종아리뼈와 관절한다. 정강뼈의 먼쪽 끝 아랫면에는 약간 오목한 면이 있어 발의 큰 뼈인 목말뼈(거골, talus)와 관절하여 발목관절을 형성한다.

종아리뼈(Fibula)

종아리뼈(비골, fibula)는 얇고, 약간 휜 뼈로서 종아리의 가쪽에 위치하며, 기능상 무게를 지탱하지 않고 근육들의 부착점을 제공한다. 종아리뼈머리(비골두, head)는 몸쪽끝에 위치하여 정강이의 가쪽복사와 관절한다. 먼쪽 끝에 있는 돌기를 가쪽복사(외과, lateral malleolus)라 하며 발목 가쪽면에서 큰 덩어리로 쉽게 만져진다. 이 부위는 발에 있는 큰 뼈인 목말뼈(거골, talus)와 관절한다.

발목뼈(Tarsals), 발허리뼈(Metatarsals), 발가락뼈(Phalanges)

발(foot)은 26개의 뼈로 구성되었으며 발목을 이루는 발목뼈, 발등을 이루는 발허리뼈 및 발가락을 구성하는 발가락뼈로 구성되었다. 발목뼈(tarsus)는 7개의 발목뼈인 목발뼈(거골, talus), 발꿈치뼈(종골, calcaneus), 발배뼈(주상골, navicular bone), 입방뼈(입방골, cuboid bone), 그리고 3개의 안쪽쐐기뼈, 가쪽쐐기뼈, 중간쐐기뼈(내측설상골, medial cuneiform bone, 외측설상골, lateral cuneiform bone, 중간설상골, intermediate cuneiform bone)로 구성되어 있다. 목말뼈(talus)는 정강뼈에서 발뼈까지 신체의 무게를 전달하고 유일하게 근육이 부착되지 않는 발목뼈이다. 목말뼈는 목(neck), 몸통(body) 및 머리(head)로 나누는데, 목에는 목말뼈와 발꿈치뼈사이에 뼈사이인대(interosseous lig.)가 지나는 깊은 목발뼈고랑(sulcus tali)이 있다. 몸통의 뒷면에는 긴엄지굽힘근(flexor hallucis longus m.) 힘줄이 지나가는 고랑이 있다. 머리는 발의 안쪽세로활(medial longitudinal arch)의 중심뼈(keystone)역할을 한다. 발꿈치뼈(calcaneus)는 발뼈 중 가장 길고 단단하며 목말뼈 밑에 위치한다. 발의 뒤꿈치(heel)를 형성하고 위로는 목말뼈와 관절하고 앞으로는 입방뼈와 관절한다. 안쪽에는 반모양의 돌출형태인 목발받침돌기(sustentaculum tali)가 있다. 이것은 바닥쪽발꿈치발배인대(spring lig.)와 더불어 목발뼈머리를 지지한다. 그리고 아래면에는 긴엄지굽힘근(flexor hallucis longus m.)인대가 지나가는 고랑이 있다. 발배뼈(navicular bone)는 발뼈와 세 개의 쐐기뼈사이에 위치한 배모양의 발목뼈다. 입방뼈(cuboid bone)는 가장 가쪽에 위치한 발목뼈로서 긴종아리근인대(peroneus longus lig.)가 지나가는 고랑이 있다. 또한 발의 가로세로활을 이루는 중심뼈다. 쐐기뼈(cuneiform bones)는 쐐기모양이고 가로활(transverse arch)와 관런이 있다. 뒤로는 발배뼈와 관절하고 앞으로는 3개의 발허리뼈 (metatarsals)와 관절을 이룬다.

발등(dorsum of foot)은 5개의 발허리뼈(중족골, metatarsal bone)로 구성되며 안쪽에서 가쪽으로 가면서 순서를 정한다. 손의 손허리뼈와 같이 각각의 발허리뼈는 몸쪽에 있는 바닥(base), 몸통(shaft) 및 먼쪽에 있는 머리(head)로 나눈다. 첫 번째 발허리뼈에는 안쪽과 가쪽에 종자골이 있다. 발가락뼈(phalanges)는 14개 발가락뼈가 있으며, 엄지발가락에는 2개, 각각의 다른 발가락에는 3개씩 있다.

발꿈치뼈와 발두덩(족구, ball of foot)사이를 발의 활(족궁, arch of foot)이라 하며 발의 정중선부위를 땅에서 약간 올리는 기능을 한다. 족궁에는 발목뼈와 발허리뼈 사이에 있는 인대에 의하여 형성되어 걸을 때 발을 들어올리게 한다.

4. 관절(JOINTS)

서론(Introduction to the Joints)

관절(joints, articulations)은 마주보는 뼈와 뼈사이의 결합을 말한다. 대개 2개의 뼈를 서로 연결하는 물질의 종류에 따라서 다양한 운동을 하게한다. 기본적으로 관절은 움직일 수 없는 관절(immovable joint), 약간 움직일 수 있는 관절(slightly movable joint) 또는 자유롭게 움직일 수 있는 관절(freely movable joint)로 나눈다. 관절은 결합하는 물질에 따라 섬유관절(fibrous joint), 연골관절(cartilaginous joint) 및 활막성관절(synovial joint)로 구분한다.

관절의 분류(Classification of Joints)

섬유관절(Fibrous Joints)

섬유관절(fibrous joint)은 관절을 이루고 있는 뼈사이를 치밀한 섬유결합조직에 의하여 결합된 관절을 말한다. 이 뼈들은 치밀하게 연결되어 있으므로 잘 움직이지 못한다. 섬유관절은 머리뼈의 납작뼈 사이에서 관절하는 봉합(suture)에서 관찰된다. 출생시 봉합은 형성 중에 있으므로 머리뼈의 뼈는 섬유막에 의하여 결합되어있다. 이 시기의 초기 관절을 천문(숫구멍, fontanels)이라 하며 신생아의 머리에서 부드러운 부위(soft spot)로 만져진다. 숫구멍은 분만시 태아가 산도를 통하여 출산 될 때 머리를 압박하여 뼈사이에서 약간의 운동이 일어나게 한다. 숫구멍은 머리뼈가 성장함에 따라 곧 폐쇄되어 움직일 수 없는 관절로 대치된다.

봉합 이외에도 2가지의 다른 형태의 섬유관절을 뼈대에서 관찰된다. 인대결합(syndesmosis)은 섬유관절로서 어느 정도 떨어져있는 2개의 뼈를 인대에 의하여 결합시키는 섬유관절이다. 이 관절은 종아리의 정강뼈와 종아리뼈의 먼쪽끝 사이에서 관찰된다. 못박이관절(정식, gomphosis)은 섬유관절로서 나무못과 이에 맞는 소　과의 관절로서 인대에 의하여 고정된다 . 이 관절은 턱에서 치아와 치아가 박히는 소　과의 관절에서 관찰된다.

연골관절(Cartilaginous joints)

연골관절(cartilaginous joints)은 관절을 이루는 2개의 마주보는 뼈사이를 연골에 의하여 결합된 관절을 연골관절(cartilaginous joint)이라 한다. 갈비뼈에 있는 갈비연골과 같이 딱딱하고 강한 결합조직인 유리연골(hyaline cartilage)이 뼈와 뼈를 연결하는 관절을 유리연골결합(일차연골결합)(synchondrosis, primary cartilaginous joints)이라고 한다. 운동은 허용되지 않지만 뼈의 길이는 성장한다. 주로 뼈끝연골판(epiphyseal cartilage plate)과 나비뒤통수결합(spheno-occipital synchondrosis)과 자루몸통결합(manubriosternal synchodrosis)이 이 관절에 속한다. 섬유연골결합(이차연골결합)(symphysis, secondary cartilaginous joints)은 섬유연골(fibrocartilage)로 연결되고, 약간의 운동성이 있다. 섬유연골(fibrocartilage)은 척주의 척추사이에 있는 척추사이원반(추간원판, intervertebral disc)과 다리이음뼈(pelvic girdle)의 두덩연골결합(symphysis pubis)에서 관찰되는 연골관절의 한 형태로서 강하게 결합되어있다. 척추사이원반은 척추를 길게 주행하는 인대에 의하여 지지받고 있으므로 척주의 손상을 줄여준다. 연골관절은 연골에 의하여 허락된 만큼의 제한된 유연성이 있기 때문에 약간 움직일 수 있는 관절이다.

윤활관절(Synovial Joints)

우리 몸의 대부분의 관절은 윤활관절(synovial joint)로서 팔다리뼈에서 많이 관찰되며 어깨관절, 무릎관절, 팔굽관절, 손목관절, 손가락뼈사이관절 및 아래턱관절 등에서 관찰된다.

윤활관절(synovial joints, diarthrosis)은 자유로운 운동이 가능하며 다음과 같은 4가지의 특징적인 구조인 관절공간(articular cavity), 관절연골(articular cartilage), 윤활막(synovial membrane), 관절주머니(articular capsule)로 구성되었다.

윤활관절은 섬유관절과 연골관절에 비하여 광범위한 운동을 가능하게 하므로 자유롭게 운동을 한다. 이 관절은 뼈를 연결하는 두꺼운 결합물질 대신에 마주보는 뼈사이에 액체가 차 있는 공간이 있어 자유롭게 운동을 한다. 액체가 차있는 공간을 관절공간(관절강, articular cavity)이라 하고 관모양의 주머니인 관절주머니(관절낭, articular capsule)에 의하여 둘러싸여 있다. 관절주머니의 바깥층은 관절을 이루는 뼈의 뼈바깥막과 연속되어있고 매우 질긴 막인 섬유주머니(섬유낭, fibrous capsule)로 되어있다. 이 주머니를 더욱 강하게 보강하기 위하여 뼈와 뼈를 연결하는 인대가 이 섬유주머니를 둘러싸고 있다. 안쪽층은 얇은 층으로 된 성긴아교결합조직(loose connective tissue)으로서 윤활막(활막, synovial membrane)이라 하며 끈적끈적하고 투명한 액체인 윤활액(활액, synovial fluid)을 관절공간(articular cavity)에 분비한다. 윤활액은 마주보는 두 뼈사이에서 충격을 흡수하는 액체성 완충제 역할을 하고 운동 중에 마찰을 방지하는 윤활제 역할을 한다. 관절공간 속에 노출된 관절을 이루는 뼈표면에는 매끈매끈한 유리연골로 둘러싸여 있는데 이를 관절연골(articular cartilage)이라고 한다.

일부 윤활관절에는 잘 움직일 수 있도록 부속구조물이 있는데 무릎에서 섬유연골판(discs of fibrocartilage)이 2개 또는 그 이상의 관절공간으로 분리한다. 이 섬유연골판을 반월판(menisci)이라 하고 관절을 안정하게 해주는 역할을 한다. 일부 관절과 관련된 부속기관으로서 윤활주머니(bursa)와 힘줄집(건초, tendon sheath)이라는 구조물이 관절 밖에 위치하여 마찰을 방지하는

"ball bearing"과 같은 역할을 한다. 윤활주머니(bursae)는 윤활막 (synovial membrane)으로 둘러싸인 납작한 주머니(sac)로서 윤활액(synovial fluid)이 차있다. 이 주머니는 어깨관절(shoulder joint)과 같은 중요한 관절에서 뼈와 힘줄(tendon, 건) 사이, 뼈와 근육사이 또는 뼈와 인대사이에 위치하여 마찰을 방지한다. 힘줄집(tendon sheath)은 손과 발에서 힘줄을 길게 둘러싸고 있는 길쭉한 주머니이다.

윤활관절에서의 운동의 유형(Types of Movements at Synovial Joints)

윤활관절은 자유로운 운동이 가능하며, 관절면의 형태와 운동의 축에 따라 분류한다. 평면관절(plane or sliding joints)은 두 개의 납작한 관절면에 의해 연결되며, 하나의 뼈 위로 나머지 뼈가 약간 미끄러지는(sliding or gliding) 운동만 가능하다. 몸쪽정강종아리관절(proximal tibiofibular joint), 발목뼈사이관절 (intertarsal joint), 손목뼈사이관절(intercarpal joint), 손허리뼈사이관절(intermetacarpal joint), 손목손허리관절(carpometacarpal joint), 복장빗장관절(sternoclavicular joints) 및 봉우리빗장관절(acromioclavicular joint)에서 관찰된다. 경첩관절(접번관절, hinge or ginglymus joints)은 문의 경첩과 비슷하고, 뼈에 직각인 하나의 축을 중심으로 운동하며, 오직 굽힘(flexion)과 폄

(extension)만이 가능하다. 팔굼관절(elbow joint), 발목관절(ankle joint), 손가락사이관절(interphalangeal joint)에서 관찰된다.

중쇠관절(차축관절, pivot or trochoid joints)은 골성 원 안에 중앙의 골성 중쇠가 회전하는 모양이다. 오직 회전운동(rotary movement)만 가능하며, 위, 아래노자관절(superior and inferior radioulnar joint)과 고리중쇠관절(atlantoaxial joint)에서 관찰된다. 타원관절(ellipsoidal joints)은 상보적인 타원형의 오목한 관절면과 볼록한 관절면을 갖고 있다. 각각에 수직인 두(방향)축으로 운동이 가능하다. 굽힘과 폄 이외에도 벌림과 모음 운동이 가능하지만 축회전은 안된다. 주로 손목관절(radiocarpal joint), 고리두통수관절(atlanto-occipital joint), 손허리손가락관절(metacarpophalangeal joint)에서 관찰된다. 관절융기관절(과상관절, condylar joint)은 두 개의 오목한 관절융기와 관절하는 두 개의 볼록한 관절융기를 갖는다. 관절의 형태는 타원형(ellipsoidal)이며, 굽힘과 폄운동을 포함한 두 방향(축) 운동이 가능하다. 무릎관절((knee joint)과 턱관절(temporomandibular joint)에서 관찰된다. 안장관절(sadle joints)은 말등의 안장과 유사하다. 여러 방향(두 축)으로 운동이 가능하여 축회전을 제외한 굽힘, 폄, 벌림, 모음 및 회선운동이 가능하다. 엄지손가락의 손목손허리관절(carpometacarpal joint)과 넙다리뼈(femur)와 무릎뼈(patella) 사이에서 관찰된다. 절구관절(ball and socket joints)은 절구모양의 머리가 컵모양의 절구에 들어맞는 형태이며, 여러 방향의 운동이 가능하다. 굽힘과 폄, 벌림, 모음, 안쪽과 가쪽 회전과 회선이 가능하다. 어깨관절(shoulder joint)과 엉덩관절(hip joint)에서 관찰된다.

5. 임상연구(Clinical Study)

Osteoporosis (골다공증)

노년기에는 뼈의 유기질과 무기질 성분이 감소되어 골다공증을 야기한다. 뼈는 뼈대조직이 퇴화되어 양적으로 감소하므로, 뼈는 부러지기 쉬우며 탄력성을 잃어버리고 골절이 쉽게 발생한다.

Joints of the Newborn Skull(신생아 머리뼈의 관절)

신생아의 머리덮개뼈(calvaria)는 다른 뼈들과 완전히 맞닿아 있지 않다. 이 부분에서의 봉합(suture)은 섬유조직으로 된 넓은 범위를 형성하는데 이를 숫구멍(fontanelle)이라고 한다). 앞숫구멍(anterior fontanelle)이 가장 두드러지게 나타난다. 일반인들은 이 부위를"soft spot"이라 부른다.

Sternal Puncture (복장뼈 천자)

골수 검사는 혈액과 관련된 질병을 진단하는데 중요한 정보를 제공한다. 복장뼈는 피부의 바로 아래에 위치하므로 쉽게 접근할 수 있으므로 골수를 채취하는데 많이 이용된다. 복장뼈 천자를 할 때에는 직경이 큰 바늘을 복장뼈의 얇은 피질층을 통하여 해면뼈(spongy bone)에 삽입하여 적골수를 채취한다. 골수 이식은 백혈병의 치료를 위해 사용되기도 한다.

척추갈림증(Spina bifida)의 종류는 다음과 같다.

숨은척추뼈갈림증(잠재이분척추, spina bifida occulta)은 척추뼈고리가 융합되지 않아 뼈의 결함만 보이는 상태이다. 척수막탈출증(Meningocele)은 융합되지 않은 척추뼈고리 사이로 척수막(meninges)이 빠져나온 상태이다. 척수막척수탈출증(수막척수류, meningomyelocele)은 척수막 뿐 아니라 척수까지 빠져 나온 상태를 말한다.

제6장 근육계통(THE MUSCULAR SYSTEM)

| 제1절 근육조직(MUSCULAR TISSUE) |

1. 서론(Introduction to the Muscular Tissue)

근육조직(muscular tissue)은 동물에서 움직임을 제공하는 기본조직으로, 뼈대, 관절과 함께 운동을 할 수 있게 한다. 개체는 근세포의 수축과 근육의 세포외물질의 배열에 의하여 운동, 수축, 펌프 및 그 밖의 추진운동을 하게 한다.

근(육)세포는 수축작용을 위해 고도로 분화된 세포이다. 근세포의 모양은 규칙적으로 반복된 수축성 단백질인 근원섬유의 유무에 따라 가로무늬근(횡문근, striated muscle)과 민무늬근(평활근, smooth muscle)으로 나눈다. 가로무늬근은 민무늬근에서는 볼 수 없는 밝은 부분과 어두운 부분이 교대로 나타나는 특성인 가로무늬가 관찰된다. 가로무늬근육에는 두 종류가 있다. 먼저 뼈대근육(skeletal muscle)은 우리 몸을 의지대로 움직일 수 있는 수의근이며, 심장근육(cardiac muscle)은 불수의근으로서 심장에서만 관찰된다. 민무늬근육은 혈관이나 내장 그리고 진피 등에서 볼 수 있다.

근세포의 구성성분을 설명할 때 고유한 용어들이 있는데, 근세포막을 근형질막(sarcolemma), 세포질을 근형질(sarcoplasm), 무과립세포질세망을 근세포질그물(근형질세망, sarcoplasmic reticulum)이라 하며, 종종 미토콘드리아(사립체)를 근사립체(sarcosomes)라고 한다. 근세포는 폭에 비해 길이가 길므로 종종 근육섬유(muscle fiber)라 한다. 그러나 이는 아교섬유(collagen fiber)와는 달리 살아있는 세포단위체이다.

세 종류의 근육은 모두 중배엽에서 기원한다. 심장근육은 내장쪽장막 중배엽에서 기원하며 대부분의 민무늬근은 내장 중배엽과 체성 중배엽에서 기원한다. 그리고 대부분의 뼈대근육은 체성 중배엽에서 기원한다.

2. 뼈대근육조직(Skeletal Muscle Tissue)

뼈대근육조직과 조직 내의 결합조직은 근육섬유의 수축과 방향성 등이 고려되어 고도의 유기적인 양상으로 배열되어 있다.

근 부착점 Muscle Attachments

뼈대근을 뼈의 끝 부분에 부착시키는 힘줄(건, tendon)은 규칙적인 치밀결합조직으로 구성되어 있으며 뼈의 뼈바깥막(골외막, periosteum)에 결합하게 되는데 일반적으로 2개 이상의 뼈에 부착하여 관절운동을 할 수 있도록 한다. 근육이 수축할 때, 근육은 단축되고 힘줄과 부착된 뼈에 장력을 발생시켜 윤활관절(synovial joint)에서 뼈의 운동을 일으킨다. 근육의 부착점 중 움직임이 크게 나타나는 곳을 닿는곳(정지부, insertion)이라 하고, 움직임이 적게 나타나는 곳을 이는곳(기시부, origin)이라 한다. 팔다리의 근육처럼 부속성 골격에 관련된 근육은 이는곳의 경우 몸통의 중심에서 몸쪽에 위치하고 닿는곳은 먼쪽에 위치하게 된다. 근육의 중간부위는 근육조직이 풍부하여 두꺼워진 부분으로 힘살(근복, belly)이라 하고, 한쪽 끝은 갈래(근두, head)라 하여 이는곳이 되고, 다른 쪽 끝은 근육꼬리(근미, tail)라 하여 닿는곳이 된다.

근육과 관련된 결합조직(Associated Connective Tissue)

근육섬유는 만약 분리된 단위로 작용할 경우 효과적이지 않을 수 있지만, 각각의 근육섬유는 인접하는 섬유들과 근다발(근속, bundle)을 형성하고 근다발은 다른 근다발들과 합쳐져 있다. 이러한 근육의 배열은 한 곳에서 수축이 발생할 때, 여러 곳에서 근육섬유를 수축하게 하고 합동으로 작용하게 만든다. 근육 안에서 근다발들을 결합시키는 것은 관련된 성긴결합조직(loose connective tissue)이다.

결합조직은 구조적으로 근육조직을 보호하고 강화된 힘을 발휘할 수 있도록 배열되어 있으며, 근육섬유들을 근다발로 묶고, 그리고 근다발들은 다시 결합조직에 의하여 싸이게 된다. 뼈대근육의 개별적인 근육섬유는 근육섬유막(근내막, endomysium)이라 불리는 섬세한 결합조직 막에 의하여 싸여 있다. 근육섬유막은 인접하는 근육섬유들을 결합시키고, 모세혈관과 신경종말을 포함하고 있다. 또 근육다발막(근외막, perimysium)이라는 다른 결합조직은 근육섬유의 다발들을 결합시켜 근육다발(근속, fasciculi)을 만들고, 근육다발막은 다양한 근다발에 관련된 혈관과 신경을 포함한다. 전체적인 근육은 치밀아교결합조직인 근육바깥막(근상막, epimysium)에 싸여 있으며, 끝부분은 근육을 뼈나 다른 근육에 연결하는 힘줄(건, tendon)과 연결되어 있다. 이러한 결합조직성분들은 서로 연결되어 있기 때문에 각각의 근육섬유의 수축력이 이들을 통해서 전달된다.

뼈대근육(골격근, skeletal muscle)

수백 개의 뼈대근육 전구체인 근육모세포(myoblast)들은 말단 끼리 서로 결합하여 근육대롱(myotube)이라는 긴 원통형 세포를 이룬다. 이렇게 형성된 새로운 근육대롱세포는 세포질 물질 뿐만 아니라 수축을 일으키는 근육원섬유(myofibril)를 형성한다. 근육원섬유는 세포의 수축을 담당하는 단백질인 근육미세섬유(myofilament)가 특수하게 배열되어 있다.

이들 근육섬유(근섬유, muscle fibers)들은 서로 평행하게 배열되어 있으며, 이 세포들 사이에는 평행하게 배열된 연속모세혈관(continuous capillaries)이 위치한다. 각각의 뼈대근육섬유는 길고, 원통형 모양으로, 핵이 여러 개이고, 가로무늬가 있다. 근육섬유의 직경은 매우 다양하여 10-100㎛정도이며, 어떤 근육섬유는 100㎛이상인 것도 있다. 근육섬유의 상대적인 힘은 직경에 따라 다르며, 전체적으로 근육의 힘은 근육섬유의 수와 두께에 따라 좌우된다.

뼈대근육은 혈관이 풍부하고, 헤모글로빈보다 산소운반 능력이 적은 산소운반단백질인 미오글로빈색소(myoglobin pigment)를 가지고 있기 때문에 분홍색에서 적색을 띤다. 뼈대근육은 미오글로빈의 양, 미토콘드리아의 수, 다양한 효소의 농도 및 수축률 등에 따라 적색섬유(red fiber), 백색섬유(white fiber) 및 중간 섬유(intermediate fiber)로 나눈다. 보통 근육은 세 종류의 근육섬 유가 각각의 특성에 따라 알맞은 비율로 모두 포함하고 있다. 닭을 예로 들면 뒷다리 근육은 적색섬유가 많으며, 가슴의 근육은 대부분 백색섬유가 많이 들어있다. 근육섬유의 신경지배는 그 근육섬유의 종류를 결정하는 인자가 된다. 만약 신경지배를 실험적으로 차단하면, 그 섬유는 스스로 새로운 신경을 수용하여 근육의 종류가 바뀌어 진다.

뼈대근육섬유의 미세 구조(Fine Structure of Skeletal Muscle Fibers)

뼈대근육섬유는 다핵의 세포이며, 핵은 주변부 즉 세포막 바로 아래에 위치한다. 작은 위성세포(satellite cell)는 하나의 핵을 가지고 있으며 세포 재생에 관여하고, 세포바닥판을 형성하는 근육섬유 표면의 움푹 패인 곳에 존재한다. 대부분의 뼈대근육은 길다란 원통형모양으로 배열된 근육원섬유로 구성되어 있으며 이들의 직경은 1-2㎛정도이다. 이들은 일렬로 정교하게 평행으로 배열되어있어 뼈대근육 가로단면의 특징적인 구조인 가로로 달리는 밝고 어두운 띠 모양의 구조가 관찰된다.

어두운띠(dark band)를 A band(편광을 이용하면 이중굴절성으로 나타남)라 하며, 밝은 띠(light band)를 I band(편광을 변화시키지 않음)라 한다. A band의 중앙에는 밝게 보이는 H band가 있는데 이는 얇은 M line에 의해 둘로 나뉜다. 각각의 I band는 가늘고 어두운 선인 Z disk(Z line)에 의해 둘로 나뉜다. 연속된 2개의 Z disk사이에 있는 근육원섬유를 근육원섬유마디(sarcomere)라고 하며, 길이는 2.5㎛정도로서 이 부위를 뼈대근육섬유의 수축 단위라고 한다.

근육 수축시 가로로 달리는 띠모양들이 특징적으로 움직이는데 I band는 좁아지고 H band는 사라지며, 그리고 Z disk는 서로 가까워진다(A와 I band 사이가 좁아짐). 그러나 A band의 폭은 변하지 않고 그대로 유지된다.

가로소관계통과 근형질내세망(T-Tubule and Sarcoplasmic Reticulum)

근형질막(sarcolemma)의 미세구조는 다른 세포들의 세포막과 유사하다. 그러나 이 근형질막이 다른 세포와 구별되는 특징은 근원섬유사이에서 가로소관(T-tubules, transverse tubule)이 있다. 가로소관은 근형질막에서 근원섬유사이로 관모양으로 함입된 긴 구조로 근원섬유를 가로로 둘러싸고 있다.

가로소관은 근육섬유들을 가로로 가로지르며 A band와 I band가 만나는 곳에 위치한다. 가로소관은 분지와 문합도 하지만 보통 하나의 관으로 존재한다. 그러므로 각각의 근원섬유마디에는 두 짝의 가로소관을 갖는데 각각 A band와 I band사이에 위치한다. 더욱이 가로소관은 근육섬유 안쪽 깊숙히 들어가 근형질막을 따라 탈분극(depolarization)의 전도파를 신속하게 전달해 준다.

가로소관계와 관련된 다른 구조는 A-I band 결합부 뿐만 아니라 가로소관과 인접해 있는 근육세포질그물(근형질내세망, sarcoplasmic reticulum)이다. 근육세포질그물은 세포내 칼슘을 저장하는 그물모양의 구조로서 A-I 결합부에서 확장된 종말수조(terminal cisternae)를 형성한다. 이 두 종말수조는 가로소관의 양쪽에서 밀접하게 붙어서 세동이(삼조체, triad)를 형성한다. 이러한 구조적 배열은 근형질막의 표면에서 전 세포로 탈분극파를 순식간에 전달하여 전압작동 칼슘방출통로(voltage gated Ca2+ release channel)을 가지고 있는 종말수조까지 도달하게 한다.

굵은근육미세섬유(Thick Filaments)

모든 굵은근육미세섬유(thick filament, myosin filament)는 200-300개의 미오신 분자로 이루어져 있다. 각각의 미오신(myosin)은 두 개의 똑같은 무거운 사슬(heavy chain)과 두 쌍의 가벼운 사슬(light chain)로 구성되어있다. 두 개의 무거운 사슬은 골프채를 닮았으며 이들의 막대기 모양의 단백질 사슬은 알파나선(α-helix)으로 서로 감싸고 있다. 각각의 무거운 체인들은 두 개의 가벼운 체인과 하나의 마이오신 분자가 있고, 마이오신 분자는 두 개의 무거운 체인과 네 개의 가벼운 체인으로 구성되어 있다.

가는근육미세섬유(Thin Filament)

가는근육미세섬유(thin filament)의 주요 구성물질은 F액틴 (F-actin)이고, 이는 G액틴(G-actin)들의 복합체이다. 비록 G액틴은 둥글지만, 이들이 복합체를 이룬 섬유형태의 F액틴에 극성을 부여하게 된다. F액틴의 두 사슬은 나선형 구조로 서로 감싸고 있어 두 개의 진주 목걸이처럼 보인다.

나선형으로 꼬인 F액틴을 따라 두 개의 가는 고랑이 있다. 트로포미오신(tropomyosin) 분자는 약 40nm정도로 액틴필라멘트 고랑을 따라 길게 연결되어 있다. 트로포미오신은 액틴분자의 활성부위를 부분적으로 덮는 역할을 한다. 각각의 트로포미오신 분자로부터 25-30nm정도 떨어진 곳에 트로포닌(troponin) 분자가 있는데, 이들은 TnT, TnC, TnI의 세 단백질로 구성되어 있다 f. TnT는 트로포닌 분자 전체를 트로포미오신에 부착시키는 역할을 하고, TnC는 칼슘 친화력이 높다. 그리고 TnI는 액틴과 부착하여 액틴과 미오신 사이를 막아 결합을 방해한다. TnC에 칼슘이 부착되면, 트로포미오신이 이동하여 활성부위가 드러난다. 이 액틴의 활성부위에 미오신의 머리가 부착할 수 있게 된다.

3. 뼈대근육섬유의 유형
(Types of Skeletal Muscle Fibers)

뼈대근육섬유는 근육다발의 모양과 배열에 따라 나눈다. 평행근(parallel), 수렴근(convergent), 조임근(괄약근, sphincteral) 또는 원형근(circular), 깃근육(우상근, pennate)으로 분류할 수 있으며, 각각의 섬유배열 형태는 근육에 각기 다른 능력을 제공하게 된다. 근육섬유의 구조는 사체나 다른 해부용 표본에서 관찰할 수 있다.

근육 군(Muscle Groups)
마치 개별적인 근육이 독립적으로 수축할 수 없는 것처럼 근육은 일반적으로 개별적으로 운동하지 않고 기능적인 상관성을 갖으면서 군으로서 역할을 수행한다. 특정한 운동을 수행하기 위하여 함께 수축하는 근육들은 협력근(synergistic muscle)이라 하고, 길항근(antagonistic muscle)은 일반적으로 관절의 반대편에 위치하면서 반대작용을 수행한다. 예를 들어, 위팔두갈래근(상완이두근, biceps brachii)의 두 근육 머리는 위팔근(상완근, brachialis)과 함께 팔꿈치관절(주관절, elbow joint)을 구부리기 위하여 수축한다. 위팔두갈래근과 위팔근의 길항근인 위팔세갈래근(상완삼두근, triceps brachii)은 수축하면서 팔꿈치부분을 편다. 수축된 근육 안의 근육섬유들은 줄어들어 있고, 또 다른 수축을 통해 다른 동작을 유발하기 전에 늘어나야하기 때문에 길항근들은 필수적인 것이다.

4. 심장근육조직(Cardiac Muscle Tissue)

심장근육은 또 다른 가로무늬근의 중류로서 오로지 심장과, 심장과 연결된 폐정맥에서만 존재한다. 성인의 심근은 가지를 치는 심근세포들이 층을 이루어 형성된 것으로 서로 문합되어 연결을 이루고 있다. 층판(Laminae)은 서로 얇은 결합조직에 의해 서로 분리되어 있는데 이곳에 혈관, 신경이 존재한다. 모세혈관은 이들 가지들로부터 기원하여 세포들 사이 결합조직을 파고들어 아주 풍부하고 치밀한 모세혈관 망을 형성하여 모든 심근세포 주위를 감싼다.

심근은 뼈대근육이나 민무늬근과는 다르게 고유의 주기성과 무의식적(자율성)인 수축능력을 지니고 있다 이 변형된 심근세포들은 그들의 수축활동을 조정하는 데 적응되어 왔다.

심장근육세포(Cardiac Muscle cells)

각각의 심장근육세포의 길이는 다양하지만 평균적으로 직경은 15μm이고 길이가 80μm이다. 각각의 세포는 하나의 크고 둥그런 핵을 세포 중심에 가지고 있으며 가끔 두 개인 것도 있다. 심근세포는 말단끼리의 결합이 매우 독특하게 형성되어 있는데 이를 사이원판(intercalated disk)라 한다. 세포막은 이러한 연접을 서로 가지고 있어서 거의 대부분의 지역에서 이들은 서로 15-20 ㎚이하 간격으로 떨어져 있다. 교통반접(또는 틈새이음, gap junction)은 세포들끼리의 빠른 정보전달이 일어 날 수 있게 해 주며 또한 세포들이 나란히 뉘여 있게 하여 서로 가깝게 붙을 수 있도록 한다.

심장이 과대 성장할 때 심근세포의 증가는 없다. 대신 심근세포가 보다 길어지고 직경이 커지게 된다. 심장이 손상을 입으면 근육은 재생되지 않고 대신 죽은 세포들이 섬유성 결합조직으로 대체된다.

5. 민무늬근육조직(Smooth Muscle Tissue)

민무늬근육(Smooth Muscle)세포에는 줄무늬가 없다. 또한 이 민무늬근에는 가로세관(T tubule)이 없다. 민무늬근은 소화기계, 생식기계, 비뇨기계의 벽과 혈관의 벽이나 큰 샘들의 도관에서 그리고 호흡기 통로에서 볼 수 있다. 민무늬근은 몸신경의 지배를 받지 않는다. 대신 자율신경이나 호르몬(bradykinins:혈관확장작용), 그리고 생리적인 조건의 지배를 받는다. 민무늬근 역시 불수의근이다.

민무늬근 섬유는 방추상모양의 길게 늘어진 세포로서 평균 길이가 약 0.2mm 정도 되며 직경은 5-6μm정도 된다. 민무늬근 세포는 끝이 차차 가늘어지는 반면 중심에는 난형의 핵을 가지고 있는데 2개 또는 그 이상의 핵을 가지고 있다. 근수축시에 핵은 나선모양의 특징적인 형태를 띠는데, 이는 민무늬근의 수축 방법 때문에 생기는 것이다.

각각의 민무늬근 세포는 바깥판에 의해 둘러싸이는데 이 바깥판은 일정하게 연속된 근세포의 근형질막을 분리시킨다. 바깥판은 무수히 많은 그물섬유(세망섬유,reticular fiber)가 각각의 민무늬근 세포를 감싸고 수축 힘을 일으키게 한다.

민무늬근의 미세구조(Fine Structure of Smooth Muscle)

민무늬근의 핵 주위 세포질, 특히 핵의 양 극에 인접한 부분은 많은 양의 미토콘드리아, 골지체, 과립세포질그물, 무과립세포질그물, 그리고 글리코겐과 같은 것이 존재한다. 또 가는미세섬유와 굵은미세섬유가 서로 섞여 존재한다. 가는 미세섬유는 액틴(tropomyosin은 연계되어 있지만 troponine은 없다)으로 구성되어 있고 반면 굵은 미세섬유는 미오신으로 구성되어있다.

6. 근육발생

뼈대근육의 발생은 배아발생 4주 동안 빠르게 유사분열하는 근육모세포(myoblast)라 불리는 분화된 중배엽 세포로부터 형성된다. 새로운 세포의 증식은 근모세포가 이동하여 서로 합쳐져 융합근육대롱세포(융합근관, syncytial myotube)을 형성하면서 계속된다. 발생 9주에 근모세포가 결합중이거나 결합된 직후, 원시근육미세섬유(primitive myofilament)가 근육대롱세포의 세포질에서 관찰되고, 핵은 가운데에 위치하게 되는데, 길이의 성장은 근육모세포의 추가를 통하여 지속된다.

근육섬유의 발생 과정은 배아의 몸통 지역에 있는 근육분절(myotome)이라 불리는 분화된 중배엽에서 일어난다. 발생 6주에 배아의 몸통은 척추와 늑골이 발생되는 쌍으로 이루어진 간엽조직(mesenchymal tissue)의 특정한 뼈분절(경절, sclerotome)과 뒤쪽에서 연관된 별개의 근육분절(myotome)로 분절된다. 척수로부터 발생하는 척수신경(spinal nerve)은 인접한 근육분절에서 발생하는 근육의 신경지배를 위하여 척추사이로 빠져나오게 된다. 근육분절이 발달되면서, 추가적으로 발생되는 근육모세포는 복부나 중심선으로 이동하거나, 원위부로 이동하여 사지를 발생시키게 된다. 근육계의 근육은 계속 분화되어지며, 발생 8주에 정확한 위치를 차지하는데, 발생되는 근육의 방향성은 뼈의 연골발생방식에 선행되어 일어나며 연골모델에 영향을 받게 된다.

| 제2절 근육계통(MUSCULAR SYSTEM) |

1. 서론(Introduction to the Muscular System)

근육학(근학, myology)은 근육을 연구하는 학문으로, 인체의 근육계는 600여 개 이상의 뼈대근육들로 이루어져 있다. 각각의 근육은 뼈대근육조직, 결합조직 그리고 신경조직으로 구성되어 하나의 기관으로 볼 수 있으며, 각각의 근육은 또한 손가락을 움직인다거나, 눈꺼풀을 깜빡이는 것과 같은 특별한 기능을 가지고 있으며, 뼈대근육들은 대략 체중의 40%를 점유하고 있다.

근육세포(근육섬유, muscle fibers)들은 신경의 자극에 의해 수축하게 되는데 아주 적은 근육섬유들의 자극은 두드러진 수축을 일으키진 않지만, 고립된 상태의 근육섬유의 수축은 근육내에서 지속적으로 발생한다. 뼈대근육 섬유의 수가 충분하게 자극에 의하여 활성화되면 근육은 수축하고 몸의 운동이 일어나게 된다.

근육은 (1) 운동, (2) 열 발생, (3) 몸의 지지 및 자세유지 등 중요한 3가지 기능을 수행한다.

1. 운동. 뼈대근육에 의해 수행되어지는 기능 중 가장 명백한 것은 걷기, 달리기, 글쓰기, 씹기 그리고 삼키기 등에서와 같이 신체의 일부나 전체를 움직이는 것으로, 심지어 안구(eyeball)나 귀속뼈(이소골, auditory ossicles) 등도 각각의 운동을 담당하는 뼈대근육과 관련되어져 있다. 뼈대근육의 수축은 호흡운동과 신체 내부의 체액(body fluid)의 이동에도 중요하게 작용한다. 개개의 뼈대근육 섬유들이 자극된 상태에서 일정한 근육수축 상태를 유지하는 것을 긴장(tonus)이라 하고 이 긴장은 지속적으로 운동하고 있는 뼈대근육이 섬유에서 역시 중요하게 작용한다.

   평활근조직의 불수의적인 수축 또한 몸을 통과하는 물질들의 움직임에 필수적이며, 마찬가지로 심장근육조직의 불수의적인 수축은 혈액을 지속적으로 몸 전체에 순환시키는 작용을 한다.

2. 열 발생. 인간의 체온은 놀랄만큼 일정하게 유지되어지는데, 세포 안에서 이루어지는 대사작용의 최종적인 산물로서 열이 방출되어 이루어진다. 근육은 대략 체중의 40%를 점유하면서 지속적으로 활동상태에 있기 때문에 열 생성의 주요한 근원으로 제공되며, 격렬한 운동을 할 경우 근육의 열 생성률은 크게 증가하게 된다.

3. 몸의 지지 및 자세유지. 골격계는 몸에 뼈대역할을 제공하

지만, 뼈대근육은 자세를 유지하고, 유연한 관절을 안정시키며, 내장의 장기를 지탱해 준다. 어떤 근육들은 주요 기능이 중력의 반대로 작용하여 능동적인 자세를 유지시켜 주기도 하고, 일부의 근육들은 자신이 이완된 상태에 있다고 생각할 때 자세 유지를 위하여 작용하기도 한다. 예를 들어, 우리가 앉아 있을 때, 머리의 무게는 목의 뒷부분에 위치한 근육들의 작용에 의하여 고리뒤통수관절(atlantooccipital joint)에서 균형이 잡히게 된다. 우리가 잠이 오기 시작하면, 목 뒤의 자세 유지를 위한 근육들이 이완되고, 머리의 무게에 의하여 고개를 갑자기 앞으로 끄덕이게 된다.

인체에 출현하는 근육조직은 평활근조직, 심근조직 그리고 뼈대근육조직의 3가지로 분류된다. 이 3가지 근육조직은 구조나 기능에 있어서 차이가 있지만, 근육계(musclular system)라고 할 경우 오직 골격을 구성하는 뼈대근육만을 뜻하기도 한다.

이단원에서는 오직 인체의 뼈대근육과 뼈대근육계에 관계된 것만을 다루게 될 것이다.

2. 뼈대근육의 운동(Movement of Skeletal Muscle)

근육의 수축(Muscle Contraction)

근육의 수축은 모든 근육원섬유마디의 수축의 합계만큼 일어
난다. 이 근육수축은 신경충격에 의해 일어나는데 실무율의 법
칙을 따른다. 근육 수축의 힘은 예를 들어 이두근의 경우 모든
근육섬유의 수축의 힘과 같다. 신경 자극은 보통 신경근육연접
(neuromuscular junction)에서 전달된다. 헉슬리(Huxley)의 근활
주설(sliding filament theory)에 의하면, 근육수축 시 가는미세섬
유가 굵은 미세섬유로 빠르게 미끄러져 간다.

다음의 과정은 뼈대근육의 수축과정이다.

1. 신경 충격이 근형질막을 따라 이동되며 가로소관(T tubule)
   을 따라 근형질그물(근형질내세망)과 연결된 종말 쪽까지
   이동된다.
2. 칼슘이온은 종말 수조에서 칼슘채널을 통해 세포질로 들어
   가서 TnC와 부착되어 이들의 구조를 변형시킨다.
3. 트로포닌의 구조변화는 트로포마이오신을 보다 깊은 고랑
   속으로 밀어 넣는다. 이로 인해 활성부위가 노출된다.
4. 마이오신의 S1에 부착된 ATP는 가수분해 되지만 ADP와 Pi
   는 여전히 S1에 부착된 형태로 남아있다. 그리고 이러한 복

합구조는 액틴의 활성부위에 부착한다.

5. Pi는 떨어져 나가고 이 때 액틴과 마이오신 사이의 결합력을 높일 뿐만 아니라 S1의 형태 변화를 일으킨다.

6. ADP 또한 떨어져 나가고 가는미세섬유가 근육섬유마디의 가운데 부분으로 끌려간다.

7. 새로운 ATP분자가 S1에 붙고 이는 액틴과 마이오신을 분리시킨다.

이런 부착과 떨어짐의 순환은 근수축이 완전해지기 위해서 수없이 반복되어져야 한다. 각각의 부착과 떨어짐은 ATP의 화학적 에너지가 필요하다.

뼈대근육의 신경분포(Innervation of Skeletal Muscle)

뼈대근육은 적어도 운동신경과 감각신경이라는 두 신경의 지배를 받는다. 운동 신경은 수축을 일으키는 반면 감각신경은 근방추를 통과한다. 또한 자율신경은 그 뼈대근육의 혈관 부분을 지배한다. 운동 신경 지배의 특수성은 지배받는 근육의 기능과 관련이 깊다. 만약에 근육이 미세한 운동을 하려면 예를 들어 눈 같은 경우 하나의 운동신경이 약 5-10개의 근 섬유를 지배한다. 반면 복벽에 있는 근육은 약 1000개의 근육섬유가 하나의 운동신경의 지배를 받는다. 각각의 운동신경과 근육섬유는 운동단위(motor unit)를 조절한다. 운동단위의 근육섬유는 실무율의 법칙을 따른다.

근육세포는 높은 신진대사 활동을 하므로 영양물질과 산소를 공급받고 노폐물을 제거하기 위한 충분한 혈관계가 필요하다. 작은 근육의 경우 대체적으로 혈액을 공급하는 하나의 동맥을 가지고 있으며, 혈액을 회수하는 2개의 정맥을 가지게 되며, 큰 근육들은 여러 개의 동맥과 정맥을 가지게 된다. 또한 미세한 모세혈관들은 개개의 근육섬유들을 둘러싸고 있는 도처의 근내막에서 출현하여 동맥과 정맥을 연결하게 된다.

뼈대근육 섬유는 신경충격(impulse)에 의한 자극을 받지 않는 이상 수축할 수 없는데, 이것은 반드시 각각의 근육이 수축하기 위해서는 근육에 신경원과 함께 공급되는 신경 분포가 반드시 필요하다는 것을 의미한다. 실제로 각각의 근육에는 2가지의 신경 통로가 존재한다. 운동신경원(원심성)은 근육이 수축할 수 있도록 자극하는 신경세포이며, 지각신경원(구심성)은 근육섬유로부터 중추신경계로 자극을 전달하는 작용을 하여 근육섬유의 활동에 반응할 수 있게 한다. 만약 근육섬유가 주기적으로 수축되도록 자극을 받지 않으면 근육은 위축(atrophy)될 것이다.

신경근육연접에서 신경전도(Impulse Transmission at the Myoneural Junctions)

운동신경섬유는 수초로 싸인 α-운동신경으로 근육의 결합조직을 통과한다. 축삭돌기는 분지를 내기도 하는데 결국 수초를 잃는다. 각각의 분지의 종말은 확장되어 둥그런 모양을 띄는데 이들이 운동종말판(motor end plate)을 형성한다.

근세포의 막(연접후막, postsynaptic membrane)은 변형되어 1차엽접틈새(primary synaptic cleft)를 형성하는데 이는 굴곡 구조를 형성하며 축삭종말(axon terminal)로 채워져 있다. 많은 2차연접틈새(secondary synaptic cleft(junctional fold))가 1차 연접틈새로 열려 있는데 이들은 보다 변형된 근형질막이다. 두 1차연접틈새와 2차연접틈새는 바깥바닥판에 의해 서고 경계가 나뉜다.

축삭 말단은 신경집세포(슈반세포, schwann cell)에 의해 덮여 있으며 미토콘드리아, 무과립세포질그물, 그리고 신경전달 물질인 아세틸콜린을 함유한 약 300,000만개에 달하는 연접소포(직경: 40-50㎚)를 가지고 있다. 이 근신경경연접은 자극을 신경섬유로부터 근세포로 전달하는 역할를 한다.

연접틈새를 통한 자극전달은 다음과 같은 과정을 거친다.

1 자극이 축삭을 지나 축삭말단을 탈분극시키고 칼슘채널을 연다.

2. 축삭말단으로 칼슘이 유입되고 이는 연접소포를 촉삭말단에서 유출되도록 한다. 그리고 아세틸콜린이(ATP와 Proteoglycan과 함께) 1차 연접틈새로 분비된다. 이와 같은 유출은 연접이전막의 활성부위에서 일어난다.

3. 신경전달 물질인 아세틸콜린은 많은 양으로 신경종말로부터 분비된다.

4. 아세틸콜린은 연접틈새를 지나 근세포에 존재하는 연접이후 부분의 아세틸콜린 수용체와 결합한다.

5. 이들 전달은 근육섬유의 가로세관계통(T tuble system)을 통해 빠르게 전달되어 근육을 수축시킨다.

근방추(Muscle spindles)

근육이 이완될 때 반사적으로 수축이 일어나는데 이를 이완반사라 한다. 이 보호 반응은 근육섬유의 손상을 방지하며 이들은 근방추에 의해 일어난다. 근방추는 근세포들 사이에 존재하는 감각 수용체가 피막(capsule)처럼 싸여있는 구조이다. 각각의 근방추는 8-10개의 길게 늘어진 좁고 길게 늘어진 매우 작은 변형된 근세포로서 방추내 근육세포(intrafusal fiber)라 불리운다. 피막의 결합조직은 근육속막과 근육다발막의 아교섬유(collagen fiber)와 연결되어 있다.

방추속 근육세포는 두 가지 종류가 있는데 핵주머니 근유섬유와 보다 많고 보다 가는 핵사슬 근육섬유이다. 두 세포내 핵은 모두 세포 중심에 위치하며 이들의 근육원섬유는 핵 주위에 위치하며 근방추의 양극 쪽으로의 수축을 제한한다. 핵주머니 근육샘유의 핵들은 모여 존재한다. 근 방추를 둘러싼 뼈대근육은 잘 구분이 안되며 방추외 근육세포(extrafusal fiber)라 불리운다.

뼈대근육의 신경근육접합 Neuromuscular Junction

근육에는 신체의 운동을 주관하는 운동신경과 감각을 감지하는 감각신경이 존재한다. 각각의 운동신경원(motor neuron)은 중추신경계(CNS)로부터 뼈대근육 섬유까지 닿아 있는 실같은 축삭(axon)을 가지고 있으며, 종말부는 축삭종말(axon terminalis)이라 불리는 축삭의 수많은 가지들로 나눠지고, 축삭종말은 운동종판(motor end plates)이라는 독특한 구조로 근육섬유의 근형질막과 접촉하고 있다. 운동종판과 근육섬유의 세포막으로 구성된 지역을 신경근육접합(neuromuscular junction)이라고 한다.

아세틸콜린은 신경전달 화학물질로 축삭돌기 말단에 있는 시냅스 소포(synaptic vesicles)들에 저장되며, 신경자극이 축삭돌기 말단에 닿으면 아세틸콜린이 방출되어 신경근육접합의 신경근육틈새(neuromuscular cleft)로 분비되고, 이 화학적인 중개물질은 근형질막의 수용기와 접촉하게 되어 근육섬유 안에서 생리적인 활성이 시작되어 근육이 수축하게 된다.

운동신경 단위 Motor Unit

하나의 운동신경 단위는 1개의 운동신경원과 그 지배하에 있는 근육섬유들의 집합체로 이루어져 있다. 신경자극이 하나의 운동신경 단위를 통과할 때 모든 섬유들은 하나의 운동신경 단위에 의하여 동시에 최대로 수축되도록 되어 있으며, 대부분의 근육들은 1개의 운동신경원에 각각 100~150개의 근육섬유들을 지배하게 된다. 정확하고 민첩한 운동이 요구되는 근육 예를 들어 안구근들은 이 비율이 1 : 10 정도이며, 몸의 전체적인 운동을 책임지는 큰 근육들 예를 들어 넓적다리부위의 근육들은 이 비율이 1 : 500을 초과하기도 한다.

모든 운동신경 단위는 특정한 근육을 지배하지만 크기가 다 같은 것은 아니며 넓적다리부위의 큰 근육들의 경우 이 운동신경 단위의 비율이 1 : 100에서 1 : 2,000까지 다양하게 출현한다. 적은 수의 근육섬유를 지배하는 신경원들은 큰 비율로 근육섬유를 지배하는 신경원보다 작은 신경세포체와 축삭의 두께가 가늘다라는 특징이 있다. 또한 작은 신경원들은 낮은 수준의 신경자극 전달물질의 유입으로도 자극되어지며, 작은 운동신경원은 자주 또한 많이 활성화 되어진다. 큰 운동신경 단위들은 오직 다양하고 힘있는 강한 수축이 요구될 때에만 활성화된다.

3. 뼈대근육의 명명(Name of Skeletal Muscle)

근육의 명명(NAMING OF MUSCLES)

뼈대근육은 근육의 모양, 위치, 부착점, 근육섬유의 방향, 연관된 자세 또는 기능에 기초하여 명명된다.

해부학을 배우기 위하여 인체의 주요한 근육의 이름을 외우는 것은 매우 부담스럽게 느껴질지라도 반드시 필요한 일이다. 쉬운 이해와 암기를 위하여 대부분의 근육들은 오른쪽 면이 거울의 왼쪽에 나타나는 것과 같이 짝지어져 있다는 것을 명심하라. 또한 대부분의 근육들이 서술적인 이름을 가진다는 것이 당신을 도와줄 것이다.

인체의 근육들을 공부할 때 근육의 이름이 각각 어떻게 만들어졌는지를 고려해야 한다. 본문 내용 안에 참조된 그림에서 각각의 근육을 확인하고 자신의 몸에서 근육의 위치를 찾아보도록 한다. 그리고 당신의 몸을 활용하여 근육의 움직임을 직접 시행해보도록 노력하라. 그리고 당신의 피부 바로 아래 위치하는 근육들의 수축성을 느껴보고, 관절에서 일어나는 움직임들을 숙지하라. 이 방법으로 근육을 배우는 것은 근육의 이해를 보다 쉽게 하고 더욱 의미있게 만들어 줄 것이다.

아래는 논리적으로 파생된 근육의 명명법에 의한 몇 가지 기준들이다.

1. 모양: rhomboideus(마름모 모양, 능형), trapezius(사다리꼴 모양); 또는 이는곳의 근육 머리 숫자를 나타낸다 : triceps(3개의 머리), biceps(2개의 머리)

2. 위치: pectoralis(가슴안, pectus); intercostal(갈비사이); brachia (팔)

3. 부차점: 많은 얼굴 근육들로 zygomaticus(광대근), temporalis(관자근), nasalis(코근); sternocleidomastoid (목빗근 - 복장뼈, 빗장뼈 그리고 관자뼈의 꼭지돌기)

4. 크기: maximus(큰, 대); minimus(작은, 소); longus(긴, 장); brevis(짧은, 단)

5. 근육섬유의 방향: rectus(곧은, 직); transverse(가로, 횡); oblique (빗, 사)

6. 관련된 위치: lateral(가쪽, 외측), medial(안쪽, 내측), internal(안, 내) and external(바깥, 외)

7. 기능: adductor(모음, 내전), flexor(굽힙, 굴곡), extensor(폄, 신전), pronator(엎침, 회내전) and levator(올림, 거)

4. 주요 뼈대근육(Principal Skeletal Muscles)

근육은 보통 해부학적 위치와 상호 협조적인 기능에 의하여 근육군(groups)으로 기술된다. 몸통·뼈대(구간골격, axial skeleton)의 근육들은 안면의 근, 목부위의 근, 몸통(체간, trunk)의 전·후 근육들을 포함한다. 팔다리뼈대(사지골격, appendicular skeleton)의 근육들은 팔이음뼈(상지대, pectoral girdle)와 다리이음뼈(하지대, pelvic girdle)에서 작용하는 근육들과 사지의 관절을 움직이는 근육들을 포함한다.

몸통·뼈대의 근육은 얼굴의 표정근, 씹기근육(저작근), 안구근, 혀근, 목부위근, 호흡근, 복벽근, 골반근 그리고 척주의 근을 포함한다.

얼굴표정근(안면근, Muscles of Facial Expression)(표 6-1)

인간은 얼굴근육이 매우 발달되어 복잡한 얼굴 표현만으로도 느낌과 의사를 잘 전달할 수 있으므로 얼굴근육은 직접 말하지 않고도 감정을 전달할 수 있는 사회적인 의사소통의 수단으로 활용되어 질 수 있다. 얼굴 표정을 나타내는 얼굴근육들은 대부분 두개골, 얼굴, 목 등의 얕은 부분에 위치하며, 비록 크기나 강도가 매우 다양할지라도 얼굴근들은 모두 두개골이나 근막에서 시작하여 피부에서 끝난다. 얼굴근육의 명칭은 부착점, 위치, 작용에 따라 표현되는 것처럼 운동은 눈, 코, 입 주위에서 이루어진다.

얼굴표정에 관여하는 각각의 근육은 얼굴신경(안면신경, facial nerve)의 지배를 받는다.

표 6-1. 얼굴의 주요 표정근육(Major Muscles of Facial Expression)

근육	이는곳	닿는곳	신경	작용
이마근(frontalis), 뒤통수이마근(occipitofrontalis)의 이마힘살(frontal belly)	머리덮개 널힘줄	이마의 피부	얼굴신경	눈썹을 올리고 이마에 주름을 지게 함(놀람)
눈둘레근(orbicularis oculi)	안쪽눈확의 뼈	눈확주위의 뼈	얼굴신경	눈꺼풀을 닫음
입둘레근(orbicularis oris)	위턱과 아래턱 정중선과 피부심층	입술의 점막	얼굴신경	입술을 닫거나 휘파람을 불 때 사용
위입술올림근(levator labii superioris)	위턱뼈의 눈확아래구멍	위입술피부	얼굴신경	윗입술을 올리고 콧구멍을 넓힘
턱끝근(mentalis)	아래턱	턱의 피부	얼굴신경	아랫입술을 올리고 턱을 내밈
볼근(buccinator)	아래턱뼈, 날개아래턱솔기	입꼬리	얼굴신경	볼을 좁혀 팽팽하게 함

눈썹주름근 (corrugator supercilli)	눈확위모서리 안쪽	안쪽눈썹부위 피부	얼굴신경	눈썹을 아래 안족으로 당김
아랫입술내림근 (depressor labii inferioris)	턱끝구멍 아래의 아래턱뼈	입둘레근과 아래입술피부	얼굴신경	아랫입술을 내림
넓은목근(platysma)	어깨세모근과 큰가슴근의 근막	얼굴 아래쪽의 피부와 피부밑 조직	얼굴신경	턱과 목의 피부를 긴장
입꼬리당김근 (risorius)	깨물근 위 근막	입꼬리	얼굴신경	미소를 지을 때 입술틈새를 넓힘
입꼬리올림근(levator anguli oris)	위턱뼈 송곳니오목	입꼬리	얼굴신경	입꼬리를 안쪽으로 당김
입꼬리내림근 (depressor anguli oris)	아래턱뼈 빗선	입꼬리	얼굴신경	입꼬리를 내림
코근(nasalis)	앞니오목 가쪽의 위턱뼈	콧방울	얼굴신경	콧방울을 코사이막쪽으로 당김

씹기근육(저작근, Muscles of Mastication) (표6-2)

큰 근육인 관자근(측두근, temporalis)과 깨물근(교근, masseter)은 안쪽날개근(내측익돌근, medial pterygoid)과 합동으로 아래턱을 올려주는 작용을 하는 강력한 근육이며, 안쪽날개근과 가쪽날개근(외측익돌근, lateral pterygoid)의 주된 기능은 치아를 갈아주는 운동을 한다. 또한 가쪽알개근은 아래턱뼈를 앞으로 내밀어 주는 운동도 주관한다.

각각의 씹기근육은 아래턱뼈의 신경과 삼차신경의 지배를 받는다.

표 6-2. 씹기근육(Muscles of Mastication)

근육	이는곳	닿는곳	신경	작용
관자근 (temporalis)	관자우묵	아래턱뼈 근육돌기	삼차신경의 아래턱신경	아래턱을 올리고 당김
깨물근 (masseter)	광대활 안쪽면의 아래모서리	아래턱뼈 근육돌기	삼차신경의 아래턱신경	아래턱을 올리고 들임
가쪽날개근 (lateral pterygoid)	위갈래 – 나비뼈 관자아래면 아래 갈래 – 가쪽 날개판의 가쪽면	아래턱뼈목, 턱관절 관절원반과 관절주머니	삼차신경의 아래턱신경	위 갈래 – 아래턱 내림 아래 갈래 – 아래턱내림
안쪽날개근 (medial pterygoid)	위 턱 뼈 결절, 가쪽 날개판 안쪽면	턱뼈각과 턱뼈가지의 안쪽면	삼차신경의 아래턱신경	아래턱을 올리고 내밈

안구근(Ocular Muscles)(표 6-3)

안구의 운동은 6개의 바깥 안구근(extrinsic ocular muscle)이 관여한다. 이 근육들 중 5개는 눈확공간(안와강, orbital cavity)

의 뒤에 있는 시신경구멍(optic foramen)의 가장자리에서 시작하고, 안구의 바깥층인 공막(sclera)에 끝난다. 4개의 곧은근(직근, rectus muscle)인 위(superior)곧은근, 아래(inferior)곧은근, 가쪽(lateral)곧은근, 안쪽(medial)곧은근은 각각 안구가 운동하는 방향성을 가리키고, 2개의 빗근(사근, oblique muscle)인 위(superior)빗근, 아래(inferior)빗근은 안구를 축에서 회전시키는 운동을 담당한다.. 한쪽 면의 안쪽곧은근(medial rectus)은 가까운 물체에 초점을 맞출 때 반대편 눈의 안쪽곧은근과 함께 수축하며, 옆을 바라 볼 때 안구의 가쪽곧은근은 반대편 눈의 안쪽곧은근과 양쪽 눈이 함께 작용하는 것을 유지하기 위해 움직인다. 위빗근은 안구에 부착하기 전에 도르래같은 연골고리인 도르래(활차, trochlear)를 통하여 지나가게 된다.

또다른 근육인 눈꺼풀올림근(상안검거근, levator palpebrae superioris)은 안구 지역에 위치하고 있지만 안구에 직접 부착하지는 않는다. 이것은 위눈꺼풀(상안검, upper eyelid) 안으로 연결되어 수축할 때 눈꺼풀을 들어올리게 된다.

표 6-3. 안구의 운동근육(Muscles of Eye Movement)

근육	이는곳	닿는곳	신경	작용
위눈꺼풀올림근 (levator palpebrae superioris)	나비뼈 작은날개의 앞위쪽	위눈꺼풀판	눈돌림신경	위눈꺼풀을 올림
위곧은근(superior rectus)	온힘줄고리	공막	눈돌림신경	안구를 올림, 모음, 안쪽돌림
아래곧은근(inferior rectus)	온힘줄고리	공막	눈돌림신경	안구를 내림, 모음, 가쪽돌림
안쪽곧은근(medial rectus)	온힘줄고리	공막	눈돌림신경	안구를 모음
가쪽곧은근(lateral rectus)	온힘줄고리	공막	가돌림신경	안구를 벌림
위빗근(superior obliques)	시각신경관 위의 나비뼈 몸통	위곧은근 밑의 공막	도르래신경	안구를 내림, 벌림, 안쪽돌림
아래빗근(inferior obliques)	코눈물고랑 가쪽의 눈확바닥	가쪽곧은근 밑의 공막	눈돌림신경	안구를 올림, 벌림, 가쪽돌림

혀를 움직이는 근(Muscles That Move the Tongue)

혀는 말하고, 저작하고, 치아를 깨끗이 하고, 음식물을 삼키는 등의 기능을 담당하는 매우 특별한 근육 기관이다. 내인성 혀근육(intrinsic tongue muscle)들은 혀 사이에 위치하면서 혀의 움직임과 모양의 변화를 가져오게 하는 근육을 말하며, 외인성 혀근육 (extrinsic tongue muscle)들은 혀가 아닌 다른 곳에서 시작하여 혀에서 끝나고, 혀 전체의 움직임을 주관하는 근육들이다. 외인성 혀근육으로는 턱끝혀근(이설골근, genioglossus), 붓혀근(경돌설근, styloglossus), 목뿔혀근(설골설근, hyoglossus), 입천장혀근(구개설근, palatoglossus)의 4쌍의 근육이 있다. 턱끝혀근의 경우 앞부분이 수축할 때 혀는 아래로 가라 앉으면서 앞으로 밀쳐지며, 만약 양쪽 턱끝혀근이 전체의 길이를 따라 수축하게 되면 혀의 윗면은 가로로 오목하게 된다. 이 턱끝혀근은 수유하는 유아에게서 매우 중요하게 작용되는데, 혀가 유두(nipple) 주위에 위치할 때 오목하게 홈이 있는 고랑(groove)가 인두(pharynx)를 향하게 하기 때문이다.

표 6-4. 혀의 외재근(Extrinsic Tongue Muscles)

근육	이는곳	닿는곳	신경	작용
턱끝혀근 (genioglosus)	아래턱뼈의 턱끝결절	혀아래면, 목뿔뼈의 몸통	혀밑신경	혀를 올림, 들임
목뿔혀근 (hyoglosus)	목뿔뼈의 몸통과 큰뿔	혀의 옆과 아래면	혀밑신경	혀를 내림, 들임
붓혀근 (styloglosus)	붓돌기	혀의 옆과 아래면	혀밑신경	혀를 내림, 내밈
입천장혀근 (palatoglosus)	물렁입천장 널힘줄	혀의 위 가쪽 부분	인두신경얼기의 미주신경	혀를 올림

목의 근육 (Muscles of the Neck)

목의 근육은 머리를 지지해 주고 운동하게 해줄 뿐만 아니라 목 주위의 목뿔뼈(설골, hyoid bone)과 후두(larynx)와 같은 구조물들을 지지해 준다. 몇몇 경부의 근육은 목부위에 위치하지만 계통적 분류에서 등근육과 팔근육으로 분류될 수 있어 이 단원에서는 오지 확실한 목의 근육에 대해서만 고찰할 것이다.

목 뒤의 근육(Posterior Muscles) (표 6-5)

목 뒤의 근육들은 앞쪽에서 시작하는 목빗근, 등세모근, 머리널판근, 머리반가시근 그리고 머리가장긴근들을 포함한다.

목빗근(흉쇄유돌근, sternocleidomastoid)은 복장뼈, 빗장뼈에서 시작해서 관자뼈의 꼭지돌기로 끝나는 근육이다. 한쪽의 목빗근이 수축하면 머리는 근육이 위치해 있는 다른 쪽 반대 방향으로 돌아가며, 만약 양쪽 목빗근이 수축하면 머리가 앞으로 그리고 아래로 당겨지게 된다. 목빗근은 넓은목근(광경근, platysma)에 의해 덮여 있다.

등세모근(승모근, trapezius)의 경우 비록 일부분이 목 뒤쪽까지 뻗어있지만, 이 근육은 등(back)의 주된 얕은근육으로 다시 설명되어질 것이다.

머리널판근(두판상근, splenius capitis muscle)은 등세모근 안쪽으로 깊이 있는 넓은 근육으로, 이 근육은 목덜미인대(항인대, ligamentum nuchae)와 제7목뼈 그리고 제1, 2, 3 등뼈의 가시돌기에서 시작하며, 관자뼈의 꼭지돌기와 위목덜미선(상항선, superior nuchal line)의 아래인 두개골의 뒤쪽으로 끝난다. 머리널판근의 한쪽이 수축하면 머리가 수축된 방향으로 회전하면서 다른 한쪽은 늘어나게 되며, 양쪽이 함께 수축하면 목 부위에서 머리를 펴고, 근육이 과도하게 수축하게 되면 머리와 목의 과다폄(hyperextension)을 야기한다.

넓고 얇은 판같은 머리반가시근(두반극근, semispinalis capitis)은 위로는 제7목뼈와 제1~6등뼈로부터 시작하여 위로 뒤통수뼈에 끝난다. 양쪽 2개의 머리반가시근이 함께 수축할 때, 머리널판근과 함께 목에서 머리를 세워 준다. 만약 머리반가시근의 근육이 2개 중 하나만 작용할 때에는 머리는 동일 방향으로 회전한다.

좁고 끈 모양인 머리가장긴근(두최장근, longissimus capitis)은 제4목뼈와 제5등뼈 사이의 가로돌기에서 시작하여 관자뼈의 꼭지돌기에 끝난다. 이 근육은 목에서 머리를 펴고, 머리를 가쪽으로 구부리거나, 약간 회전시키는 데 작용을 한다.

표 6-5. 뒤목삼각의 근육(Muscles of posterior triangle of neck)

근육	이는곳	닿는곳	신경	작용
등세모근(trapezius)	위목덜미선, C7-T12 가시돌기	빗장뼈의 가쪽, 어깨뼈의 가시	척수더부신경	어깨뼈를 올림, 당김 및 돌림
목빗근(sternoclei domastoid)	관자뼈의 꼭지돌기	복장뼈, 빗장뼈	척수더부신경	머리를 기울이고, 목을 굽힌다
머리널판근 (splenius capitis)	T1-6의 가시돌기	꼭지돌기, 위목덜미선	척수신경의 뒤가지	머리를 펴고, 머리를 가쪽으로 굽히거나 회전
어깨올림근 (levator scapulae)	C1-4의 가로돌기	어깨뼈의 안쪽 위	등쪽어깨신경	어깨뼈를 올림
뒤목갈비근 (scalenus posterior)	C4-6의 가로돌기	둘째 갈비뼈	목신경의 앞가지	목을 가쪽으로 굽힘
중간목갈비근 (scalenus medius)	C2-7의 가로돌기	첫째 갈비뼈	목신경의 앞가지	목을 가쪽으로 굽힘
앞목갈비근 (scalenus anterior)	C3-6의 가로돌기	첫째 갈비뼈	목신경의 앞가지	목을 가쪽으로 굽힘

목뿔위근육(설골상근, Suprahyoid Muscles) (표 6-6)

목뿔뼈의 위, 즉 목뿔뼈와 아래턱뼈 사이에 걸쳐 있는 근으로 구강의 바닥을 이루면서 입을 열거나 음식물을 삼킬 때 목뿔뼈와 혀를 위로 올리는 역할을 담당하는 근으로, 목뿔위근육은 두

힘살근, 턱목뿔근, 붓목뿔근을 포함한다. 두힘살근(악이복근, digastric)은 2개의 힘살을 가진 근육으로 2개의 이는점을 가지며 목뿔뼈에 정지하는데 앞힘살은 턱의 끝에 위치하는 아래턱뼈에서 기시하고, 뒤힘살은 관자뼈의 꼭지돌기 근처에서 일어난다. 두힘살근은 입을 벌릴 수 있게 하거나 목뿔뼈를 들어 올려주는 작용을 한다. 턱목뿔근(악설골근, mylohyoid)은 입의 바닥부분을 구성하며, 이것은 아래턱뼈의 아래 경계에서 기시하여 입천장솔기(악설골간봉, raphe)의 중간부분과 목뿔뼈의 몸통에 정지한다. 이 턱목뿔근이 수축하면 구강의 바닥이 올라가며, 구강 뒤쪽으로 음식물을 밀어넣어 삼키는 동작을 도와준다. 가느다란 붓목뿔근(경돌설골근, stylohyoid)은 두개골의 붓돌기에서 기시하여 목뿔뼈에 정지하며, 수축하면서 위로 올라간다. 그래서 붓목뿔근의 간접적인 동작은 혀의 바닥을 올라가게 한다.

목뿔아래근육(설골하근, Infrahyoid Muscles) (표 6-6)

가늘고 끈 모양인 목뿔아래근육들은 목뿔뼈의 아랫부분, 즉 목뿔뼈와 복장뼈, 방패연골, 어깨뼈를 연결하는 근육들로 음식물을 삼킨 뒤 위로 올라간 목뿔뼈와 인두를 아래로 당겨 제자리로 되돌리는 작용을 한다. 복장목뿔근, 복장방패근, 방패목뿔근, 어깨목뿔근이 포함되며, 각각의 이는곳과 닿는곳을 중심으로 명명되었다.

복장목뿔근(흉골설골근, sternohyoid)은 복장뼈자루에서 기시하여 목뿔뼈에 종지하는데, 수축하면서 목뿔뼈를 밑으로 당기며, 복장방패근(흉골갑상근, sternothyroid) 또한 복장뼈자루에서 기시하지만 정지는 후두의 방패연골로 수축하면 후두가 아래로 당겨진다.

짧은 방패목뿔근(갑상설골근, thyrohyoid)은 방패연골에서 기시하여 목뿔뼈에 정지하는 근육으로 후두를 올려주고 목뿔뼈를 밑으로 당겨주며, 길고 가는 어깨목뿔근(견갑설골근, omohyoid)은 어깨뼈의 위쪽 경계에서 시작하여 목뿔뼈에서 정지하며 목뿔뼈를 밑으로 당겨주는 작용을 한다.

목뿔뼈와 후두의 조화로운 움직임은 인상적이다. 목뿔뼈는 어떤 다른 뼈들과도 관절하지 않지만 8쌍의 근육들이 여기에 부착되어 있다. 2쌍은 혀의 움직임과 밀접한 관계가 있고, 1쌍은 턱을 끌어내리고, 1쌍은 구강의 바닥을 올려주고, 4쌍은 목뿔뼈를 밑으로 당기거나 후두의 방패연골을 올려주는 역할을 한다.

표 6-6. 목뿔뼈의 근육(Muscles of the Hyoid bone)

부위	근육	이는곳	닿는곳	신경	작용
목뿔위근육 (suprashyoid mucles)	두힘살근 (digastric)	앞힘살 - 아래턱뼈 뒤힘살 - 관자뼈 꼭지패임	목뿔뼈 몸통의 중간힘줄	앞힘살 - 상차신경의 턱목뿔근신경 뒤힘살 - 얼굴신경	목뿔뼈와 입안바닥 올림, 아래턱뼈 내림
	턱목뿔근 (mylohyoid)	아래턱뼈의 턱목뿔근선	정중솔기와 목뿔뼈 몸통	얼굴신경	목뿔뼈와 입안바닥 올림, 아래턱뼈 내림
	붓목뿔근 (stylohyoid)	붓돌기	목뿔뼈 몸통	얼굴신경	목뿔뼈를 올림, 들임
	턱끝목뿔근 (geniohyoid)	아래턱뼈 턱끝가시	목뿔뼈 몸통	혀밑신경을 경유하는 C1신경	목뿔뼈와 입안 바닥을 올림
목뿔아래근육 (Infrahyoid muscles)	복장목뿔근 (sternohyoid)	복장뼈 자루와 빗장뼈 안쪽끝	목뿔뼈 몸통	목신경고리	목뿔뼈를 내림
	복장방패근 (sternot hyrohyoid)	복장뼈 자루, 첫째 갈비연골	방패연골 빗선	목신경고리	방패연골과 후두를 내림
	방패목뿔근 (thyrohyoid)	방패연골 빗선	목뿔뼈 몸통과 큰뿔	혀밑신경을 경유하는 C1신경	목뿔뼈를 내림, 후두를 올림
	어깨목뿔근 (omohyoid)	어깨뼈 패임위	목뿔뼈 몸통	목신경고리	목뿔뼈를 내림, 들임

호흡근(Muscles of Respiration) (표 6-7)

호흡과 관련된 근육들은 연속해서 주기적으로 수축하는 뼈대 근육들로 일반적으로 불수의적으로 수축하는 근육들이다. 호흡 즉 폐의 공기유통은 들숨(흡기)와 날숨(호기)의 두 과정으로 나누어진다.

정상적으로 편안하게 흡입하는 동안 수축성이 있는 근육들은 가로막(횡격막, diaphragm), 바깥갈비사이근(외늑간근, external intercostal muscles), 그리고 갈비연골 사이 부분의 속갈비사이근(내늑간근, internal intercostal muscles)이다. 둥근 천장 모양을 가진 가로막의 아래로 향한 수축은 흉부 넓이의 수직적 증가를 야기시키며, 바깥갈비사이근과 속갈비사이근의 갈비연골 사이 부분의 동시적인 수축은 흉부의 가쪽 넓이를 증가시킨다. 여기에 목빗근과 목갈비근육(사각근, scalene muscles)은 호흡할 때 제1, 2의 갈비뼈를 들어올리는 것을 통하여 흡기작용을 도와주게 된다. 갈비사이근은 갈비사이신경(intercostal nerves)에 의해 신경지배를 받으며, 가로막은 가로막신경(phrenic nerve)의 신경지배를 받게 된다.

호기작용은 주로 수동적인 과정으로, 흡기근이 느슨해지고 가슴우리(흉곽, thorax)이 원래의 자리로 회복되면서 일어난다. 복부의 근육들 또한 숨을 내쉬는 동안 수축하게 되어 복강 내부의 압력을 증가시키고 가로막을 위로 올려주어 허파의 외부로 공기를 내보내도록 작용한다.

표 6-7. 가슴벽의 근육(Muscles of Thoracic Wall)

근육	이는점	닿는점	신경	작용
바깥갈비사이근 (external intercostal)	갈비뼈 아래 모서리	이는곳보다 1개 아래 갈비뼈의 위모서리	갈비사이신경	갈비뼈를 올림 (들숨)
속갈비사이근 (internal intercostal)	갈비뼈 아래모서리	이는곳보다 1개 아래 갈비뼈의 위모서리	갈비사이신경	갈비뼈를 올림 (연골 사이부분) 갈비뼈를 내림 (갈비부분)
맨속갈비사이근 (intermost intercostal)	갈비뼈 아래모서리	이는곳보다 1개 아래 갈비뼈의 위모서리	갈비사이신경	갈비뼈를 올림
가슴가로근 (transverse thoracis)	복장뼈 아래부분과 칼돌기의 뒤쪽면	갈비뼈 연골(2-6) 의 안쪽면	갈비사이신경	갈비뼈를 내림
갈비밑근 (subcostalis)	갈비뼈각 근처의 갈비뼈 안쪽면	이는곳보다 2-3개 아래 갈비뼈의 위모서리	갈비사이신경	갈비뼈를 올림
갈비올림근 (levator costarum)	T7-T11 가로돌기	아래 갈비뼈	C8-T11의 뒤가지	갈비뼈를 올림

배벽의 근 Muscles of the Abdominal Wall (표 6-8)

배벽의 앞가쪽을 이루고 있는 4쌍의 편평한 얇은 판모양의 근육은 배바깥빗근, 배속빗근, 배가로근, 배곧은근으로 구성되어 있으며, 이 근육들은 복강의 기관들을 지지하고 보호해 주며, 호흡에도 도움을 준다. 이 근육들이 수축할 때, 복강의 압력은 증가하게 되어 배변을 도와주며, 무거운 물건을 들 때 척주를 안정시키는 데 도움을 주게 된다.

배바깥빗근(외복사근, external abdominal oblique)은 가쪽 배벽의 세 층의 근육 중 가장 강하면서 가장 표층에 위치하는 근육으로 근육섬유의 방향은 하방과 안쪽으로 배열되어 있다. 배속빗근(내복사근, internal abdominal oblique)의 경우 배바깥빗근보다 깊게 위치하며 근육섬유의 방향은 배바깥빗근의 근육섬유 방향과 직각을 이루게 된다. 배가로근(복횡근, transversus abdominis)은 배부의 근육 중 가장 깊이 위치하는 근육으로 근육섬유의 방향은 배부의 가로단면 방향을 따라 주행한다. 길고 끈 모양으로 생긴 배곧은근(복직근, rectus abdominis)은 완전히 다른 3개 근육의 널힘줄(건막, aponeurosis)으로부터 만들어진 섬유성 배곧은근 섬유집(fibrous sheath)으로 둘러쌓여 있으며, 이 섬유집은 배부의 정중선에서 서로 합쳐져 백색선(linea alba)이라는 결합조직의 띠를 형성하고, 2개의 배곧은근을 분리하게 된다. 아울러 힘살에 가로로 나타나는 3~4개의 나눔힘줄(건획,

tendinous inscriptions)이 있어, 체지방이 적고 근육이 잘 발달된 사람에게서 배부 부분이 분리되어 나타난다.

표 6-8. 앞배벽의 근육

근육	이는곳	닿는곳	신경	작용
배바깥빗근 (external oblique)	아래쪽8개 (5–12) 갈비뼈의 바깥면	엉덩뼈능선 앞쪽1/2; 앞위엉덩뼈가시; 두덩뼈결절; 백색선	갈비사이신경 (T7–T11); 갈비밑신경 (T12)	배를 누름; 몸통을 구부림; 강하게 숨을 내쉴 때 작용
배속빗근 (internal oblique)	샅고랑인대의 가쪽 2/3; 엉덩뼈능선; 등허리근막	아래쪽4개 갈비뼈연골; 백색선; 두덩뼈능선; 두덩뼈빗	갈비사이신경 (T7–T11); 갈비밑신경 (T12); 엉덩아랫배신경과 엉덩샅굴신경(L1)	배를 누름; 몸통을 구부림; 강하게 숨을 내쉴 때 작용
배가로근 (transverse abdominis)	샅고랑인대의 가쪽 1/3; 엉덩뼈능선; 등허리근막; 아래쪽 6개 갈비뼈연골	백색선; 두덩뼈능선; 두덩뼈빗	갈비사이신경 (T7–T11); 갈비밑신경 (T12); 엉덩아랫배신경과 엉덩샅굴신경(L1)	배를 누름; 갈비를 누름
배곧은근 (rectus abdominis)	두덩뼈능선과 두덩뼈결합	칼돌기와 5–7번째갈비뼈연골	갈비사이신경 (T7–T11); 갈비밑신경 (T12)	갈비를 누름; 몸통을 구부림

배세모근 (pyramidal)	두덩뼈	백색선	갈비밑신경 (T12)	백색선을 긴장시킴
고환올림근 (cremaster)	샅고랑인대의 가운데; 속빗근의 아래쪽 모서리	두덩뼈결절과 능선	음부넙다리신 경	고환을 위로 당김

골반출구의 근 (Muscles of the Pelvic Outlet)

어떤 일정한 공간을 나누어 주는 막을 가로막(diaphragm)이라 하고, 골반강(pelvic cavity)의 아래에 있는 완벽한 근육의 벽인 골 반출구(pelvic outlet)는 골반가로막(골반격막, pelvic diaphragm) 과 비뇨생식가로막(요생식격막, urogenital diaphragm)의 부분으 로 구분된다. 비뇨생식가로막은 외부생식기(external genitalia)의 깊은 곳에 위치하고, 골반가로막은 내장(internal viscera)에 가까 이 위치하며, 이 얇은 근육들은 골반강 내의 장기를 지지하고, 소 변과 대변의 통로를 조절하는 것을 도와준다.

골반가로막은 항문올림근과 꼬리근으로 이루어져 항문올림근 (항문거근, levator ani)의 경우 골반내 장기들의 지지와 곧창자 [직장](rectum)의 아랫부분에서의 수축하여 배변을 도와주는 얇 은 막성의 근육이며 더 깊은 곳에는 부채 모양의 꼬리근(미골근, coccygeus muscle)이 있어 항문올림근의 기능을 도와준다.

비뇨생식가로막은 깊고 얇은 막 같은 샅가로근(회음횡근, transversus perinei)과 바깥항문조임근(외항문괄약근, external anal sphincter)으로 구성되며, 바깥항문조임근은 항문관(anal canal) 주위에 깔때기 모양으로 이루어진 조임근(괄약근)이다.

외음절개술(episiotomy)은 질구와 샅[회음](perineum) 항문올림근의 일정 부위에서 분만을 위하여 외과적으로 절개하는 수술이다. 음부신경(pudendal nerve)을 차단하고 이루어지는 외음절개술은 분만하는 동안 태아의 머리가 쉽게 빠져 나오도록 최소로 절개하게 되며 출산 후 절개된 부분은 다시 봉합을 한다.

골반가로막 아래에는 생식기의 뼈대근육 역할을 하는 샅근육(회음근, perineal muscles)이 있는데, 망울해면체근, 궁둥해면체근 그리고 얕은샅가로근(천회음횡근, superficial transversus perinei)으로 구성된다. 골반가로막의 근육들과 비뇨생식가로막의 근육들은 남자와 여자에서 비슷하지만, 샅근육의 경우 남녀차이가 뚜렷하게 구분된다. 남자의 경우 망울해면체근(구해면체근, bulbocavernosus)은 회음부의 정중선에서 널힘줄(건막) 솔기로 결합되는 2개의 대칭적인 근육으로, 음경 뿌리의 주위를 둘러싸며 이 두 근육이 수축했을 때 요도관을 조이고, 요도가 비워지는 것을 도와준다. 여자의 경우, 이 근육은 질구멍에 의하여 분리되고 수축에 의하여 질구멍을 좁혀준다. 궁둥해면체근(좌골해면체근, ischiocavernosus)은 남자의 경우 두덩활(치골궁, pubic arch)과 음경다리(음경각, crus of penis)에 부착하고, 여자의 경우 두덩활과 음핵(clitoris)에 부착하여 성적인 흥분을 느낄 때 음경과 음핵의 발기를 도와준다.

척주의 근육 Muscles of the Vertebral Column (표 6–9)

척주는 굽힘(굴곡), 폄(신전), 과다폄(과신장), 회전 그리고 가쪽으로의 굽힘(좌, 우) 등의 운동을 할 수 있는 곳으로 척주에 위치하는 강하고 복잡한 근육들은 중력에 저항하면서 척주를 지지하고 운동을 제공하도록 잘 적응되어져 있다. 배곧은근과 같이 척주를 굽히는 근육은 이미 전복벽을 구성하는 길고 끈 모양의 근육이다. 척주의 뒤면에 위치하는 폄근의 경우 굽힘근보다 더 강해야 하는데, 폄(물체를 들어올리는 것 같은)운동은 중력의 반대편에서 이루어져야 하기 때문이다. 이러한 폄근은 얕은층군과 깊은층군으로 구분되며, 척주에 위치하는 몇몇의 근육만이 이 장에서 설명되어질 것이다.

척주세움근(척주기립근, erector spinae)은 표층에서 무리를 지어 엉치뼈에서부터 두개골까지 연결되는 근육들로 엉덩갈비근(장늑근, iliocostalis), 가장긴근(최장근, longissimus), 가시근(극근, spinalis)의 3가지 종류의 근육들로 이루어져 있다. 이 근육군의 각 근들은 길고 겹쳐져 출현하는데 엉덩갈비근은 가장 가쪽에 위치하는 근육군이며, 가장긴근은 중간에, 가시근은 안쪽에 위치하여 척추의 가시돌기에 부착하게 된다.

척주세움근은 자주 부적절한 물건을 들어 올리다가 긴장성 상

해(strain)를 입게 된다. 무거운 물체를 들 경우에는 척주의 굽힘
작용에 의해서만 물건을 들지 말고, 엉덩이와 무릎관절을 충분히
굽혀서 골반과 다리부분의 근육들이 척주의 세움근을 도울 수 있
도록 해야 한다.

임신 또한 척주세움근의 긴장성 상해를 유발할 수 있다. 임산
부들은 돌출된 복부의 균형을 잡기위하여 상대적으로 척주의 과
신장을 유도하게 되고, 이 결과 비정상적인 허리의 만곡이 발생
하여 근육을 상하게 하고 독특한 걸음걸이를 유발시키게 된다.

깊이 위치하는 허리네모근(요방형근, quadratus lumborum)은
엉덩능선과 아래쪽 3개의 허리뼈에서 기시하며, 제1~4 허리뼈의
가로돌기와 12번 갈비뼈의 아래면에 정지한다. 왼쪽과 오른쪽 허
리네모근이 함께 수축할 때 허리부위의 척주는 폄운동을 하며,
분리된 수축을 할 경우 척주는 가쪽 굽힘운동을 하게 된다.

표 6-9. 뒤배벽의 근육

근육	이는곳	닿는곳	신경	작용
허리네모근 (quadratus lumborum)	L3-L5의 가 로돌기 엉덩이허리인 대 엉덩뼈능선	열두번째 갈 비뼈의 아래 모서리 위쪽, L1-L3의 가로 돌기	갈비밑신경 첫째-셋째 허리신경	열두번째 갈 비뼈를 내림, 몸통을 가쪽 으로 굽힘

큰허리근 (psoas major)	T12–L5의 가 로돌기와 척 추사이원반	넙다리뼈 작 은돌기	둘째 및 셋째 허리신경	넓적다리와 몸통을 굽힘
작은허리근 (psoas minor)	T12–L1의 몸 통과 척추사 이원반	두덩뼈빗, 엉덩두덩융기	첫째허리신경	몸통굽힘을 도와줌

팔다리뼈대의 근육 MUSCLES OF THE APPENDICULAR SKELETON

팔다리뼈대의 근육들은 팔이음뼈(pectoral girdle), 위팔(arm), 아래팔(forearm), 손목(wrist), 손(hand)과 손가락(fingers)을 구성하는 근육들로 구분되고, 그리고 다리이음뼈(pelvic girdle), 넙다리(대퇴, thigh), 종아리(하퇴, leg), 발목(ankle)과 발가락(toes)을 구성하는 근육으로 구분된다.

팔이음뼈에서 근육의 작용 Muscles Act on the Pectoral Girdle

어깨부위는 오직 복장빗장관절(흉쇄관절, sternoclavicular joint)에 의해 몸통뼈대에 연결되어 있고 더더욱 위팔을 움직이는 근육들은 어깨뼈에서 기시하면서 위팔이 운동하는 동안 어깨뼈를 고정되게 유지시켜야 하므로 강하고 끈 같은 근육들이 필수적이다. 팔이음뼈에서 작용하는 이러한 근육들은 몸통뼈대에서 기시하고, 앞근육과 뒤근육의 두 군으로 나누어질 수 있다.

팔이음뼈에서 작용하는 근육 중 앞쪽에는 앞톱니근(전거근, serratus anterior), 작은가슴근(소흉근, pectoralis minor) 그리고 빗장밑근(쇄골하근, subclavius)이 위치하고 뒤쪽에는 등세모근(승모근, trapezius), 어깨올림근(견갑거근, levator scapulae) 그리고 마름근(능형근, rhomboideus)이 위치하는데, 이 근육들은 대부분 하나의 근육이 특정한 자신만의 작용을 일으키지 않고 여러 근육들이 협력적으로 작용하여 팔이음뼈의 운동을 야기시킨다.

상당히 진전된 유방암의 치료를 위하여 근치적인 유방절제술(radical mastectomy)이 시술되는데, 이 과정에서 큰가슴근과 작은가슴근이 외과적인 수술에 의하여 제거된다. 수술 후 물리적인 치료는 근본적으로 이 지역의 협력근들을 강화시키는 방향으로 진행된다.

어깨관절에서 위팔뼈를 움직이는 근육
(Muscles That Move the Humerus at the Shoulder Joint)

어깨관절에 걸쳐 있으면서 위팔뼈에 정지하는 9개의 근육들 중 오직 큰가슴근(pectoralis major)과 넓은등근(광배근, latissmus dorsi) 만이 어깨뼈에서 기시하지 않는다. 이 두 근육은 구간근육으로 분류하고, 나머지 7개의 근육은 어깨뼈 근육들이다.

발생 과정에서 큰가슴근과 넓은등근은 구간근육이 전혀 아니었다. 그들은 앞팔부위에서 발생하여 2차적으로 가슴우리까지 확장되었다. 그들을 구간근육이라 하는 것은 오직 이는곳이 몸통뼈대에 위치하기 때문이다.

몸통근육(Axial Muscles)

큰가슴근(대흉근, pectoralis major)은 위팔뼈를 팔이음뼈에 결합시켜주는, 크고 부채꼴 모양인 가슴 근육으로 어깨관절의 주요 굽힘근(flexor muscle)이다. 또한 크고 편평하며 삼각형 모양인 넓은등근(광배근, latissimus dorsi)은 등쪽 가스우리의 아래 1/2을 덮고 있으며, 큰가슴근의 길항근으로 작용한다. 넓은등근은 때때로 "수영선수의 근육"이라 불리워지는데 넓은등근은 어깨관절을 강하게 펴고, 안쪽으로 회전하는 동안 아래쪽과 뒤쪽으로 끌어 당겨주기 때문이다. 어깨관절에서의 폄은 해부학적인 위치에서 살펴보면 위팔의 운동이 뒤쪽으로 수축되는 운동으로 어깨관절에서 각을 증가시켜 주는 운동이다.

어깨 근육(Scapular Muscles) (표 6-10)

어깨 근육은 어깨세모근, 가시위근, 가시아래근, 큰원근, 작은원근, 어깨밑근과 부리위팔근으로 구성된다.

어깨세모근(삼각근, deltoid)은 어깨관절(shoulder joint)을 싸고 있는 두껍고 강한 근육으로 많은 기능을 갖고 있지만, 주요 기능은 어깨관절의 벌림(외전, abduction) 운동이다. 함께 작용하는 큰가슴근과 넓은등근은 어깨관절의 모음(내전, adduction) 운동을 한다는 점에서 어깨세모근의 길항근이 되며, 어깨세모근은 근육내주사(intramuscular injection)시에 일반적인 위치로 활용된다.

나머지 6개의 어깨근육들은 어깨를 고정시키는 것을 도와주면서 어깨관절에서 특정한 기능을 갖게 된다. 가시위근(극상근, supraspinatus)은 위팔을 가쪽으로 회전시키고, 어깨관절의 벌림시 어깨세모근의 협력근으로 작용한다. 가시아래근(극하근, infraspinatus)은 위팔을 가쪽으로 회전시키며, 큰원근(대원근, teres major)의 기능은 넓은등근과 유사하여 모음작용과 어깨관절을 안쪽으로 회전시킨다. 작은원근(소원근, teres minor)은 가시밑근과 함께 어깨관절에서 위팔을 가쪽으로 회전시키며, 어깨밑근(견갑하근, subscapularis)은 어깨부위의 강력한 안전장치로 작용하고 또한 어깨관절에서 위팔을 안쪽으로 회전시킨다. 부리위팔근(오훼완근, coracobrachialis)은 어깨관절의 굽힘운동과 모음운동에서 큰가슴근과 협력근으로 작용하게 된다.

어깨관절을 가로지르는 9개의 근육 중 4개의 근육인 가시위근, 가시아래근, 작은원근, 어깨밑근은 흔히 돌림근띠(회선건개, rotator cuff 또는 musculotendinous cuff) 근육이라고 불린다. 이

들 4개의 근육의 원위부 힘줄(건, tendon)은 위팔뼈에 정지하는
부위로 가는 도중에 어깨관절의 섬유성피막(fibrous capsule)에
서로 섞여지고 강화되는데, 이 구조적인 배열은 어깨관절을 고정
시키는 데 있어서 주요 역할을 담당한다. 이 돌림근띠 부상은 흔
히 야구선수들에게 잘 발생되는 질환으로 야구공을 던질 때의 어
깨 벌림운동이 빠르면서 강력한 회전과 어깨관절의 굽힘운동에
의하여 이루어지기 때문이며, 이러한 무리한 운동은 이 근육군에
무리를 줄 수 있다.

표 6-10. 어깨근육(Muscles of Shoulder)

근육	이는곳	닿는곳	신경	작용
어깨세모근 (deltoid)	빗장뼈 가쪽 1/3, 봉우리, 어깨뼈가시	위팔뼈의 세모거친면	겨드랑신경	팔을 벌림, 모음, 굽힘
어깨밑근 (subscapularis)	어깨뼈밑오목	위팔뼈 작은결절	어깨위신경	팔을 가쪽돌림
가시위근 (supraspinatus)	어깨뼈 가시오목	위팔뼈 큰결절의 중간관절면	어깨위신경	폄, 팔을 가쪽으로 돌림
가시아래근 (infraspinatus)	어깨뼈 가시아래 오목	위팔뼈 큰결절의 중간관절면	어깨위신경	팔을 가쪽으로 돌림
큰원근 (teres major)	어깨뼈 아래각의 뒷면	위팔뼈 결절사이 고랑의 안쪽 모서리	아래어깨밑신경	팔을 모음, 팔을 안쪽으로 돌림

작은원근 (teres minor)	어깨뼈 가쪽모 서리 윗면	위팔뼈 큰결절 의 아래관절면	겨드랑신경	팔을 가쪽으로 돌림
넓은등근 (latissimus dorsi)	등허리근막	위팔두갈래근 고랑	가슴등신경	팔을 모음, 폄, 팔을 안쪽으로 돌림

팔꿈치관절에서 아래팔을 움직이는 근육들(Muscles That Move the Forearm at the Elbow Joint) (표 6-11)

위팔에 위치하는 강한 근육들은 위팔두갈래근, 위팔근, 위팔노근, 위팔세갈래근으로 구성되며, 팔꿈치관절의 굽힘운동과 폄운동을 담당한다. 그리고 짧은 삼각형 모양의 근육인 팔꿈치근(주근, anconeus)은 팔꿈치관절 가까이에서 위팔세갤래(삼두근, triceps brachii)의 원위부를 지나 위치하게 된다. 위팔의 횡단면은 위팔 지역의 다른 관점을 제공해줄 것이다.

강력한 힘을 가진 위팔두갈래근(상완이두근, biceps brachii)은 비록 위팔뼈에 부착되어 있지 않지만, 위팔뼈의 앞면에 위치하면서 위팔에서 가장 쉽게 관찰되는 근육이다. 위팔두갈래근은 2개의 이는곳을 가지는 근육으로 안쪽의 짧은머리(short head)는 어깨뼈의 부리돌기로부터 기시한다. 위팔두갈래근의 긴머리(long head)는 어깨뼈 관절오목의 위거친면(superior tuberosity)에서 기시하여 위팔뼈의 결절사이고랑(intertubercular groove)을 타고 내려오며, 2개의 근육 머리는 노뼈거친면(radial tuberosity)에 정지하게 된다. 위팔근(상완근, brachialis)은 위팔뼈의 앞면 아래 1/2 지역에서 위팔두갈래근 안쪽에 위치하면서 팔꿈치관절을 굽힘시키는 운동에서 위팔두갈래근과 협력근으로 작용한다.

위팔노근(완요골근, brachioradialis)은 아래팔의 가쪽을 따라 위치하는 두드러진 근육으로 이 근육 또한 팔꿈치관절을 굽힌다.

위팔의 뒤쪽에 위치하고 있는 위팔세갈래근(상완삼두근, triceps brachii)은 팔꿈치관절에서 아래팔을 펴는 근육으로 위팔두갈래근의 운동과 반대작용을 하므로 이 두 근육은 서로 길항근이 된다. 위팔세갈래근은 3개의 근육 머리(head)로 기시하는 근육으로 가쪽머리(lateral head)와 안쪽머리(medial head)는 위팔뼈에서, 긴머리(long head)는 어깨의 관절밑거친면(infraglenoid tuberosity)에서 기시하며 위팔세갈래근의 공통적인 힘줄(건)은 자뼈의 팔꿈치머리(주두, olecranon)에 정지하게 된다. 작은 근육인 팔꿈치근은 팔꿈치관절 폄운동에서 위팔세갈래근의 협력근이 된다.

표 6-11. 위팔의 근육(Muscles of Arm)

근육	이는곳	닿는곳	신경	작용
부리위팔근 (coracobrachialis)	부리돌기	위팔뼈 안쪽면의 중간 1/3	근육피부신경	위팔의 굽힘과 모음, 팔을 벌림

위팔두갈래근 (biceps brachii)	긴갈래-관절 위결절 짧은갈래-부 리돌기	노뼈거친면	근육피부신경	위팔과 아래 팔을 굽힘, 아 래팔의 뒤침
위팔근 (brachialis)	위팔 앞면의 아래쪽	자뼈의 갈고 리돌기, 자뼈 의 거친면	근육피부신경	아래팔을 굽 힘
위팔세갈래근 (triceps)	긴갈래-관절 아래결절 가쪽갈래-위 팔뼈 노신경 고랑의 위쪽 안쪽갈래-노 신경고랑의 아래쪽	자뼈의 팔꿈 치머리 위뒷 면	노신경	아래팔을 폄, 돌림
팔꿈치근 (anconeus)	가쪽위관절융 기	팔꿈치머리 와 자뼈의 위 뒷면	노신경	아래팔을 폄

손목, 손, 손가락 관절을 움직이는 아래팔의 근

(Muscles of the Forearm That Move the Joint of the Wrist, Hand and Fingers)

손목, 손 그리고 손가락 관절의 운동을 담당하는 대부분의 근육은 아래팔을 따라 위치하고 있다. 몇 개의 근육은 팔꿈치 관절과 손목관절의 두 관절에 작용하고 다른 근육들은 손목, 손 그리고 손가락 관절에 관여하며 또한 노자관절(요척관절, radioulna joint)의 회전운동에 관여하기도 한다. 일반적으로 손과 손가락에서 전형적으로 일어나는 4 가지 주된 운동은 뒤침(회외, supination), 엎침(회내, pronation), 굽힘(굴곡, flextion) 그리고 폄(신전, extension)이며, 손의 다른 운동에는 모음(내전, adduction)과 벌림(외전, abduction)운동을 포함하게 된다.

손의 뒤침과 엎침운동
(Supination and Pronation of the Hand) (표 6-11)

손뒤침근(회외근, supinator)은 노뼈의 위 뒤쪽을 둘러싸고 있는 근육으로 손을 뒤침시키는 위팔두갈래근과 협력근으로 작용한다. 손을 엎침시키는 2개의 근육은 원엎침근(원회내근, pronator teres)과 네모엎침근(방형회내근, pronator quadratus)이다. 원엎침근은 아래팔의 상부 안쪽에 위치하고, 반면에 깊고 앞쪽에 위치한 네모엎침근은 아래팔의 아래 1/4지역에서 자뼈와 노뼈 사이에 뻗어있는 근육이다. 이 원엎침근과 네모엎침근은 손바닥을 뒤쪽으로 회전시키며, 엄지손가락이 안쪽을 향하도록 협력근으로 작용한다.

손목, 손, 손가락의 굽힘
(Flexion of the Wrist, Hand and Fingers) (표 6-12)

손목, 손, 손가락 관절에서 굽힘운동을 주관하는 6개의 근육은 가쪽에서부터 안쪽으로, 얕은층에서 깊은층으로 기술되어 있다.

이 6개의 근육 중 4개의 근육은 위팔뼈의 안쪽위관절융기에서 기시하지만 팔꿈치관절에서의 운동은 미미하다. 이미 언급된 위팔노근(완요골근)은 손의 관절들을 굽힐 수 있는 아래팔에 위치한 근육임에 유의한다.

노쪽손목굽힘근(요측수근굴근, flexor carpi radialis)은 아래팔의 앞면을 대각선으로 지나면서, 먼쪽의 끈 모양 힘줄은 굽힘근지지띠(굴근지대, flexor retinaculum)의 팔목관절 아랫부분을 지나며, 이 근육은 대개 맥박을 확인하기 위하여 활용되는 노동맥(radial artery)을 찾는데 중요한 계측점으로 작용된다.

긴손바닥근(장장근, palmaris longus)은 인체에서 가장 변이가 많은 근육으로, 전체 인구의 거의 8%에 달하는 사람들에게 결여되어 있으며 4% 정도에서는 하나나 다른 한쪽의 아래팔에서 이 근육이 결여되어 있다. 남자보다 여자에게서 이 근육이 결여되는 경우가 많으며 왼쪽에서의 결여가 일반적이다. 긴손바닥근은 얕은층에 위치하고 있으므로, 손목관절을 구부리면서 엄지와 새끼 손가락을 붙여봄으로써 자신에게 이 근육의 유무를 쉽게 판단할 수 있다.

자쪽손목굽힘근(척측수근굴근, flexor carpi ulnaris)은 아래팔 앞면의 안쪽에 위치하면서, 손목관절의 굽힘과 손의 내전을 도와준다.

넓은 근육인 얕은손가락굽힘근(천지굴근, superficial digital

flexor, flexor digitorum superficialis)은 위의 3개의 굽힘근 바로 아래 위치하고 있으며, 위팔뼈, 자뼈, 노뼈에 이르는 넓은 이는곳 (기시)을 가지고 있다. 이 근육의 힘줄은 손목에서는 합쳐져 있지만 4개의 힘줄로 갈라지고 다시 둘로 나뉘어 제2~5 손가락의 중간마디뼈에 닿는다(정지).

깊은손가락굽힘근(심지굴근, deep digital flexor, flexor digitorum profundus)은 제2~5 수지의 끝마디뼈(distal phalanges)에 4개의 힘줄로 나누어져 닿고, 얕은손가락굽힘근보다 깊숙이 위치한다. 깊은손가락굽힌근은 얕은손가락굽힘근과 함께 손목과 손 그리고 제2~5의 손가락 관절에서 굽힘운동을 담당한다.

긴엄지굽힘근(장무지굴근, flexor pollicis longus)은 엄지관절의 굽힘운동과 손을 쥐는 운동을 보조해 주는 근육으로, 아래팔의 가쪽 깊은층에 위치하는 근육이다.

손의 관절에서 굽힘운동을 주관하는 근육 힘줄은 주먹을 쥐었을 때 손목에서 볼 수 있으며 손목부위를 가로로 가로지르는 굽힘근지지띠(굴근지대, flexor retinaculum)에 의해 안전하게 지지된다.

표 6-12. 아래팔 앞칸의 근육(Muscle of Anterior Compartment of Forearm)

근육	이는곳	닿는곳	신경	작용
원엎침근 (pronator teres)	안쪽 위 관절 융기, 자뼈갈 고리돌기	노뼈가쪽면	정중신경	아래팔을 엎침
노쪽손목굽힘근 (flexor carpi radialis)	위팔뼈의 안 쪽 위 관절융 기	둘째, 셋째 손허리뼈 바닥	정중신경	아래팔을 굽힘
긴손바닥근 (palmaris)	위팔뼈의 안쪽 위 관절 융기	굽힘근지지 띠, 손바닥널 힘줄	정중신경	아래팔과 손을 굽힘
자쪽손목굽힘근 (flexor carpi ulnaris)	안쪽 위 관절 융기	콩알뼈, 갈고 리뼈 갈고리	자신경	아래팔을 굽힘
얕은손가락굽힘근 (flexor digitorum superficialis)	안쪽 위 관절 융기, 자뼈 갈고리돌기	손가락 중간 마디뼈	정중신경	아래팔을 폄, 몸쪽 손가락 뼈 사이관절 을 굽힘
깊은손가락굽힘근 (flexor digitorum profundus)	자뼈의 앞안 쪽면, 뼈사이 막	손가락 끝마 디뼈 바닥	자신경과 정 중신경	손과 아래팔 을 굽힘, 먼 쪽 손가락뼈 사이관절을 굽힘
긴엄지굽힘근 (flexor pollicis longus)	노뼈의 앞면, 뼈사이막, 자 뼈 갈고리돌 기	엄지손가락 끝마디뼈 바닥	정중신경	엄지손가락 을 굽힘
네모엎침근 (pronator quadratus)	자뼈의 앞면 먼쪽	노뼈의 앞면 먼쪽	정중신경	아래팔을 엎침

손의 폄 (손의 신전, Extension of the Hand) (표 6-13)

손의 관절에서 폄운동을 하는 근육들은 아래팔의 뒤쪽에 위치한다. 주요 폄근(신근)들의 대부분은 얕은 층에 위치하며 가쪽으로 부터 안쪽으로 기술한다.

길고 점점 가늘어지는 긴노쪽손목폄근(장요측수근신근, extensor carpi radialis longus)은 위팔노근(완요골근, brachioradialis)보다 안쪽에 위치하는 근육으로 손목관절에서 손을 펴서, 벌린다. 긴노쪽손목폄근의 바로 안쪽으로 짧은노쪽손목폄근(단요측수근신근, extensor carpi radialis brevis)이 위치하며 거의 같은 기능을 수행하게 되지만 이는곳과 닿는곳은 다르다.

온손가락폄근((총)지신근, extensor digitorum communis)은 아래팔의 뒤면을 따라서 중앙부위에 위치하는 근육으로 위팔뼈의 가쪽위관절융기에서 일어나며(기시), 닿는 힘줄은 손목부위의 폄근지지띠(신근지대, extensor retinaculum) 아래에서 분리되어 제2-5 손가락 중간마디뼈 먼쪽끝에 부착한다.

새끼폄근(소지신근, extensor digiti minimi)은 온손가락폄근의 자쪽에 위치하는 길고 좁은 근육으로, 5번째 손가락으로 가는 온손가락폄근의 힘줄과 융합하여 닿는다.

자쪽손목폄근(척측수근신근, extensor carpi ulnaris)은 아래팔의 뒤면에서 가장 안쪽에 위치하는 근육으로, 5번째 중간마디뼈의 바닥부위에 닿으며, 손의 관절을 펴고 모으는 기능을 수행한다.

긴엄지폄근(장무지신근, extensor pollicis longus)은 자뼈의 중간 지점에서 일어나 아래팔의 아래쪽 2/3지점을 가로질러 엄지 끝마디뼈의 바닥부위에 닿고, 엄지손가락의 관절을 펴거나 엄지 손가락을 벌리는 운동을 담당한다. 짧은엄지폄근(단무지신근, extensor pollicis brevis)은 노뼈의 아래쪽 중간부분에서 일어나 엄지 첫마디뼈의 바닥부위에 닿고, 긴엄지폄근과 유사한 기능을 수행한다.

긴엄지벌림근(장무지외전근, abductor pollicis longus)은 이름이 가리키듯 엄지와 손의 관절을 벌리고, 자뼈와 노뼈 사이의 뼈사이인대에서 일어나 제1손허리뼈의 바닥부위에 닿는다.

손의 관절은 손이 이완될 때에도 부분적으로 구부러진다. 손의 관절을 구부리는 아래팔 근육은 펴는 근육들보다 더 크고 단단하다. 그래서 아래팔 굽힘근은 큰 근육긴장도(tonus)를 가지고 있어 이완된 손가락에서도 약간 굽어있다. 팔을 통하여 강한 전기 충격을 받는 사람들은 그들의 손목과 손의 관절을 심하게 굽히면서 전기코드나 선에 매달린다. 아래팔의 근육들 모두 수축하도록 자극을 받지만, 더 크고 강한 굴근들이 손을 강하게 쥐도록 한다.

표 6-13. 아래팔 뒤칸의 근육(Muscle of Posterior Compartment of Forearm)

근육	이는곳	닿는곳	신경	작용
위팔노근 (brachioradialis)	위팔뼈 가쪽관절융기 위능선	노뼈 붓돌기 바닥	노신경	아래팔을 굽힘
긴노쪽손목폄근 (extensor carpi radialis longus)	위팔뼈 가쪽관절융기 위능선	손허리뼈 바닥의 등쪽	노신경	손을 펴고 벌림
짧은노쪽손목폄근 (extensor carpi radialis brevis)	위팔뼈의 가쪽관절융기	셋째 손허리뼈 바닥의 뒷면	노신경	손을 펴고 벌림
손가락폄근 (extensor digitorum)	위팔뼈의 가쪽관절융기	퍼짐근확장, 손가락 중간마디뼈와 끝마디뼈 바닥	노신경	손가락과 손을 폄
새끼폄근 (extensor digiti minimi)	공통폄근힘줄과 뼈사이막	퍼짐근확장, 손가락 중간마디뼈와 끝마디뼈 바닥	노신경	새기손가락을 폄
자쪽손목폄근 (extensor carpi ulnaris)	가쪽관절융기와 자뼈 뒷면	다섯째 손허리뼈 바닥	노신경	손목을 펴고 손을 모음
손뒤침근 (supinator)	가쪽관절융기, 노뼈곁인대,	노뼈 위가쪽부분	노신경	아래팔의 뒤침
긴엄지벌림근 (abductor pollicis longus)	뼈사이막, 노뼈와 자뼈 뒷면의 중간 1/3	첫째손허리뼈 바닥의 가쪽면	노신경	엄지손가락과 손을 벌림

긴엄지폄근 (extensor pollicis longus)	뼈사이막, 자뼈 뒷면의 중간 1/3	엄지손가락의 끝마디뼈 바닥	노신경	먼쪽 엄지손가 락을 펴고, 손 을 모음
짧은엄지폄근 (extensor pollicis brevis)	뼈사이막, 노뼈 뒷면의 중간 1/3	엄지손가락의 첫마디뼈 바닥	노신경	몸쪽 엄지손가 락을 펴고, 손 을 벌림
집게폄근 (extensor indicis)	자뼈 뒷면, 뼈 사이막	둘째손가락의 폄근확장	노신경	둘째 손가락을 폄

손의 근육 (Muscles of the Hand) (표 6-14)

손은 복잡한 운동을 수행하는데 적합하도록 매우 복잡한 구조로 이루어져 있다. 아래팔의 근육에 의하여 수행되어지는 손과 손가락의 굽힘과 폄운동에 대해 이미 설명하였다. 굽힘과 폄운동과 함께 벌림과 모음운동이 상호 협조적으로 요구되어지는 손가락의 정확한 운동은 손의 작은 내인성(intrinsic) 근육에 의하여 이루어진다.

손의 근육들은 엄지쪽과 새끼손가락쪽에 각각 엄지두덩(무지구, thenar eminence)와 새끼두덩(소지구, hypothenar eminence)이라는 둥근 융기가 형성되어, 엄지두덩근(무지구근, thenar muscles), 새끼두덩근(소지구근, hypothenar muscles) 그리고 중앙 부위의 중간근(intermediate muscles)의 세 부분으로 나누어진다. 엄지두덩은 엄지의 살이 많은 기저부로 짧은엄지벌림근(단무지외전근, abductor pollicis brevis), 짧은엄지굽힘근(단무지굴근, flexor pollicis brevis), 엄지맞섬근(무지대립근, opponens pollicis)의 3개의 근육으로 이루어져 있으며, 엄지두덩근 중 가장 중요한 근은 엄지맞섬근으로 엄지손가락을 손바닥에서 새끼손가락쪽으로 당기는 근육으로 주로 물건을 잡을 때 사용된다.

새끼손가락쪽의 기저부에 위치한 새끼두덩은 가늘고 긴 살의 융기로, 새끼벌림근(소지외전근, abductor digiti minimi), 새끼굽힘근(소지굽근, flexor digiti minimi), 새끼맞섬근(소지대립근(, opponens digiti minimi)의 3개의 근육으로 구성되어져 있다.

중간근(intermediate ms)은 손바닥에서 손허리뼈 사이에 위치하고 있으며, 엄지모음근(무지내전근, adductor pollicis), 벌레근(충양근, lumbrical), 바닥쪽뼈사이근(장측골간근, palmar intersossei), 등쪽뼈사이근(배측골간근, dorsal intersossei)으로 구성된다.

표 6-14. 손의 근육(Muscles of Hand)

근육	이는곳	닿는곳	신경	작용
짧은엄지벌림근 (abductor pollicis brevis)	굽힘근지지띠, 손배뼈, 큰마름뼈	엄지손가락 첫마디뼈 바닥의 가쪽	정중신경	엄지손가락을 벌림
짧은엄지굽힘근 (flexor pollicis brevis)	굽힘근지지띠, 큰마름뼈	엄지손가락 첫마디뼈 바닥	정중신경	엄지손가락을 굽힘
엄지맞섬근 (opponens pollicis)	굽힘근지지띠, 큰마름뼈	첫째 손허리뼈 가쪽	정중신경	엄지손가락을 맞섬

엄지모음근 (adductor pollicis)	알머리뼈, 첫째, 둘째 손허리뼈의 바닥, 셋째 손허리뼈	엄지손가락 첫마디뼈 바닥의 안쪽	자신경	엄지손가락을 모음
짧은손바닥근 (palmaris brevis)	굽힘근지지띠의 가쪽, 손바닥널힘줄	손바닥의 안쪽 피부	자신경	손바닥 가쪽 피부에 주름을 형성
새끼벌림근(abductor digiti minimi)	콩알뼈, 자쪽손목굽힘근의 힘줄	새끼손가락 첫마디뼈 바닥의 안쪽	자신경	새끼손가락을 벌림
짧은새끼굽힘근(flexor digiti minimi brevis)	굽힘근지지띠와 갈고리뼈갈고리	새끼손가락 첫마디뼈 바닥의 안쪽	자신경	새끼손가락의 첫마디뼈를 굽힘
새끼맞섬근 (opponens digiti minimi)	굽힘근지지띠와 갈고리뼈갈고리	다섯째 손허리뼈의 안쪽	자신경	새끼손가락을 맞섬
벌레근 (lumbrical)	깊은손가락굽힘힘줄의 가쪽	폄근널힘줄의 가쪽	노신경	몸쪽 엄지손가락을 폄
등쪽뼈사이근 (dorsal interossei)	손허리뼈의 이웃하는 부위	첫마디뼈 바닥의 가쪽, 폄근널힘줄	정중신경과 자신경	손허리손가락 관절을 벌리고 손가락뼈사이 관절을 폄
바닥쪽뼈사이근 (palmar interossei)	둘째 손허리뼈의 안쪽, 넷째와 다섯째 손허리뼈의 가쪽	이는곳과 같은 쪽의 첫마디뼈 바닥, 폄근널힘줄	자신경	손허리손가락 관절을 모으고 손가락뼈사이 관절을 폄

엉덩관절(고관절)에서 넓적다리부위(대퇴부)를 움직이는 근육
(Muscles That Move the Thigh at the Hip Joint)

엉덩관절(고관절, hip joint)에서 넓적다리부위를 움직이는 근육들은 다리이음뼈(pelvic girdle)와 척추에서 일어나서 넙다리뼈의 여러 부위에 정지한다. 이 근육들은 엉덩관절을 자유롭게 움직이도록 안정되어 있고, 서 있을 때와 운동할 때에 몸을 지탱할 수 있도록 지지 한다. 이 부위는 인체에서 가장 큰 근육들과 몇 개의 아주 작은 근육들이 함께 나타나며, 엉덩관절에서 넓적다리부위의 운동을 주관하는 근육은 앞면, 뒤면, 안쪽면의 세 부분으로 나누어진다.

앞면의 근 (Anterior Muscles) (표 6-15)

엉덩관절에서 넓적다리부위를 움직이는 앞면 근육들은 장골근과 대요근이 있다. 삼각형 모양의 엉덩근(장골근, iliacus)은 엉덩뼈오목에서 일어나고, 넙다리뼈의 작은돌기에 닿는다. 길고 두꺼운 대요근(큰허리근, psoas major)은 요추의 추체와 횡돌기에서 기시하고 장골근을 따라 소전자에 정지한다. 대요근과 장골근은 서로 협력적으로 엉덩관절의 굽힘과 회전 그리고 척주의 굽힘 운동을 담당하며, 이 두 근육을 합쳐서 엉덩허리근(장요근, iliopsoas)이라고 부른다.

표 6-15. 넙다리앞칸의 근육; 엉덩관절의 굽힘근육(Muscles of Anterior compartment of Thigh; Flexor of Hip joint)

근육	이는곳	닿는곳	신경지배	작용
두덩근 (pectineus muscle) (A,B)	두덩뼈위가지	넙다리뼈의 두덩근선, 작은돌기의 바로 아래쪽	넙다리신경(L2,L3), 폐쇄신경의 가지도 지배할 수 있음	넓적다리의 모음과 굽힘, 안쪽돌림의 보조
엉덩허리근 (iliopsoas muscle) (A,C) 큰허리근 (psoas major muscle)	열두째등뼈에서 다섯째 허리뼈의 옆면과 척추사이원반, 모든 허리뼈의 가로돌기	넙다리뼈의 작은 돌기	허리신경(L1,L2,L3)의 앞가지	엉덩관절을 안정화하고 넓적다리를 굽힘
작은허리근 (psoas minor muscle)	열두째등뼈에서 첫째허리뼈의 옆면과 척추사이	두덩근선, 칸사이근막활을 통한 엉덩두덩융기	허리신경(L1,L2)의 앞가지	
엉덩근(iliacus muscle)	엉덩뼈능선, 엉덩뼈오목, 엉치뼈날개, 앞엉치엉덩인대	큰허리근힘줄, 작은 돌기	넙다리신경(L2,L3)	
넙다리빗근 (sartorius muscle) (A,D)	위앞엉덩뼈가시와 그 아래에 있는 패임	정강뼈의 안쪽면	넙다리신경(L2,L3)	엉덩관절에서 넓적다리의 굽힘, 벌림, 무릎관절에서 종아리의 굽힘

뒤와 가쪽(볼기)의 근(Posterior and Lateral(Buttock) Muscles) (표 6-16)

엉덩관절에서 넓적다리부위를 움직이는 뒤쪽 근육들은 큰볼기근, 중간볼기근, 작은볼기근 그리고 넙다리근막긴장근이다. 큰근육인 큰볼기근(대둔근, gluteus maximus)은 볼기(둔부) 융기의 상당 부분을 형성하고, 엉덩관절의 강력한 폄근으로 직립자세 유지와 운동에 매우 중요하다. 큰볼기근은 엉덩뼈(장골), 엉치뼈(천골), 꼬리뼈(미골)과 허리뼈부위의 널힘줄(건막)에서 기시하고 넙다리뼈의 볼기근거친면과 넙다리까지 내려가는 넙다리근막(대퇴근막, fascia lata)의 비후된 힘줄부위인 엉덩정강근막띠(장경인대, iliotibial tract)에 정지한다.

중간볼기근(중둔근, gluteus medius)은 큰볼기근 바로 안쪽에 위치하는 삼각형 모양의 근육으로 엉덩뼈의 가쪽면에서 일어나 넙다리뼈의 큰돌기(대전자)에 닿는다. 중간볼기근은 엉덩관절을 벌리고 안쪽으로 회전하는 운동을 하며, 이 근육은 근육내 주사를 위한 장소로 활용되므로 임상적으로 중요한 장소가 된다.

작은볼기근(소둔근, gluteus minimus)은 볼기의 근육 중 가장 작으면서 깊은층에 위치하는 근육으로 엉덩뼈의 가쪽면에서 일어나 큰돌기의 가쪽면에 닿는데, 엉덩관절을 벌리는 중간볼기근과 넙다리근막긴장근과 함께 협력근으로 작용한다.

사각형 모양의 넙다리근막긴장근(대퇴근막장근, tensor fasciae

latae)은 엉덩이 가쪽면의 천부에 위치하는데, 엉덩뼈능선에서 일어나 엉덩정강인대라 불리는 넓적다리부위의 가쪽넓은근막에 정지한다. 이 넙다리근막긴장근과 중간볼기근은 엉덩관절을 벌리게 하는 협력근이다.

엉덩관절에 위치하는 6개의 가쪽 회전근육의 깊은층 근육은 엉덩이의 뒷면 위에 있다. 위에서부터 아래로 궁둥구멍근(이상근, piriformis), 위쌍동이근(상쌍자근, superior gemellus), 속폐쇄근(내폐쇄근, obturator internus), 아래쌍동이근(하쌍자근, inferior gemellus), 겉폐쇄근(외폐쇄근, obturator externus)과 넙다리네모근(대퇴방형근, quadratus femoris)으로 나타난다.

표 6-16. 볼기부위(gluteal region)의 근육 : 넓적다리(thigh)의 벌림근육과 돌림근육(Muscles of Gluteal Region; Abductors and Rotators of Thigh)

근육	이는곳	닿는곳	신경지배	작용
큰볼기 (gluteus maximus)	엉덩뼈의 뒤볼기근선 뒤쪽 엉치뼈와 꼬리뼈의 등쪽면 엉치결절인대	대부분의 근육섬유는 정강뼈의 가쪽관절융기에 붙어 있는 엉덩정강띠에 닿고, 일부는 볼기근거친면에 닿음	아래볼기신경 (L5,S1,S2)	넓적다리의 폄과, 가쪽돌림. 넓적다리를 안정화시켜 앉은 자세에서 일어날 때 도움을 줌

중간볼기근 (gluteus medius muscle)	앞볼기근선과 뒤볼기근선 사이에 있는 엉덩뼈의 바 깥면	넙다리뼈 큰 돌기의 가쪽 면	위볼기신경 (L5,S1)	넓적다리의 벌림과 안쪽 돌림.
작은볼기근 (gluteus minimus muscle)	앞볼기근선과 아래볼기근선 사이에 있는 엉덩뼈의 바깥 면	넙다리뼈 큰 돌기의 앞면		
넙다리근막긴장근 (tensor of fascia lata)	위앞엉덩뼈가 시 : 엉덩뼈능 선의 앞부분	정강뼈의 가 쪽관절융기에 붙어있는 엉 덩정강띠		
궁둥구멍근 (piriformis muscle)	엉치뼈의 앞 면 엉치결절 인대	넙다리뼈 큰 돌기의 위모 서리	S1과 S2 앞가 지의 가지	펴진 넓적다 리의 가쪽돌 림과 굽힌 넓 적다리의 벌 림. 절구에 넙 다리뼈 머리 를 고정시킴
속폐쇄근 (obturator internus muscle)	폐쇄막의 골 반면	넙다리뼈 큰 돌기의 안쪽 면(돌기오목)	속폐쇄근신경 (L5,S1)	
위아래쌍둥이근 (superior and inferior gemelli muscle)	위 : 궁둥뼈가 시 아래 : 궁둥뼈 결절	다리뼈 큰돌 기의 안쪽면 (돌기오목)	위쌍둥이근 : 속폐쇄근신경 아래쌍둥이근 : 넙다리네모 근신경	
넙다리네모근 (quadratus femoris muscle)	궁둥뼈결절의 가쪽모서리	돌기사이능선 에 있는 네모 근결절 및 그 아래부분	넙다리네모근 신경(L5,S1)	넓적다리의 가쪽돌림. 절 구에 넙다리 뼈 머리를 고 정

안쪽근육 또는 모음근육 (Medial or Adductor, Muscles) (표 6-17)

엉덩관절 운동에 관여하는 안쪽 근육들은 두덩정강근, 두덩근, 긴모음근, 짧은모음근과 큰모음근들이다.

길고 좁은 두덩정강근(박근, gracilis)은 안쪽 넙다리근육중 가장 얕은 층에 나타나는 근육으로 엉덩관절을 모으고 무릎관절을 굽힌다. 두덩근(치골근, pectineus)은 엉덩관절을 움직이는 안쪽 넙다리근육 중 가장 위쪽에 위치하는 근육으로 편평하고 사각형 모양으로 넙다리를 굽히고 모으는 운동을 한다. 긴모음근(장내전근, adductor longus)은 넓적다리부위의 위 1/3에 위치하면서 두덩정강근의 바로 가쪽에 존재하는데 모음근 중 가장 안쪽에 위치하는 근육이다. 짧은모음근(단내전근, adductor brevis)은 긴모음근과 두덩근에 덮여 있는 깊은 쪽에 있는 근육으로 약간 삼각형 모양이다. 큰모음근(대내전근, adductor magnus)은 크고 두꺼운 근육으로 약간 삼각형 모양이며, 다른 두 모음근보다 깊숙이 위치한다. 긴모음근, 짧은모음근, 큰모음근은 엉덩관절을 가쪽으로 회전시키고, 모음과 굽힘운동을 담당하는 협력근들이다.

표 6-17. 넙다리 안쪽칸의 근육 : 넓적다리의 모음근육(Muscles of medial compartment of Thigh; Adductors of Thigh)

근육	이는곳	닿는곳	신경지배	작용
긴모음근 (adductor longus) (E,G)	두덩뼈능선 아래의 두덩 뼈몸통	넙다리뼈의 거친선의 가운데 1/3	폐쇄신경 (L2,L3,L4), 앞 갈래의 가지	넓적다리의 모음
짧은모음근 (adductor brevis) (F,G)	두덩뼈몸통 과 두덩뼈아 래가지	넙다리뼈의 두덩근선과 거친선의 몸 쪽부분	폐쇄신경 (L2,L3,L4), 앞 갈래의 가지	넓적다리의 모음, 굽힘에 도 조금 관여
큰모음근 (adductor magnus) (C,D,G)	모음근부분 : 두덩뼈 아래 가지, 궁둥뼈 가지 폄근부분 : 궁둥뼈결절	모음근부분 : 볼기근거친면, 거친선, 안쪽 관절융기위선 폄근부분 : 모 음근결절	모음근부분 : 폐쇄신경 (L2,L3,L4), 앞 갈래의 가지 폄근부분 : 궁 둥신경에서 나온 정강신 경(L4)	넓적다리의 모음 모음근부분 : 넓적다리의 굽힘 폄근부분 : 넓 적다리의 폄
두덩정강근 (gracilis muscle) (H)	두덩뼈몸통 과 두덩뼈아 래가지	정강뼈의 안 쪽면 위부분	폐쇄신경 (L2,L3)	넓적다리의 모음, 종아리 의 굽힘, 종아 리의 안쪽돌 림에도 관여
바깥폐쇄근 (obturator externus muscle)	폐쇄구멍의 테두리와 폐 쇄막	넙다리뼈의 돌기오목	폐쇄신경 (L3,L4)	넓적다리의 가쪽돌림, 넙 다리뼈머리를 절구에 고정 시킴

250

무릎관절을 움직이는 넓적다리 근육
(Muscles of the Thigh That Move the Knee Joint)

슬관절을 움직이는 근육들은 골반이나 넓적다리부위에서 기시하며 장경인대와 대퇴근막(fascia lata)의 연속인 질긴 근막들에 의해 둘러싸여지거나 구획되어진다. 이 근육들은 위치와 기능에 따라 앞면의 폄근과 뒤면의 굽힘근 두 부분으로 나누어진다.

폄근육 또는 앞면근육
(Anterior, or Extensor, Muscles) (표 6-18)

무릎관절을 움직이는 앞넙다리근에는 넙다리빗근과 넙다리네갈래근이 있다. 인체에서 가장 길고 폭이 좁은 띠 모양의 넙다리빗근(봉공근, sartorius)은 넙다리의 앞안쪽을 비스듬히 횡단하는 근육으로 엉덩이의 가쪽회전과 굽힘운동을 담당하며, 또한 무릎관절의 굽힘운동과 안쪽으로 회전시키는 운동을 도와주는 작용도 한다.

넙다리네갈래근(대퇴사두근, quadriceps femoris)은 인체에서 가장 큰 근육으로 각각 4개의 다른 이는점을 가지면서 무릎힘줄(슬개건, patellar tendon)을 경유하여 무릎뼈에 공통으로 닿는 혼합된 근육이다. 무릎힘줄은 무릎뼈 위에서 하행하여 정강뼈 거친면에 부착하고, 이 부위를 무릎인대라 한다. 이 근육들은 축구 공을 찰 때 이루어지는 동작처럼 무릎관절의 폄운동시 협력하는 근

육이다. 넙다리네갈래근은 넙다리곧은근, 가쪽넓은근, 안쪽넓은
근과 중간넓은근의 네 근육으로 구성되어 있다.

　넙다리곧은근(대퇴직근, rectus femoris)은 가장 얕은층에 위치
하고 넙다리네갈래근 중 유일하게 엉덩관절과 무릎관절 운동에
참여하는 근육이다. 가쪽에 위치한 가쪽넓은근(외측광근, vastus
lateralis)은 넙다리네갈래근 중 가장 큰 근육으로 유아의 경우 볼
기나 어깨부위의 근육발달이 미약할 때 근육내주사의 장소로 사
용된다. 안쪽넓은근(내측광근, vastus medialis)은 넙다리의 안쪽
부위에 위치하며, 중간넓은근(중간광근, vastus intermedius)은
넙다리곧은근 바로 아래 깊숙이 위치하여 외부에서의 관찰이 용
이하지 않다.

표 6-18. 넙다리 앞칸의 근육 : 무릎관절의 폄근육(Muscles of Anterior compartment of Thigh; Extensor of Knee joint)

근육	이는곳	닿는곳	신경지배	작용
넙다리네갈래근(quadriceps femoris)				
넙다리곧은근 (rectus femoris muscle)	아래앞엉덩뼈 가시와 절구의 위쪽 엉덩뼈	넙다리네갈래근 힘줄이 무릎뼈바닥에 닿음. 무릎인대를 통해서 간접적으로 정강뼈 거친면에 닿음. 안쪽넓은근과 가쪽넓은근도 널힘줄을 통해서 정강뼈와 무릎뼈에 닿음 (안쪽무릎지지띠와 가쪽무릎지지띠)	넙다리신경 (L2-4)	종아리의 펴고 가족돌림 또는 넙다리곧은근은 엉덩관절을 고정시키고 엉덩허리근의 넓적다리 굽힘을 도와줌
가쪽넓은근(vastus lateralis muscle)	큰돌기와 거친선의 가쪽선			
안쪽넓은근(vastus medialis muscle)	돌기사이선과 거친선의 안쪽선			
중간넓은근(vastus intermedius)	넙다리뼈의 앞면과 가쪽면			

굽힘근육 또는 뒤면근육(Posterior, or Flexor Muscles)(표 6-19)

무릎관절을 구부릴 때 종아리(하퇴, leg)를 움직이는 뒤쪽 넙다리근육에는 넙다리두갈래근, 반힘줄모양근, 반막모양근의 3개의 근육이 있으며, 넙다리네갈래근과는 길항근으로서 작용을 한다. 또한 이 근육은 햄을 저장하기 위하여 정육점 주인들이 돼지의 무릎에 있는 이 근육들의 힘줄을 사용하여 매달기 때문에 오금줄

근육(슬건근, hamstring muscles; 햄스트링)으로도 알려져 있다.

넙다리두갈래근(대퇴이두근, biceps femoris)은 넙다리 뒤면의 가쪽을 구성하며, 얕은층에 위치하는 긴머리(long head)와 깊은 층에 위치하는 짧은머리(short head)를 가지고 있고 엉덩과 무릎 양관절을 움직이는 근육이다. 얕은층의 반힘줄모양근(반건양근, semitendinosus)은 방추상 모양으로 넙다리의 뒤안쪽에 위치하 며, 이 근육 또한 두 관절에 걸쳐 영향을 미친다. 편평한 반막모 양근(반막양근, semimembranosus)은 넙다리의 뒤안쪽의 반힘줄 모양근 보다 깊게 위치한다.

오금줄근육(hamstring) 부상은 운동 중에 잘 발생하는 질환으 로, 대개 무릎관절에 주어지는 갑작스러운 안쪽이나 가쪽의 압력 에 의하여 근육이나 힘줄이 찢어질 때 발생한다. 왜냐하면 오금 줄근육의 구조와 오금줄근육에 가해지는 압력은 경쟁적으로 작 용하기 때문에 무릎관절은 부상당하기 쉬운 장소이다.

표 6-19. 넙다리뒤칸의 근육: 엉덩관절의 폄근육과 무릎관절의 굽힘근육 (Muscles of Posterior Thigh; Extensors of Hip and Flexors of Knee)

근육	이는곳	닿는곳	신경지배	작용
반힘줄근 (semitendinosus)	궁둥뼈결절	정강뼈 위부분의 안쪽면	궁둥신경의 정강갈래 (L5,S1,S2)	넓적다리의 폄, 종아리의 굽힘과 굽힌 종아리의 안쪽돌림, 넓적다리와 종아리가 굽혀진 상태에서는 몸통의 폄
반막근 (semimem branosus)		정강뼈의 안쪽관절융기 위부분, 일부 힘줄이 넙다리뼈 가쪽관절융기에 닿아 빗오금인대를 형성함		
넙다리두갈래근 (biceps femoris muscle)	긴갈래 : 궁둥뼈결절 짧은갈래 : 거친선과 넙다리뼈 가쪽관절융기 위선	종아리뼈머리의 가쪽면, 이곳의 힘줄은 가쪽곁인대에 의하여 갈라져 있음	긴갈래 : 궁둥신경의 정강갈래 (L5,S1,S2) 짧은갈래 : 궁둥신경의 온종아리갈래 (L5,S1,S2)	종아리의 굽힘과 굽힌 종아리의 가쪽돌림, 넓적다리의 폄

발목, 발, 발가락의 관절을 움직이는 종아리의 근육 (Muscles of the Leg That Move the Joints of the Ankle, Foot and Toes)

발의 운동에 관여하는 종아리근육(하퇴근, crural muscles)은 앞종아리근육, 가쪽종아리근육, 뒤쪽종아리근육의 3부분으로 이루어져 있으며, 정강뼈 몸통의 앞가장자리를 따라 내려오면서 종아리의 앞안쪽에는 근육의 부착이 적은 특징이 있다.

앞종아리근육(전하퇴근 Anterior Crural Muscles) (표 6-20)

앞종아리근육은 앞정강근, 긴발가락폄근, 긴엄지폄근, 셋째종아리근으로 구성된다. 크고 얕은층에 위치하는 앞정강근(전경골근, tibialis anterior)은 정강뼈의 앞가쪽 부분에서 쉽게 만져볼 수 있는 근육으로 돌출된 정강뼈의 앞능선(anterior crest)과 평행으로 위치하고 있다. 긴발가락폄근(장지신근, extensor digitorum longus)은 종아리의 앞가쪽면에서 앞정강근의 가쪽에 위치하며, 긴엄지폄근(장무지신근, extensor hallucis longus)은 앞정강근과 긴발가락폄근 사이에 깊숙이 위치한다. 작은 셋째종아리근(제3비골근, peroneus tertius muscle)은 긴발가락폄근의 먼쪽부분에 연속되어 나타난다.

가쪽종아리근(외측하퇴근 Lateral Crural Muscles) (표 6-20)

가쪽종아리근은 긴종아리근과 짧은종아리근으로 구성된다. 길고 납작한 긴종아리근(장비골근, peroneus longus)은 종아리뼈의 가쪽의 얕은층에 위치하는 근육이고 짧은종아리근(단비골근, peroneus brevis)은 긴종아리근보다 깊숙이 발에 더 가깝게 위치

하는 근육이다. 이 두 근육은 발목관절의 굽힘운동과 발의 가쪽
번짐운동에 서로 협력근으로 작용한다.

표 6-20. 종아리앞칸과 종아리가쪽칸의 근육(Muscles of Anterior and Lateral Compartments of Leg)

근육	이는곳	닿는곳	신경지배	작용
종아리앞칸 (anterior compartment) 앞정강근 (tibialis anterrior muscle)	정강뼈의 가쪽관절융기, 정강뼈 가쪽면의 위쪽반, 뼈사이막	안쪽쐐기뼈의 안쪽면과 아래면, 첫째 발허리뼈바닥	깊은종아리신경(L4,L5)	발목의 발등굽힘과 발의 안쪽번짐
긴발가락폄근 (extensor digitorum longus muscle)	정강뼈의 가쪽관절융기, 종아리뼈 안쪽면의 위 3/4, 뼈사이막	가쪽 4개 발가락의 중간마디뼈와 끝마디뼈	깊은종아리신경 (L5, S1)	가쪽 네 개의 발가락의 폄과 발목의 발등굽힘
긴엄지폄근 (extensor hallucis longus muscle)	종아리뼈 앞면의 가운데 부분, 뼈사이막	엄지발가락의 끝마디뼈바닥의 등쪽면	깊은종아리신경 (L5, S1)	엄지발가락의 폄과 발목의 발등굽힘
셋째종아리근 (fibularis tetius muscle)	종아리뼈 앞면의 아래 1/3, 뼈사이막	다섯째발허리뼈바닥의 등쪽면	깊은종아리신경 (L5, S1)	발목의 발등굽힘과 안쪽번짐의 보조

종아리가쪽칸 (lateral compartment) 긴종아리근 (fibularis longus muscle) (5)	종아리뼈머 리와 종아리 뼈 가쪽 면 의 위 2/3	첫째발허리 뼈바닥과 안 쪽쐐기뼈	얕 은 종 아 리 신 경 (L5,S1,S2)	발의 가쪽번 짐과 발목의 약한 발바닥 굽힘
짧은종아리근 (fibularis brevis muscle) (6)	종아리뼈가 쪽면의 아래 2/3	다섯째발허 리뼈 거친면 의 등쪽면	얕 은 종 아 리 신 경 (L5,S1,S2)	발의 가쪽번 짐과 발목의 약한 발바닥 굽힘

뒤종아리근(후하퇴근 Posterior Crural Muscles) (표 6-21-22_)

7개로 구성된 뒤종아리근은 얕은층근과 깊은층근으로 분류된
다. 얕은층근은 장딴지근, 가자미근, 장딴지빗근이며, 4개의 깊은
층근은 오금근, 긴엄지굽힘근, 엄지굽힘근, 뒤정강근이다.

장딴지근(비복근, gastrocnemius)은 얕은층에 위치하는 큰 근
육으로 다리 장딴지(비복, calf)의 대부분을 형성하며 넙다리뼈
의 안쪽위관절융기(내측상과)와 바깥위관절융기(외측상과)의 뒤
면에서 2개의 다른 근육머리로 일어난다. 이 장딴지근과 보다 더
깊이 위치하는 가자미근(soleus)은 발꿈치힘줄[아킬레스힘줄](종
골건, tendo calcaneus, or tendon of Achilles)을 경유하여 발꿈치
뼈에 닿는다. 발꿈치힘줄은 인체에서 가장 튼튼한 힘줄이지만 종
종 운동경기 중 갑작스런 자극으로 인하여 자주 파열되기도 한
다. 장딴지근은 무릎관절의 굽힘운동과 발목관절에서 발바닥굽

힘(plantar flexion)운동을 주관한다. 가자미근은 장딴지근 깊숙이 위치하며 장딴지근과 함께 종종 종아리세갈래근(하퇴삼두근, triceps surae)이라는 하나의 근육으로 언급되어진다. 가자미근과 장딴지근은 함께 닿지만, 가자미근은 오직 발바닥굽힘시 발목관절에만 작용한다.

작은 근육인 장딴지빗근(족척근, plantaris)은 넙다리뼈의 가쪽관절융기위능선(외측상과능, lateral supracondylar ridge)에 있는 장딴지근의 가쪽머리 이는곳의 조금 위에서 일어나며, 매우 길고 가느다란 힘줄로 발꿈치뼈에 닿는다. 장딴지빗근의 힘줄은 처음 해부를 하는 사람들에게 자주 신경으로 오해되기도 하며, 무릎관절의 굽힘과 발목관절의 발바닥 굽힘운동에 제한된 능력을 발휘하는 약한 근육이다.

얇고 삼각형 모양의 오금근(슬와근, popliteus)은 장딴지근의 근육 머리에 깊숙이 위치하면서 무릎관절의 뒤쪽에 함몰된 부분인 다리오금부분의 바닥을 형성하고 운동하는 동안 무릎관절의 안쪽 회전에 관여하는 근육이다. 깃근육(bipennate)인 긴엄지굽힘근(장무지굴근, flexor hallucis longus)은 종아리의 뒤가쪽면에서 가자미근 안에 깊숙이 위치하며, 엄지발가락(무지, hallux)의 관절을 굽히고 발목관절의 발바닥굽힘과 발의 안쪽번짐운동(invert)을 도와준다.

긴발가락굽힘근(장지굴근, flexor digitorum longus) 또한 가자미근 안에 깊숙이 위치하면서 종아리의 안쪽면에서 긴엄지굽힘근과 평행으로 달리는 근육이다. 이 근의 먼쪽 힘줄은 안쪽복사(medial malleolus) 뒤쪽으로 통과하고 발바닥면을 따라 계속되며 나중에 4개의 힘줄로 갈라진 다음 제2~5지의 끝마디뼈의 바닥부위에 닿는다. 긴발가락굽힘근은 여러 관절에 작용하여, 4개의 발가락 관절의 굽힘운동, 발목관절의 발바닥 굽힘과 발의 안쪽번짐운동을 도와준다.

뒤정강근(후경골근, tibialis posterior)은 가자미근 안쪽 뒤의 굽힘근(posterior flexor) 사이에 깊숙이 위치하고 있으며 먼쪽부위의 힘줄은 정강뼈의 안쪽복사 뒤를 지나서 발배뼈(주상골), 쐐기뼈(설상골), 입방뼈, 제2·3·4 발허리뼈(중족골)의 발바닥면에 닿는다. 뒤정강근은 발목관절의 발바닥굽힘과 발의 안쪽번짐운동을 도와주며, 발활(족궁, arches of the foot)을 이루는 지지력을 보좌해 준다.

표 6-21. 종아리뒤칸의 얕은층 근육(Superficial Muscles of Posterior Compartment of Leg)

근육	이는곳	닿는곳	신경지배	작용
장딴지근 (gastrocnemius muscle)(1)	가쪽갈래:넙다리뼈의 가쪽관절융기의 가쪽면 안쪽갈래:넙다리뼈의 오금면, 안쪽관절융기의 위쪽	발꿈치힘줄을 통해 발꿈치뼈의 뒷면에 닿음	정강신경 (S1,S2)	발목의 발바닥굽힘. 걸을 때 발꿈치를 들어올림. 종아리를 굽힘
가자미근 (soleus muscle)(2)	종아리뼈머리의 뒷면, 종아리뼈뒷면의 위 1/4, 정강뼈의 가자미근선과 안쪽모서리			발목의 발바닥굽힘. 종아리를 발 위에 안정시킴
장딴지빗근 (plantaris muscle) (3)	넙다리뼈 가쪽관절융기위선의 아래끝 빗오금인대			발목을 발바닥굽힘시키는 장딴지근의 작용을 약간 도움

표 6-22. 종아리뒤칸의 깊은층 근육(Deep Muscles of Posterior Compartment of Leg)

근육	이는곳	닿는곳	신경지배	작용
오금근 (popliteus muscle)	넙다리뼈가쪽 관절융기의 가쪽면과 가쪽반달	가자미근선의 위에 있는 정강뼈 뒤면	정강신경 (L4,L5,S1)	무릎의 약한 굽힘과 고정된 정강뼈에 놓인 넙다리뼈를 5° 회전시켜 무릎관절의 잠금 해제. 체중이 실리지 않은 다리에서 정강뼈의 안쪽돌림
긴엄지굽힘근 (flexor hallucis longus muscle(4)	종아리뼈 뒤면의 아래 2/3, 뼈사이막의 아래부분	엄지발가락의 끝마디뼈바닥	정강신경 (S2,S3)	모든 관절에서 엄지발가락을 굽힘, 발목의 약한 발바닥굽힘, 발의 안쪽세로발바닥활을 지탱함
긴발가락굽힘근 (flexor digitorum longus muscle) (5)	가자미근선의 아래에 해당하는 정강뼈 뒷면의 안쪽부분, 넓은 힘줄로 종아리뼈에 붙음	가쪽 네 개 발가락의 끝마디뼈바닥		가쪽 네 개의 발가락을 굽힘, 발목의 발바닥굽힘, 발의 세로발바닥활을 지탱함
뒤정강근 (tibialis posterior muscle) (6)	뼈사이막, 가자미근선의 아래에 있는 정강뼈 뒤면, 종아리뼈 뒤면	발배뼈거친면, 쐐기뼈, 입방뼈, 둘째·셋째·넷째 발허리뼈바닥	정강신경 (L4, L5)	발목의 발바닥굽힘, 발의 안쪽번짐

발의 근 (Muscles of the Foot) (표 6-23-25)

1개의 특별한 내인성 근육인 짧은발가락폄근(단지신근, extensor digitorum brevis)을 제외하면, 발의 근육들은 이름이나 숫자가 손의 근육들과 유사하다. 그러나 손이 사물을 움켜쥐고 정밀한 작용을 할 수 있도록 발달한 것에 비하여, 발의 근육들은 체중을 지탱할 때 지지력을 제공하도록 적용되었기 때문에 기능은 다를 수 밖에 없다. 발의 근육들은 국소적인 위치에 따라 4개의 층으로 분류될 수 있으나, 이것은 실제 해부 중에도 절개로 분리하여 구분하기는 매우 어렵다. 발의 근육들은 발가락을 움직이고 수축을 통하여 발활을 지지하는 작용을 한다.

인체의 다른 조직들과 비교하면 근육조직은 매우 내구력이 있는 조직이다. 만약 적절하게 건강상태를 유지한다면 인체의 근육들은 충분히 일생 동안 역할을 다할 수 있을 것이다. 근육들은 믿을 수 없을 정도의 많은 일을 할 수 있는 능력을 가지고 있으며, 운동을 통하여 능력은 더 강해지기도 한다.

표 6-23. 발의 근육 : 발바닥의 첫째층과 둘째층(Muscles of Foot: 1st and 2nd Layers of sole)

근육	이는곳	닿는곳	신경지배	작용
첫째층 엄지벌림근 (adductor hallucis muscle)	발꿈치뼈융기의 안쪽결절, 굽힘근지지띠, 발바닥널힘줄	엄지발가락의 첫마디뼈 바닥의 안쪽면	안쪽발바닥신경(S2,S3)	엄지발가락의 벌림과 굽힘
짧은발가락굽힘근 (flexor digitorum brevis muscle)	발꿈치뼈융기의 안쪽결절, 발바닥널힘줄, 근육사이막	가쪽 4개 발가락의 중간마디뼈의 양면	안쪽발바닥신경(S2,S3)	가쪽 4개 발가락의 굽힘
새끼벌림근 (abductor digitiminimi muscle)	발꿈치뼈융기의 안쪽과 가쪽결절, 발바닥널힘줄, 근육사이막	새끼발가락의 첫마디뼈 바닥의 가쪽면	가쪽발바닥신경(S2,S3)	새끼발가락의 벌림과 굽힘
둘째층 벌바닥네모근 (quadratus plantae muscle)	발꿈치뼈의 안쪽면 및 바닥면의 가쪽모서리	긴발가락굽힘근힘줄의 뒤가쪽모서리	가쪽발바닥신경(S2,S3)	긴발가락굽힘근이 가쪽 4개의 발가락을 굽히는 것을 도움
벌레근 (lumbricals muscle)	긴발가락굽힘근힘줄	가쪽 4개의 발가락 위에 있는 폄근널힘줄의 안쪽면	안쪽 1개:안쪽발바닥신경(S2,S3) 가쪽 1개:가쪽발바닥신경(S2,S3)	가쪽 4개 발가락의 첫마디뼈를 굽히고 중간마디뼈와 끝마디뼈를 폄

표 6-24. 발의 근육 : 발바닥의 셋째층과 넷째층(Muscles of Foot: 3rd and 4th Layers of sole)

근육	이는곳	닿는곳	신경지배	작용
셋째층 짧은엄지굽힘근 (flexor hallucis muscle) 엄지모음근 (adductor halucis muscle) 짧은새끼굽힘근 (flexor digiti minimi brevis muscle)	입방뼈와 가쪽 쐐기뼈의 발바닥면 빗갈래:둘째-넷째발허리뼈바닥 가로갈래:발허리발가락관절의 바닥쪽인대 다섯째발허리뼈바닥	엄지발가락의 첫마디뼈바닥의 양면 두 갈래의 힘줄 모두 엄지발가락의 첫마디뼈바닥의 가쪽면에 닿음 새끼발가락의 첫마디뼈바닥	안쪽발바닥신경(S2,S3) 가쪽발바닥신경(S2,S3)의 깊은가지 가쪽발바닥신경(S2,S3)의 얕은가지	엄지발가락의 첫마디뼈의 굽힘 주로 엄지발가락의 모음, 발허리뼈를 안쪽으로 향하게 하여 발의 가로발바닥활을 유지하는 데 도움을 줌 새끼발가락의 첫마디뼈를 굽혀서 새끼발가락의 굽힘을 도움

| 넷째층
바닥쪽뼈사이근
(plantar interossei
muscle)
(3개의 근육) | 셋째-다섯째
발허리뼈의
바닥과 안쪽
면 | 셋째- 다섯째
발가락의 첫
마디뼈 바닥
의 안쪽면 | 가쪽발바닥신
경(S2,S3)

가쪽발바닥신
경(S2,S3) | 발가락(2-4)
의 모음과 발
허리발가락관
절의 굽힘 |
| 등쪽뼈사이근
(dorsal interossei
muscle)
(4개의 근육) | 첫째-다섯째
발허리뼈와
인접한 면 | 첫째 : 둘째발
가락의 첫마
디뼈의 안쪽
면 둘째-넷째
: 둘째-넷째
발가락의 가
쪽면 | | 발가락(2-4)
의 벌림과 발
허리발가락관
절의 굽힘 |

표 6-25. 발의 근육 : 발등(Muscles of Foot; Dorsum of Foot)

근육	이는곳	닿는곳	신경지배	작용
짧은발가락폄 근(extensor digitorum brevis muscle)	발꿈치뼈	안쪽 4개의 발가락에 있 는 긴폄근힘 줄	깊은종아리신 경 (L5 나 S1, 또 는 둘다)	발허리발가락 관절과 발가 락뼈사이관절 에서 긴발가 락폄근이 안 쪽 네 발가락 을 펴는 데 도 움을 줌
짧은엄지폄근 (extensor hallucis brevis muscle)	짧은발가락폄 근	엄지발가락의 첫마디뼈바닥 의 등쪽면		발허리발가락 관절에서 긴 엄지폄근이 엄지발가락을 펴는 데 도움 을 줌

266

5. 임상연구(Clinical Study)

근육의 상태에 대한 평가 Evaluation of Muscle Condition

근육질병의 임상적인 증상들은 근력약화, 근육 크기의 축소(위축) 그리고 통증을 포함한다. 가장 분명한 진단학적인 절차는 환자에 대한 임상적인 검사로 근육 안에서의 전도율(conduction rate), 운동단위 활동성(motor unit activity)을 측정하기 위한 근전도검사(electromyography; EMG)를 이용하여 근육의 기능을 검사하는 것이 필수적일 것이다. 실험실에서의 검사들은 혈청효소분석(serum enzyme assay) 또는 근육 생체검사법(biopsies)을 포함하며, 생체검사는 아마 가장 명확한 진단학적인 도구가 될 것이다. 점진적인 근육의 위축(atrophy), 다발성근염(polymyositis), 근육의 대사성 질환들은 생체검사법을 통하여 확진되어질 것이다.

근육의 기능적 상태 Functional Conditions in Muscles

근육은 최적의 건강을 유지하기 위하여 체계적이고 주기적인 수축을 하게 된다. 분명하게 근육의 과도한 사용이나 질병이 발생된 경우 근육조직은 변화하게 될 것이다. 근육조직의 무리한 사용은 즉각적으로 젖산의 누적에 의한 피로와 통증을 야기하게 된다. 근육의 과도한 수축 또한 근육섬유나 연관된 결합조직에 손상을 주어 긴장성 근육(strained muscle)을 야기할 수 있다.

사후강직(rigor mortis)은 죽음 이후에 일어나는 과정으로 ATP가 부족하여 액틴과 마이오신의 분리를 방해하기 때문이다. 세포질 내의 칼슘농도가 높게 존재하여 액틴 필라멘트가 활성부위를 계속 노출하게 되면 수축과정이 계속 일어나게 된다. 그러나 일단 신경 충격이 멈추게 되면 근육은 이완을 일으키고 또다른 수축과정을 준비하게 된다. 첫 째 근형질 세망에 존재하는 칼슘 펌프는 칼슘을 능동적으로 칼슘이온이 단백질에 의해 결합되는 종말수조로 돌려보낸다. 세포질에서 칼슘이온농도의 감소는 TnC가 칼슘이온과의 분리를 야기시키고 트로포마이오신은 워래 위치로 돌아가 액틴의 활성부위를 막아 액틴과 마이오신의 결합을 막는다.

보톨리수스 중독증은 저장이 불량한 can 음식에 의해 주로 발생된다. 이 독은 보톨리수스 균에 의해 생성되며 아세틸콜린의 유출롤 방해하여 근육의 마비를 가져오며 치료하지 않으면 죽게 된다.

근육에서 경련(cramp)은 통증을 동반한 불수의적인 근육의 수축을 말하는 것으로 근육들이 사용중이거나 휴식중일 때 발생할 수 있다. 이러한 경련의 정확한 이유는 아직 알려져 있지 않으나 몇 가지 증거는 경련 현상이 근육안에서의 조건과 관련이 있다는 것을 보여준다. 경련은 일반적인 탈수 증상, 칼슘이나 산소의 결핍 또는 운동신경원의 과도한 흥분의 결과일 수 있다.

운동신경의 공급이 차단되거나 골절 치료과정 중 사지가 고정되어 골격계 근육이 수축되지 않을 때, 근육섬유들은 그 크기가 위축(atrophy)되거나 줄어드는데, 이러한 근위축은 골절이 치료된 후에 운동으로서 본래 상태로 회복되어질 수 있지만, 만일 신경이 자극되어질 수 없다면 근조직의 괴사는 피할 수 없게 된다.

건강한 근육조직섬유는 체계적으로 운동되어진다면 크기가 증가하거나 비대(hypertrophy)하게 될 수 있다. 근육의 크기와 강도가 증가하는 것은 근육세포의 수가 증가하여 기인되는 것은 아니고 결합조직과 연관된 강도의 증가를 동반한 근원섬유의 증가에 기인되는 것이다.

근육의 질병 Diseases of Muscles

섬유근염(fibromyositis)은 뼈대근육의 근육조직과 연관된 결합조직에서 발생되는 염증성 질환으로 발생원인은 아직 다 밝혀지지 않은 상태이다. 광범위한 건막을 가지고 있는 척주의 요추 부위 폄근에서 통증과 통각이 예민한(tenderness) 증상이 자주 발생하는데, 이 지역의 섬유근염은 요통증(lumbago) 혹은 류머티즘(rheumatism)이라고 불린다.

근디스트로피(muscular dystrophy)는 유전적인 질환으로 근육조직이 점차적으로 위축되고 쇠약해지는 질환이며 병인학적인 측면에서 아직 밝혀진 바가 없지만 여러 가지의 종류가 있다. 가장 자주 발생되는 종류는 어린아이들 특히 남아에게서 성염색체 반성(sex-linked) 열성 방법으로 유전되는 질환으로 이 질환이 진행되면 근육섬유들은 위축하고 지방조직으로 대체되는데, 이 질환에 걸린 아이들은 대부분 20세가 되기 전에 죽는다.

중증근무력증(myasthenia gravis)은 극도의 근육쇠약과 낮은 지구력으로 특징지어지는데, 이것은 신경근접합부에서 자극의 전달이 되지 않아 발생하는 질환이다. 20~40세 사이의 여성에게 전형적으로 잘 걸리는 질환이다. 중증근무력증은 자가면역질환으로서 자가항체(autoantibody)들이 아세틸콜린 수용체에 붙어 이들 수용체가 아세틸콜린과의 결합능력을 방해한다. 비활성화된 수용체들이 비록 세포내 이입을 통해 새로운 수용체로 대체되지만 이들 역시 autoantibody들에 의해 비활성화 된다. 근육이 탈분극이 되는 장소가 줄어듦에 따라 뼈대근육도 점차적으로 약해진다. 이런 상태는 폐로 전이되어 호흡장애를 일으켜 위험에 빠트리고 결국 죽음에 이르게 된다. 어떤 신경 독은 예를 들면 독사의 bungarotoxin 또한 아세틸콜린 수용체와 부착되어 마비를 일으키고 호흡장애를 가져와 사망에 이르게 된다.

가로무늬근육종(rhabdomyosarcoma)은 뼈대근육에서 발생하는 악성 종양으로 이것은 어떠한 뼈대근육에서라도 일어날 수 있으며 어린아이와 나이먹은 노인들에게 자주 걸리는 질병이다.

사경(torticollis or wryneck)은 목의 근육이 한 방향으로 수축된 결과 머리가 한쪽으로 기운 비정상적인 경우로, 선천적이거나 후천적으로 올 수 있는 질환이다.

근의 노화 Aging Of Muscles

비록 나이를 먹게 되면 노인들은 뼈대근육의 힘과 피로에 대한 저항력이 일반적으로 감소되는 것을 경험하지만(그림), 근육의 노쇠(senescence) 현상은 개인에 따라 상당히 큰 차이를 가지고 있다. 분명하게 근육조직은 능동적으로 퇴행성 변화를 천천히 이루어지도록 할 수 있는 신체조직 중 하나이다.

근육 크기의 감소는 부분적으로 결합조직과 혈액조직의 변화에 기인되며 팔다리뼈대에서 근육의 위축은 팔과 다리가 가늘고 여위게 보이도록 한다. 신경계의 퇴행성 변화는 운동 활동의 유효성을 감소시키며 자극의 반응이 점점 지연되는 근육은 육체적인 능력에서도 현저한 감소가 유발된다. 호흡근의 감약된 강도는 폐의 공기 유통 능력을 제한하게 될 것이다.

남녀노소를 막론하고 운동은 중요하지만 특히 나이를 먹어감에 따라 더 이롭게 작용한다. 운동은 뼈와 근육을 강하게 할 뿐만 아니라 건강한 순환기계에 기여하여 모든 신체조직에 적절한 혈액공급을 보장한다. 만약에 나이든 사람이 운동을 통해서 근육의 힘을 유지하지 않는다면, 노인들은 남녀를 불문하고 사고를 당하기가 쉬워질 것이다. 근력의 손실은 낙상과 골절의 주된 원인이 되어 일상적인 일을 수행하는 데까지 남에게 의존하도록 만든다.

제7장 | 신경계통(THE NERVOUS SYSTEM)

| 제1절 신경조직(NERVOUS TISSUE) |

1. 서론(Introduction to the Nervous Tissue)

신경계통(nerveous system)은 인체를 이루고 있는 계통에서 가장 작으면서도 가장 복잡한 계통이다. 신경계통과 내분비계통은 상호 협력하여 정상적인 수준이내에서 일어나는 우리 몸의 환경 변화에 대하여 항상성을 유지하는 기능을 하고 있다. 두 계통의 근본적인 목표는 같지만 서로 다른 방법으로 그 목표를 이루고 있다. 신경계통은 신경흥분(nerve impulse)에 빠르게 반응하여 우리 몸의 활동을 조절하며, 내분비계통은 방출 호르몬에 의한 효과적인 기능을 하기 위하여 더욱 천천히 반응한다. 신경계는 매우 복잡한 뇌와 수 많은 신경로로 구성되어 있다. 신경계통은 인지, 행동, 기억 및 모든 뼈대근육의 운동을 일으키는 기능을 담당한다.

상호 다중적으로 연결된 1 조개 정도의 신경세포(신경원, neuron)로 구성된 신경조직(nervous tissue)은 인체 내에서 신경세포의 정보전달 기능을 수행하기 위하여 복잡한 계통을 형성하고 있다. 신경세포의 종말에 있는 정교화 된 일부 수용기(receptors)들은 각기 다른 종류의 자극들(예, 기계적, 화학적, 온도 자극 등)을 받아들이도록 특수화되어 있다. 이러한 신경자극은 다른 신경세포로 보내져서 처리되며 또한 더 상위의 신경세포로 전달되어 감각을 인지하거나 운동반응을 일으키게 한다.

2. 신경조직의 개요(Overview of Nervous Tissue)

중추신경계와 말초신경계는 신경계의 구조적 요소이며, 자율신경계는 기능적 요소이다. 신경계는 인체를 적응시키고, 인체활동을 조정하며, 경험을 축적하고, 본능적인 행동을 계획한다. 말초신경은 결합조직 막에 의하여 둘러싸여진 신경섬유(축삭)의 다발이다. 이러한 다발들은 육안으로 관찰되는데, 말이집(수초, myelin)으로 싸여진 것들은 말이집이 있기 때문에 희게 보인다. 크기에 관계없이 신경섬유의 각 다발은 감각, 운동부분을 가지고 있다.

　말초신경은 세 층의 결합조직으로 싸여있다. 신경바깥막(신경외막, epineurium)은 신경을 덮고 있는 결합조직의 가장 바깥층이다. 신경바깥막은 완전히 신경을 싼 일부 두꺼운 탄성 섬유를 담고 있는 치밀하고 불규칙한 섬유 조직으로 이루어져 있다. 신경바깥막은 각기 척수 신경 또는 뇌신경이 발원하는 척수 또는 뇌에서 중추신경계를 덮고 있는 경막과 이어져 있는 두꺼운 곳이다. 신경다발막(신경초, perineurium)은 결합조직의 가운데층으로 신경 내에서 각 신경섬유다발을 덮고 있다. 신경다발막은 빽빽한 결합조직이지만 신경속막보다 얇고, 편평세포 한 장 정도로 점점 줄어든다. 신경속막(신경내막, endoneurium)은 신경의 가장 안쪽 층으로, 각 축삭을 둘러싸고 있다. 이 막은 망상섬유(밑에 있는 슈반세포에 의해 생성된), 섬유모세포, 큰포식세포, 모세혈관 등으로 이뤄진 느슨한 결합조직이다.

신경계통의 구성(Organization of the Nervous System)

　신경계는 뇌와 척수로 구성된 중추신경계(central nervous system, CNS)와 뇌로부터 나온 뇌신경(cranial nerves)과 척수로부터 나온 척수신경(spinal nerves)으로 구성된 말초신경계(peripheral nervous system, PNS)로 나눈다. 자율신경계(autonomic nervous system; ANS)는 신경계를 기능적으로 세분

한 것이다. 자율신경계의 조절중추는 뇌 속에 위치하며, 자율신경계의 말초부위는 교감신경(sympathetic division)과 부교감신경(parasympathetic division)으로 나눈다.

신경계의 기능 (Functions of the Nervous System)

신경계는 인체의 내부와 외부 환경에서 일어나는 일들에 대하여 인식하고 반응하도록 분화되어 있다. 인체 환경을 인식하는 신경원(neurons)은 흥분과 전도성이 고도로 분화되어 있다. 신경계는 인체의 활성을 면밀히 조정하는 내분비계통과 연계하여 작용한다. 신경계는 인체의 내부와 외부로부터의 변화 또는 자극(stimuli)을 조정하고, 소위 통합(integration)이라고 하는 공정의 변화를 해석하며, 활성화된 근육이나 분비샘의 효과적인 반응을 조절한다. 신경계는 감각, 통합, 운동기능을 가지고 있어 신체의 내부환경의 안정성 즉 항상성을 유지하기 위하여 함께 작용한다.

신경계의 기능은 내부와 외부 환경에 적응하고, 인체활동을 조정하고 통제하며, 기억과 학습 그리고 지식에 필수적인 경험을 저장하며, 본능적인 행동을 프로그램 한다.

신경계통의 발생

신경조직 발생은 3배엽성 배아(embryo)의 외배엽이 두꺼워지는 수정 후 3주쯤에 나타난다. 이것을 신경판(neural plate)이라 하며, 분화되어 최종적으로 신경세포(신경원, neuron)와 신경세포를 지지하는 신경아교(신경교, neuroglia)로 발생 된다. 발생이 진행되면서 신경판의 중앙선이 함입되어 신경고랑(신경구, neural groove)이 된다. 동시에 신경판의 가장자리를 따라 세포들이 증식하여 두꺼워진 신경주름(neural folds)이 된다. 20일째, 신경주름이 정중앙에서 만나 융합하면 신경관(neural tube)이 된다. 얼마간 신경관은 머리 쪽과 꼬리 쪽이 열려있다. 이들 구멍을 신경구멍(neuralpores)이라 하며 4주째에 닫힌다. 신경관은 표면 외배엽으로부터 분리되며, 궁극적으로 중추신경계(뇌와 척수)로 발생한다. 신경능선(neural crest)은 신경주름으로부터 형성되는데, 신경주름이 정중선을 따라 세로로 융합되면서 형성된다. 일부의 신경능선 세포들은 중심조직으로부터 이탈되어 다른 곳으로 이동하는데, 그곳에서 교감신경계의 운동신경세포 또는 신경집세포(신경초세포, neurolemmal cells; 슈반세포), 말초신경계의 신경아교세포로 분화한다.

뇌 발생은 4주 중반기에, 신경관의 머리쪽 끝이 부풀어 세 부위로 분화 한다. 이를 앞뇌(전뇌, prosencephalon), 중간뇌(중뇌, mesencephalon), 마름뇌(능뇌, rhombencephalon)라 한다. 발생이 더 진행되어 5주가 되면, 앞뇌는 끝뇌(종뇌, telencephalon)와 사이뇌(간뇌, diencephalon)로 분화하고, 중간뇌는 거의 변하지 않으며, 마름뇌는 뒤뇌(후뇌, metencephalon)와 숨뇌(수뇌,

myelencephalon)로 분화 한다. 이후 끝뇌는 대뇌반구로, 뒤뇌는 다리뇌와 소뇌로 분화한다. 신경관의 머리쪽과 이어진 나머지 부위는 척수가 된다.

3. 신경조직의 조직학적 구조
(Histological Structure of Nervous Tissue)

신경계의 세포들은 두 개의 범주로 분류한다. 신경계의 수용, 통합 및 , 운동 기능을 담당하는 신경세포(nerver cells)와 신경세포를 지지하고 보호하는 신경아교세포(neuroglia cell)로 구분한다. 신경세포는 신경계의 구조와 기능의 기본 단위이므로 신경원(neuron)이라고도 한다. 신경원은 자극에 대해 전기적 전도와 신경전달물질(neurotransmitter)에 의한 화학적 전도가 일어난다. 신경원은 비록 특정한 조건하에서 아주 특수한 부위가 재생되고 작은 가지가 발생된다고 할지라도 유사분열은 하지 않는다.

신경원(Neurons)

신경원(neuron)은 신경자극을 수용하고 전달하는 기능을 하는 세포이다. 대부분의 신경원은 크기나 모양이 다를지라도, 세포체와 돌기로 구성되어있고, 돌기는 가지돌기와 축삭으로 구분 된다.

세포체(cell body, soma)는 신경세포의 중심이 되는 부분으로, 뚜렷한 인을 가지고 있는핵과 세포소기관이 위치한다. 세포질 내에 고밀도 과립세포질그물(조면소포체)인 닛슬소체(Nissl bodies), 신경원섬유(neurofibrils), 물질수송에 관여하는 미세관(microtubles)이 있는 것이 신경세포의 특징이다. 중추신경계에서 세포체들이 모여있는 곳을 핵(nuclei)이라 하고(세포의 핵과 혼동하지 말 것), 말초신경계에서 세포체들이 모여있는 곳을 신경절(ganglia)이라 한다.

가지돌기(수상돌기, dendrites)는 세포질로부터 확장되어 분지된 돌기이다. 가지돌기는 자극에 반응하며 임펄스를 세포체에 전도한다. 일부 가지돌기들은 표면적을 크게 증가시키는 작은 가지돌기가시(dendritic spinules)가 있는데, 다른 신경원과의 연접 지점을 제공한다. 가시돌기가시는 신경세포의 활성에 따라 그 수가 변할 수 있다.

축삭(axon)은 가지돌기에 비해 비교적 긴 세포질돌기로 세포질로부터의 자극을 축삭종말로 전도한다. 축삭의 길이는 중추신경계에 있는 수 mm에서부터 말초신경의 1m가 넘는 것까지 다양하다.

신경세포의 분류(Classification of Neurons)

신경원은 그들의 기능에 따라 세 가지 형태로 분류될 수 있다.

감각신경원(sensory neurons)은 그것의 가지돌기 종말말단에서 감각 정보를 받아들여 처리를 위해 중추신경계로 자극을 전달한다. 이것들은 신체의 주변부에서 환경의 변화를 감지하고 신체내의 환경도 감시한다. 운동신경원(motor neurons)은 중추신경계에서 기시하여 자극을 근육, 분비선, 다른 신경원에 전달한다. 개재신경원(interneurons)은 모두 중추신경계에 존재하며 감각신경과 운동신경 그리고 다른 개재신경원 사이의 신경회로망을 지탱하는 통합자, 상호연결자로서 기능을 수행한다. 진화와 더불어 인간 신경계의 신경원 수가 상당히 증가하였으나, 가장 큰 증가는 신체의 복잡한 기능을 담당하는 개재신경원이다.

신경원은 모양과 돌기의 배열에 따라 형태학적으로 네 개의 주요 형태로 분류된다.

홑극신경원(Unipolar neuron)은 하나의 돌기를 가지나 배아 초기를 제외하고는 척추에서 는 드물다. 두극신경원(Bipolar neurons)은 세포체로부터 나오는 두 개의 돌기를 가지는데 하나의 가지돌기와 하나의 축삭돌기이다. 두극신경원은 비강의 후각상피나 전정기관(vestibular)과 달팽이관(cochlear)의 신경절에 위치하고 있다. 거짓홑극신경원(Pseudounipolar neurons)은 세포체로부터 나오는 하나의 돌기만을 가지고 있으나, 이 돌기가 주변부와 중심부로 가지를 낸다. 이 중심부 가지는 중추신경계로 들어가며, 주변부 가지는 신체내의 목적지를 향한다. 거짓홑극신경원은 태아기의 두극신경원에서 발달하였는데. 그 돌기가 발달기 도중 세포체 주위로 이주해와 융합하여 하나의 돌기가 되었다. 거짓 홑극 신경원은 등뿌리신경절과 뇌 신경절에 존재한다. 최근에는 신경해부학자들이 거짓홑극신경원을 홑극신경원이라고 부르기 시작했다. 다극신경원(Multipolar neurons)은 신경원의 가장 흔한 형태이다. 이것들은 세포체로부터 나오는 여러 개의 가지돌기의 다양한 배열과 하나의 축색돌기를 가지고 있다. 이들은 신경계에 널리 분포하며, 대부분은 운동신경이다. 어떤 다극신경원은 그들의 형태에 따라 이름이 붙여졌고(피라미드형 세포), 또는 그들을 기술한 과학자 이름을 따서 붙여지기도 하였다.(푸킨지세포(purkinje cell))

신경아교세포(Neuroglia)

신경원에 대한 대사적, 기계적 도움이나 보호를 수행하는 기능을 가진 세포들을 총괄하여 신경아교세포(신경교, Neuroglia, glial cells)라 한다. 신경계에는 신경원보다 열 배나 많은 신경아교세포가 존재한다. 신경아교세포가 비록 다른 신경아교세포와 교통반(gap junction)을 이룬다고 하나, 그것들은 신경자극에 반응하거나 그것을 전달하지 못한다.

중배엽으로부터 파생되어 결합조직을 이루는 다른 기관과는 다르게 신경아교세포는 신경원을 생성하는 동일한 외배엽으로부터 파생된다. 신경아교는 6종류가 있다. 신경집세포(신경섬유초세포, neurolemmocytes(Schwann cells))는 말초신경계에서 축삭을 둘러싸는 말이집 층을 형성한다. 희소돌기아교세포(oligodendrocytes)는 중추신경계에서 축삭을 둘러싸는 말이집 층을 형성한다. 미세아교세포(microglia)는 중배엽으로부터 파생되어 중추신경계로 이동하며 이물질과 퇴화된 물질을 제거한다. 별아교세포(성상교세포, astrocytes)는 혈액으로부터 뇌까지 분자들의 수송을 조절한다. 뇌실막세포(상의세포, ependymal cells), 뇌의 뇌실과 척수관의 내면을 싸고 있다. 신경절아교세포(ganglionic gliocytes)는 말초신경계 신경절 내에서 신경원의 세포체를 지지한다.

말이집 형성(Myelination)

신경원은 말이집이 있거나(말이집섬유, myelinated fiber) 또는 말이집이 없다(민말이집섬유, nonmyelinated fiber). 말이집형성(수초발생, myelination)은 신경집세포(신경초세포, lemmocyte; Schwanns cell) 또는 희소돌기아교세포(oligodendrocyte)가 축삭이나 가지돌기 부분을 감싸서 지지하는 과정이며, 신경 전도를 돕는 작용을 한다. 말이집 발생에 참여하는 신경아교세포는 말이

집(수초, myelin)이라고 하는 백색의 지질성 단백질을 함유하고
있다. 다수의 신경아교세포가 일렬로 나열하여 축삭과 가지돌기
를 감싸는 말이집층판(수초층, myelin layer)을 형성한다. 말이집
신경들은 중추신경계와 말초신경계에서 나타난다. 말이집은 뇌
와 척수의 백색질과 신경이 흰색을 띄게 한다.

　말이집의 바깥면은 신경원이 손상되었을 때, 신경의 재생을 촉
진하는 당단백질인 신경집(신경섬유초, neurolemmal sheath)에
의하여 싸여 있다. 각각의 신경집세포는 약 1mm의 축삭을 둘러
싸며, 인접한 신경집세포 사이에서 축삭이 노출되는 틈이 남는
다. 말이집과 신경집세포에 있는 틈을 신경섬유마디(신경원섬유
결절, neurofibril nodes)이라 한다.

4. 신경회로(Neuronal Circuit)

　축삭 막을 횡단하는 Na+과 K+의 이동으로 임펄스가 발생되며
임펄스는 신경원을 따라 신경연접 쪽으로 전도된다. 신경연접 전
도는 신경전달물질의 분비에 의해서 일어난다.

신경연접 (Synapse)
신경연접(synapsis)은 연접이전신경원(presynaptic neuron)의

축삭 말단과 연접이후신경원(postsynaptic neuron)의 가지돌기 사이의 기능적인 연결이다. 축삭종말(축삭말단, axon terminal)은 연접이전신경원의 끝부분이다. 그 곳은 수많은 미토콘드리아와 연접소포(synaptic vesicles)가 존재한다. 활동전위가 축삭 말단에 도착하였을 때 소포의 일부분은 신경전달물질을 연접이전막과 연접이후막 사이를 분리하고 있는 작은 틈인 연접틈새(synaptic cleft)로 방출한다. 만일 충분한 횟수의 신경 임펄스가 짧은 시간 간격으로 일어나면, 충분한 신경전달물질이 연접틈새 속에 축적되어 연접이후신경원의 탈분극(depolarization)을 자극할 것이다. 신경전달물질은 연접틈새 속에 존재하는 효소에 의해서 분해된다. 콜린에스터레이즈(cholinesterase)는 신경근육연접의 신경전달물질인 아세틸콜린(acetylcholine)을 분해하는 효소이며, 이 효소의 작용을 통해 다음 임펄스의 신경전달물질을 받아들일 수 있는 준비한다.

신경재생 Nerve Regeneration

말이집말초신경의 축삭이 절단되었을 때, 세포체로부터 단절된 축삭의 먼쪽 부위는 퇴화되어 신경집세포에 의해서 포식된다. 그리고, 신경집세포는 재생관(regeneration tube)을 형성하고, 세포체와 연결되어 있는 축삭 부분에서 성장이 시작되고 아메바 운동이 나타난다. 재생관의 신경집세포는 축삭 말단의 성장을 유도하는 화학물질을 분비하고, 관은 재생되는 축삭을 목적지까지 유도하는 것을 돕는다. 절단된 주요 신경이 외과적으로 다시 연결되었을 경우, 조직 괴사 전에 수술이 이루어지면 신경의 기능은 복원된다. 중추신경계는 신경집세포가 없으며 중추신경 축삭은 말초신경 축삭보다 재생 능력이 훨씬 더 제한되어 있다.

| 제2절 척수와 척수신경 (SPINAL CORD AND SPINAL NERVES) |

1. 서론(Introduction to the Nervous System)

척수 발생 Spinal Cord

뇌와 같이, 척수는 신경관에서 발생하며 분화와 특수화과정을 거친다. 발생과정을 통하여, 분화된 회색질과 백색질이 형성되는 동안 원통형 중심관은 유지된다. 신경관의 변화는 중심관의 양쪽 벽을 따라서 경계고랑(sulcus limitans)이라고 하는 홈을 형성하기 위하여 양쪽 벽이 두꺼워지는 발생 6주 동안에 뚜렷하다. 한 쌍의 날개판(alar plates)은 경계고랑의 등쪽에 형성되며, 한 쌍의 바닥판(basal lamina)은 배쪽에 형성된다. 9주째가 되면, 날개판은 감각신경세포체의 섬유를 갖고 있는 위뿔이 되며, 바닥판은 분화되어 운동세포체를 갖고 있는 앞뿔과 가쪽뿔을 형성한다. 척수신경의 감각신경원은 임펄스를 척수로 전도하며, 반면 운동신경원은 임펄스를 척수로부터 전도한다.

2. 척수의 해부학적 구조
(Anatomical structure of Spinal Cord)

척수(spinal cord)의 중앙에 위치하는 회색질은 척수반사에 관여하고, 가쪽의 백색질은 뇌로부터 말초 부위로 임펄스를 전도하는 하행로와 말초부위에서 뇌로 임펄스를 전도하는 상행로를 구성한다. 척수는 척주의 척주관(spinal canal)을 통하여 뻗어있는 중추신경계의 일부분이다. 척수는 머리뼈(두개골)의 큰구멍(대후두공)을 통하여 뇌로부터 연속된 것이다. 척수는 2가지 주요 기능을 가지고 있다.

임펄스 전도(impulse conduction). 척수는 백색질로를 통하여 뇌로부터 또는 뇌로 의사소통을 한다. 상행로(ascending tracts)는 인체의 말초 감각수용기로부터 뇌로 임펄스를 전도한다. 하행로(descending tracts)는 뇌로부터 근육과 분비샘으로 운동 임펄스를 전도한다.

반사통합(reflex integration). 척수는 척수반사중추로써 작용한다. 특정한 신경로는 뇌에 의한 수의적 운동보다는 반사 운동을 한다. 이러한 형태의 운동은 뼈대근(골격근)에 한정되는 것이 아니다; 심장과 민무늬근의 반사 운동은 심박수, 호흡수, 혈압 그리고 소화작용을 조절한다. 또한 척수신경 경로는 삼킴, 기침, 재채기 그리고 구토에 관여한다.

척수의 구조(Structure of the Spinal Cord)

척수는 뒤통수뼈(후두골)의 큰구멍(대후두공)에서 아래쪽으로 제1허리뼈(요추, L1) 높이까지 뻗어있다. 척수는 앞뒤로 약간 편평하며, 가로 절단면은 계란형이다. 뚜렷이 팽대된 두 부위를 볼 수 있다. 목팽대(cervical enlargement)는 제3목뼈(경추)와 제2등뼈(흉추) 사이에 위치한다. 이 부위에서 나온 신경들은 팔(상지)을 지배한다. 허리팽대(lumbar enlargement)는 제9등뼈와 제12등뼈 사이에 위치한다. 허리팽대에서 나온 신경들은 다리(하지)로 분지한다.

배자(embryo)의 척수는 척주보다 느리게 발생한다. 그래서 성인의 척수는 제1등뼈를 넘어서 뻗어있지 않는다. 척수의 가늘어진 끝 부분을 척수원뿔(conus medullaris)라고 부른다. 종말끈(filum terminale)은 대부분 연질막으로 구성된 섬유성 가닥으로 제1등뼈 높이의 척수원뿔에서 아래로 꼬리뼈(미골)까지 뻗는다(그림 22a-b). 또한 신경뿌리(nerve root)들은 척주관을 통하여 척수원뿔로부터 아래로 방사된다. 이들 신경뿌리들은 집합적으로 말의 꼬리와 닮았기 때문에 말총(cauda equina)이라고 한다. 척수는 31쌍의 척수신경을 내며 이들은 척추사이구멍을 통하여 척수로부터 나온다. 2개의 홈인, 앞정중틈새(anterior median fissure)와 뒤정중고랑(posterior median sulcus)은 척수의 길이를 따라서 존재하여 척수를 부분적으로 오른쪽과 왼쪽 부위로 나눈다. 뇌와 같이, 척수는 3가지 뚜렷한 뇌척수막에 의해서 보호를 받으며 뇌척수액에 의해서 완충된다.

척수의 회색질은 중앙에 위치하고 백색질에 의해서 둘러싸여 있다. 회색질은 신경세포체, 신경아교세포, 민말이집연합신경(게재신경)으로 구성되어 있다. 백색질은 감각과 운동신경의 말이집신경섬유와 신경로, 신경다발로 구성되어 있다. 회색질과 백색질의 상대적인 크기와 모양은 척수 전반에 걸쳐 다르다. 백색질의 양은 신경로가 두꺼워 짐에 따라서 뇌 쪽으로 갈수록 증가한다. 회색질의 중심은 알파벳 H 모양과 비슷하다. 척수 속에서 회색질의 돌출 부분을 뿔(각, horns)이라고 부르며, 그들은 돌출되어 있는 방향에 따라서 이름이 붙여있다. 쌍을 이룬 뒤뿔(후각, posterior horns)은 뒤쪽으로 뻗어있고, 쌍을 이룬 앞뿔(전각, anterior horns)은 앞쪽으로 뻗어있으며, 짧은 쌍인 가쪽뿔(측각, lateral horns)은 가쪽으로 뻗어있다. 가쪽뿔은 오직 등뼈부위와 위쪽 허리부위에서만 뚜렷이 나타난다. 척수의 중심을 가로질러 쌍을 이룬 각을 연결하는 회색질의 가로띠를 회색질맞교차(gray commissure)라고 한다. 회색질맞교차 속에 중심관(central canal) 이 있다. 중심관은 뇌의 뇌실에서 연속되며 뇌척수액으로 가득 차있다.

3. 척수의 기능(Functions of Spinal Cord)

척수로 Spinal Cord Tracts

임펄스는 백색질의 기둥 속에서 척수의 상행로와 하행로를 통하여 전도된다. 척수는 다발(funiculi)이라고 부르는 6개의 백색질 기둥을 가지고 있으며, 척수의 상대적인 위치에 따라, 2개의 앞다발(anterior funiculi), 2개의 뒤다발(posterior funiculi), 2개의 가쪽다발(lateral funiculi)이 있다. 각 다발은 상행로와 하행로를 구성한다. 다발 안의 신경섬유는 일반적으로 말이집신경섬유이며, 그들이 시작하고 끝나는 곳에 따라서 명명되어 있다. 신경로의 교행을 교차(decussation)라고 한다. 상행로와 하행로는 각각 숨뇌 또는 척수에서 교차한다.

하행로들은 겉질척수로(피질척수로) 또는 피라미드바깥길(추체외로)이며, 시작 부위에 따라서 집단을 이루고 있다. 겉질척수로(피질척수로, corticospinal(pyramidal) tracts)는 신경연접 없이 대뇌겉질(대뇌피질)에서 아래쪽 운동신경까지 직접 내려온다. 이들 신경로의 섬유를 구성하는 신경원의 세포체들은 주로 이마엽(전두엽)의 중심앞이랑(중심전회)에 위치하고 있다. 대부분(약 85%)의 겉질척수로 섬유들은 숨뇌(연수)의 피라미드(추체)에서 교차한다. 나머지 15%는 한쪽에서 다른 쪽으로 교차하지 않는다. 교차한 섬유들은 가쪽피질척수로(lateral corticospinal tracts)를 구성하며, 나머지 교차하지 않은 섬유들은 앞피질척수로(anterior corticospinal tracts)를 구성한다. 피라미드에서 운동신경섬유들이 교차하기 때문에 우반구는 주로 인체의 왼쪽에 존재하는 근육들을 지배하며, 반면 좌반구는 오른쪽 근육들을 지배한다. 피질척수로는 운동피질과 감각신경(들신경) 사이의 복잡한 상호작용을 요구하는 수의적인 운동에서 특히 중요하다. 예를 들면, 피질척수로가 척수의 등뼈부위에서 상해를 입었을 때 말을 할 수 없지만, 불수의적인 호흡은 계속된다. 피라미드운동계의 손상은 발바닥을 자극함으로써 다른 발가락의 움직임이 없이 엄지발가락만 신전되는 바빈스키반사(Babinski's reflex)에 의하여 임상적으로 검사할 수 있다. 바빈스키반사는 신경조절이 아직 완전히 발달하지 않은 영아에서만 정상적으로 존재한다.

나머지 하행로는 뇌줄기 부위에서 시작하는 피라미드바깥길(추체외로, extrapyramidal tracts)이다. 대뇌겉질, 소뇌 그리고 바닥핵의 전기적인 자극은 파리미드바깥길에서 신경연접을 하기 때문에 간접적으로 이동을 유도한다. 그물척수로(망상체척수로, reticulospinal tracts)는 피라미드바깥길의 주요 하행로이다. 그물척수로는 뇌줄기의 그물체에서 시작한다. 대뇌와 소뇌에 의한 그물체의 신경자극은 아래쪽 운동신경원(자극된 영역에 따라)의 활성을 촉진하거나 억제한다. 소뇌로부터 하행로는 없다. 소뇌는 안뜰핵(전정핵), 적색핵 그리고 바닥핵(기저핵)을 통하여 오직 간접적으로 운동활성에 영향을 줄 수 있다.

반사와 반사활(Reflex and Reflex Arc)

반사(reflex)가 전도되는 경로는 수용기, 감각신경세포, 운동신경세포, 말초신경계에서의 신경분포 그리고 중추신경계 안의 하나 이상의 연합신경세포(association neuron)로 구성되어 있다. 반사활(reflex arc)은 잠재적으로 위협적인 자극에 대하여 빠르고 자율적인 반응을 하게 하는 기전이다. 반사활의 신경경로는 말초신경계의 감각수용기와 감각신경세포에 의해 중추신경계로 전도된 자극에 의해 시작된다. 특정 자극의 감각신경은 척수에서 뇌로 전도되지 않고, 운동신경세포을 통해 즉시 이동하여 특정 뼈대근육, 샘 혹은 민무늬근을 활성화시킨다. 동시에 자극은 척수의 상행로를 통해 중추신경계의 다른 부분으로 전해진다.

4. 척수신경(Spinal Nerves)

척수신경 31쌍은 척추뼈사이구멍을 통해 척수에서 나온 앞·뒤 척수뿌리로 이루어져 몸의 피부분절을 지배한다. 31쌍의 척수신경은 목신경(경신경, cervical nerves) 8쌍, 가슴신경(흉신경, thoracic nerves) 12쌍, 허리신경(요신경, lumbar nerves) 5쌍, 엉치신경(천골신경, sacra nervesl) 5쌍 그리고 꼬리신경(미골신경, coccygeal nerves) 1쌍으로 분류된다. 첫 번째 목신경을 제외하고, 척수신경은 척추사이구멍을 통해 척수와 척주관(vertebral canal)을 빠져나온다. 첫 번째 목신경 한 쌍은 머리뼈(두개골)의 뒤통수뼈와 고리뼈 사이에서 시작한다. 제2~7 목신경은 그들이 명명된 척추 위로 지나가는 반면 8번째 목신경 한 쌍은 7번째 목뼈와 1번째 등뼈 사이를 지나간다. 나머지 척수신경 각 쌍은 그들이 명명된 척추 밑에서 시작한다.

척수신경은 혼합신경인데, 감각섬유로 이루어진 뒤뿌리과 운동섬유로 이루어진 앞뿌리에 의해 척수에 붙어있다. 뒤뿌리(dorsal root)에는 척수신경절(spinal ganglion)이라고 불리는 팽대부가 있는데, 감각신경(sensory nerve)의 세포체가 위치한다. 감각신경세포의 축삭은 감각자극을 뒤뿌리를 통해 척수로 전달해, 척수에서 다른 신경세포의 가지돌기와 연접하게 한다. 앞뿌리(ventral root)는 운동신경(motor nerve)의 가지돌기로 이루어져 있는데, 중추신경계로부터 운동자극을 전달받는다.

척수신경의 분포(Distributopn of Spinal Cord)

신경얼기(신경총, Nerve Plexuses)

가슴신경의 T2에서 T12를 제외한 척수의 앞가지는 서로 결합한 후 신경얼기(신경총, plexuses)라 불리는 신경섬유의 망상조직으로 다시 나누어진다. 척수신경에는 목신경얼기, 팔신경얼기, 허리신경얼기, 엉치신경얼기, 4개의 신경얼기가 있다. 신경얼기에서 나오는 신경의 이름은 그들이 지배하는 구조물의 이름이나 신경이 주로 가는 경로에 따라 명명되었다.

목신경얼기(경신경총, Cervical plexus) (표 7-1)

목신경얼기(경신경총, cervical plexus)는 목 깊숙이 위치하고 처음 4번째 목뼈 바깥쪽에 위치한다. 목신경얼기는 처음 4개의 목신경(C1-C4)의 앞가지(anterior rami)와 C5의 부분으로 형성된다. 목신경얼기의 분지는 목과 머리, 어깨의 일부 피부와 근육을 지배한다. 목신경얼기의 섬유 중 몇 개는 뇌신경인 더부신경(부신경)과 혀밑신경(설하신경)과 결합하여 목과 인두의 특정 근육에 이중으로 신경 분포한다. 3, 4, 5번째 목신경에서 온 섬유는 결합하여 가로막신경(phrenic nerve)이 되어 가로막(횡격막, diaphragm)을 지배한다. 쌍으로 이루어진 가로막신경의 운동자극은 가로막을 수축하게 하고, 공기를 허파로 보낸다.

표 7-1. 목신경얼기의 가지(Branches of Cervical Plexus)

신경	척수구성	신경분포
얕은피부가지(superficial cutaneous branches)		
작은뒤통수신경(lesser occipital n.)	C2, C3	머리덮개의 위, 뒤쪽귀
큰귓바퀴신경(greater auricular n.)	C2, C3	귀앞, 위, 아래의 피부
가로목신경(transverse cervical n.)	C2, C3	목앞쪽의 피부
빗장위신경(supraclavicular n.)	C3, C4	가슴과 어깨부위의 피부
깊은운동가지(deep motor branches)		
목신경고리(ansa cervicalis)		
앞뿌리(anterior root)	C1, C2	목의 턱끝목뿔근, 방패목뿔근, 목뿔아래근
뒤뿌리(posterior root)	C3, C4	목의 어깨목뿔근, 복장목뿔근, 복장방패근
가로막신경(phrenic n.)	C3-5,	가로막 깊은근
분절가지(segmental branches	C1-5	목의 어깨올림근, 등세모근, 목갈비근, 목빗근

팔신경얼기(완신경총, Brachial Plexus) (표 7-2)

팔신경얼기(완신경총, brachial plexus)는 목뼈의 마지막 4개와 첫 번째 등뼈의 옆에 위치한다. C5에서부터 T1까지 나온 전지로 구성되며 간간히 C4에서 T2까지 나온 분지도 있다. 팔신경얼기는 처음 나와서부터 아래쪽, 바깥쪽으로 연장되고 빗장뼈 뒤에 있는 첫 번째 갈비뼈를 가로질러 겨드랑이(axilla)로 들어간다. 각 팔신경얼기는 자기 쪽의 팔 전체와 많은 수의 어깨와 목 근육을 지배한다.

신경얼기는 특히 빗장뼈(clavicle), 위 갈비뼈(ribs) 혹은 아래쪽 목뼈가 심각하게 골절되었을 때 손상을 받는다. 때때로 신생아가 산도에서 잡아당겨지는 어려운 분만을 겪으면 신생아의 팔신경얼기는 심하게 긴장되는데, 이러한 경우에 손상된 부분의 팔은 마비되고 상해의 정도에 따라 근육이 쇠약해지면서 결국 위축된다. 팔 전체를 마취할 때, 마취제를 주사하는 지점은 빗장뼈 뒤, 목의 기저부와 어깨의 중간쯤이다. 이곳이 팔신경얼기 가까이에 마취제를 투입할 수 있는 곳이다.

겨드랑신경(액와신경, axillary nerve), 노신경(요골신경, radial nerve), 근육피부신경(근피신경, musculocutaneous nerve), 자신경(척골신경, ulnar nerve), 정중신경(median nerve). 이 5가지 주요 신경은 팔신경얼기의 3개 다발에서 시작하여 팔의 피부와 근육에 분포한다.

겨드랑신경(axillary nerve)은 뒤신경다발(posterior cord)에서 시작한다. 겨드랑신경은 어깨와 어깨관절(shoulder joint)의 피부에 지각신경을 공급하고, 어깨세모근(deltoid)과 작은원근(teres minor muscle)에 운동신경을 공급한다.

노신경(radial nerve)은 뒤신경다발에서 시작하여 위팔 뒤쪽을 따라 아래팔(forearm)의 노뼈까지 이른다. 노신경은 팔의 뒤, 바깥쪽면 피부와 손 뒷면의 감각신경을 지배한다. 그리고 팔꿉관절(elbow joint)의 모든 폄근(extensor muscle)과 팔꿉관절을 구부리는 위팔노근(brachioradialis muscle) 그리고 아래팔과 손을 뒤집는 손뒤침근(supinator muscle)들의 운동신경을 지배한다. 노신경은 몇 가지 외상에 의해 손상되기 쉽다. 목발마비(crutch paralysis)는 장기간 목발로 겨드랑이 안을 단단히 누른 채 부적절하게 체중을 지탱해서 발생하는 것이다. 위팔뼈(humerus)와 목발머리 사이에서 노신경이 압박을 받으면 노신경 손상을 초래한다. 마찬가지로, 어깨탈구도 종종 노신경을 손상시킨다. 특히 어린이들은 어른들이 그들의 팔을 홱 잡아당길 때 종종 위험에 처한다. 위팔뼈의 몸통이 골절되면 노신경을 손상시키는데, 노신경이 위팔뼈와 평행하게 달리기 때문이다. 노신경이 손상되면 나타나는 주요 징후는 손목처짐(wristdrop)이다. 이는 손가락과 손목의 폄근(extensor muscle)들이 기능을 하지 못하여 나타나는 것이다. 결과적으로 손가락, 손목 그리고 팔꿈치가 지속적으로 굽어있는 상태가 된다.

근육피부신경(musculocutaneous nerve)은 가쪽신경다발 (lateral cord)에서 시작한다. 근육피부신경은 팔의 뒤쪽, 바깥쪽 피부의 지각신경 분포를 공급하고, 팔의 앞쪽 근육의 운동신경 분포를 공급한다. 자신경(ulnar nerve)은 안쪽신경다발(medial cord)에서 시작하고 안쪽(자뼈쪽)에서부터 3개의 손가락까지 지각신경 분포를 공급한다. 자신경은 아래팔 근육 2개와 손의 내재근(intrinsic muscle)에 운동신경분포를 공급한다(엄지를 지배하는 몇 개는 제외).

자신경(ulnar nerve)은 위팔뼈의 안쪽위관절융기(medial epicondyle)와 자뼈의 팔꿈치머리(olecranon) 사이의 고랑(sulcus)에서 촉진된다. 자신경은 팔꿈치 안쪽이 딱딱한 물체에 세게 부딪혔을 때 손상될 수 있다. 손상을 받으면 아래팔의 자쪽 면을 따라 손과 안쪽 2개의 손가락까지 이어지는 고통스럽고 찌릿찌릿한 느낌을 지각하게 된다. 비록 흔한 일이지만, 자신경 손상은 일반적으로 많지 않다.

정중신경(median nerve)은 안쪽신경다발에서부터 시작한다. 정중신경은 손바닥의 노뼈 부위 피부에 지각신경 분포를 하고, 아래팔의 굽힘근 하나를 제외한 모든 근육과 대부분의 엄지손가락의 손근육(thenar muscle)들에 운동신경 분포를 한다.

표 7-2. 팔신경얼기의 가지(Branches of Brachial Plexus)

신경	척수구성	신경분포
빗장위가지(supraclavicular branches)		
등쪽어깨신경 (dorsal scapular n.)	C4, C5	마름근, 어깨올림근
긴가슴신경(long thoracic n.)	C5, C6, C7	앞톱니근
어깨위신경(suprascapular n.)	C4, C5, C6	가시위근, 가시아래근, 어깨관절
빗장밑신경(subclavian n.)	C4, C5, C6	빗장밑근, 복장빗장관절
빗장아래가지(infraclavicular branches)		
가쪽가슴근신경 (lateral pectoral n.)	C5, C6, C7	큰가슴근, 작은가슴근
근육피부신경 (musculocutaneous n.)	C5, C6, C7	부리위팔근, 위팔두갈래근, 위팔근
정중신경(median n.)	C6-T1	아래팔 앞칸의 근육(자쪽손목굽힘근과 깊은손가락굽힘근의 자쪽 절반 제외), 손바닥의 엄지쪽 절반에 있는 5개의 고유근육과 손바닥 피부
안쪽가슴근신경 (medial pectoral n.)	C8, T1	작은가슴근과 큰가슴근의 복장갈비부분
자신경(ulnar n.)	C7, C8, T1	자쪽손목굽힘근과 깊은손가락굽힘근의 자쪽 절반, 대부분의 손 고유근육, 넷째손가락 중심선 안쪽의 피부
어깨밑신경(subscapular n.)	C5, C6	어깨밑근
가슴등신경(thoracodorsal n.)	C6, C7, C8	넓은등근

| 겨드랑신경(axillary n.) | C5, C6 | 어깨관절, 작은원근, 어깨세모근, 위팔위가쪽의 피부 |
| 노신경(radial n.) | C5–T1 | 위팔과 아래팔 뒤칸에 있는 모든 근육, 위팔 뒤쪽과 아래팔 뒤쪽의 피부, 넷째손가락 중심선 가쪽의 손등피부 |

허리신경얼기(요신경총, Lumbar plexus) (표 7–3)

허리신경얼기(lumbar plexus)은 첫번째부터 네 번째의 허리뼈 옆에 위치한다. 척수신경 L1에서 L4까지의 앞가지와 T12에서 나온 약간의 섬유들로 구성되어 있다. 허리신경얼기에서 나온 신경은 아랫배 부위와 다리의 앞쪽, 안쪽 부위의 구조를 지배한다. 허리신경얼기는 팔신경얼기만큼 복잡하지 않은데, 팔완신경얼기는 뿌리(root), 줄기(trunk), 갈래(division), 다발(cord)로 이루어진 반면 허리신경얼기는 뿌리와 갈래 2개로만 이루어져 있다.

구조적으로 허리신경얼기의 뒤갈래는 비스듬하게 바깥으로 향하여 큰허리근(대요근, psoas major muscle) 깊숙이 지나간다. 반면에 앞갈래는 허리네모근(요방형근, quadratus lumborum muscle) 표면을 지나간다. 넙다리신경(대퇴신경, femoral nerve)과 폐쇄신경(obturator nerve)은 광범위하게 분포한다.

넙다리신경(대퇴신경, femoral nerve)은 허리신경얼기의 뒤갈래에서 시작한다. 넓적다리(대퇴(thigh)의 앞쪽, 바깥쪽 그리고

종아리(하퇴)와 발 안쪽에 피부에 신경분포를 한다. 넙다리신경
(대퇴신경)은 넙다리 앞쪽 근육인 엉덩허리근(장요근, iliopsoas),
넙다리빗근(봉공근, sartorius), 넙다리네갈래근(대퇴사두근,
quadriceps femoris muscle)에 운동신경 분포를 한다.

폐쇄신경(obturator nerve)은 허리신경얼기 앞갈래에서 시작한
다. 폐쇄신경은 넙다리(대퇴) 안쪽에 피부신경 분포를 하고 허벅
지의 모음근(adductor muscle)에 운동신경 분포를 한다.

표 7–3. 앞가쪽배벽의 신경(Nerves of Anterolateral Abdominal Wall)

신경	척수구성	신경지배
가슴배신경 (thoracoabdominal n. T7–T11)	갈비사이신경의 연속 (T7–11)	앞가쪽 배벽근육과 피부
일곱째–아홉째 가쪽피부가지 (lateral cutaneous branches)	일곱째–아홉째갈비사이신경의 앞가지	오른족과 왼쪽 갈비아래부위의 피부
갈비밑신경 (subcostal n. T12의 앞가지)	T12척수신경	엉덩뼈능선의 위쪽과 배꼽아래부위의 앞가쪽배벽의 근육
엉덩아랫배신경 (iliohypogastric n. L1)	L1 척수신경의 앞가지의 위쪽 종말가지	엉덩뼈능선을 덮고있는 피부, 샅굴부위 위쪽과 아랫배부위
엉덩샅굴신경 (i;ioinguinal n. L1)	L1 척수신경의 앞가지의 아래쪽 종말가지	아래 샅굴부위, 불두덩, 음낭앞쪽이나 대음순, 인접한 넓적다리 안쪽 피부

엉치신경얼기(천골신경총, Sacral plexus) (표 7-4-5)

엉치신경얼기(천골신경총, Sacral plexus)은 허리신경얼기 바로 아래에 있다. 척수신경 L4, L5 그리고 S1부터 S4까지의 앞갈래로 구성되어 있다. 엉치신경얼기에서 시작하는 신경은 등(back) 아래쪽, 골반(pelvis), 샅(회음, perineum), 넙다리(대퇴)와 종아리(하퇴)의 뒤쪽, 발의 등쪽(dorsal)과 발바닥쪽(plantar)을 지배한다. 엉치신경얼기는 허리신경얼기처럼 뿌리와 앞갈래, 뒤갈래로 구성되어 있으며, 그곳에서 신경이 시작한다. 왜냐하면 엉치신경얼기 섬유 몇 개는 허리엉치신경줄기(요천골신경간, lumbosacral trunk)을 통해 허리신경얼기에서 온 섬유를 함유하기 때문에, 이 두 신경얼기는 종종 함께 허리엉치신경얼기(요천골신경총, lumbosacral plexus)이라고 불린다.

궁둥신경(좌골신경, sciatic nerve)은 엉치신경얼기에서 나온 신경 중 가장 큰 것이고, 신체에서 가장 큰 신경이다. 궁둥신경은 골반에서 엉치뼈(os coxae)의 큰궁둥패임(greater sciatic notch)을 통과하여 넙다리의 뒤면에 이른다. 이것은 사실 정강신경(경골신경, tibial nerve)과 온종아리신경(총비골신경, common fibular nerve), 2개의 신경으로 이루어졌으며, 결합조직신경집(connective tissue sheath)에 싸여있다.

정강신경(경골신경, tibial nerve)은 엉치신경얼기 앞갈래에서 시작하고, 넙다리와 종아리 뒷부분으로 내려가, 발에 가서 분지하여 안쪽발바닥신경(내측족척신경, medial plantar nerve)과 가쪽발바닥신경(외측족척신경, lateral plantar nerve)을 형성한다. 정강신경은 넙다리의 장딴지(calf)과 발의 발바닥(plantar)부분의 피부에 신경을 분포한다. 정강신경은 대부분 뒤쪽 넙다리 근육과 뒤쪽 종아리 근육 그리고 많은 발의 내재근에 운동신경을 분포한다.

온종아리신경(총비골신경, common fibular nerve, peroneal nerve)은 엉치신경얼기의 뒤갈래에서 시작하여, 넙다리 후면에 이르러서, 종아리의 윗부분으로 분지하여 깊은종아리신경(심비골신경, deep fibular nerve)과 얕은종아리신경(천비골신경, superficial fibular nerve)으로 나뉜다. 온종아리신경과 그 가지는 종아리의 앞쪽과 바깥쪽 그리고 발의 등쪽(dorsal)에 피부신경을 분포한다. 또한 종아리와 발의 앞쪽 그리고 바깥쪽 근육에 운동신경을 분포한다.

엉덩이에 있는 궁둥신경(좌골신경)은 큰돌기(greater trochanter)와 궁둥뼈결절(ischial tuberosity) 사이의 중간에 큰볼기근(대둔근, gluteus maximus muscle) 아래에 놓여있다. 궁둥신경의 놓인 위치 때문에, 궁둥신경은 임상적으로 대단히 중요한 의의를 갖는다. 엉덩관절(고관절, hip joint)이 뒤로 탈구되면, 일반적으로 궁둥신경을 손상시킨다. 탈출척추원반(추간판탈출, herniated disc)이 있거나, 임신해서 자궁이 압박하면 신경뿌리를 손상시켜, 결과적으로 궁둥신경통(좌골신경통, sciatica) 증상이 나타난다. 궁둥신경통은 엉덩이 부근의 날카로운 통증이 특징인데 이는 아래로 넙다리 뒤쪽까지 이른다. 엉덩이에 부적절하게 주사하면 궁둥신경 자체를 손상시킬 수 있다. 심지어 얼마 동안 딱딱한 곳에 앉아 일시적으로 궁둥신경을 압착하게 되면 일어설 때 다리 전체에 찌릿찌릿한 감각을 느끼게 된다. 이때 다리가 "저리다"라고 말한다.

표 7-4. 골반의 몸신경(Somatic Nerve of Pelvis)

신경	척수구성	신경분포
궁둥신경(sciatic n.)	L4, L5, S1-3	엉덩관절, 넓적다리의 종아리굽힘근, 종아리와 발의 모든 근육
위볼기신경(superior gluteal n.)	L4, L5, S1	중간볼기근과 작은볼기근
넙다리네모신경(nerve to quadratus femoris m.)	L4, L5, S1	넙다리네모근과 아래쌍둥이근
아래볼기신경 (inferior gluteal n.)	L5, S1, S2	큰볼기근
속폐쇄근신경(nerve to obturator internus m.)	L5, S1, S2	속폐쇄근과 위쌍둥이근
궁둥구멍근신경 (nerve to piriformis m.)	S1, S2	궁둥구멍근

뒤넙다리피부신경 (posterior cutaneous of thigh)	S2, S3	엉덩이, 넓적다리 안쪽과 뒤의 강장 위부분의 피부
관통피부신경(perforating cutaneous n.)	S2, S3	엉덩이 안쪽 부분의 피부
음부신경(pudendal n.)	S2–4	샅부위, 감각가지는 생식기관, 근육가지는 샅근육, 바깥요도조임근, 바깥항문조임근에 분포
골반내장신경(pelvic splanchnic n.)	S2–4	아래아랫배신경얼기와 골반신경얼기를 경유하여 골반의 장기에 분포
항문올림근신경(nerve to levator ani and coccygeus m.)	S3, S4	항문올림근과 꼬리근에 분포

표 7–5. 종아리의 신경(Nerves of Leg)

신경	척수구성	신경분포
두렁신경(saphenous n.)	넙다리신경에서 분지	종아리와 발의 안쪽면의 피부 지베
장딴지신경(sural n.)	정강신경과 온종아리신경에서 분지	종아리의 뒷면과 가쪽면의 피부와 발의 가쪽면의 피부 지배
정강신경(tibial n.)	궁둥신경(L4–S3)	종아리 뒤칸의 근육과 무릎관절을 지배
온종아리신경 (common fibular n.)	궁둥신경(L4–S30)	종아리 뒷면의 가쪽부분과 무릎관절을 지배

얕은종아리신경(superficial fibular n.)	온종아리신경	긴종아리근과 짧은종아리근을 지배하고, 종아리 앞면의 먼쪽 1/3과 발등의 피부를 지배
깊은종아리신경(deep fibular n.)	온종아리신경	종아리앞칸의 근육, 발등의 근육을 지배하고 첫째 발가락사이 틈새를 덮고 있는 피부를 지배

피부분절(dermatome)

피부분절(dermatome)이란 하나의 척수신경이나 삼차신경(5번째 뇌신경)의 모든 피부신경세포에 의해 지배되는 피부구역이다. 두피와 얼굴의 대부분은 삼차신경의 감각신경세포가 지배한다. 첫 번째 목신경(C1)을 예외로 하고, 모든 척수신경은 특정 피부분절과 관련 있다. 피부분절은 목과 몸통부위에서는 연속적이다. 그러나 팔다리에서는 인접한 피부분절이 지배하는 부분이 겹친다. 이렇게 피부분절이 명백하게 고르지 않게 분포하는 이유는 발생과정 중에 팔다리싹(limb bud)으로 발달해가는 신경 비율이 불균등하기 때문이다. 실제로는 팔다리는 분획되어 있고, 피부분절은 단지 조금만 겹친다.

신경분포의 유형은 의사가 신체의 특정부분을 마취하고자 할 때 임상적 중요성을 갖는다. 사지에서는 인접한 피부분절이 겹치기 때문에 이 지역을 완벽하게 마취하려면 적어도 3개의 척수신경을 차단하여야 한다. 비정상으로 기능하는 피부분절을 통해 척수나 특정 척수신경이 손상을 입었나를 확인할 수 있다. 만약 특정 피분분절이 자극을 받았으나 어떠한 감각도 느끼지 못한다면, 그곳을 지배하는 척수신경이 손상을 받았다고 추론할 수 있다.

| 제3절 **뇌와 뇌신경**
(THE BRAIN AND CRANIAL NERVES) |

1. 서론(Introduction to the Brain and Cranial Nerves)

뇌는 머리뼈와 뇌척수막에 싸여 있으며 뇌척수액 속에 들어있다. 뇌의 엄청난 대사속도는 산소 결핍에 대하여 매우 민감하다. 매우 섬세한 중추신경계는 뇌를 둘러싸는 머리뼈와 척수를 둘러싸고 있는 유연성 있는 척주(vertebral column)에 의해서 보호 받는다. 뇌척수막(수막, meninges)은 뼈와 중추신경계의 연조직 사이에서 보호막을 형성하는 결합조직이다. 중추신경계는 뇌 속의 빈 공간인 뇌실(ventricles)과 척수의 중심관(central canal), 중추신경계 전체를 둘러싸는 거미막밑공간 내를 순환하는 뇌척수액

(cerebrospinal fluid) 속에 잠겨있다.

　중추신경계는 회색질과 백색질로 구성되어 있다. 회색질(회백질, gray matter)은 신경세포체와 가지돌기, 민말이집 축삭의 다발과 신경아교세포로 구성된다. 뇌의 회색질은 대뇌와 소뇌의 바깥쪽 울퉁불퉁한 겉질층(피질층, cortex layer)에 존재한다. 게다가 핵(nuclei)이라고 하는 신경세포 집단은 백색질 속 깊은 곳에서 나타난다. 백색질(백질, white matter)은 중추신경계 속에서 신경로를 형성한다. 관련된 신경아교세포와 함께 가지돌기의 집단과 말이집축삭으로 구성된다.

　성인 뇌의 무게는 약 1.2~1.5kg이며 약 천억 개의 신경원으로 구성되어 있다. 신경원은 축삭과 가지돌기 사이의 셀 수 없는 신경연접을 통하여 신경원 사이에 정보를 주고 받는다. 뇌 안의 신경전도는 신경펩타이드라고 하는 특수한 신경전달물질에 의해서 조절된다. 이들 특수한 화학단백질 전달자는 특수한 정신 기능을 담당하는 것으로 생각된다.

　뇌에서 200개 이상의 신경펩타이드가 밝혀졌으며, 아직 그들의 기능은 대부분 완전히 알지 못한다. 상당한 관심을 끌고 있는 두 종류의 신경펩타이드는 엔케팔린(enkephalins)과 엔돌핀(endorphins)이다. 이 물질들은 모르핀과 유사한 기능으로 뇌의 통증을 완화시킨다. 이 물질들은 외상을 입은 사람들에서 스트레스나 통증에 반응하여 분비된다.

2. 뇌의 구성과 혈액공급(Overview of Brain Organization and Blood Supply)

뇌의 구성(brain organization)

뇌는 크게 대뇌, 소뇌, 뇌줄기로 이루어져있다. 대뇌는 다시 대뇌반구와 사이뇌로 나뉜다. 대뇌반구는 이마엽, 마루엽, 뒤통수엽, 관자엽, 섬엽으로 구성되어 있고, 사이뇌는 시상, 사상하부, 시상상부, 시상밑부로 구성되어 있다. 뇌줄기는 숨뇌, 다리뇌, 중간뇌로 되어있다.

뇌척수막(Cranial meninges)

뇌와 척수를 감싸고 있는 결합조직이 뇌척수막(뇌수막, meninges)이다. 뇌척수막의 가장 바깥층은 경질막(경막, dura mater), 중간층은 거미막(지주막, arachnoid), 그리고 가장 안층은 연질막(연막, pia mater)이다. 중추신경계는 뇌척수막에 덮여 보호받는다. 뇌의 일반적인 특징에 관하여 앞의 서술에서 언급하였듯이, 매우 섬세한 중추신경계는 뇌를 둘러싸는 머리뼈와 척수를 둘러싸는 척주에 의해서 보호 받는다.

혈액-뇌장벽(Brain Blood Flow and Blood-Brain Barrier)

혈액뇌장벽(blood-brain barrier; BBB)으로 알려진 고도의 선택적인 장벽은 혈관계와 중추신경계의 신경조직 사이에 존재한다. 이 장벽은 중추신경계의 별아교세포(astrocyte)와 혈관계의 연속 모세포혈관(continuous capillaries)의 내피세포로 이루어져있다. 이 내피세포는 세포사이의 물질 흐름을 방해하여 혈액 속의 거대 분자들이 신경조직으로 쉽게 들어가지 못하게 한다. 그러나, 산소, 물, 이산화탄소 그리고 일부 약을 포함한 지질 용해성 물질과 같은 물질은 쉽게 혈액뇌장벽을 통과할 수 있다. 포도당, 아미노산, 특정 비타민, 그리고 뉴클레오시드(nucleosides)와 같은 분자들은 특정 운반단백질에 의해 뇌혈관장벽을 통해 운반된다. 이온도 능동수송을 통해 장벽을 거쳐 운송된다. 이 과정에 필요한 에너지는 내피 세포질 안의 수많은 미토콘드리아에 의해 충당된다.

중추신경계의 모세혈관은 매우 뚜렷한 바닥판에 의해 둘러싸여 있다. 별아교세포는 혈관에서 신경으로 대사물질을 운반하게 도와준다. 게다가, 신경 활동으로 인한 과도한 칼륨이온과 신경전달물질을 옮기고, 그에 따라 중추신경계의 세포외 환경의 신경화학적 균형을 유지시킨다.

3. 뇌실과 뇌척수액
(Ventricles and Cerebrospinal Fluid)

뇌실, 중심관, 거미막밑공간은 맥락얼기의 혈장으로부터 능동수송된 물질로 구성된 뇌척수액을 함유하고 있다. 뇌척수액 (cerebrospinal fluid; CSF)은 중추신경계 안과 주변에서 보호와 완충작용을 하는 투명한 림프 같은 용액이다. 뇌는 뇌척수액에 둘러싸여 떠있기 때문에 부력이 작용한다. 뇌척수액은 뇌의 뇌실, 척수의 중심관 그리고 모든 중추신경계 주변의 거미막밑공간을 통하여 순환한다. 뇌척수액은 정맥성 모세혈관인 거미막과립 (지주막융모, arachnoid villi)을 통하여 배출되어 순환기계로 되돌아간다.

뇌실 (Ventricles of the Brain)

뇌실(ventricle)은 뇌 사이에 있는 공간으로 뇌척수액으로 채워져 있다. 뇌실 사이 그리고 척수의 중심관은 서로 연결되어 있다. 2개의 가쪽뇌실(측뇌실, lateral ventricles, 제1뇌실과 제2뇌실)은 뇌들보(뇌량) 아래의 대뇌반구에 하나씩 있다. 셋째뇌실 (제3뇌실, third ventricle)은 시상 사이의 사이뇌(간뇌)에 있다. 각 가쪽뇌실은 뇌실사이구멍(실간공, interventricular foramen)이라는 좁은 계란형의 구멍을 통하여 셋째뇌실과 연결되어 있다. 넷째뇌실(제4뇌실, fourth ventricle)은 다리뇌(교)와 소뇌 사이의 뇌줄기(뇌간)에 있다. 중간뇌수도관(중뇌수도, mesencephalic aqueduct)은 중간뇌를 통하여 셋째뇌실과 넷째뇌실을 연결한다. 또한 넷째뇌실은 척수의 중심관과 아래쪽으로 교통하고 있다. 뇌척수액은 넷째뇌실에서 3개의 구멍을 통하여 거미막밑공간(지주막하강)으로 빠져 나간다. 이는 중심구멍인 정중구멍(정중구, median aperture)과 2개의 가쪽구멍(외측구, lateral apetures)이다.

뇌척수액 (cerebrospinal fluid, CSF)

뇌척수액(cerebrospinal fluid)은 대략 시간당 14~36ml 비율로 맥락얼기(맥락총, choroid plexus)에서 지속적으로 생산되고, 매일 4, 5회 전량이 교체된다. 맥락얼기는 창문모세혈관(fenestrated capillary)이 잘 발달된 주름진 모양이다. 표면은 뇌실막세포(ependymal)가 변형된 단층입방상피이고, 뇌의 제3, 제4, 그리고 가쪽뇌실에 위치하고 있다. 뇌실막세포 사이의 치밀이음부(폐쇄띠, tight junction)는 혈액-뇌척수액 장벽(blood-cerebrospinal fluid barrier)을 형성하여 혈액 속에 있는 유해한 특정 물질이 뇌척수액으로 들어오는 것을 막아준다.

뇌척수액은 뇌실, 거미막밑공간(subarachnoid space), 혈관 주위 공간, 그리고 척수의 중심관을 통해 순환한다. 뇌척수액은 혈장의 조성과 비슷하지만, 단백질의 함량이 낮고, Na+, , Cl-Mg+, H+이온이 많고, K+, Ca2+이온이 적다. 뇌척수액은 거미막밑공간을 통과할 때 뇌의 대사물질이 뇌척수액으로 확산되기 때문에 중추신경계의 대사활동에 중요하다. 뇌는 뇌척수액 속에 떠있기 때문에 부력이 작용하여 머리의 물리적 충격으로부터 뇌를 보호한다. 뇌척수액은 뇌실을 순환하어 아래시상정맥굴(inferior sagittal sinus)을 통해 혈류로 되돌아온다. 뇌의 무게는 약 1300~1,500g이지만 뇌척수액 속의 무게는 약 50g 정도이다. 이것은 뇌가 중립에 가까운 부력을 가지고 있음을 의미한다. 정확한 중립부력에서 물체는 뜨지도 잠기지도 않지만 뇌는 액체 환경 속에서 떠 있다.

4. 뇌줄기(뇌간, The Brain Stem)

뇌줄기(뇌간, brain stem)는 위로 사이뇌(간뇌, diencephalon)와 아래의 척수 사이에 위치하고, 뒤로는 소뇌와 연결되어 있다. 첫 번째 뇌신경인 후각신경과 두 번째 시각신경을 제외한 10쌍의 뇌신경이 뇌줄기에서 나오고, 이들의 핵이 뇌줄기 속에 위치한다. 뇌줄기는 중간뇌, 다리뇌, 숨뇌로 구성되어 있다.

중간뇌(중뇌, Midbrain)

중간뇌(midbrain)는 위로는 사이뇌와 연결되어 있고, 아래로는 다리뇌와 이어져 있다. 중간뇌의 중심부로는 중간뇌수도관(mesencephalic aqueduct)이 위치한다. 중간뇌수도관의 앞쪽에는 대뇌다리(대뇌각, cerebral peduncle)라고 불리는 신경 섬유 다발이 있어 대뇌와 척수를 이어주어서 팔, 다리를 움직이게 하는 기능을 한다. 정중곁그물체는 의식을 전반적으로 관장하는 부위로 이 부위의 손상은 혼수상태를 일으키기도 한다. 중간뇌수도관의 뒤쪽은 뒷판과 둔덕으로 구성되어 있어서, 위쪽 융기인 위둔덕(상구, superior colliculi)은 시각반사와 관계가 있고, 2개의 뒤쪽융기인 아래둔덕(하구, inferior colliculi)은 청각반사를 담당한다. 적색핵(적핵, red nucleus)은 대뇌다리와 중간뇌수도관 사이의 깊은 곳에 위치한다. 적색핵은 대뇌반구와 소뇌를 연결하고 있으며 운동의 조정과 자세유지와 관련된 반사기능을 한다. 적색핵의 붉은 색깔은 혈액공급이 풍부하고 신경세포의 세포체에 철을 함유한 색소를 가지고 있기 때문이다. 또 다른 핵인 흑색질(흑질핵, substantia nigra)은 적색핵 아래쪽에 있다. 강요된 불수의적 운동을 억제하는 작용을 하는 것으로 생각된다. 그들의 검은 색깔은 높은 멜라닌 색소 함유량 때문이다.

다리뇌(교, Pons)

다리뇌(교, pons)는 중간뇌와 숨뇌(연수) 사이에 위치하며, 아랫면이 둥글게 솟아난 모양이다. 두 방향의 섬유로로 구성되어 있다. 가로로 뻗어있는 표면섬유들은 중간소뇌다리(중소뇌각, middle cerebellar peduncle)을 통하여 소뇌와 연결되어 있다. 깊은쪽 세로섬유로는 중간뇌를 숨뇌와 연결하는 운동과 감각로의 일부분이다. 다리뇌 속에 흩어져 있는 여러 개의 핵들은 특정 뇌신경과 관련이 있다. 다리뇌 속에 핵을 가지고 있는 뇌신경은 두 부로부터 감각과 저작을 위한 임펄스를 전도하는 삼차신경(Ⅴ), 안구의 특정운동을 조절하는 갓돌림(외전)신경(Ⅵ), 안면근육의 운동과 맛 맛봉오리로부터 감각자극을 전도하는 얼굴(안면)신경(Ⅶ); 평형을 유지하는 안뜰달팽이(전정와우)신경(Ⅷ)의 안뜰가지 등이 있다. 그 밖에 다리뇌의 핵은 숨뇌의 핵과 함께 호흡의 속도와 깊이를 조절하는 기능을 한다. 다리뇌의 2가지 호흡중추는 지속흡입영역(apneustic area)와 호흡조절영역(pneumotaxic areas)이라고 한다.

숨뇌(연수, Medulla Oblongata)

숨뇌(연수, medulla oblongata)는 길이가 약 3㎝인 둥근 뿌리구조로 뇌줄기의 가장 아래쪽에 있다. 숨뇌는 큰구멍(대후두공) 수준에서 위쪽의 다리뇌와 연결되어 있으며 아래쪽의 척수와 이어진다. 외형적으로 숨뇌는 가쪽의 올리브(olive)라고 하는 계란형의 팽창된 부분과 아래쪽의 피라밋(추체, pyramids)라고 하는 2개의 삼각형 융기부를 제외하고는 척수와 비슷하다. 숨뇌 속에 있는 공간인 제4뇌실(fourth ventricle)은 뒤쪽의 척수중심관, 앞쪽의 중간뇌수도관으로 연결되어 있다. 숨뇌는 생명중추의 핵(vital nuclei), 그리고 척수와 뇌 사이의 여러 곳과 교통하는 모든 상행로 및 하행로를 구성하는 백색질로 되어 있다. 이들 섬유로 속에 들어있는 대부분의 섬유는 숨뇌의 피라밋 부위에서 반대쪽과 서로 교차(피라미드교차, pyramidal decussation)하여 뇌가 인체의 반대편 감각을 받아들이고 정보를 보낼 수 있게 한다.

숨뇌의 회색질은 뇌신경과 감각중계를 위한 몇 개의 핵으로 구성되어 있다. 의문핵(의핵, nucleus ambiguus)과 혀밑신경핵(설하신경핵, hypoglossal nucleus)은 혀인두(설인)신경(IX), 더부(부)신경(XI) 그리고 혀밑(설하)신경(XII)이 일어나는 곳의 중앙에 있다. 안뜰핵(vestibular nuclei)은 안뜰달팽이(전정와우)신경(VIII)이 일어나는 곳의 중앙에 있다. 미주신경(X)은 제4뇌실과 인접한 숨뇌 가쪽면의 미주핵(vagus nuclei)에서 일어난다. 널판다발핵(박속핵, nucleus gracilis)과 쐐기다발핵(설상핵, nucleus cuneatus)은 감각정보를 시상으로 전달하며, 이는 다시 시상핵을 경유하여 대뇌겉질로 전달된다. 올리브의 아래올리브핵(inferior olivary nuclei)과 더부올리브핵(accessory olivary nuclei)은 아래

소뇌각을 통하여 앞뇌와 중간뇌로부터 소뇌로 임펄스 전달을 중계한다.

숨뇌 속에 있는 그 밖의 3가지 핵은 생체의 내장 기능을 조절하는 자율중추로써 작용한다. 1) 심장중추(cardiac center)의 억제섬유(inhibitory fiber)와 촉진섬유(accelerator fiber) 모두 심장중추의 핵에서 일어난다. 억제성 임펄스는 미주신경을 통하여 끊임없이 전달되어 심장박동을 느리게 한다. 촉진성 임펄스는 척수를 통하여 전달되며 궁극적으로 척수신경 T1-T5 속에 있는 섬유를 통하여 심장을 지배한다. 2) 혈관운동중추(vasomotor center)의 핵은 척수와 척수신경을 경유하여 소동맥 벽의 민무늬근에 임펄스를 보내어 소동맥을 수축시켜 동맥혈압을 상승시킨다. 3) 호흡중추(respiratory center)는 호흡의 속도와 깊이를 조절하며 교의 호흡핵과 함께 율동적인 호흡을 만들어내는 기능을 한다.

그 밖에 숨뇌의 핵은 재채기, 기침, 삼킴 그리고 구토와 관련된 반사중추로써 작용을 한다. 이들 활동의 일부(예: 삼킴)는 처음 시작할 때는 수의적이나, 일단 시작이 되면 어떤 지점에서는 불수의적이며 멈출 수 없다.

그물체(망상체, Reticular Formation)

그물체(망상체, reticular formation)는 대뇌를 자극하는 그물체활성계(reticular activating system; RAS)로써 작용하는 뇌줄기 안

의 핵과 신경섬유의 복잡한 얼기이다. 그물체는 척수, 다리뇌, 중간뇌 그리고 시상과 시상하부의 일부분에 위치한다. 그물체는 대부분 뇌의 상행섬유와 하행섬유를 갖는다. 그물체 안의 핵은 뇌의 다른 부위에 의해서 억제되지 않는 한 끊임없이 임펄스를 발생한다. 그물활성계의 주요기능은 대뇌의 의식적인 상태 유지와 대뇌가 인식하는 감각 임펄스를 선택적으로 조정하는 것이다. 그물활성계는 또한 소뇌를 도와서 근육 긴장도 유지를 활성화하고, 골격근들이 부드럽고 조정된 수축을 하도록 한다.

그물활성계는 뇌 안의 변화와 뇌의 외상에 민감하다. 수면반응은 아마도 특정 신경전달물질의 분비 때문에 그물활성계 안의 활성이 감소되어 나타나는 것으로 생각하고 있다. 머리가 강타당하거나, 그물활성계에 손상을 줄 수 있는 약물이나 질병에 노출되면 의식을 잃을 수 있다. 혼수는 그물활성계의 불활성과 무의식 상태로, 매우 강력한 외부적인 자극에 의해서도 정신 상태를 깨울 수 없다.

5. 소뇌(The Cerebellum)

소뇌(cerebellum)는 두 번째로 큰 뇌이다. 소뇌는 뒤뇌에 위치하며 두개강의 아래 뒷면을 차지하고 있다. 소뇌는 가로틈새

(transverse fissure)에 의해서 대뇌와 분리되어 있다. 소뇌천막
(tentorium cerebelli)이라고 부르는 뇌척수막이 세로틈새 안으로
뻗어있다. 소뇌는 두 반구(hemispheres)로 구성되어 있으며, 가
운데 두드러진 부분을 소뇌벌레(충부, vermis)라고 부른다. 소뇌
낫(소뇌겸, falx cerebelli)은 반구 사이로 뻗어있는 뇌척수막이다.

　대뇌처럼 소뇌는 회색질의 얇은 바깥쪽 층인 소뇌피질(소뇌겉
질, cerebellar cortex)과 두껍고 보다 깊은 백색질 층을 가지고 있
다. 소뇌는 길고 좁은 많은 주름인 소뇌이랑를 가지고 있다. 소뇌
속의 백색질은 시상면에서 볼 수 있는 소뇌나무(arbor vitae)라고
하는 독특한 나뭇가지 모양이다. 조직학적으로 소뇌피질은 세 층
으로 나뉜다.

　소뇌다리(소뇌각, cerebellar peduncles)라고 하는 3쌍의 신
경섬유다발은 소뇌를 지지하고 뇌의 나머지 부분과 소통하는
길을 제공한다. 1) 위소뇌다리(상소뇌각, superior cerebellar
peduncles)은 소뇌를 중간뇌와 연결한다. 위소뇌다리 속에 있는
섬유는 소뇌의 치아핵(dentate nuclei)에서 일차적으로 시작되
어 중간뇌의 적색핵을 지나 시상하부를 거쳐 대뇌겉질의 운동영
역에 도달한다. 상소뇌각 섬유를 지나가는 임펄스는 대뇌에 피
드백을 제공한다. 2) 중간소뇌다리(중소뇌각, middle cerebellar
peduncles)는 수의적 운동의 임펄스를 대뇌로부터 다리뇌를 통
과하여 소뇌에 전달한다. 3) 아래소뇌다리(하소뇌각, inferior

cerebellar peduncles)는 소뇌를 숨뇌와 척수에 연결한다. 이들은 들어오는 앞뜰(전정)섬유와 고유감각섬유, 나가는 운동섬유를 가지고 있다.

소뇌의 주기능은 근육 내에 있는 정밀한 운동단위를 보조하여 골격근 수축을 조정한다. 수의적인 근육운동의 임펄스는 대뇌겉질에서 기원되며 소뇌에서 조정된다. 소뇌는 끊임없이 자세와 근육의 강도를 유지하기 위하여 선택된 운동단위에 임펄스를 보낸다. 소뇌는 또한 근육, 힘줄, 관절 그리고 특수 감각기관으로부터 들어오는 임펄스를 학습된 운동양상으로 다듬는 과정을 갖는다. 고유감각수용기는 근육 또는 힘줄의 긴장도 변화에 민감한 감각신경말단이다. 외상, 뇌졸중 또는 뇌성마비와 같은 소뇌의 질환은 골격근 기능 장애의 원인이 된다. 근육기능장애는 경직성과 운동실조(ataxia) 상태로 나타난다. 또한 평형감각이 손실되어 걷기 어렵고 술에 취하여 조정이 안 되는 몸의 움직임과 비슷하다.

6. 사이뇌(간뇌, The Diencephalon)

사이뇌(간뇌, diencephalon)는 시상, 시상하부, 시상상부 그리고 뇌하수체와 같은 생체구조로 구성되어 있는 뇌의 주요 자율신경계 영역이다. 사이뇌는 앞뇌의 2차 발생 부위로 끝뇌의 대뇌반구에 의하여 거의 완전하게 둘러싸여 있다. 제3뇌실은 사이뇌 속에 있으며, 좁고 중심부에 있는 공간이다.

시상(Thalamus)

시상(thalamus)은 사이뇌의 대부분(4/5)을 차지하고 커다란 달걀형 회색질로 구성되어있다. 시상은 쌍을 이룬 기관으로 각각은 각 대뇌반구의 가쪽뇌실 바로 아래에 위치한다. 시상의 주요 기능은 후각을 제외한 대뇌겉질로 가는 모든 감각신경의 연계 중추로서 작용한다. 특수화된 핵의 집단은 들(구심성)신경을 해석하기 위하여 대뇌 엽 속의 정확한 위치로 중계한다. 시상은 또한 일부 감각을 해석한다. 대뇌겉질은 동통과 그 밖의 접촉 자극을 식별하지만, 시상은 일반적인 감각 자극에 반응하여 있는 그대로를 제공한다. 아마도 시상은 강렬한 통증에 대한 인체의 최초 자율신경 반응 역할을 하는 것 같다. 그래서 심한 외상 다음에 오는 생리적인 쇼크를 부분적으로 담당하는 것 같다.

시상하부(Hypothalamus)

시상하부(hypothalamus)는 그것이 시상의 아래쪽에 위치하기 때문에 붙여진 이름이며, 사이뇌의 가장 아래쪽에 위치하고 있다. 제3뇌실의 바닥과 외측벽의 일부를 형성하며, 다른 부위의 신경계와 연계되어 있는 여러 개의 핵 집단을 갖고 있다. 이들 핵의 크기가 작음에도 불구하고, 시상하부는 수많은 생체 기능을 수행하여 대부분이 직·간접적으로 내장활동의 조절과 관계한다. 시상하부는 감정적이며 본능적인 기능을 가지고 있다.

시상하부는 어떤 인체 기능을 촉진하거나 억제하는 자율신경계 중추로써 작용한다. 시상하부는 뇌하수체 후엽에서 분비되는 2가지 호르몬을 포함한 여러 가지 호르몬을 분비한다. 시상하부의 주요 자율신경계와 변연계의 기능은 다음과 같다.

1) 심혈관조절(cardiovascular regulation). 비록 심장은 본능적인 수축 양상을 가지고 있지만 시상하부로부터 오는 임펄스는 심장 박동률의 자율적인 촉진 또는 억제를 일으킨다. 뒤쪽 시상하부로부터 오는 임펄스는 동맥압을 상승시키며 심박수를 증가시킨다. 앞쪽 시상하부로부터 오는 임펄스는 반대효과를 가지고 있다. 이들 영역으로부터 오는 임펄스는 심장으로 직접 전도되는 것이 아니라 먼저 숨뇌의 심혈관중추로 보낸다. 2) 체온조절 (body-temperature regulation). 시상하부의 앞쪽에 있는 분화된 핵은 체온의 변화에 민감하다. 만일 이 영역을 흐르는 동맥혈이 정상 온도 이상이면 시상하부는 임펄스를 개시하여 땀을 흘리게 하고 피부혈관의 확장을 통하여 열을 손실하도록 한다. 혈액온도가 정상 이하가 되면 시상하부는 몸을 떨게 하고, 피부혈관을 수축하고, 땀 흘리는 것을 멈추게 하여 열을 생산하고 보전하게 한다. 3) 물과 전해질 평형 조절(regulation of water and electrolyte

balance). 시상하부에 있는 삼투수용기(osmoreceptor)는 혈액내 삼투 농도를 끊임없이 감시한다. 물 부족으로 삼투농도가 상승하면 시상하부는 항이뇨호르몬(ADH)을 생산하여 뇌하수체 후엽을 통하여 분비한다. 동시에 시상하부 속에 있는 갈증중추(thirst center)에서는 갈증을 만들어 낸다. 4) 배고픔의 조절과 위장관 활동의 조절(regulation of hunger and control of gastrointcstinal activity). 혈당, 지방산 그리고 아미노산 수준을 감시하는 섭식중추(feeding center)는 외측 시상하부에 있다. 혈액 속에 이들 물질의 농도가 낮으면 시상하부로부터 배고픔을 유도해 낸다. 음식을 충분히 먹었을 때 시상하부의 중앙부위에 있는 포만중추(satiety center)는 섭식중추(feeding center)를 억제한다. 시상하부는 또한 복부 내장으로부터 감각 임펄스를 받아들이며 샘의 분비와 위장관의 연동운동을 조절한다. 5) 수면과 각성의 조절(Regualtion of sleeping and wakefulness). 시상하부는 뇌의 다른 부위와 함께 작용하여 각성의 정도를 결정하는 수면중추(sleeping center)와 각성중추(wakefulness center)를 가지고 있다. 6) 성적반응(sexual response). 시상하부의 윗부분에 있는 분화된 성적중추(sexual center) 핵은 생식기관 속에 있는 접촉 수용기의 성적 자극에 반응한다. 오르가즘이란 시상하부의 성적중추 속에 존재하는 신경의 활성을 의미한다. 7) 감정(emotions). 시상하부에 존재하는 수많은 핵은 노여움, 공포, 동통 그리고 즐거움 등을 포함한 특정한 정서적 반응과 연관성을 갖고 있다. 8) 내분비 기능의 조절(control of endocrine functions). 시상하부는 뇌하수체 전엽과 후엽을 자극하여 다양한 호르몬을 분비하게 하는 신경분비 화학 물질을 생산한다.

뇌하수체(Pituitary gland)

둥근 완두콩 모양의 뇌하수체(pituitary gland, cerebral hypophysis)는 사이뇌의 아래쪽에 위치한다. 뇌하수체는 깔때기 모양의 뇌하수체 자루에 의하여 시상하부에 부착되어 있으며, 나비뼈(접형골)의 안장(터어키안, sella turcica)에 의하여 지지를 받고 있다. 내분비 기능을 갖고 있는 뇌하수체는 구조적, 그리고 기능적으로 샘뇌하수체(adenohypophysis)라고 하는 앞엽(전엽, anterior lobe)와 신경뇌하수체(neurohypophysis)라고 하는 뒤엽(후엽, posterior lobe)으로 구분된다. 시상하부의 임펄스로 샘뇌하수체에서는 인체를 조절하는 다양한 호르몬을 분비한다.

시상상부(Epithalamus)

시상상부(epithalamus)는 제3뇌실을 덮어 얇은 지붕을 형성하는 사이뇌의 뒷부분이다. 지붕의 안쪽 면은 뇌척수액이 생산되는 혈관성 맥락얼기로 구성되어 있다. 그들의 형태가 솔방울과 비슷하다고 하여 솔방울샘(송과체, pineal gland)라고 하는 작은 조직

덩어리는 시상상부의 뒤쪽 끝으로 뻗어 나와 있다. 솔방울샘은 수면주기와 관련된 멜라토닌을 분비하여, 신경내분비 기능을 갖고 있다고 생각한다. 솔방울샘의 아래에 위치하는 뒤맞교차(후교련, posterior commissure)는 중간뇌의 좌우 위둔덕(상구)을 연결하는 맞교차섬유로이다.

7. 대뇌(The Cerebrum)

두개의 주름이 잡힌 반구 속에 5쌍의 엽으로 구성되어 있는 대뇌는 감각 임펄스의 인식, 수의적인 운동의 명령, 기억의 저장, 사고과정 그리고 추론 능력 등을 포함한 고도의 뇌 기능에 관여한다. 대뇌는 또한 본능적인 기능과 변연계(정서적) 기능에 관여한다.

대뇌의 구조 (Structure of the Cerebrum)

대뇌는 끝뇌 영역에 위치하며 뇌에서 가장 크고 가장 뚜렷한 부분이다. 뇌 총량의 약 80%에 해당하며 기억과 추론을 포함한 고도의 정신 기능을 담당한다. 대뇌는 오른쪽과 왼쪽의 대뇌반구(cerebral hemisphere)로 구성되어 있으며, 대뇌세로틈새(대뇌종열, longitudinal cerebral fissure)에 의해서 불완전하게 분리되어 있다. 두 반구는 커다란 백색 섬유로인 뇌들보(뇌량, corpus callosum)에 의해서 양쪽 반구가 연결되어 있다. 대뇌낫(대뇌겸, falx cerebri)이라고 하는 뇌척수막의 일부분이 세로틈새 속으로 뻗어있다. 각 대뇌반구는 가쪽뇌실(측뇌실, lateral ventricle)이라고 하는 중심 공간을 갖고 있는데, 뇌실막세포에 의해서 내면이 싸여 있으며 뇌척수액이 가득 차 있다.

대뇌는 두 층으로 구성되어 있다. 대뇌겉질(대뇌피질, cerebral cortex)이라고 하는 표층은 2~4mm 두께의 회색질로 구성되어 있다. 대뇌겉질 아래는 두꺼운 백색질이 둘째 층을 구성한다. 대뇌겉질은 뇌주름(convolutions)이라고 하는 수많은 고랑(구, sulcus)과 이랑(회, gyrus)이 있는 것이 특징이다. 뇌주름은 태아발생 초기에 형성되며, 뇌의 크기가 빠르게 증가할 때 겉질이 하층의 백색질에 대하여 비례적으로 확장된 것이다. 뇌주름이 상승되어 접힌 것이 대뇌이랑(대뇌회, cerebral gyri)이며, 함몰된 고랑이 대뇌고랑(대뇌구, cerebral sulci)이다. 뇌주름은 효과적으로 회색질의 영역을 3배 증가시키며, 신경세포체로 구성되어 있다.

대뇌겉질(대뇌피질, Cerebral Cortex)

대뇌반구의 회색질 표면을 대뇌겉질(대뇌피질, cerebral cortex)이라 하고, 많은 이랑(gyri)과 고랑(sulci)으로 주름 잡혀 있다. 뇌의 이 부분은 학습, 기억, 정보 분석, 운동 반응 개시, 그리고 감각 신호 통합을 책임진다. 대뇌겉질은 조직학적으로 6개의 세포층으로 이루어져 있다. 두 대뇌반구는 다른 기능을 수행한다. 대부분 사람들의 좌반구는 독서, 글쓰기, 수리적 계산과 같은 분석적인 것과 언어의 표현을 조절한다. 우반구는 공간적이며 예술적인 면을 담당한다. 뇌들보는 두반구 사이의 의식과 인식을 통합하여 학습과 기억을 공유하도록 한다.

학습량이 증가하면 대뇌 속에서 신경원 사이의 신경연접 수가 증가한다. 비록 신경원의 수가 출생 전 발생기 동안에 결정된다고 할지라도 연접의 수는 학습과정에 따라 다양해진다. 신경원의 세포체로부터 세포질 돌기의 수는 활동전위 전도 정도와 이미 갖고 있는 저장된 정보의 대뇌 영역과의 제휴 정도를 결정한다.

대뇌의 엽(Lobes of Cerebrum)

각각의 대뇌반구는 깊은 고랑과 틈새에 의해서 5엽으로 세분된다. 이들 중 4엽은 대뇌의 표면에서 나타나기 때문에 덮고 있는 머리뼈의 이름으로 명명되었다. 2개의 대뇌반구 뿐만 아니라 분리된 대뇌 엽은 특이적인 기능을 가지고 있다.

이마엽(전두엽, Frontal Lobe)

이마엽(전두엽, frontal lobe)은 각 대뇌반구의 앞부분이다. 중심구(중심고랑, central sulcus, fissure of Rolando)라고 하는 뚜

렷하게 깊은 주름은 마루엽과 이마엽을 분리한다. 중심구는 종열에서 외측구까지 직각으로 뻗어있다. 외측구(가쪽고랑, lateral sulcus, fissure of Sylvius)는 대뇌의 아랫면에서부터 가쪽으로 뻗어서 이마엽과 관자엽을 분리한다. 중심전회(중심앞이랑, precentral gyrus)는 중요한 운동영역으로 중심구 바로 앞쪽에 있다. 이마엽의 기능은 골격근 운동을 위한 수의적 운동 임펄스를 개시하며, 감각경험을 분석하고, 성격과 관련된 반응을 제공하는 것이다. 이마엽은 또한 기억, 감정, 추론, 판단, 계획 그리고 언어적 의사소통과 관련된 반응을 조정한다.

마루엽(두정엽, Parietal lobe)

마루엽(두정엽, parietal lobe)은 이마엽(전두엽)의 중심고랑 뒤쪽에 존재한다. 중심뒤이랑(중심후회, postcentral gyrus)라고 하는 중요한 감각영역은 중심고랑 바로 뒤쪽에 위치한다. 중심뒤이랑은 전신의 피부와 근육수용기로부터의 자극에 반응하기 때문에 체성감각영역이다. 운동을 담당하는 중심앞이랑과 감각자극에 대하여 반응하는 중심뒤이랑은 제공받는 인체부위의 크기와 일치하지 않지만, 활성화된 운동단위의 수와 수용기의 밀도와는 거의 일치한다. 예를 들면, 손은 많은 운동단위와 감각수용기를 가지고 있기 때문에, 비록 가슴부위가 더 크다고 할지라도 손은 가슴부위보다 더 많은 중심앞이랑과 중심뒤이랑의 대뇌겉질을 차지하게 된다. 게다가 체성감각에 대한 반응에서, 마루엽은 언어를 이해하고 생각과 감정을 분명하게 하는 기능을 한다. 또한 마루엽은 사물의 색깔과 형태를 해석한다.

관자엽(측두엽, Temporal lobe)

관자엽(측두엽, temporal lobe)은 마루엽의 아래와 이마엽(전두엽)의 뒤쪽에 위치한다. 가쪽고랑(외측구, lateral sulcus)에 의해서 두 엽과 분리되어 있다. 관자엽은 귀의 달팽이관으로부터 감각섬유를 받는 청각중추를 갖고 있다. 관자엽은 또한 일부 감각 경험을 해석하고 청각과 시각 경험의 기억을 저장한다.

뒤통수엽(후두엽, Occipital lobe)

뒤통수엽(후두엽, occipital lobe)은 대뇌의 뒷부분을 구성하며 관자엽이나 마루엽과 뚜렷이 분리되어 있지 않다. 뒤통수엽은 소뇌의 위쪽에 위치하며, 소뇌천막(tentorium cerebelli)이라고 하는 뇌척수막이 함입되어 소뇌와 분리된다. 뒤통수엽의 주 기능은 시각과 관련된 것으로 눈의 방향과 초점 등 눈의 운동을 조정한다. 이전의 시각적 경험이나 감각 자극과 상호 연계된 시각적 상 즉, 시각 연합 기능을 담당한다.

뇌섬엽(Insula)

뇌섬엽(insula)은 표면에서 보이지 않는 대뇌의 깊은 곳에 있는 엽이다. 가쪽고랑의 깊은 곳에 있으며, 이마엽, 마루엽 그리고 뒤통수엽으로 덮여 있다. 대뇌 활동을 통합한다는 것을 제외하고는 뇌섬엽의 기능에 대해서는 거의 알려져 있지 않다. 뇌섬엽은 또한 기억 기능의 일부분을 가지고 있다고 생각된다.

대뇌는 크기와 위치 때문에 빈번히 손상된다. 뇌진탕은 일시적 또는 영구적인 뇌기능 손상의 원인이 될 수 있다. 뇌기능에 대해서 알려진 대부분의 것은 뇌의 특정 부위가 손상을 입었을 때 관찰되는 신체의 기능 이상으로부터 알게 된 것들이다.

대뇌 백색질(Cerebral White Matter)

대뇌의 두꺼운 백색질은 대뇌겉질의 깊은 쪽에 있으며, 가지돌기, 말이집축삭, 연관된 신경로로 구성되어 있다. 이들 섬유들은 정보를 전기적 임펄스 형태로 적절한 장소로 전도하기 위하여 뇌 속에서 수억 개의 연결을 이룬다.

백색질 속에 존재하는 3종류의 섬유로는 임펄스를 전도하는 위치와 방향에 따라 이름이 붙여져 있다. 연합섬유(association fibers)는 한쪽 대뇌반구에 한정되어 있으며 그 대뇌반구 속에서만 임펄스를 전도한다. 맞교차섬유(교련섬유, commissural fibers)는 한쪽 대뇌반구의 신경세포를 반대쪽 대뇌반구로 연결한다. 뇌들보(뇌량, corpus callosum)와 앞맞교차(전교련, anterior commissure)는 맞교차섬유로 구성되어 있다. 투사섬유(projection fibers)는 상행로와 하행로를 형성하여 임펄스를 대뇌로부터 뇌와 척수의 다른 부위로 보내거나 척수와 뇌의 다른 부위로부터 대뇌로 보낸다.

바닥핵(기저핵, Basal Ganglia)

바닥핵(기저핵, basal nuclei)은 대뇌 백색질 속의 깊은 곳에 위치하며 세포체가 모여있는 회색질 덩이(핵)가 쌍을 이루어 분화되어 있는 것이다. 가장 뚜렷한 바닥핵은 줄무늬체(선조체, corpus striatum)로 선과 같은 외형 때문에 그렇게 이름이 붙여졌다. 줄무늬체는 꼬리핵(미상핵, caudate nucleus)과 렌즈핵(lentiform nucleus)으로 구성되어 있다. 렌즈핵은 조가비핵(피각, putamen)이라고 부르는 가쪽 부위와 창백핵(담창구, globus pallidus) 이라고 부르는 안쪽 부위로 구성된다. 담장(전장, claustrum)은 렌즈핵 가쪽에 위한 바닥핵의 또 다른 부위이다. 이것은 얇은 회색질 층으로 뇌섬엽(insula)의 대뇌겉질 깊은 쪽에 존재한다.

바닥핵은 뇌의 다른 부위 특히 중간뇌와 연결되어 있다. 바닥핵의 꼬리핵과 조가비핵은 걸어가는 동안 무의식적으로 팔을 흔드는 것과 같이 특정 골격근의 무의식적인 수축을 조절한다. 창백핵은 특별히 의도적인 몸 운동을 할 때 필요한 근육의 강도를 조절한다. 신경성 질환이나 물리적인 바닥핵의 손상은 경직, 떨림, 빠르고 목적없는 움직임과 같은 다양한 운동기능 이상의 원인이 된다.

8. 대뇌겉질의 기능적 구성
(Functional Organization of the Cerebral Cortex)

대뇌겉질은 부위에 따라 일정한 기능을 하고 있다. 이를 대뇌겉질의 기능적 국재(functional localization of cortex)라고 한다. 대뇌겉질을 영역으로 세분화할 수 있다. 그 중에서 가장 대표적인 영역 세분화가 Brodmann(1909)의 영역 분류이다. 대뇌겉질의 기능을 운동, 감각, 연합, 이렇게 셋으로 나누어 볼 수 있고, 이러한 기능에 대응하는 특정한 영역이 있다.

언어 Language

뇌의 언어 영역에 관한 지식은 특정 언어영역의 손상에 의한 말과 언어 질환인 실어증(aphasias)에 관한 연구에서 주로 얻었다. 이 영역은 오른손을 쓰는 사람이건 왼손을 쓰는 사람이건 좌반구 대뇌겉질에 주로 위치한다.

운동성 언어영역(motor speech area, Broca's area)은 이마엽의 왼쪽 아래 이랑에 위치한다. 운동성 언어영역의 신경활성은 이 마엽의 어딘가에 있는 운동중추에서 운동 임펄스의 선택적 자극을 유발하여, 인두와 후두의 뼈대근 운동을 일으킨다. 동시에 운동 임펄스는 성대를 지나가는 공기의 움직임을 조절하는 호흡근육에 보내어진다. 협력 근육의 자극은 생각을 언어로 번역한다. 베르니케영역(Wernicke's area)은 관자엽의 위쪽 이랑에 위치하며, 직접적으로 활꼴신경다발(궁상속, arcuate fasciculus)이라고 부르는 섬유로에 의하여 운동성 언어영역과 연결되어 있다. 베르니케실어증(Wernicke's aphasia)인 사람은 앞뒤가 맞지 않은 말을 하고, 단어를 무작위적으로 혼합하여 말한다. 이들은 언어 이해력이 파괴되어 글을 이해하지 못한다. 말이란 베르니케 영역에서 시작 된 다음, 활꼴신경다발을 통하여 운동성 언어영역에 전달 된 후 소리로 표현된다. 활꼴신경다발이 손상되면 유도성실어증(conduction aphasia)이 되어 비록 운동성 언어영역과 베르니케 영역에 손상이 없다고 할지라도 베르니케 실어증처럼 유창하지만 의미 없는 말을 하게 된다. 모이랑(각회, angular gyrus)은 마루엽, 관자엽, 뒤통수엽이 만나는 부위에 위치하며, 청각, 시각, 체성정보의 통합중추라고 생각된다. 모이랑이 손상되면 이 영역이 베르니케영역으로 뻗어있기 때문에 실어증이 된다. 왼쪽 모이랑이 손상된 환자는 말을 할 수 있고 언어를 이해할 수 있지만 읽거나 쓰지는 못한다. 오른쪽 모이랑이 손상된 환자는 문장을 쓸 수는 있지만 문장을 읽을 수 없는 것은 아마도 뒤통수엽(시각영역이 포함된)에서 모이랑까지의 투사가 손상되었기 때문일 것이다.

언어 능력의 회복은 좌반구가 손상되면 우반구로 옮겨 오기 때문에 어린이에서는 회복이 잘되지만 어른이 된 후에는 현저히 떨어진다. 회복은 왼손잡이가 보다 빠르다고 보고되었는데, 아마도 언어능력은 왼손잡이가 양쪽 반구에 보다 더 균등하게 발달해 있기 때문일 것이다. 운동성 언어영역의 손상 후에 보통 부분적으로 회복되지만, 베르니케영역이 손상되면 보다 심하고 영원한 실어증이 된다.

9. 뇌신경(Cranial Nerves)

12쌍의 뇌신경이 뇌의 아랫면에서 나와 머리뼈의 구멍을 통과하여 머리, 목, 내장기관에 분포하고 있다.

뇌신경의 구조와 기능 Structure and Function of the Cranial Nerves

12쌍의 뇌신경 중에, 2쌍은 앞뇌(전뇌, forebrain)에서 발생하고, 10쌍은 중간뇌(중뇌, midbrain)와 뇌줄기(뇌간, brain stem)에서 발생한다. 뇌신경은 로마숫자와 라틴어 이름으로 명시된다. 로마숫자는 신경들이 뇌의 앞부분부터 뒤까지 순서대로 붙인 것이고, 라틴어 이름은 신경이 분포한 구조를 가리키거나 신경의 주요한 기능을 가리킨다.

비록 대부분의 뇌신경들이 혼합되어 있지만, 몇몇은 특별한 감각과 연관되어 있고 감각신경세포로만 구성되어 있다. 감각신경세포의 세포체(cell body)는 뇌 밖의 신경절(ganglia)에 위치해 있다.

I. 후각신경 (후신경, Olfactory Nerve)

실제로 많은 수의 후각신경이 코안(비강, nasal cavity)의 점막인 후각상피(olfactory epithelium)에서 온 냄새의 자극을 중계한다. 후각신경은 화학수용기로서 기능하는 두극신경세포(bipolar neurons)로 구성되어 있는데, 코안에서 흡입한 휘발성 화학입자에 반응한다. 후각신경세포의 가지돌기와 세포체는 코안 꼭데기의 점막층(mucosa) 안에 위치하여, 축삭(axons)은 벌집뼈(사골, ethmoid bone)의 벌집체판(사판, cribriform plate)을 통과하여 연

334

접이 이루어지는 후각망울(후구, olfactory bulb)로 간다. 그리고 감각자극은 후각로(후삭, olfactory tract)를 따라 관자엽 안쪽의 1차후각영역(primary olfactory area)으로 간다.

II. 시각신경(시신경, Optic Nerve)

지각신경인 시각신경은 광수용기인 막대세포(간상세포, rod cells)와 원뿔세포(추상체세포, cone cells)로부터 온 자극을 눈의 망막(retina)까지 전도한다. 각각의 시각신경은 약 1억 개의 신경섬유로 이루어져 있는데, 그것은 안구 뒤에서 모여서 시각신경관(시신경관, optic canal)을 통해 머리뼈공간(두개강, cranial cavity) 안으로 들어간다. 2개의 시각신경은 사이뇌의 바닥에서 만나서 시각교차(시신경교차, optic chiasm)를 구성한다. 각 망막의 안쪽 1/2부분에서 나온 신경섬유는 시각교차를 건너 반대쪽 뇌로 들어가는 반면, 망막 바깥쪽 1/2부분에서 나온 신경섬유는 같은 쪽 뇌로 들어간다. 시각신경섬유는 시각교차에서 시상까지 시각로(시삭, optic tract)를 경유하여 뒤편으로 지나간다. 시상(thalamus) 안에서 대부분의 섬유는 시상핵(thalamic nuclei) 안에서 끝난다. 시상핵에 도달하는 신경절세포(ganglion cell)의 축삭 일부는 곁가지를 내어 위둔덕(상구, superior colliculi)으로 자극을 전도한다. 그러나 시상핵 안에 있는 연접은 자극이 신경세포를 통과하여 뒤통수엽 안에 있는 시각겉질(시각피질, visual cortex)에 이르도록 한다.

Ⅲ. 눈돌림신경(동안신경, Oculomotor Nerve)

눈돌림신경은 안구의 특정한 내재적, 외재적인 운동을 만들어 낸다. 동안신경은 근본적으로 중간뇌 안의 핵에서 발생하는 운동신경이다. 눈돌림신경은 위눈확틈새(superior orbital fissure)를 통과할 때 위가지와 아래가지로 나누어진다. 위가지(superior branch)는 안구를 위쪽으로 움직이는 위곧은근(상직근, superior rectus muscle)과 위눈꺼풀(상안검, upper eyelid)을 올리는 눈꺼풀올림근(상안검거근, Levator palpebrae muscle)을 지배한다. 아래가지(inferior branch)는 안쪽곧은근(내측직근, medial rectus), 아래곧은근(하직근, inferior rectus) 그리고 아래빗근(하사근, inferior oblique)을 지배하여 각 안구의 안쪽, 아래쪽 그리고 위쪽과 바깥쪽 움직임을 주관하게 한다. 게다가 눈돌림신경의 아래가지에서 나온 섬유는 안구로 들어가는 부교감신경으로 눈의 자율운동을 조절한다. 부교감신경은 홍채(iris)의 내재적인 민무늬근을 지배하여 동공(pupil)을 수축하게 하고, 섬모체(모양체, ciliary body) 근육을 지배하여 원근조절을 하게 한다.

Ⅳ. 도르래신경(활차신경, Trochlear Nerve)

도르래신경은 매우 작은 혼합신경이다. 중간뇌 안의 핵에서 시작하여 눈확(안와)의 위눈확틈새(superior orbital fissure)를 통과한다. 도르래신경신경은 안구의 위빗근(상사근, superior oblique)을 운동섬유와 감각섬유로 동시에 지배한다. 위빗근으로 가는 운동 자극은 안구가 안쪽에서 아래쪽으로 회전하게 한다. 감각자극은 위빗근의 고유감각기에서 시작하여 위빗근의 위치와 운동에 대한 정보를 제공한다. 도르래신경이 손상되면 위빗근이 움직이는 방향에 따른 운동에 해를 입게 된다.

V. 삼차신경(Trigeminal nerve)

삼차신경은 큰 신경으로, 혼합신경이다. 운동기능은 다리뇌의 핵에서 나오고, 감각기능은 중간뇌, 다리뇌, 그리고 숨뇌 안에 있는 핵에서 끝난다. 삼차신경의 두 뿌리 중, 큰 감각신경뿌리(sensory root)는 팽창되어 삼차신경절(trigeminal ganglion)이 된다. 이것은 관자뼈(temporal bone)의 바위부분(petrous part)에 있는 뼈오목에 위치한다. 3개의 큰 신경은 삼차신경절에서부터 발생한다. 첫 번째 눈신경(안신경, ophthalmic nerve)은 위눈확틈새를 통해 눈확으로 들어가고, 두 번째 위턱신경(상악신경, maxillary nerve)은 원형구멍(정원공, foramen rotundum)을 통해 나가고, 세 번째 아래턱신경(하악신경, madibular nerve)은 타원공(난원공, foramen ovale)을 통해 지나간다. 작은 운동신경뿌리(motor root)는 삼차신경의 운동섬유로 이루어져 있는데 타원공을 통해 아래턱신경과 함께 가고 씹기운동을 하는 근육과 입 바닥의 특정 근육을 지배한다.

VI. 갓돌림신경(외전신경, Abducens Nerve)

작은 갓돌림신경은 다리뇌(pons) 안의 핵에서 시작하고 다리뇌의 아랫부분과 숨뇌의 앞쪽 모서리에서 나온다. 이 신경은 눈확(안와)의 위눈확틈새(superior orbital fissure)을 가로질러 가쪽곧은근(외측직근, lateral rectus)을 지배하는 혼합신경이다. 갓돌림신경의 운동섬유는 가쪽곧은근을 수축하게 해서 안구가 정중선으로부터 멀어지게 한다. 갓돌림신경의 감각 자극은 가쪽곧은근에 있는 고유감각기에서 시작해서 근육수축을 조절하는 다리뇌로 전달된다. 만약 갓돌림신경이 손상 받으면, 환자는 바깥쪽으로 안구를 움직일 수 없을 뿐만 아니라, 가쪽곧은근의 근육긴장도가 부족하여 안구가 안쪽으로 당겨질 것이다.

VII. 얼굴신경(안면신경, Facial Nerve)

얼굴신경은 다리뇌의 아랫부분의 핵에서 발생하여 관자뼈의 바위부분(petrous part)을 가로질러 귀밑샘(parotid gland) 뒤에서 얼굴 쪽으로 나온다. 얼굴신경은 혼합신경이다. 운동섬유 자극은 두힘살근(digastric muscle)의 뒤힘살(posterior belly), 넓은목근(platysma), 머리덮개 근육(scalp muscle)을 포함하여 얼굴표정에 관여하는 근육을 수축시킨다. 턱밑샘(악하선)과 혀밑샘(설하선)의 침샘 그리고 눈물샘(lacrimal gland)은 안면신경에서 나온 부교감 자율운동신경의 지배를 받는다. 얼굴신경의 감각섬유는 혀 앞쪽 2/3 부위의 맛봉오리(미뢰)의 감각을 담당한다. 맛봉오리는 특정한 화학적 자극에 반응하는 화학수용기로 작용한다.

무릎신경절(슬신경절, geniculate ganglion)은 얼굴신경이 다리뇌의 감각부로 들어가기 직전에 커진 것이다. 미각자극은 숨뇌의 핵으로 가고 시상(thalamus)을 지나 마침내 대뇌겉질의 마루엽에 있는 미각 영역으로 전달된다.

얼굴신경이 손상을 받으면 손상부의 얼굴근육을 수축할 수 없고, 맛 특히 단맛을 지각하는 능력을 왜곡시킨다. 손상 부위는 늘어지는 경향이 있는데, 근육 긴장이 없어지기 때문이다. 벨얼굴마비(Bell's palsy)는 대개 바이러스에 의한 얼굴신경의 기능장애이다.

Ⅷ. 속귀신경(전정와우신경, Vestibulocochlear Nerve)

속귀신경(vestibulocochlear nerve)은 청각신경(auditory, acoustic or statoacoustic nerve)으로도 불리는데, 청각과 평형각을 담당하는 구조물들을 지배한다. 이 신경은 머리뼈 밖으로 나가지 않는 유일한 뇌신경이다. 속귀신경은 순수한 감각신경으로 속귀(내이)에서 발생한 2개의 신경으로 구성되어있다. 안뜰신경(전정신경, vestibular nerve)은 평형, 균형과 관계있는 안뜰기관(전정기관)에서 시작한다. 안뜰기관(둥근주머니, 타원주머니, 반고리관)의 두극신경세포는 안뜰신경절(전정신경절, vestibular ganglion)을 거쳐, 다리뇌와 숨뇌에 있는 안뜰핵(전정신경핵, vestibular nuclei)으로 이어지고, 시상(thalamus)과 소뇌(cerebellum)로 전도된다. 소뇌는 직접 뼈대근육을 지배하지 않지만, 속귀신경의 감각정보를 바탕으로 상위 운동영역을 조절함으로서 전신의 균형을 유지한다.

IX. 혀인두신경(설인신경, Glossopharyngeal Nerve)

혀인두신경은 혀의 일부와 인두를 지배하는 혼합신경이다. 혀인두신경의 운동섬유는 숨뇌에 있는 핵에서 시작하여 목정맥구멍(jugular foramen)을 통과한다. 운동섬유는 인두의 근육과 귀밑샘(이하선)을 지배하여 연하반사(swallowing reflex)와 침의 분비를 자극한다. 혀인두신경의 감각섬유는 인두부위, 귀밑샘, 고실(중이강, tympanic cavity) 그리고 혀 뒤 1/3쪽의 맛봉오리(미뢰)에서 시작한다. 몇몇 감각섬유는 목의 목동맥팽대(경동맥동, carotid sinus) 안의 감각수용기에서 시작하여 혈압을 조절하는 것을 도와준다. 혀인두신경에서 온 자극은 숨뇌를 지나 시상으로 들어간다. 거기에서 대뇌겉질의 미각영역으로 자극을 전달하는 섬유들과 연접한다.

혀인두신경에 손상을 입으면 혀 뒤쪽의 맛봉오리에서 온 쓴맛, 신맛을 느끼지 못한다. 만약 이 신경의 운동부위가 손상을 받으면 삼키는 것이 어려워진다.

X. 미주신경(Vagus Nerve)

미주신경은 가슴안(흉강)과 배안(복강)의 내장기관들을 지배하는 운동신경, 감각신경을 가지고 있다. 운동 부분은 숨뇌의 미주신경 의문핵(nucleus ambiguus)과 등쪽핵(dorsal motor nucleus)으로부터 시작하고 목정맥구멍을 통과한다. 미주신경은 뇌신경 중 가장 길다. 그리고 많은 가지들을 통해 인두, 후두, 호흡관, 허파, 심장, 식도 그리고 큰창자의 아랫부분을 제외한 복부 내장을 지배한다. 미주신경의 하나의 운동가지인 되돌이후두신경(반회후두신경, reccurent laryngeal nerve)은 후두를 지배하여 말을 할 수 있게 한다.

XI. 더부신경(부신경, Accessory Nerve)

더부신경은 대체로 운동신경이지만, 지배 근육의 감각섬유를 일부 포함한다. 더부신경은 특이하게도 뇌와 척수에서 동시에 발생한다. 뇌뿌리(cranial root)는 숨뇌의 의문핵(ambiguous nucleus)과 더부신경핵(accessory nucleus)에서 시작하여 목정맥구멍을 미주신경과 함께 통과한다. 더부신경은 무엇을 삼킬 때 반사적으로 수축하는 물렁입천장(연구개), 인두, 후두의 뼈대근을 지배한다. 척수뿌리(spinal root)는 큰구멍(대후구공)을 통해 머리로 들어가 뇌뿌리와 합쳐져 목정맥구멍을 통과한다. 더부신경의 척수뿌리는 머리, 목, 어깨를 움직이는 목빗근(sternocleidomastoid), 등세모근(trapezius)을 지배한다. 더부신경이 손상을 입으면 머리를 움직이거나 어깨를 으쓱하는 것이 어려워진다.

XII. 혀밑신경(설하신경, Hypoglossal Nerve)

혀밑신경은 혼합신경이다. 운동섬유는 숨뇌의 혀밑신경핵(hypoglossal nucleus)에서 시작하여 머리뼈의 혀밑신경관(hypoglossal canal)을 지나 혀의 내재근, 외재근을 모두 지배한다. 혀밑신경은 혀 근육을 지배하여, 음식물을 섞고, 삼키고, 말을 하게 한다. 혀밑신경의 감각부위는 같은 혀 근육에 있는 고유감각기에서 시작하고, 자극을 숨뇌로 전달하여 근육의 위치와 기능에 관여한다. 만약 설하신경이 손상을 입으면 말하거나 삼킬 때 어려움을 겪게 되고 혀가 튀어나온다.

| 제4절 자율신경계통
(THE AUTONOMIC SYSTEM) |

1. 서론(Introduction to the Autonomic Nervous System)

의식적으로 제어할 수 있는 체성신경계와 달리 자신의 의지로 제어할 수 없는 신경계를 자율신경계라고 한다. 효과기(근육조직과 샘상피)의 작용은 대부분 운동신경세포 자극에 의하여 조절된다. 수의적 효과기인 뼈대근육은 체성운동자극에 의하여 조절된다. 불수의적 효과기인 민무늬근육조직, 심장근육조직, 샘상피는 자율신경계를 통한 자율운동자극으로 조절된다.

자율신경계는 체내 항상성 유지와 연관되어 있다. 이는 생리적 상황에 맞추어 많은 장기들의 활성이 증가되고 감소되는 것으로 나타난다. 비록 자율신경계는 중추신경계와 말초신경계의 한 부분으로 이루어져 있지만 그 기능은 독립적이며, 인간의 의식적 제어와는 무관하다. 자율운동신경이 분포된 장기의 기능은 보통 불수의적이다. 자율 조절에 반응하는 효과기는 심장의 심장근육조직, 내장의 민무늬근, 샘상피 등이다. 몸신경계와 자율신경계에 대한 전통적인 구분법은 의식적으로 조절이 가능 하느냐의 여부에 따랐다. 하지만 최근에는 생체되먹임(biofeedback)이나 명상 등의 방법으로 자율 신경계 작용에 의식적로 영향을 끼칠 수 있다는 것이 밝혀졌다.

2. 자율신경계의 해부학적 구성(Anatomical Components of an Autonomic Nerve System)

신경계통의 운동 조절은 기능적으로 몸신경계통과 자율신경계통으로 나눈다. 몸신경계통(somatic nervous system)은 뼈대근육에 운동신경 자극을 전달하고, 자율신경계통(autonomic nervous system)은 내장의 민무늬근육, 심장근육 및 내, 외분비샘의 분비세포에 운동신경 자극을 전달하여 우리 몸의 항상성을 유지하는 기능을 한다. 자율신경계는 구조와 기능에 의해 교감신경계(sympathetic nervous system)과 부교감신경계(parasympathetic nervous system)로 나뉜다. 교감신경계와 부교감신경계는 한 장기 또는 다른 장기에 분포하여 그 기능을 촉진시키거나 억제하여 항상성을 유지한다.

척수(spinal cord)에서 신경근육이음부(신경근접합, neuromuscular junction)까지 하나의 축삭으로 연결되어있는 몸운동계와는 달리, 자율운동경로는 자극의 운동 전달에 2개의 신경세포를 포함한다. 첫 번째 자율운동신경세포는 세포체를 뇌나 척수의 회색질에 두고 있다. 효과 장기에 직접 분포하지 않고 자율신경절(autonomic ganglion)에서 두 번째 신경세포와 첫 번째 세포의 축삭이 연접한다. 신경절(ganglion)은 중추신경계 밖의 신경세포체들의 집합이다. 이 첫 번째 신경세포를 절전신경세포 (preganglionic cells) 혹은 연접이전신경세포(presynaptic cells)라 고 한다. 두 번째 신경세포를 절후신경세포(postganglionic cells) 혹은 연접이후신경세포(postsynaptic cells)라고 하며, 이것은 자율신경절까지 뻗은 축삭을 가지고 있으며 효과장기의 세포와 연접하고 있다. 자율신경절의 사슬은 척수의 양쪽에 평행하게 존재한다.

3. 자율신경계의 기능
(Functions of the Autonomic Nerve System)

자율신경계의 기능은 호르몬과 함께 체내 환경의 동적 항상성을 유지하는 것을 돕는 것이다. 교감신경의 분지는 아드레날린성 효과를 통해 신체를 조절한다. 부교감신경 분지는 콜린성 효과를 통해 신체의 에너지를 보존한다. 그래서 체내 항상성은 대부분 교감신경과 부교감신경 지배의 길항작용과 상호 보충작용에 의

존한다.

자율신경계에서 교감신경과 부교감신경의 분지는 내장기관에 서로 다른 경로로 영향을 미친다. 교감신경 분지의 집단 활성화는 심장 박동수 증가나 혈당 상승, 골격근으로의 혈류량 증가(내장이나 피부는 혈액 감소) 등의 긴급 상황에서의 즉각적 신체 활성화를 준비한다. 교감신경 분지의 주제는 싸움이나 비행으로 요약될 수 있다. 부교감신경 자극의 효과는 교감신경 자극의 효과와는 많은 면에서 반대이다. 부교감신경 분지는 보통은 전체적으로 활성화되지 않는다. 분리된 교감신경의 자극은 심장박동의 서행이나 내장혈관의 확장, 위장관 활동의 증가를 야기한다. 교감신경과 부교감신경의 활성화에 대한 내장의 서로 다른 반응은 이 두 분지의 절후신경세포가 분비하는 신경전달물질이 서로 다르기 때문이다.

4. 자율신경기능의 조절
(Integrative Control of Autonomic Functions)

내장기관의 기능은 대부분 자율신경반사에 의해 조절된다. 대부분의 자율신경반사에서 감각의 입력(input)은 대뇌 중추로 바로 전달되며, 차례로 절전자율신경세포의 하행경로의 작용을 조절한다. 자율신경의 작용을 조절하는 신경중추는 감각입력에 의한 것과 같이 고위 뇌의 영향을 받는다.

숨뇌(연수, Medulla Oblongata)

뇌줄기(brain stem)의 숨뇌는 자율신경계 활동을 가장 직접적으로 조절하는 구조이다. 대부분의 자율신경계의 반응은 숨뇌의 실험적 자극에 의해 일어날 수 있다. 숨뇌에는 순환과 호흡, 배뇨, 생식, 소화기의 중추가 존재한다. 이러한 중추로의 감각의 입력은 대부분 미주신경의 감각신경세포를 통해 들어온다.

시상하부Hypothalamus

뇌하수체(pituitary gland)의 바로 위에 위치하는 시상하부(hypothalamus)는 자율신경계의 총괄적 조절과 중추 통합을 담당한다. 뇌줄기로 가는 운동섬유와 뇌하수체 뒤엽에 의해, 또 뇌하수체 앞엽을 조절하는 호르몬 의해, 시상하부는 다양한 행동기 동안에 몸신경, 자율신경, 내분비 반응을 조직화할 수 있다.

시상하부의 각기 다른 부위를 실험적으로 자극하면 공격, 성적 행동, 식사, 포만감 등의 특징적인 자율신경 반응을 일으킬 수 있다. 예를 들어 바깥쪽 시상하부를 지속적으로 자극하면 동물은 음식을 먹게 되고 곧 비만이 된다. 반면에 시상하부의 중간 쪽을 자극하면 먹는 것을 거부하게 된다. 다른 부위에는 삼투압수용기가 있어 갈증을 느끼게 하고 하수체 후엽에서 항이뇨호르몬 (antidiuretic hormone)을 분비하게 한다.

시상하부에는 또한 인체의 항온유지 장치가 있다. 실험적으로 시각교차 앞 구역인 앞시상하부의 온도를 낮추면 전율과(체성 반응) 비전율성 체온조절을(교감신경 반응) 야기한다. 이 시상하부 부위에 온도를 높게 하면 과호흡(체성운동신경에 의해 자극)과 혈관확장, 침 분비, 땀 분비가 나타난다.(자율신경에 의해 자극)

숨뇌에 의한 교감신경과 부교감신경 반사의 조화는 시상하부 에 의한 체성신경 반응과 내분비 반응의 조절에 의해 통합되어 나타난다. 시상하부의 작용은 고위 뇌 중추에 의해 차례로 영향 을 받는다.

변연계, 소뇌, 대뇌(Limbic System, Cerebellum, and Cerebrum)

변연계는 섬유로와 신경핵의 모임으로 뇌줄기 주위에 고 리를 형성한다. 변연계(lymbic system)는 대뇌겉질의 띠이랑 (cingulate gyrus), 시상하부(hypothalamus), 뇌활(fornix), 해마 (hippocampus), 편도핵(amygdaloid nucleus)을 포함한다. 척추 진화의 초기단계부터 파생되어 나온 이러한 구조들은 한때 후각 뇌(rhinencephalon)라고 불렸다. 후각 정보가 중추에 전달되는 데 중요한 역할을 하기 때문이다.

영장류에서는 이러한 구조가 분노, 공포, 성욕, 공복감, 단기 기억 등의 원초적 감정을 조절하는 기능을 포함하는 자율신경계 중추가 된다. 시상하부와 변연계의 다른 구조물들 사이의 복잡한 회로는 홍조와 창백함, 실신 등의 감정에 따르는 내장 반응에 관여한다.

실험적, 임상적 관찰을 통해, 자율신경과 서로 연관된 멀미(오심, 땀분비, 심혈관계변화)가 소뇌(cerebellum)의 운동경로를 자르면 제거된다는 것을 알 수 있었다. 이것은 소뇌에서 숨뇌로 가는 자극이 자율신경계의 작용에 영향을 준다는 것을 확실하게 알려준다. 더구나, 대뇌겉질의 이마엽과 관자엽은 감정과 성격과 연관된 하위 뇌 구역에 영향을 끼친다.

| 제5절 몸감각(SOMATIC SENSES) |

1. 서론(Introduction to the Somatic Senses)

감각기관은 신경계에서 고도로 전문화된 부분이다. 그것은 특정 자극에 반응하고 그 신경 자극을 뇌로 전달하는 감각신경을 내포하고 있다. 감각기관은 신체의 내부와 외부 환경의 변화에 반응하고 신경 자극을 뇌로 전송하는 신경계의 확장기관이다. 우리는 환경에 대한 인식을 감각기관을 통해서 하기 때문에 감각기관은 "뇌의 창"이라고 불린다. 감각이 뇌에서 해석되고 필요한 신체의 반응이 나타나기 전에 먼저 자극이 수용되어야 한다. 즐거움을 느끼기 위해 우리는 감각기관에 의존할 뿐만 아니라 감각기관은 우리가 살수 있도록 해준다. 예를 들어, 감각기관 덕에 우린 경고음을 들을 수 있고, 위험을 볼 수 있고, 유독한 물질을 피할 수 있고, 고통, 배고픔, 목마름을 느낄 수 있다. 감각이란 신경의 자극이 뇌로 전해질 때 생기는 몸의 상태에 대한 지각이나 느낌이다. 감각에 대한 해석은 지각이라고 불린다. 지각은 뇌의 창조물이다. 다시 말해서 우리는 뇌로 인해 보고, 듣고, 맛보고, 냄새를 맡는다.

2. 감각의 개요(Overview of Sensation)

감각(sensation)은 외부의 물리적, 화학적 자극을 전기적 신호의 한 형태인 활동 전위로 바꾸면, 신경을 통해 뇌까지 활동 전위가 전달이 된다. 각각의 감각에 대응하여 특정의 자극을 받아들이는 감각기가 있고, 시각, 청각, 미각, 후각, 평형감각은 신체의 특정한 부분에 수용기가 국한되어 존재하기 때문에 특수감각

(special sensation)이라 한다. 또한 피부감각과 심부감각을 체성감각, 내장에 유래하는 감각을 내장감각이라 한다.

체표 근처에 있는 외부수용기는 외부의 환경으로부터 온 자극을 잘 인지하기에 특수화 되었다. 온도, 촉감, 압력, 통증에 민감한 이러한 수용체는 일반감각(general sense)으로 구심성(afferent) 경로의 구성요소이다. 다른 외부수용기는 빛, 소리를 잘 인지하는데 특수화 되었다. 이러한 수용기는 여러 개의 세포 또는 기관을 구성하고 있어 특수감각(special sense)이라 한다.

감각의 분류(CLASSIFICATION OF THE SENSES)

감각은 수용체나 신경 경로의 복잡성에 따라 일반적이거나 특수한 것으로 분류된다. 또한 수용체의 위치에 따라 신체적인 것과 내부적인 것으로 나뉜다. 구조적으로 감각수용체는 피부에서 통증이나 온도에 반응하는 부위에서는 자유롭게 존재하며 압력을 느끼는 부위에서는 신경세포가 아닌 다른 구조물에 의해 싸여 있는 수지상 돌기로 구성된다. 그 밖의 다른 수용체는 감각 수지상 돌기에 시냅스를 하는 상피세포로 이루어져 있다. 이런 종류는 혀의 맛봉우리(taste buds), 눈의 시각수용기(photoreceptor), 내이의 청각세포(hair cells)를 포함한다.

감각수용체는 자극의 근원에 따라 외부수용기(exteroceptors), 자기수용기(proprioceptors), 내부수용기(interoceptors), 세 가지 형태로 구분된다.

외부수용기(extroceptor)는 외부로부터 들어오는 자극에 반응하는 신체의 표면 근처에 위치한다. 그 예는, 망막에 있는 막대세포와 원뿔세포의 광학적 수용기, 내이의 나선기관에 있는 털세포의 기계적 수용기, 비강의 코 상피에 있는 후각상피의 화학적 수용기, 혀에 있는 미각세포의 화학적 수용기, 진피에 있는 촉각수용기, 기계적수용기, 온도수용기, 통증수용기 등이 있다. 통증 수용체는 손상된 조직의 세포로부터 방출된 화학물질로 인해 자극을 받기 때문에 화학적 수용기이다. 비록 특수한 통증 수용체가 있기는 하지만 과도한 자극이 가해지면 거의 모든 종류의 수용체가 통증으로 인식될 신호를 보낸다. 통증 수용체는 신체의 전반에 걸쳐 분포하지만 피부에 있는 것만이 외부수용기로 분류된다.

내부수용기(viceroceptor)는 내부의 장기로부터 통증, 배고픔, 목마름, 피곤함, 메스꺼움 등의 감각을 만들어 내는 감각신경세포이다. 순환기계에는 혈압의 변화에 민감한 특수 내부수용기가 있다. 이것들은 압수용기(baroreceptors)라고 부른다.

자기수용기(propriceptor)는 신체의 위치, 평형 그리고 움직임의 정보를 전달해 주는 감각신경세포이다. 이것은 내이, 관절 주위, 그리고 힘줄과 근육 사이에 존재한다.

3. 몸감각(Somatic Sensation)

신체의 감각은 피부와 자기수용기에서 일어난다. 신체 감각의 인식은 자극을 받는 부위에 있는 수용체의 밀도와 감각의 강도에 따라 결정된다. 피부의 감각은 촉각, 간지럼, 압력, 차가움, 뜨거움, 통증 등을 포함한다. 내이, 관절, 힘줄 그리고 근육에 존재하는 자기수용기는 신체의 위치, 균형, 움직임에 대한 정보를 전달한다.

촉각과 압력수용체(Tactile and Pressure Recrptors)

촉각(tactile)과 압력수용체(pressure receptor)는 그것이 존재하는 조직을 손상시키거나 변형시키는 화학적 힘에 민감하다. 촉각의 수용체는 섬세하거나 가벼운 촉각에 반응하고, 대부분 피부의 진피와 피하조직에 위치한다. 압력수용체는 압력, 진동, 스트레칭에 반응하고, 주로 피부의 피하조직과 관절의 힘줄, 인대에 분포한다.

촉각의 소체는 두세 개의 신경섬유의 가지돌기 종말 덩어리로 결합조직집(connective tissue sheaths)에 의해 쌓여진 달걀 모양의 수용체이다. 그 소체는 눈꺼풀, 입술, 혀 끝, 손가락 끝, 손바닥, 발바닥, 젖꼭지, 외부생식기 같은 털이 없는 부분에 많이 존재한다. 촉각의 소체는 개체의 운동에 특히 민감하고 피부와 거의 접촉하지 않는 진피의 유두층에 걸쳐 존재하며 피부를 살짝 스치는 움직임에 특히 민감하다. 이들 수용체가 자극됨으로써 섬세하고 가벼운 촉각이 느껴지는 것이다. 고도로 민감한 손가락 끝은 점자를 읽을 때 사용된다. 점자는 페이지 표면에서 1mm 솟아 있고 각각의 점으로부터 2.5mm 떨어져 있는 점들로 구성되어 있다.

자유신경종말(Free Nerve Endings)

자유신경종말(free nerve ending)은 가장 덜 변형된 가장 표면상에 있는 촉각수용체이다. 이 수용체는 표피의 깊은 층까지 뻗어서 상피세포 사이에서 마디로 끝난다. 자유신경종말은 주로 통증, 온도에 반응하지만, 촉각과 압력도 느낀다. 예를 들어 걸친 옷에 의한 촉각과 압력 일부 자유신경종말은 간지럼, 가려움에 특히 민감하다.

층판소체(Lamellated Corpuscles)

층판소체(lamellated corpuscles)는 여러 감각신경섬유의 가지돌기 종말이 결합조직 층에 둘러싸인 큰 양파 모양의 수용체이다. 이들은 골격근 조직의 근육다발막이나 특정 내장에 윤활 관절의 윤활막에 주로 분포한다. 층판소체는 손바닥과 손가락의 피부, 발바닥, 외부생식기, 가슴에 많이 분포한다. 그것들은 강한 압력, 일반적으로 지속적인 강한 압력에 반응한다. 또한 그것들은 조직과 장기의 깊은 진동을 감지한다.

루피니 기관(Organs of Ruffini)

루피니기관(organ of Ruffini)은 진피의 깊은 층과 피하조직에서 발견되는 집(sheath)으로 둘러싸인 신경말단으로, 깊고 지속적인 압력과 스트레칭에 반응한다. 그것들은 또한 관절낭에 존재하고 관절의 움직임을 감지한다.

크라우제 망울(Bulbs of Krause)

크라우제망울(bulbs of Krause)은 마이스너(Meissner's corpuscle) 소체의 변종으로 생각된다. 그것들은 점액층에 많이 분포하므로 점막피부소체라고도 불린다. 역사적으로, 루피니기관과 크라우제망울은 둘 다 온도 수용기로 여겨져 왔다. 전자는 뜨거움을 수용하고 후자는 차가움을 수용한다. 그러나 사실은 둘 다 기계적 수용체이다. 크라우제망울은 약한 압력과 진동에 반응한다.

뜨거움, 차가움, 통각의 수용체(Receptors for Heat, Cold and Pain)

뜨거움과 차가움 그리고 통증의 주된 수용체는 자유신경종말

(free nerve ending)이다. 수백만 개의 자유신경종말들은 피부와 내부 조직에 분포해 있다. 차가움에 대한 감각을 담당하는 자유신경종말은 피부의 표면에 더 가까이 있으며 뜨거움을 담당하는 것보다 그 숫자도 10~15배 더 많다.

통증의 수용체는 조직의 손상에 반응하고 어떤 종류의 자극에도 활성화된다. 그들은 대부분의 내장에서 거의 존재하지 않으며, 신경조직과 뇌에는 아예 존재하지 않는다. 비록 자유신경종말이 조직의 손상에 반응하도록 분화되었지만, 자극이 극심하면 모든 피부의 수용체가 통증으로 인식될 신호를 보낸다. 통증의 수용체의 방어적인 가치는 명백하다. 피부의 다른 수용체와는 달리 자유신경종말은 자극에 대한 순응이 거의 일어나지 않는다. 따라서 통증이 따르는 자극이 존재하는 한 신호가 계속 중추신경계로 보내진다. 통증의 수용체는 특히 화학적인 자극에 민감하다. 근육경련, 근육 피로 또는 장기의 혈액 공급 부족 등도 통증을 유발할 수 있다. 통증의 신호는 감각신경세포를 통해 척수로 전달된다. 그 후 통증의 감각은 외측 척수시상로를 따라 시상으로 전달되고 거기서 대뇌겉질의 체성감각영역으로 전달된다. 비록 통증의 지각은 시상에서 일어나지만, 통증의 종류나 강도에 대한 해석은 대뇌겉질의 특정한 부분에서 일어난다.

통증에 대한 감각은 임상적으로 몸통증(somatic pain)과 내장통증(visceral pain)으로 나눌 수 있다. 피부의 통증의 수용체에 대한 자극은 표면적인 신체의 통증의 원인이다. 깊은 신체의 통증은 근골격, 관절 그리고 인대에 있는 수용체의 자극에서 온다. 내부 장기의 수용체가 자극될 때 내부 장기의 통증을 느끼게 된다. 정밀한 신경경로를 통해서 뇌는 자극의 부위를 인식하여 감지되는 통증을 다시 그 부위와 연관시키는 것이다.

그러나 어떤 장기에서의 통증이 그 장기로부터 오는 것으로 인식되지 않고 다른 표면적 신체부위로부터 오는 것으로 인식되기도 한다. 이런 현상은 연관통증(referred pain)이라고 알려져 있다. 연관통증에 대한 감각은 사람마다 일관되고, 임상적으로 장기의 장애를 진단하는 데 중요하다. 예를 들어 심장마비의 통증이 심장을 덮는 피하와 왼쪽 팔의 몸쪽 면에서 느껴질 수 있다.

환상통(phantom pain)은 종종 절단수술을 받은 사람이 절단된 부분이 아직도 있는 것처럼 그 부분에서 통증을 계속 느끼는 현상이다. 절단 수술 후, 잘린 신경은 아물게 되고 사지에 남아있는 부분인 것처럼 기능을 한다. 이 신경세포를 통해 통증으로 감지되는 신호가 정기적으로 보내지는 이유는 아직 잘 모르지만 뇌에서 감지되는 통증은 절단된 부위에서 오는 것처럼 인지된다.

4. 몸감각신경로(Somatic Sensory Pathways)

촉각과 압력에 대한 자기수용체의 감각은 척수의 뒤에서 같은 면으로 올라가는 큰 말이집신경섬유를 통해 운반된다. 이 섬유는 뇌줄기의 숨뇌에 도달할 때까지 연접하지 않는다. 따라서 이런 감각을 발에서부터 운반하는 섬유는 믿기 어려울 정도로 길다. 숨뇌에서 2차 감각신경세포와 연접한 후, 신호는 안쪽섬유띠(medial lemniscus)를 거쳐 시상에 올라가는 동안 서로 반대편으로 교차된다. 시상 내에서 이 신호를 받는 3차 감각신경세포는 신호를 대뇌겉질의 중심뒤이랑(postcentral gyrus)로 전달한다.

뜨거움과, 차가움 그리고 통증에 대한 감각은 가느다란 민말이집 감각신경세포를 통해 척수로 운반된다. 이것들은 척수에서 2차 사이신경세포와 연접하고 사이신경세포는 반대편으로 교차하여 가쪽척수시상로(lateral spinothalamic tract)를 통해 뇌로 신호를 전달한다. 촉각과 압력에 대한 감각을 전하는 섬유는 앞쪽척수시상로(anterior spinothalamic tract)로 올라간다. 이 2가지의 척수시상로 섬유는 시상에서 3차신경세포와 연접하고 또 이 신경은 중심후회로 주행한다. 모든 경우에서 신체 표면의 정보는 3차신경세포에 의해 중심뒤이랑(postcentral gyrus)으로 전달된다. 또한 교차가 일어나기 때문에, 신체의 각 측면에서의 정보는 반대쪽의 대뇌반구의 중심뒤이랑으로 향하게 된다. 동일한 신체의 영역에서 오는 신체 표면 정보는 특이한 영역의 이랑(gyrus)으로 전달된다. 따라서 중심뒤이랑에 신체의 각 부위에서 오는 감각 정보에 대한 지도를 그릴 수 있다. 이 지도는 대뇌겉질의 영역이 다른 신체의 부위보다 손과 얼굴에 많이 분배되기 때문에 많이 왜곡되어 보인다. 불균형적으로 넓은 부분은 손과 얼굴에 수용체가 다른 신체부위 보다 더 많이 분포되어 있다는 점을 반영한 것이다.

| 제6절 임상연구(Clinical Study) |

발생학적 문제(Developmental Problems)

중추신경계의 선천성 기형은 관련되는 뼈, 근육, 결합조직에 장애를 유발한다. 심한 기형은 생활을 불가능하게 하며, 아주 경미한 기형은 기능적인 불구를 초래한다. 신경학적 기형은 보통 유전에 의하지만 산소 결핍, 감염원, 약물, 전리방사선과 같은 환경적인 인자들에 의한 결과일 수도 있다.

무뇌증(Anencephaly)은 뇌와 뇌를 둘러싸는 머리뼈가 발생할 때 나타나는 심한 결함이다. 무뇌증은 1,000당 1명꼴로 출산되며, 생존이 불가능하다. 이 선천성 결함은 신경판의 뇌 부위가 융합되어 전뇌를 형성하는 장소에서 신경판 접힘의 실패로 나타난다.

수두증(물머리증, hydrocephalus)은 뇌실과 지주막하강에 뇌척수액이 비정상적으로 축적된 것이다. 수두증은 뇌척수액의 과잉생산이나 흐름의 차단이 원인일 수 있다. 이것은 또한 낭상척추피열 또는 뇌허니아와 같은 그 밖의 선천성 문제와 연루되어 있을 수 있다. 수두증으로 인해 흔히 머리뼈가 얇아지거나 대뇌겉질이 위축된다. 내수두증(internal hydrocephalus)은 뇌척수액이 뇌의 뇌실 속에 축적된 것이다. 머리뼈의 봉합이 아직 강화되거나 골화되지 않은 영아에서 어른들보다 더 빈번하게 나타난다. 만일 압력이 과도하게 높을 경우라면 외과적인 처치를 해야 한다. 외수두증(external hydrocephalus)은 보통 지주막융모에서 배출이 차단됨으로써 지주막하강에 뇌척수액이 축적된 것이다. 외압은 신경조직을 압박하여 뇌 손상의 원인이 되기 쉽다.

중뇌의 흑색질이라 불리는 구조물은 나이가 들면서 이 부분이 변성되면, 치매와 더불어 주요 퇴행성 질환의 하나인 파킨슨병(Parkinson disease)을 일으킨다. 파킨슨병은 흑색질의 도파민(dopamine) 결핍과 연관된 질병인데, 근육 경직, 지속적인 떨림, 느린 행동, 그리고 탈모양의 얼굴로 특징 지워진다.

간질성 발작을 조절하기 위하여 뇌들보를 분리하는 방사선 치료를 한다. 비록 이 수술이 성공적으로 이루어졌다고 할지라도, 구조적으로 분리되어 있는 것처럼 기능적으로도 분리되어, 각각 소유한 정보를 조절하기 위한 경쟁을 한다. 최근에는 간질성 발작을 조절하기 위하여 뇌들보를 레이저로 치료한다.

실독증(Dyslexia)

실독증은 뇌 속의 언어중추 결함이다. 실독증은 문어체(written language)에 반응하는 한쪽 대뇌반구의 손상, 아마도 구조적 결함의 결과라고 믿고 있다. 실독증은 보통 읽고 쓰는 교정훈련에 의하여 극복될 수 있다.

제8장

특수감각(SPECIAL SENSES)

1. 서론(Introduction to the Special Senses)

감각기관은 신체의 내부와 외부 환경의 자극을 감지하여 중추신경계에 전달하는데, 이러한 자극을 받아들이는 기관을 감각기관(sensory organ) 또는 감각수용체(sensory receptor)라고 한다. 감각기능은 신체의 항상성을 유지하기 위하여 신체의 상태에 대한 중요한 정보를 뇌에서 해석하여 필요한 신체의 반응이 나타나기 전에 먼저 자극을 수용하여야 한다. 이러한 자극을 수용하는 기능은 환경변화에 반응하는 일반적인 감각기관 또는 특수한 감각기관에 의하여 수행한다. 우리는 사물을 보고, 소리를 듣고, 춥고 따뜻함을 느끼며, 배고픔, 위의 통증 등 다양한 감각을 감지한다. 이러한 신체의 내, 외부 상태를 인지하는 경험을 감각(sensation)이라고 한다. 모든 감각을 수용하는 시작점(origin)은 수용체(receptors)이며, 수용체에서 중추신경계까지 연결된 감각 신경로에는 최소한 세개의 신경세포(neuron)로 구성되어있다. 감각은 감각기관이 수용하는 감각의 종류에 따라 일반감각과 특수감각으로 나눈다. 일반감각에는 피부, 내장기관 및 근육과 같은 단순한 수용체에서 감지하는 통각, 촉각, 압각, 온도각 및 고유감각 등이 있으며, 특수감각에는 입, 코, 귀 및 눈의 수용체에서 감지하는 미각, 후각, 시각 및 청각이 있다. 수용체는 감각의 유형에 따라 분류된다. 기계수용체(mechanoreceptors)는 수용체 또는 인접한 세포에서의 기계적 또는 물리적인 변화를 감지한다. 이 수용체는 촉각, 압각, 근육의 긴장, 청각, 전정 또는 혈압과 같은 감각을 감지한다. 온도수용체(thermoreceptors)는 온도의 변화를 감지하고, 통각수용체(nociceptors)는 인접한 세포에 화학적 또는 물리적 손상이 일어난 후에 나타나는 통증을 감지한다. 광수용체(photoreceptors)는 빛의 양의 변화에 민감한 수용체로서 눈의 망막에서만 관찰된다. 화학수용체(chemoreceptors)는 액체에 용해된 화학물질을 탐지하는 수용체로서 후각과 미각을 느끼게하거나 혈액에서의 산소와 이산화탄소의 농도를 감지한다.

눈, 귀, 코, 입안과 같은 특수감각기관내의 복잡한 수용체로부터의 자극을 운반하는 신경전도로를 특수감각신경로라 하며, 일반감각신경로보다 많은 신경세포가 필요하다. 기본적으로 특수

감각신경로에는 수용체와 대뇌피질의 특수한 부위를 연결하는 최소한 세 개의 감각신경세포가 있어야 하며, 모두 머리에 위치하므로 자극은 뇌신경을 따라 뇌까지 전달된다.

후각, 미각, 시각 및 청각과 같은 특수감각은 지지조직 (supporting tissue)내에 위치한 감각수용체에서 감지하며, 이 수용체는 매우 특이하게 한가지 유형의 자극에만 반응하며, 두개 또는 그 이상의 조직으로 구성된 특수하고도 복잡한 구조들로 구성되어 있으므로 특수감각기관(special sensory organs)이라고 한다.

2. 후각(Olfaction: Sense of Smell)

코안은 호흡영역과 후각영역으로 나누는데 호흡영역 (respiratory region)은 코안의 아래쪽 2/3 부위에 위치하며, 후각 영역(olfatory region)은 위코선반과 코중격 위 1/3 부위에 위치한다. 후각은 비강의 위쪽벽에 위치한 수 천개의 화학수용체에서 감지하며 관련된 다른 세포들과 함께 후각기관(olfactory organs)을 형성한다. 후각기관은 흡입한 공기가 지나가는 통로인 비강의 위쪽에 위치하기 때문에 냄새를 수집하기에는 부적절한 위치에 놓여있다. 그래서 코로부터 더욱 많은 공기를 들이쉬면서 후각기능을 최대화하기 위하여 킁킁 콧소리를 내며 공기를 흡입하기도한다. 후각상피는 비강의 천장, 코중격의 양쪽면 및 위코선반의 표면에 위치하며, 두꺼운 거짓중추원주상피로서 후각세포(olfactory cell), 버팀세포(supporting of sustentacular cell) 및 바닥세포(basal cell)로 구성되어 있다. 상피 아래의 고유판에는 정맥과 민말이집신경이 많으며 후각샘(bowman glands)이 발달되어 있다. 후각세포는 일종의 두극신경세포이며 상피의 자유면으로 가지돌기(후각모, olfactory hairs)가 뻗어있고 꼭대기 부위의 가지돌기팽대(olfactory vesicle)에서 여러개의 변형된 섬모가 뻗어나와있다. 후각세포는 비강상피의 점막내에 묻혀있으며 각각의 신경세포는 지지기능을 하는 원주상피로 둘러싸여 있다. 바닥층에는 신경세포에서 나온 축삭돌기가 벌집뼈의 체판(cribriform plate)을 통하여 돌출되어 뇌의 후각망울(후구, olfactory bulb)에 종지한다. 후각점막에는 가느다란 관을 통해 후각상피의 표면으로 묽은 액체를 분비하는 후각샘(Bowman glands)이 위치하는데, 방향성 물질이 후각샘 분비물에 녹아 후각섬모를 자극한다. 후각샘의 분비물은 또한 후각상피의 표면을 씻어주어 새로운 냄새자극을 수용할 수 있도록 해준다. 후각기관은 약 50개 이상의 냄새를 구분하나, 실제로 냄새를 구분하는 능력은 개인에 따라 다르며, 나이가 증가함에 따라 냄새를 구분하는 능력은 감소하게 된다.

후각의 전도경로인 후각신경로(olfactory pathway)는 후각수용체 세포의 후각모에서 시작된다. 공기를 흡일할 때 방향성분자는 비강으로 들어가 점액층에 용해된다. 용해된 분자가 후각기관에 도달하면 후각모는 활동전위를 일으켜 수용체 세포를 따라 코안상피와 체판을 통하여 머리안까지 전도된다. 이 자극은 뇌바닥의 후각신경이 기시하는 한쌍의 팽대부인 후각망울(후소포, olfactory bulb)에 있는 감각신경세포에 전달된다. 자극은 후각망울로부터 후각신경을 따라 대뇌겉질의 이마엽에서 냄새를 인지한다. 후각신경로는 감정을 표현하는 중추인 뇌의 변연계와 밀접하게 연결되어있다. 후각은 오래 지속되며 우리의 기억과 감정에서 매우 중요한 역할을 한다. 예를 들면, 특이한 후각은 종종 오랫동안 잊어버렸던 과거의 경험했던 기억들을 다시 돌이킬 정도의 충격을 준다.

3. 미각(Gustation: Sense of Taste)

소화기관으로서의 혀(설)는 음식을 씹을 때 입안에서의 음식물의 이동, 삼킴운동 보조 및 말을 하는 데 필수적인 기관이면서, 맛감각(미각)을 느끼는 기관이다. 혀의 중심에는 세 방향으로 달리는 뼈대근육섬유다발이 위치하며, 이들 사이에는 작은 침샘들이 흩어져 있다. 혀의 표면에는 유두(papilla)라고 하는 작은 돌기들이 무수히 발달되어 거칠게 관찰된다. 유두는 입안에서 음식물의 이동에 관여하며, 달고, 짜고, 시고, 쓴 화학적 자극에 반응하는 맛봉오리(미뢰, taste bud)가 발달되어 있다. 혀에는 실유두(사상유두, filiform papilla), 버섯유두(심상유두, fungiform papilla), 잎새유두(엽상유두, foliate papilla), 성곽유두(유곽유두, vallate papilla)의 4 종류가 있다. 실유두는 뾰족한 돌기를 지니며 촉각에 민감하게 반응하고 가장 흔하게 관찰되나 맛봉오리가 없어 미각의 수용과는 관련이 없는 기계적인 유두이다. 실유두보다 크고 원형인 버섯유두는 실유두 사이에 불규칙적으로 흩어져 있다. 혀의 가쪽면 가장자리에 존재하는 잎새유두는 혀의 앞쪽 2/3의 뒷부분 가쪽면에 위치하는 얕은 세로고랑에 위치하며 만 2세가 지나면 맛봉오리가 퇴화하므로 사춘기 이후에는 발견이 쉽지 않다. 유두 중 가장 큰 성곽유두는 혀의 분계고랑(sulcus terminalis) 경계부에 V자 형태로 8~12개 정도가 배열되어 있으며 맛봉오리는 성곽유두 가쪽면과 이를 둘러싼 유두고랑벽에 위치하고있다.

음식을 섭취할 때 미각(gustation)은 화학수용체로서 후각과 동시에 작용하므로 후각과 밀접한 관계가 있다. 미각을 느끼는 특수기관을 맛봉오리(미뢰, taste bud)라 하며 입안내 유두에 산재해 있다. 만개 정도의 맛봉오리는 혀의 표면에 있는 융기부인 유두(papillae)에 위치해 있으며 일부는 구강의 천장과 인두벽에 위치한다. 맛봉오리 아래에는 장액성 분비물을 분비하는 미각샘 (glands of von Ebner)에서 분비물을 유두고랑으로 분비하여 맛봉오리의 자극 감지를 용이하게 하는 작은 침샘이 위치한다. 각각의 미뢰는 맛수용체 세포들의 집단, 즉 맛세포(gustatory cell)로 구성되었으며, 이 세포들은 지지상피세포들에 의해 둘러싸여있다. 맛세포들의 자유단에는 미모(taste hairs)라고 하는 미세융모를 가지고 있으며 맛봉오리의 개구부인 미공(taste pore)을 통하여 돌출되어 혀의 표면에 열려있다. 맛세포의 바닥에는 감각신경 종말들이 망상구조를 형성하고 있다. 미뢰에는 4가지 유형의 기본적인 맛감각인 짠맛, 신맛, 쓴맛, 단맛을 감지하는데, 각각의 맛은 특이한 유형의 맛봉오리에서 맛을 감지한다.

커피, 계피, 마늘 및 후추와 같은 서로 다른 맛감각은 4가지 유형의 기본적인 맛과 조화를 이루어 후각상피에 의하여 변형된다. 4가지 유형의 맛을 느끼는 맛봉오리들은 각각 혀의 표면부위에 집중되었다.

미각을 느끼는 경로(gustatory pathway)는 입안에 있는 화학물질이 침에 용해되었을 때 용해된 침이 맛세포에 있는 미모와 함께 결합되어 변화를 일으킨다. 역치이상의 자극이 일어난다면 세포의 바닥에 있는 감각신경섬유에서 활동전위를 일으킨다. 이러한 실제적인 변환기전은 잘 밝혀지지 않았으나, 이곳에서의 자극은 안면신경(VII번 뇌신경), 설인신경(X번 뇌신경) 및 미주신경

(X번 뇌신경)섬유를 타고 연수까지 주행하여 시상을 지나 대뇌피질에 있는 미각중추까지 간다.

4. 시각(Vision)

우리 몸에서 가장 복잡한 감각기관인 눈은 시각을 담당하는 감광성(photosensitive)기관이다. 몸에 있는 모든 감각수용체 가운데 70%가 빛을 감지하는 광수용체이다. 눈은 직경이 약 2.5cm의 구형의 구조로서 벽은 뚜렷하게 바깥층의 섬유층(fibrous tunic), 중간층의 혈관층(vascular tunic) 및 안쪽의 신경층(nervous tunic)의 3층으로 구분된다. 빛은 각막(cornea)을 통과하여 수정체(lens)에 의해 초점이 맞춰진 후 망막에 그 상을 맺게한다. 망막은 특수한 신경세포들이 영상정보의 다양한 성질을 암호화한 후 시각신경을 통해서 뇌로 보내줘 시각을 감지하게한다. 눈은 홍채(iris)에 의해 형성되는 동공(pupil)의 크기를 조절하고 수정체의 직경을 변화시켜 가까이에 있는 물체에 초점을 맞출 때 일어나는 조절작용을 가능하게하는 내재근육이 있으며, 원하는 시야를 얻을 수 있도록 눈을 공액방식(coordinated manner)으로 움직이는 외재근육이 안구 겉면에 붙어 있다. 안구의 앞쪽면은 눈물샘(lacrimal gland)에서 분비된 눈물(lacrimal fluid, tears)로 항상 적서져 있으며, 눈의 앞면은 위, 아래 눈꺼풀(eyelids)로 덮어서 보호되고있다.

눈의 부속기관(Accessory Structures)

눈의 부속기관은 안구를 보호하거나 눈이 운동할 수 있도록 돕는 역할을 한다. 보호하는 구조물로는 뼈로 된 눈확(bony orbit), 눈썹, 얼굴근육, 속눈썹, 눈꺼풀(안검, eyelid), 눈물장치(lacrimal apparatus) 및 눈바깥근육(외안근)이 있다. 눈물장치, 눈바깥근육 및 안구 그 자체는 머리뼈의 눈확(orbit)내에 위치하고 있으며, 안구의 운동은 눈확에서 시작되어 안구의 바깥층에 종지한 눈바깥근육들에 의존하고 있다. 눈확(orbit, 안와)은 머리뼈내 오목하게 함몰된 부위로서 안구가 위치하고 있다. 눈확을 이루고 있는 머리뼈는 7개의 뼈로 이마뼈, 눈물뼈, 벌집뼈, 광대뼈, 위턱뼈, 나비뼈, 입천장뼈로 구성되었으며, 눈확의 벽을 구성하면서 눈을 받치면서 보호해준다. 눈썹(eyebrows)은 위눈확능선(aupraorbital crest)을 따라서 짧고 두꺼운 체모가 양쪽 눈 위에 가로로 위치하고 있다. 눈썹은 눈으로 들어가는 햇빛을 가리며 땀이나 눈으로 떨어지는 티끌을 막아준다. 눈썹 피부 아래에는 눈둘레근(안륜근, orbicularis oculi muscle)의 눈확부분과 눈썹주름근(추미근, corrugator muscle)의 일부분이 있다. 이 두 근육 중 어느 하나가 수축을 하면 눈썹이 움직이는데 주로 반사적으로 움직이면서 눈을 보호하게 된다. 눈꺼풀(eyelid)은 눈의 앞면을 보호한다. 눈꺼풀은 각각의 눈의 내각과 외각에서 만나며, 눈꺼풀의 자유연에는 속눈썹(첨모, eyelashes)이라고 하는 털이 돌출되어있다. 눈꺼풀은 4층인 얇은 바깥쪽의 피부층, 뼈대근육층, 결합조직층 및 안쪽의 점막층인 결막층(conjunctiva)으로 구성되어있다. 결막은 눈의 앞쪽면 대부분을 덮을 수 있도록 뒤쪽으로 주름이 형성되었다. 이 부위에서는 점액을 분비하여 안구가 잘 움직이도록 윤활작용을 하거나 촉촉하게 해준다.

각각의 눈과 관련된 눈물장치(lacrimal apparatus)는 눈물샘(누선, lacrimal gland)과 연관된 관, 눈물주머니(누낭, lacrimal sac) 및 코눈물관(비루관, nasolacrimal duct) 등으로 구성되어있다. 눈물샘(lacrimal gland)은 가쪽곧은근과 위눈꺼풀올림근의 위에 위치하며 눈확의 위가쪽에 있다. 12개의 눈물관(lacrimal ducts)을 통해 위결막구석으로 열려있다. 눈물소관(lacrimal canaliculi)은 2개의 휘어진 관으로, 안쪽눈꺼풀모서리의 위와 아래 눈물점(lacrimal punctum)에서 시작해 눈물주머니로 열려있다. 눈물주머니(lacrimal sac)는 코눈물관이 시작되는 위쪽 팽대부위이며, 코눈물관(nasolacrimal duct)은 코안의 아래콧길로 열려있다.

눈물은 눈을 축축하게하여 윤활작용을 하고 라이소자임(lysozyme)이라는 항균효소가 들어 있어 감염에 대한 방어역할을 한다. 눈물(tears)은 눈물샘(lacrimal gland)에서 생산되어 분비관을 통해 위결막구석(superior fornix)으로 분비된다. 눈물은 눈이 깜빡일 때 안구전체에 퍼지며 눈의 표면에서 넘쳐 흐를 때 눈물못(lacrimal lake)으로 모인다. 그 후 눈물유두(lacrimal papilla)의 눈물점(눈물유두의 꼭대기에 위치함, lacrimal punctum)을 통해 눈물소관(lacrimal canaliculi)으로 들어가서 눈물주머니와 코눈물관을 지나 아래콧길로 배출된다. 눈의 눈바깥근육(extrinsic muscle, 외안근)은 안구를 움직이는 뼈대근육이다. 이 근육은 눈확의 뼈부분에서 시작해서 안구 바깥쪽의 거칠거칠한 공막에 힘줄로 붙어 있다. 곧은근 네 가지는 각각의 이름에 붙은 방향(위, 아래, 가쪽, 안쪽)으로 안구운동을 유발하며, 빗근 두 가지는 눈을 각(위, 아래) 방향으로 축 중심 회전을 유발한다. 위빗근(상사근, superior oblique m.)은 도르래(활차, trochlea)라는 연골고리를 통과해서 안구에 부착되어 있다. 각 근육이 자극됨으로써 안구가 정확한 방향으로 움직이지만 대개는 둘 이상의 근육이 함께 수축하면서 움직임이 일어난다.

안구의 구조(Structure of the eyeball)

안구(eyeball)는 직경이 약 2.5cm의 구형의 구조로서 벽은 뚜렷하게 3층으로 구별되는데, 바깥층의 섬유층(fibrous tunic), 중간층의 혈관층(vascular tunic) 및 안쪽의 신경층(nervous tunic)으로 되어있다.

바깥쪽 백색 섬유층(exernal white fibrous layer)은 가장 두꺼우며 뒤쪽의 공막과 앞쪽의 각막으로 구성되어있다. 공막(sclera)은 불투명하고 비교적 혈관이 없는 섬유성 결합조직으로써, 안구의 후방 5/6을 덮고 있으며 눈바깥근육이 부착한다. 이 층은 두껍고 강한 보호층으로 안구의 형태를 유지하고 내부의 구조물들을 보호한다. 이 층에는 혈관공급이 풍부하며 일부 혈관들은 눈이 자극을 받았을 때 관찰된다. 공막의 뒤쪽은 시신경이 관통한다. 각막(cornea)은 투명하고, 많은 신경섬유가 분포되어 자극에 민감하며, 섬유층의 전방 1/6에 해당된다. 이 층은 혈관이 없고, 단백질섬유가 규칙적으로 배열되어있기 때문에 투명하게 관찰된다. 각막은 혈관이 잘 발달된 각막가장자리(limbus)에서 공막과 연결되어있으며, 안구로 들어가는 빛의 굴절(Refraction of light)에 관계한다.

중간 혈관색소층(middle vascular pigmented layer)은 눈의 많은 구조에 영양을 공급하기 위하여 혈관이 풍부하기 때문에 혈관층이라 한다. 가장 현저한 구조물들은 맥락막(choroid), 섬모체(ciliary body) 및 홍채(iris)로 구성되어있다. 맥락막(choroid)은 바깥의 색소층(진한 갈색)과 안쪽의 잘 발달된 혈관층으로 구성되며, 안구 뒤쪽 5/6을 덮고 있다. 얇고 진한 갈색막으로서 공막의 속면 대부분을 둘러싸고 있다. 갈색 색소는 빛을 흡수하여 눈으로부터 굴절양을 최소화하여 상이 찌그러지거나 빛에 대한 눈의 감수성을 떨어뜨리는 것을 방지한다. 맥락막층에 있는 혈관들은 내면에 있는 망막에 영양을 공급한다. 맥락막 앞쪽의 혈관층은 평활근으로 구성된 2개의 구조물인 모양체와 홍채로 변형되었다. 섬모체(ciliary body)는 맥락막의 연속으로서 혈관층에서 가장 두꺼운 층으로 걸이인대(제인대, suspensory ligaments)에 의하여 렌즈를 연결하는 평활근으로 구성되었다. 맥락막과 홍채 사이에 있는 두꺼운 혈관층으로 섬모체돌기(ciliary process), 섬모체띠, 섬모체근(ciliary muscle)으로 구성되어있다. 섬모체돌기(ciliary process)는 수정체의 모서리를 원형으로 싸고있는 부챗살 모양의 색소층으로서, 섬모체띠(suspensory ligaments, zonulae)가 기시한다. 섬모체띠(ciliary zonule)는 섬모체돌기에서 수정체까지 연결된 띠섬유(zonular fiber)로 수정체를 지지하고 위치를 유지시키는 기능을한다. 섬모체근(ciliary muscle)은 민무늬 근육으로서 공막과 섬모체에 붙어 있으며 수축하게 되면 섬모체를 긴장시키고 섬모체띠와 수정체의 긴장력이 완화된다. 섬모체근의 수축은 수정체를 더 둥글게 만들어 가까운 물체를 볼 때 초점을 맞추게 한다(시각조절 accomodation). 나이가 들면서 수정체는 탄력성을 잃게 되어 점차적으로 조절 능력도 줄어들게 된다. 이 근육은 부교감신경인 눈돌림신경(CNIII)의 지배를 받고있다. 섬모체의 안쪽가장자리에 부착된 도넛츠모양의 구조물을 홍채(iris)라고하며 안구를 앞방과 뒤방으로 나눈다. 홍채는 수정체의 앞부분을 불완전하게 덮고있으며 근섬유의 수축에 의하여 홍채 가운데에 있는 구멍의 직경을 조절하여 눈의 내부로 들어오는 빛의 양을 조절한다. 이 구멍을 동공(pupil)이라 하며 눈의 중심에 있는 검은 반점으로 나타난다. 동공은 내재근육인 동공근에 의해 끊임없이 조절되고 있다. 동공의 앞면은 색소세포와 섬유모세포가 불완전한 상피층으로 덮어 있으며 버팀질은 성긴결합조직으로서 멜라닌세포와 섬유모세포를 포함하는 혈관이 풍부한 결합조직으로 되어있다. 동공의 뒷면은 2중층의 색소상피로 덮여 있으며, 이들 색소상피들은 동공을 통해 들어가는 빛을 제외한 안구 내로 들어온 다른 빛을 차단한다. 홍채 내에 멜라닌세포가 적게 분포하면 눈 색깔을 푸르게 하고, 색소의 양이 많아 지면 색깔이 짙어진다. 홍채에는 빛의 양을 조절하는 두 종류의 민무늬근육이 있다. 동공확대근(dilator pupilae muscle)은 홍채의 가쪽에서 동공쪽으로 방사상으로 배열된 민무늬근육이며, 교감신경섬유의 자극에 의해 동공을 확대시킨다. 동공조임근(sphincter pupilae muscle)은 동공 주위로 동심원상으로 배열된 민무늬근육이며 부교감신경섬유의 자극에 의해 동공을 조이는 기능을한다.

속신경층(internal nervous layer)은 안구의 3층 중 가장 안쪽층인 망막(retina)으로 구성되어있고, 빛을 감지하는 신경층으로 안구의 뒤쪽벽을 둘러싸고있다. 망막의 영양공급은 망막 바깥층에 위치한 맥락막의 혈관과 자체 혈관들에 의하여 공급받는다. 망막의 기능은 빛을 탐지한 후에 눈을 관통하는 시신경을 통하여 신경자극을 전달한다. 망막은 뚜렷하게 구분되는 3층의 신경층으로 구성되었는데 맥락막에 가장 가까운 층은 빛에 반응하는 특수화된 광수용체세포(photoreceptor cells)인 막대세포(rod cells, 간상세포)와 원뿔세포(cone cells, 원추세포) 2종류가 위치한다. 막대세포는 약 1억2천만개 정도가 존재하며 시각색소인 로돕신(rhodopsin)을 갖고 있다. 또한 색깔에는 민감하지 않으나 희미한 빛에 대한 감각기능이 민감하다. 그러나 원추세포는 약 칠백만개 정도가 존재하며, 중심오목부분에 가장 많다. 많은 빛을 필요로 하며, 색깔감각(color vision)에 민감하고 시각의 선명도(visual acuity)에 관여한다. 이러한 광수용체 세포들은 망막의 중간층에 위치한 이극신경원(bipolar neuron)에 신호를 전달하고, 이극신경원은 다시 신호를 망막의 가장 안쪽층에 위치한 뭇극신경원인 신경절세포(ganglion cells)에 전달한다. 신경절세포의 긴 축삭돌기가 모여 시신경을 형성하여 뇌까지 전달한다.

망막의 중심 인접부위에는 신경절세포의 축삭들이 모여서 시신경을 형성하는데 이 곳에는 광수용체세포가 없기 때문에 이 부위에 맺힌 상은 관찰 할 수 없다. 그래서 이 부위를 "맹점(blind spot)" 또는 시신경원반(optic disc)이라고 한다. 시신경원반 약간 가쪽, 즉 망막의 중심 인접부에 노란색 반점이 관찰되는데 이 부위를 황반(macula lutea)이라고 한다. 이 부위의 중심에는 원뿔세포(cones)만을 포함하는 얕게 함몰된 부위가 존재하는데 이 곳을 중심와(fovea centralis)라고 하고 최상의 시력(visual acuity)을 나타낸다.

눈의 굴절매질(refractory media)

굴절이란 광선들이 구부러지는 것을 말한다. 광선은 하나의 광학 밀도의 매체에서 다른 광학 밀도의 매체까지 비스듬히 통과하면서 굴절이 일어난다. 볼록면의 각막이 주된 굴절 매체이다. 여러가지 액체들은 최소한의 굴절을 일으킨다. 수정체는 굴절률을 변경시킨다는 점에서 특히 중요하다. 굴절 매체 중에서, 수정체만이 정확한 굴절을 이루기 위해 그 모양을 바꿀 수 있다. 광선들의 굴절은 커서 시각 이미지가 망막 위에 거꾸로 형성된다. 이러한 형태의 이미지는 뒤통수엽의 시각겉질에 전달되고, 거기서 거꾸로 형성된 이미지는 바르게 위치한 형태로 해석된다.

안구로 들어오는 광선들은 4개의 투명한 굴절매체를 통과한 후 광수용기들을 자극한다. 광선이 통과하는 굴절매체는 차례로 각막, 안구방수, 수정체와 유리체이다. 각막과 수정체는 강하게 압축된 무혈관 단백질 섬유들이 치밀하게 배열되어 이루어진 고체성 굴절매체이다. 또한 결막의 연속인 얇고 투명한 막이 각막의 바깥 표면을 감싼다. 안구방수는 낮은 점성의 액체인데 반하여, 유리체액은 젤리와 같은 물질이다. 이와 같이 빛은 눈의 각막, 안구방수, 렌즈 및 유리체를 지나갈 때 굴절을 한다.

안구방수(aqueous homor)는 혈장과 유사한 액체로 눈의 전반부에 있으며 섬모체를 덮는 상피세포에 의해 생성된다. 안구방수는 안구 뒤방으로 배출된 후 안구 앞방으로 흐르고, 거기서 슐렘관을 통해 정맥계통으로 배출된다.

수정체(lens)는 앞뒤면이 불록하고 투명하며 말랑말랑한 구조물로 수정체피막(lens capsule), 수정체상피(subcapsular epithelium), 수정체섬유(lens fibers)로 구성되어있다. 렌즈는 눈을 2개의 주요 구획으로 나누는 물리적 분리벽을 형성한다. 앞쪽 구획은 홍채에 의하여 2개의 방으로 나뉜다. 즉 각막과 홍채사이를 전방(anterior chamber)이라하고, 홍채와 렌즈사이를 후방(posterior chamber)이라한다. 이 두개의 방안에는 투명한 액체가 들어있는데 이를 안구방수(aqueous humor)라고한다. 이 액체는 순환하여 계속 혈액으로 재순환한다. 렌즈 뒤쪽에 있는 뒤쪽구획은 후강(posterior cavity)이라 하는데 이 곳에는 끈적끈적한 겔과 같은 액체인 유리체(vitreous humor)가 채워져있어 안구의 형태를 유지시켜준다. 안구방수와 달리 유리체는 계속적으로 재순환하지 않는다.

유리체(vitreous body)는 주로 수분, 아교질 및 히알루론산(hyaluronic acid)으로 구성된 겔상의 굴절매질로서 수정체 뒤쪽의 안구 내부를 채우고있어 안구의 형태를 유지한다.

눈에서 일어나는 굴절되는 양은 매우 정밀하다. 모든 구조에서는 항상 일정하나 렌즈에서는 우리가 아는 바와 같이 초점을 맞추기 위하여 모양을 변화킬 수 있는 능력을 조절(accommodation) 기능이라한다 정상적인 눈은 사물로부터 망막에 선명한 상을 맺기위하여 빛을 굴절시킨다. 그러나 렌즈가 너무 약하거나 강할 때 또는 안구의 구조적 문제가 있을 때 시력에 문제를 일으킨다. 예를들면 굴절량이 너무 클때(안구가 해부학적으로 너무 길 때 상이 망막의 앞에 맺으므로 멀리 있는 물체는 흐릿하게 관찰된다. 이러한 상태를 근시(myopia)라 하고 정상적으로 가까이 있는 물체만 상을 맺게 하므로 근시안이라한다. 만약 상이 망막의 뒤에 맺으면 원시(hyperopia)라하고 멀리 있는 물체는 정상적으로 관찰되기 때문에 원시안이라한다. 원시는 렌즈가 약하거나 또한 안구가 너무 짧을 때 일어난다. 각막의 만곡이 일정하지 않을 때 또한 렌즈가 난시(astigmatism)가 있을 때 가깝고 먼 물체가 흐릿하게 관찰된다.

시각의 생리(Physiology of Vision)

상이 망막에 맺을 때 빛에서 신경자극으로 변한다. 이러한 현상은 막대세포(rod cells)와 원뿔세포(cone cells)에 의하여 시작하는데, 이 세포들은 빛에 의하여 활성화되어 신경전달물질의 방출을 증가시킨다. 막대세포와 원뿔세포는 빛을 인지하는데 서로 다른 역할을 한다. 막대세포는 매우 적은 양의 빛에 민감하므로 밤이나 어두운 곳에서 이용되고 빛을 이용할 수 없을 때나 색깔에 대한 감수성이 둔하므로 사물의 모습만을 식별하게한다. 원뿔세포는 뇌에서 더욱 선명하게 상을 맺게하며 색깔에 대한 감수성이 민감하다.

막대세포와 원뿔세포는 빛을 인지하는데 민감한 색소를 가지고있다. 이 색소는 빛으로부터 에너지를 흡수할 때 분해되어 활동전위를 발생한다. 막대세포에는 로돕신(rhodopsin) 또는 시각보라(visual purple)라고하는 색소를 갖고 있으며, 로돕신은 단백질과 비타민 A에서 합성된 retinene이라고 하는 물질로 구성되었다. 음식에서 비타민 A가 결핍되면 막대세포의 감수성과 어두운 빛에 반응하는 능력의 결핍에 의하여 야맹증을 일으킨다.

매우 적은 양의 빛만 있어도 로돕신분자는 일련의 반응을 일으킬 정도의 효소를 활성화시키기 위하여 분해된다. 이러한 반응은 막대세포막의 투과성의 변화를 일으켜 신경전달물질의 방출양을 증가시켜 신경자극의 발생을 일으킨다(신경절세포). 분해된 후 곧 로돕신은 다음에 들어올 빛에 대비하여 재합성된다. 로돕신이 재생되는 동안의 시간은 빛에 대한 감수성이 없는 기간이 되며, 이는 조명이 환하게 켜진 방에서 어두운 방으로 들어갈 때 왜 몇초동안 볼 수 없는지를 설명해준다.

원뿔세포는 막대세포에 비하여 매우 적게 관찰되나 막대세포

보다 좋은 시력을 제공하는 데 있어서 중요한 역할을 한다. 원뿔세포의 구조는 막대세포와 유사하고 빛 감지 과정 역시 막대세포와 유사하다. 원뿔세포는 막원반에 요돕신(iodopsin)을 가지고 있고 이 시각색소의 양은 원뿔세포의 종류에 따라 다르다. 이러한 차이에 따라 원뿔세포가 적색, 녹색 또는 청색 빛에 민감하게 반응한다. 각 원뿔세포는 하나의 두극세포와 연접을 이루나, 막대세포의 경우 여러 두극세포와 연접을 이루고 있다.

시각경로(Visual Pathway)

시각을 인지하는 신경경로는 망막에 있는 막대세포와 원뿔세포에서 시작된다. 광수용체세포들로부터 온 자극이 망막내의 두극신경원과 신경절세포에 전달된다. 신경절세포는 자극의 강도가 충분하면 활동전위를 발생시켜 신경절세포의 축삭돌기를 지나 시각신경(II 뇌신경)을 경유하여 안구를 빠져나간다. 각각의 안구에서 나온 신경들은 뇌의 바닥에 있는 뇌하수체 앞쪽의 시각교차(시신경교차, optic chiasm)에서 X자 모양으로 교차한다. 시신경교차내에서 일부 신경만이 교차한다. 망막의 안쪽에서 기시한 신경은 교차하며 가쪽에서 온 신경은 교차하지 않는다. 오른쪽의 시신경교차와 연결된 시신경로(시삭, optic tract)은 왼쪽 눈의 안쪽 반쪽과 오른쪽 눈의 가쪽 반쪽에서 기시한 신경섬유가 들어있다. 왼쪽의 시신경교차와 연결된 시삭(optic tract)은 왼쪽 눈의 가쪽 반쪽과 오른쪽 눈의 안쪽 반쪽에서 기시한 신경섬유가 들어있다. 2개의 시신경로는 시상까지 연결되며, 이 신경섬유의 일부는 눈의 반사를 조절하는 핵에서 종지한다. 시상으로부터 온 자극은 시신경로를 따라 대뇌피질의 뒤통수엽으로 들어간다. 이 부위는 시각과 관련된 신호를 인지하는 곳이므로 시각중추(visual cortex)라고 한다

5. 청각과 평형(Hearing and Equilibrium)

귀(ear)는 매우 특수한 감각인 청각과 균형감각을 감지하는 기관으로서 음파를 신경자극으로 전환하는 수용기와 머리의 움직임에 반응하는 수용기가 위치한다. 자극이 두 수용기에 있는 수용체세포에 도달하면 활동전위를 일으켜 안뜰달팽이신경(vestibulocochlear nerve)을 통해 뇌로 전달되어 해석이 된다. 귀는 3부분으로 나뉘는데 즉, 음파를 받아들이는 바깥귀(external ear), 음파를 전도하는 가운데귀(middle ear), 그리고 음파를 신경자극으로 변화시키는 속귀(inner ear)로 구성되어있다. 평형감각(equilibrium)을 담당하는 안뜰기관(vestibular organ)도 속귀에 위치한다.

바깥귀(external ear)

바깥귀는 머리 양쪽에 있는 외부 부속기관인 귓바퀴(이개, auricle)와 바깥귀길(외이도, external acoustic meatus)로 구성되었다. 귓바퀴는 얇은 피부로 덮힌 불규칙한 모양의 탄력연골로 구성되며 인대와 근육에 의해 머리뼈와 연결되어 있다. 귓바퀴는 음파를 바깥귀길로 모으는 기능을 한다. 바깥귀길은 귀조가비(concha)에서 고막까지 연결되었으며, 그 길이는 약 2.5cm이다. 바깥쪽 1/3은 연골로 이루어져있고 안쪽 2/3는 뼈로 이루어져있다. 바깥귀길은 털주머니, 기름샘, 귀지샘(귀지를 분비하는 변형된 땀샘, ceruminous gland)을 포함하는 피부에 의해 덮여 있다. 바깥귀길은 음파를 가운데귀의 입구인 고실(eardrum)까지 보내주는 통로역할을 한다. 고막(tympanic membrane, eardrum)은 바깥면은 피부로, 안쪽면은 단층입방상피로 덮여 있으며, 두 상피 사이에는 섬유탄력결합조직(fibroelastic connective tissue)이 위치한다. 고막은 귀 속으로 들어온 소리 진동을 가운데귀에 있는 귓속뼈(이소골, ossicles)에 전달하는 기능을 한다.

가운데귀(고실 tympanic cavity)

가운데귀는 고막의 진동을 타원창(oval window, 뼈미로벽에 형성된 막으로 덮인 구멍)에 전달하는 귓속뼈(망치뼈 malleus, 모루뼈 incus, 등자뼈 stapes)가 위치하는 고실이 위치하고 있다.

고실(tymphanic or middle ear cavity)은 고막의 안쪽 공간인 고유고실(tympanic cavity proper)과 고막 위쪽의 공간으로서 망치뼈 머리와 모루뼈 몸통이 위치하는 고실위오목(고실상함요, epitympanic reccess)으로 구성된다. 앞쪽으로는 귀인두관(이관, auditory tube)을 통해 코인두와 교통하며, 뒤쪽으로는 꼭지방어귀(aditus of mastoid antrum)를 꼭지벌집(mastoid air cell)과 꼭지방(mastoid antrum)으로 교통한다. 공기로부터 귓속뼈로 전달된 음파를 속귀로 전달한다. 고막의 바깥쪽 표면은 피부에 의해 덮혀 있으며 귓바퀴관자신경(auriculotemporal nerve)과 미주신경(vagus nerve)의 귓바퀴가지(auricular branch)가 분포한다. 고막의 속(안쪽)면은 점막에 덮여 있고 혀인두신경(glossopharyngeal nerve)의 고실가지(tympanic branch)에 의해 신경지배를 받으며 망치뼈자루가 부착되는 곳이다.

고실의 안쪽 즉 내이의 바깥쪽에는 타원창(안뜰창)(전정창, oval window, fenestra vestibuli)과 둥근창(달팽이창)(와우창, round window, fenestra cochlea)이 있는데 타원창은 등자뼈 바닥에 의해 앞-뒤로 움직이면서 음파에 의한 귓속뼈의 진동을 속귀 안뜰(vestibule)의 바깥림프액으로 전달하는 기능을 한다. 둥근창은 둘째고막에 의해 막혀있으며 고실계단으로 전달된 바깥림프액의 압력을 조절한다.

가운데귀에는 등자근(등골근, stapedius muscle)과 고막긴장근

(고막장근, tensor tympani muscle)이 위치한다. 등자근(등골근, stapedius muscle)은 인체에서 가장 작은 뼈대근육으로서 등자뼈의 머리를 뒤로 당겨 등자뼈 바닥을 기울어지게 함으로써 등자뼈의 과도한 진동을 막아 속귀가 큰 소리로부터 받는 손상을 방지한다. 이 근육이 마비되면 청각과민증(hyperacusis)이 나타난다. 고막긴장근(고막장근, tensor tympani muscle)은 귀인두관의 연골부위에 부착되어 있으며 망치뼈자루에 닿는다. 고막을 안쪽으로 당겨 고막의 긴장도를 증가시키고 진동의 폭을 줄여준다. 가운데귀에는 망치뼈, 모루뼈, 등자뼈로 구성된 귓속뼈가 위치한다. 이들 뼈들은 가운데귀에서 윤활관절을 형성하며 음파의 진동을 고막으로부터 속귀로 전달하고 그 힘을 증폭시킨다. 가운데귀에는 가운데귀와 코인두를 연결하는 귀인두관(auditory or eustachian tube)이 위치하여 공기가 가운데귀 공간으로 출입하도록 하여 고실의 압력과 대기의 압력을 같게 하여 고막의 운동을 자유롭게 한다.

속귀(inner ear)

속귀에는 청각기관(acustic apparatus)인 달팽이(cochlea)와 달팽이관(cochlea duct)이, 안뜰기관(vestibular apparatus)인 안뜰(vesibule), 타원주머니(utricle), 둥근주머니가(saccule)가, 평형감각은 반고리관(반규관, semicircular duct)과 반고리뼈관(골반

규관, semicircular canal)이 담당하고 있다. 속귀는 림프액의 진동을 특수한 신경신호로 전환시켜 속귀신경을 통해 중추신경으로 전달한다. 속귀는 크게 뼈미로(bony labyrinth)와 막미로(membranous labyrinth)로 구성되어 있다.

뼈미로(bony labyrinth)

뼈미로는 3부분 즉, 안뜰, 세 개의 반고리뼈관 및 달팽이로 구성되며, 뼈미로 속에는 바깥림프액(perilymph)이 차 있으며 그 속에 막미로가 위치하고 있다. 안뜰(전정, vestibule)은 뼈미로 공간으로서 앞쪽으로는 달팽이, 뒤쪽으로는 반고리뼈관과 교통한다. 뼈로 된 달팽이(bony cochlea)는 두 개의 인접한 안뜰계단(전정계, scala vestibule)과 고실계단(고실계, scala tympany)으로 구성되어 있다. 타원구멍을 통해 안뜰의 바깥림프로 전달된 진동이 위쪽의 안뜰계단으로 전달된다. 안뜰계단은 달팽이구멍(와우공, helicotrema)를 통해 아래쪽의 고실계단과 교통하며 그 끝은 둥근창(round window)을 통하여 림프액의 진동이 소멸된다. 바깥림프(perilymph)로 차있는 뼈미로(bony labyrinth)내에는 막미로(membranous labyrinth)가 위치하는데 반고리뼈관내에 막미로인 반고리관(semicircular duct)이 위치하고, 안뜰(vestibule)에는 막미로인 원형주머니(saccule)와 타원주머니(utricle)가 위치한다. 뼈미로인 달팽이(와우, cochlea)는 달팽이축(와우축,

modiolus)을 중심으로 2 1/2 바퀴 회전하며, 혈관과 나선신경절 (spiral ganglion)이 위치한다. 달팽이는 세 개의 공간으로 나뉘며, 즉, 바깥림프로 차있는 안뜰계단(scala vestivuli)과 고실계단(scala tympani), 그리고 속림프로 차 있는 중간단계(scala media)인 달팽이관(cochlear duct)으로 나뉜다.

막미로(membranous labyinth)

막미로는 뼈미로 안의 바깥림프액 속에 떠 있으며, 속림프 (endolymph)액이 차있으며, 특수한 형태의 상피로 이루어진 다양한 감각기관을 포함하고있다. 뼈미로와 유사한 모양과 위치에 막미로가 위치한다. 안뜰 속의 팽대된 막인 타원주머니(난형낭, utricle)와 둥근주머니(구형낭, saccule)는 단층편평상피로 덮인 얇은 판상의 결합조직으로 구성된 주머니 같이 생긴 구조물이다. 각 주머니는 하나의 관을 내고 두 관은 합쳐져 속림프주머니 (endolymphatic sac)를 형성한다. 두 주머니는 평형반(maculae)이라고 불리우는 작고 특수화된 구역을 가지고 있다. 평형감각기관인 평형반에는 신경상피인 I형 털세포와 II형 털세포, 지지세포가 있으며 젤라틴성 막인 평형모래막(평형사막, otolithic membrane)이 존재한다. 평형모래막은 평형모래(평형사, otoliths or otoconia)라고 하는 작은 석회화된 조각을 포함하는 당단백질성 물질로 된 젤라틴막이다. 털세포들은 가지런히 배열된 50-

100개의 길쭉하고 고정된 부동섬모(stereocilia, 감각미세융모 sensory microvilli)와 한 개의 운동섬모(kinocilium)를 가지고 있다. 이러한 섬모는 털세포의 표면으로부터 평형모래막 속으로 뻗어 있어 선가속운동(linear acceleration)을 감지한다.

반고리관(반규관, semicircular ducts)은 타원주머니와 연속되어 있으며 세 개의 반고리관은 서로에게 직각이 되게 위치해 있어 3차원 공간에서의 머리의 각가속운동(angular acceleration)을 감지한다. 앞, 가쪽, 뒤로 향하여 있으며 끝의 확장된 부위를 반고리뼈관팽대(ampullae)라 한다. 막팽대(ampullae)는 반고리관과 타원주머니와 연결부 근처에 위치하는 반고리관의 팽대된 부위이다. 반고리관의 막팽대 속에는 감각감지부위인 팽대능선(cristae ampullares)이 위치하며, 팽대능선은 평형반과 유사하나 더 두껍고 원추형인 당단백질층인 우무마루(cupula)를 가지고 있다. 달팽이관(와우관, cochlea duct)은 위쪽으로는 안뜰계단, 아래쪽으로는 고실계단과 경계지어지며, 이들 계단(scalae)에는 바깥림프가 차있고, 달팽이 끝에 위치한 달팽이구멍(helicotrema)에서 서로 연결되어있다. 안뜰계단과 고실계단 사이에는 중간계단이 위치하며 그 속에는 청각기관인 나선기관(spiral organ of Corti)이 위치하고 있다.

나선기관은 상피세포에 의하여 지지받고있는 수용체세포인 털세포(hair cells)로 구성되어있다. 털세포는 자유연에 긴 섬모를 가지고 있는데 이 섬모가 달팽이관의 속림프속으로 돌출되어있다. 섬모위에는 덮개막(피개, tectorial membrane,)이라고 하는 가늘고 젤라틴성막이 놓여있다. 이 세포의 바닥에는 달팽이신경(cochlear nerve, vestibulocochlear nerve(VII)의 branch)의 신경섬유와 접촉되어있다.

속귀의 청각기능(auditory function of the inner ear)

등자뼈(stapes)를 통한 타원창(oval window)의 움직임은 바깥림프로 전달되고 이는 결국 바닥막의 흔들림을 야기한다. 타원창에서 발생된 진동은 달팽이의 둥근창(round window)을 덮고 있는 점막에서 소실된다. 바닥막의 넓은 구역이 여러 주파수에서 진동한다. 그러나 특정한 주파수는 단지 특정한 한 구역에서만 감지되고 낮은 주파수 영역의 음파는 타원창으로부터 먼 곳에서 감지된다. 바닥막에 붙어 있는 기둥세포가 바닥막의 흔들림에 따라 옆으로 움직이게 되고, 이는 다시 나선기관의 털세포에 있는 부동모의 덮개막에 대한 옆 방향으로의 층밀리기 운동을 야기한다. 부동섬모의 운동이 전기적 흥분으로 변환되고 이것이 달팽이신경을 타고 뇌로 전달된다.

속귀의 안뜰기능(vestibular function of the inner ear)

머리의 위치변화는 반고리관(회전운동) 또는 원형주머니와 타원주머니(선운동) 내에 있는 속림프의 흐름을 야기한다. 반고리관 내의 속림프의 움직임은 팽대능선을 덮고 있는 우무마루를 기울이고 이에 따라 감각털세포의 부동섬모도 기울어 진다. 원형주머니와 타원주머니 내의 속림프의 움직임은 평형모래의 위치를 바꾸게 되고, 이러한 변화는 평형반으로 그 위에 덮여 있는 젤라틴층을 통해 전달되며, 이는 다시 감각털세포의 부동섬모를 기울인다. 두 경우 모두, 부동섬모의 움직임이 전기적 흥분으로 변환되고 이것이 안뜰신경을 타고 뇌로 전달된다.

6. 임상연구(Clinical Study)

결막염(conjunctivitis)은 공막의 충혈과 분비물을 동반하는 결막에 생긴 염증으로서 세균, 바이러스, 기생충 그리고 알러지를 일으킬 수 있는 알러젠에 의해 발생될   수 있다. 어떤 형태는 감염성이며, 치료하지 않을 경우 때로 실명을 야기하기도 한다.

가운데귀 염증(Otitis media 중이염)은 코인두에서 귀인두관을 통해 가운데귀 염증이 생긴 것으로 일시적 또는 영구적인 청각장애가 온다. 중이에 고름이나 체액이 차 있으며, 고막이 빨갛게 부풀어 오른다. 중이염은 흔히 코인두(상부 호흡계)의 감염에 따른 이차적 현상에 의하여 일어난다. 고실내 점막층의 염증과 종창은 인두고실관을 부분적으로 또는 완전히 폐색시킬 수 있다. 중이염을 치료하지 않게 되면 이소골들의 관절이 손상되어 소리에 대한 반응운동 능력을 제한함으로써 청각장애가 나타날 수 있다.

내림프수종(Endolymphatic hydrops, Meniere's disease)은 미로의 부종과 속귀신경의 안뜰 부분의 염증으로 평형감각이 소실(loss of balance, vertigo)된다. 귀에서 소리나는 현상인 이명증상이 나타나고, 점진적인 청각장애를 일으키는 것이 특징적인 소견이다.

녹내장(glaucoma)은 비정상적으로 안압이 높아진 상태를 말하며, 이는 눈에서 안구방수의 배출에 장애가 생김으로써 야기될 수 있다.녹내장의 가장 흔한 형태인 만성 녹내장(chronic glaucoma)은 주변시아(peripheral vision)의 점진적인 결손 외에는 특별한 증상이 없다. 녹내장은 일반적으로 점안제(eye drops)에 의해 조절될 수 있다.

백내장(cataract)은 수정체섬유에 색소나 다른 물질이 축적됨으로써 수정체가 불투명해지는 것으로서 흔히 노화와 관계있다. 치료하지 않을 경우 점차 시력을 잃게 된다.

전도난청(conductive hearing loss)은 바깥귀 또는 가운데귀에서 음파의 전도에 문제가 생긴 경우이며, 가운데귀의 흔한 염증인 중이염(otitis media), 이물질에 의한 귀 막힘, 또는 가운데귀의 귀경화증(otosclerosis)에 의해 야기될 수 있다.

감각난청(nerve deafness)은 나선기관으로부터 뇌로 신호를 전달하는 신경의 어딘가에 생긴 병변에 기인한다. 이는 질병, 특정 약 복용, 큰 소음에 장시간 노출 등에 의해 야기될 수 있다.

제9장

심장혈관계통(THE CARDIOVASCULAR SYSTEM)

복잡한 인간의 신체는 분업으로 설명되는 수조 개의 특수화된 세포들로 구성되어 있다. 다세포기관의 세포들이 존재하기 위하여 서로에게 의존한다. 신체를 이루는 세포들의 대부분은 조직 내에서 단단하게 붙어 있으며 스스로 산소와 영양분을 생산할 수 없고 또한 노폐물을 배출할 수 없다. 그러므로 몸 안에서 매우 특수화되고 효율적인 물질이동의 수단이 필요하다.

혈관 내에 들어있는 혈액(blood)은 이러한 운반기능의 역할을 담당한다. 몸 안의 혈관들은 살아있는 수조 개의 세포들에게 지속적으로 생명을 유지하게 한다. 하지만 혈액은 또한 질병의 원인인 박테리아, 바이러스 그리고 독성물질들을 운반한다. 보호장치로서 순환기계는 방어기전에 관여하는 백혈구와 림프계를 가지고 있다. 이러한 다양한 기능을 수행하기 위하여 순환기계는 항상성 유지를 위한 호흡기계, 비뇨기계, 소화기계, 내분비계 및 총피계와 함께 그 기능을 수행한다.

심혈관계와 림프계는 분리되어 있으나 연관된 구성요소 이다. 심혈관계의 기능은 심장과 조직사이에서 양방향으로 혈액을 이동하는 것이다. 림프계의 기능은 림프(과잉 세포의 조직액)를 모아서 심혈관계로 돌려보내는 것이다. 그리하여 림프계는 단방향 이동을 하고 심혈관계는 양방향 순환을 한다.

순환기계의 주요 구성성분 Major Components of the Circulatory System

순환기계는 심장, 혈관 및 혈액으로 구성된 심혈관계(cardiovascular system)와 림프관, 비장, 흉선, 편도 및 림프절내의 림프조직으로 구성된 림프계(lymphatic system)로 나눈다.

심장(heart)은 4개의 공간으로 된 이중펌프로 되어있다. 심장의 펌프작용은 신체의 조직세포와 허파로 혈액을 보낼 수 있는 압력을 만든다. 휴식 시 성인의 심장은 1분당 약 5L의 혈액을 펌프 한다. 혈액이 최말단에서 심장으로 돌아오는데 약 1분 정도 걸린다.

혈관(blood vessels)은 관 모양의 혈관망을 형성하여 심장으로부터 신체의 모든 살아있는 세포에 혈액을 운반하고 심장으로 돌아가게 한다. 동맥(arteries)은 심장으로부터 멀리 혈액을 운반하는 반면, 정맥(veins)은 심장으로 혈액을 돌아가게 한다. 동맥과

정맥은 더 작은 혈관들을 통하여 끊임없이 서로 이어져 있다.

동맥계는 점진적으로 더욱 작은 혈관망을 형성하기 위하여 광범위하게 분지한다. 현미경으로만 관찰할 수 있는 크기의 동맥을 세동맥(arterioles)이라 한다. 반대로, 현미경으로 관찰할 수 있는 미세한 크기의 정맥을 세정맥(venules)이라 하며, 이 정맥은 혈액을 점점 더 큰 정맥에 흘러 들어가 대정맥으로 운반한다. 혈액은 동맥에서 가장 얇고 수많은 혈관으로 된 모세혈관(capillary)을 통하여 정맥계로 흐른다. 혈관속의 혈액과 조직의 세포 사이에 있는 체액, 영양소, 대사산물들의 교환은 모세혈관 벽을 통하여 일어난다. 그러므로 모세혈관을 순환기계의 기본적인 기능단위로 여긴다.

| 제1절 혈액(BLOOD) |

1. 서론(Introduction to the Blood)

성인의 평균적인 전체 혈액량은 약 5L이고 몸무게의 8%를 구성한다. 심장에서 나가는 혈액을 동맥혈(arterial blood)이라 한다. 허파로 가는 것을 제외한 동맥혈은 적혈구내 산소와 결합한 고농도의 헤모글로빈 때문에 선홍색을 띤다. 정맥혈(venous blood)은 심장으로 돌아오는 혈액이다. 허파에서 나오는 정맥혈을 제외한 모든 정맥혈은 산소가 적어 산소가 풍부한 동맥혈보다 암적색을 띤다. 혈액은 4.5~5.5 사이의 점도를 가진다. 이것은 1.0 정도의 점도를 가진 물보다 진하다는 것을 의미한다. 혈액의 pH는 7.35~7.45 범위이며 가슴안 내 혈액의 온도는 섭씨 약 38°이다.

매우 특수화된 결합조직인 혈액은 고형성분(formed elements)인 혈액세포(혈구, blood cells)와 액체로 된 혈장(blood plasma)으로 구성된다. 채혈한 혈액을 원심분리하면 무거운 고형성분은 시험관의 아랫부분에 모여지고, 혈장은 윗부분에 남는다. 혈액 내 적혈구용적(hematocrit)은 혈액 전체의 45%가 고형성분으로 이루어져 있으며, 나머지 혈장은 55%를 차지한다. 혈액내 적혈구용적은 혈액량당 적혈구의 비율에 거의 근접하며 이것은 혈액의 산소운반 능력의 중요한 척도이다.

2. 혈액의 기능(Functions of Blood)

혈액의 기능은 크게 3가지로 나눌 수 있다.
1) 운반. 세포대사와 관련된 모든 물질은 순환기계에 의해 운

반된다. 이러한 물질들은 다음과 같이 분류할 수 있다.

- 가스. 적혈구(red blood cells, erythrocytes)는 산소를 조직 세포에 운반한다. 허파 안에서 흡기시 공기 안의 산소는 적혈구의 헤모글로빈 분자에 부착하여 산소 호흡이 요구되는 세포에 운반된다. 세포호흡에 의하여 생긴 이산화탄소는 호기시 배출을 위하여 혈액에 의하여 허파로 운반된다.

- 영양소. 혈액은 소화를 통해 흡수된 영양소를 간을 통하여 인체의 세포에 운반한다.

- 노폐물. 대사산물, 과잉 수분과 이온뿐만 아니라 혈장(혈액의 일부) 안의 다른 분자들은 신장의 콩팥요세관의 모세혈관을 통하여 여과되어 소변으로 배설된다.

2) 보호. 순환기계는 상처와 몸 안으로 들어온 미생물 또는 독소로부터 신체를 보호한다.

응고기전은 혈관 손상시 혈액손실을 막는다. 백혈구(white blood cells, leukocytes)는 많은 질병을 일으키는 물질에 대하여 면역반응을 나타내고, 또한 식세포작용을 통하여 몸을 보호한다.

3) 조절. 혈액은 호르몬과 다른 조절분자를 원래 그들 장소로부터 멀리 떨어져 있는 표적기관 및 조직으로 운반한다.

3. 혈액의 구성성분(Components of Blood)

혈액의 고형성분은 적혈구(erythrocytes), 백혈구(leukocytes), 혈소판(platelets)으로 구성되어 있다. 적혈구는 3가지 중 가장 많은 비율을 차지한다. 남자는 혈액 1mm3에 510만~580만, 여자는 430만~520만 개의 적혈구를 가지고 있다. 반대로 같은 용량의 혈액에 단 5천~1만 개의 백혈구와 25만~45만 개의 혈소판이 있다.

혈장(blood plasma)은 혈액의 기질 또는 액체이다. 고형성분을 제거하면 가장 잘 관찰할 수 있다. 혈장은 약 90%가 물인 담황색 액체로 혈액량의 약 55%를 구성한다. 혈장의 침전물은 단백질, 무기염류, 탄수화물, 아미노산, 비타민, 호르몬, 지질 등으로 구성된다. 혈장의 기능은 영양소, 가스 그리고 비타민의 운반, 전해질 조절, 체액의 균형, 혈액의 pH를 7.35~7.45로 지속적으로 유지하게 한다.

혈장단백질은 혈장의 7~9%를 차지한다. 이 단백질들은 혈액과 사이질액(간질액, interstitial fluid)에 존재하며 인체의 항상성 유지를 돕는다. 3가지 형태의 혈장단백질은 알부민, 글로불린, 피브리노겐이다. 이 3가지 형태 중 가장 작은 알부민(albumins)은 혈장단백질의 약 60%를 차지한다. 이들은 간에서 만들어져 혈액의 운반분자(carrier molecule)와 함께 혈액에 제공되며 혈압을 유지하고 조절하는 데 필요한 점성을 제공한다. 글로불린

(globulins)은 혈장단백질의 약 36%를 구성한다. 글로불린은 알파글로불린(alpha globulin), 베타글로불린(beta globulin) 및 감마글로불린(gamma globulin)의 3가지 형태이다. 알파와 베타글로불린은 간에서 합성되고, 지질과 지용성 비타민을 운반하는 기능을 한다. 감마글로불린은 림프조직에서 생성된 면역항체들이다. 혈장단백질의 세번째 형태인 피브리노겐(fibrinogen)은 혈장단백질의 약 4%를 차지한다. 피브리노겐은 간에서 합성되는 대분자이고 혈소판과 함께 혈액응고에 중요한 역할을 한다. 혈장에서 피브리노겐이 제거되고 남은 액체를 혈청(serum)이라 한다.

4. 혈액세포의 형성(Formation of Blood Cells)

혈액세포는 조혈(hemopoiesis)이란 과정을 통하여 지속적으로 만들어진다. 적혈구와 백혈구는 적혈구생성(erythropoiesis)과 백혈구생성(leukopoiesis)을 통해 만들어진다. 이러한 과정은 두 종류의 조직에서 발생한다. 뼈의 적색골수에서 골수조직(myeloid tissue)은 적혈구, 과립백혈구와 혈소판을 만든다. 림프절, 편도, 비장 및 흉선을 포함하는 림프조직(lymphoid tissue)은 무과립백혈구(단핵구와 림프구)를 만든다. 배자와 태아 발생중의 조혈기관은 난황주머니, 간 및 지라에서 일어나며, 간과 지라는 출생 후 혈액세포의 파괴장소가 된다.

적혈구 생성은 매우 활성화된 과정이다. 간과 지라에서 지속적으로 파괴되는 숫자만큼 대체하기 위해서 매 분마다 약 250만 개의 적혈구가 형성된다(적혈구의 수명은 약 20일). 적혈구가 파괴되는 동안, 철성분은 회수되어 적혈구 형성에 다시 이용하기 위하여 적색골수로 되돌아간다. 무과립백혈구는 정상 신체조건아래서 약 100~300일 동안 기능을 한다. 반대로 과립백혈구는 약 12시간에서 3일 정도의 매우 짧은 수명을 가지고 있다.

골수와 림프조직의 조혈은 같은 방법으로 시작된다. 미분화된 간엽조직과 같은 세포들은 줄기세포로 발육하여 혈구모세포(hemocytoblasts)라 불리는 줄기세포로 발전한다. 이런 줄기세포는 빠르게 분화된다. 일부 딸세포들은 새로운 줄기세포가 된다(그러므로 줄기세포군은 결코 줄어들지 않는다). 반면에 다른 딸세포는 혈액세포 형성의 다른 경로를 따라 특수하게 분화한다. 예를 들어 혈구모세포는 아마 적혈구를 형성하는 풋적혈구모세포(전적혈구모세포, proerythroblast)로 발육하여 적혈구를 생성한다. 골수모세포(myeloblast)는 과립백혈구인 중성구(호중구, neutrophil), 호산구(eosinophil), 호염기구(basophil)를 형성한다. 림프구모세포(lymphoblast)는 림프구를 형성한다. 단핵구모세포(monoblasts)는 단핵구를 형성한다. 혈소판을 형성하는 거대핵모세포(megakaryoblast)는 혈소판을 형성한다.

줄기세포(stem cells)는 여러 종류의 세포로 분화능력을 가진 미분화세포로, 배아줄기세포와 성체줄기세포가 있다. 배아줄기세포는 배아(embryo)의 세포로 모든 세포와 조직으로 분화할 수 있다. 성체줄기세포는 제대혈, 골수 등에 있는 줄기세포로 제한적 분화 능력을 지닌 세포이다.

5. 적혈구(Red Blood Cells)

적혈구(red blood cell, erythrocyte)는 오목한 원반형으로, 중앙부가 움푹 들어간 형태이다. 지름은 약 7.5㎛이고, 두께는 2.5㎛이다. 이들의 고유한 형태는 산소 운반 기능과 관련되어 있으며 표면적을 넓혀 가스 확산을 용이하게 한다. 성숙한 적혈구는 핵과 미토콘드리아가 없다(그들은 혐기성 호흡으로부터 에너지를 얻는다). 적혈구는 약 120일의 수명을 갖으며 수명을 다한 적혈구는 비장과 간에 있는 식세포에 의해서 파괴된다.

산소분자는 적혈구내 헤모글로빈 분자와 결합하여 혈액을 붉게 한다. 헤모글로빈 분자는 글로빈이라는 4개의 단백질사슬로 구성되어 있다. 각각의 글로빈은 적색의 색소분자인 헴에 결합되어 있다. 각각의 헴은 산소 한 분자와 결합할 수 있는 철 원자를 포함하고 있다. 각 적혈구가 약 2억 8천만 개의 헤모글로빈 분자를 포함하는 것을 고려하면 하나의 적혈구는 10억 개 이상의 산소분자를 운반할 수 있다. 허파 안에서 흡기시 공기에 포함되어 있는 산소분자들이 헤모글로빈 분자에 부착되고 적혈구에 의해 체세포로 이동된다.

6. 백혈구(White Blood Cells)

백혈구(white blood cell, leukemia)는 적혈구에 비해 크기가 크고 다양한 작용을 가진 여러 종류의 세포로 구성 된다. 백혈구는 핵과 미토콘드리아가 있으며 아메바형으로 움직인다. 백혈구의 아메바와 같은 능력 때문에 이들은 모세혈관 벽의 작은 구멍을 통해 빠져나올 수 있고 감염된 혈관 밖으로 이동한다. 반면에 적혈구는 대개 혈관 안에만 존재한다. 모세혈관 벽을 통과하는 백혈구의 이동을 혈관외유출(diapedesis)이라 한다.

백혈구는 염색하지 않으면 현미경으로 거의 볼 수 없다. 그러므로 염색성에 근거하여 백혈구들을 구별한다. 백혈구의 세포질 안에 과립을 가지고 있는 백혈구들을 과립형백혈구(granular leukocytes)라 한다. 너무 작아서 광학현미경으로 볼 수 없는 과립을 무과립형백혈구(agranular leukocytes)라 부른다. 과립형백혈구는 독특하게 생긴 핵으로도 구분한다. 그 핵은 어떤 경우에는 얇은 가닥에 의해 부착된 엽 모양을 하고 있다. 그러므로 과립형백혈구는 다핵형백혈구(polymorphonuclear leukocytes; PMN)라고 한다.

백혈구 동정을 위한 염색은 대개 붉은색과 분홍색의 에오진(eosin), 푸른색과 자주색을 띠는 염기성 염료인 헤마톡실린(hematoxylin)의 혼합염색을 사용한다(H-E 염색). 그러므로 분홍색에 염색된 과립을 가진 과립백혈구를 호산구(eosinophils)라 하고, 푸른색에 염색된 과립을 가진 과립백혈구를 호염기구(basophils)라 한다. 각각의 염료에 친화성이 없는 과립을 가진 과립백혈구를 중성구(호중구, neutrophils)라 한다. 호중구는 백혈구에서 가장 흔하며 혈액 중 백혈구의 54~62%를 이루고 있다.

무과립백혈구는 단핵구(monocytes)와 림프구(lymphocytes)가 있다. 단핵구는 혈액에서 볼 수 있는 세포 중 가장 크고, 형태가 다양한 큰 핵을 가지고 있다. 림프구는 상대적으로 얇은 세포질이 커다란 핵을 둘러싸고 있다.

7. 혈소판(Platelets)

혈소판(platelets)은 적색골수에 있는 거대핵세포(megakaryocytes)라는 큰 세포의 조각들로 크기가 2~3μm 정도의 작은 과립형태를 하고 있다. 이것은 고형성분이라는 단어가 백혈구, 적혈구, 혈소판을 묘사하기 위해 혈액세포라는 단어보다 더 많이 사용되는 이유이다. 순환기계에 들어온 조각들인 혈소판은 핵이 없으며 백혈구와 같이 아메바성 운동을 한다. 혈소판의 숫자는 혈액 ㎣당 25~45만 개이다. 혈소판은 약 5~9일 정도 생존하고 간과 지라에서 파괴된다.

혈소판은 혈액응고에 중요한 역할을 하며 혈전덩어리의 주요 구성성분이다. 그리고 그들 세포막 안에 있는 인지질(phospholipids)은 혈장 안의 응고인자를 활성화시켜 섬유소세사를 만들어 혈소판마개(platelet plug)를 보강한다. 혈병(blood clot) 안에 함께 부착되어 있는 혈소판은 세로토닌이란 화학물질을 방출한다. 이 세로토닌은 혈관의 수축을 자극하여 상처부위의 혈액흐름을 감소시킨다.

10. 임상연구(Clinical Study)

혈구세포는 사람의 건강을 평가하는 중요한 척도이다. 예를 들어 비정상적인 적혈구 수치가 증가하면 적혈구증가증(polycythemia)이라 한다. 이것은 몇 가지 기능이상을 암시한다. 비정상적으로 낮은 수치의 적혈구 숫자를 빈혈증이라 한다. 백혈구증가증(leukocytosis)이라 불리는 백혈구의 높은 수치는 종종 국소적인 감염과 관계가 있다. 혈액표본 내 많은 미성숙 백혈구의 출현은 진단상 백혈병(leukemia)이라 한다.

빈혈증(anemia)은 비정상적으로 낮은 헤모글로빈의 농도와(또는) 백혈구 수와 관련이 있다. 가장 일반적인 형태는 철결핍빈혈증(iron-deficiency anemia)인데 이것은 철 섭취량 또는 흡수량 결핍 또는 과도한 철 손실 때문이다. 철은 헤모글로빈 분자의 필수적인 구성물이다. 악성빈혈(pernicious anemia)의 경우 장세포에 의한 비타민 B12의 흡수와 관련된 물질의 부족 때문에 적혈구의 생성이 부족하다. 재생불량성빈혈(apalastic anemia)은 화학물질(벤젠과 비소) 또는 방사능에 의한 적색골수의 파괴 때문에 발생하는 빈혈증이다.

| 제2절 심장(THE HEART) |

1. 서론(Introduction to the heart)

심장(heart)은 인체의 혈관을 통해 지속적으로 혈액을 순환시키는 펌프 역할을 한다. 심장은 근육성 장기로 심장근육

(myocardium)으로 이루어져 있다. 심장은 속이 비어있는 장기로서 주먹 크기만 하고, 무게는 성인여성은 평균 255g, 성인 남성은 평균 310g이다. 심장은 허파 사이의 가슴안(흉강)인 가슴세로칸(종격, mediastinum)에 위치한다 심장의 약 2/3는 정중선의 왼쪽에 위치하며 원뿔 모양의 뾰족한 부분을 심장끝(심첨, apex)이라 하고 아래를 향해 가로막 위에 놓여있다. 심장의 심장바닥(저부, base)는 큰 혈관이 붙어있는 위쪽 끝에 있다. 심장은 4개의 방으로 구성되며 2개의 심방은 혈액을 받아들이고 2개의 심실은 혈액을 심장에서 내보낸다.

2. 심장의 구조(Structure of the Heart)

심장벽(Heart Wall)

심장벽을 구성하는 3개의 층은 심장바깥막, 심장근육층, 심장속막이며, 이는 혈관의 속막(tunica intima), 중간막(tunica media), 바깥막(tunica adventitia)과 상응한다.

심장바깥막(심장외막, epicardium)

바깥층은 심장바깥막(심장외막, epicardium), 또한 장막성심막(visceral pericardium)이라 한다. 이 층과 벽측심막 사이의 공간을 심장막공간(심막강)이라 한다. 심장바깥 아래의 느슨한 결합조직층은 관상혈관, 신경, 신경절을 포함한다 이곳은 지방이 심장표면에 저장된 곳이기도 하다. 혈관이 심장에 들어오고 나가는 중심부에서 장측심막은 벽층심막의 장막층과 함께 지속적으로 된다. 심막의 이 두층은 심막공간을 둘러싸고 있다. 이공간은 심막의 장막층과 심막의 장기쪽을 윤활하게 하는 소량의 장액을 갖는다. 벽쪽심장막(벽측심막, parietal pericardium)은 심장을 둘러싸고 보호하는 치밀결합조직으로 된 느슨하게 둘러싸고 있는 장막성 주머니이다. 이것은 가슴안의 다른 기관과 심장을 분리하고 윤활작용을 하는 액체로 된 심막액(pericardial fluid)이 들어있으며 심장막공간(심막강, pericardial cavity)의 벽을 형성한다. 벽측심막은 안쪽의 장막심장막(장막성심막, serous pericardium)과 바깥쪽의 섬유성심막(섬유심장막, fibrous pericardium)으로 구성되어 있다. 장막심장막은 윤활작용을 하는 심막액을 분비하여 심장이 마찰이 없는 액체에서 박동할 수 있도록 도와준다.

심장근육층(심근층, myocardium)

심장벽의 두꺼운 중간층을 심장근육층(심근층, myocardium)이라 한다. 그것은 심장근육조직으로 구성되어 있고, 심장근육다발의 수축이 심장의 방들을 수축할 수 있도록 배열되어 있다. 심장근육층의 두께는 개개의 방으로부터 혈액의 방출을 위해 필요한 힘에 따라 변화된다. 그러므로 왼심실을 둘러싸고 있는 심장근육이 가장 두껍고 심방벽은 상대적으로 얇다.

심장속막(심장내막, endocardium)

심장속막(심장내막, endocardium)이라 불리는 벽의 안쪽 층은 혈관의 내피와 연속되어 있다. 심장내막은 심장의 판막을 덮고 있다. 심장속막은 단층의 평평한 내피로 구성되며 그것 아래층에는 아교섬유와 탄력섬유와 흩어진 섬유아세포가 있다. 심장근육층에는 치밀한 결합조직이 있으며 이는 민무늬근세포로 뒤섞인 탄력 섬유로 되어 있다. 느슨한 결합조직으로 된 심장속막 아래층은 작은 혈관, 신경, 전도계로부터 온 푸르킨예섬유(Purkinje fiber)들을 포함한다.

심장의 방과 판막(Chambers and Valves)

심장의 내부는 4개의 방으로 나뉘어 있으며 상부의 오른, 왼심방(right and left atrium)과 하부의 오른, 왼심실(right and left ventricle)이 있다. 혈액은 심방의 수축과 동시에 심실로 내보내지며 수축은 조화롭게 일어난다. 심방의 벽은 격자처럼 생긴 빗살근육(즐상근, pectinate muscle)에 의해 보강되어 있다. 이러한 변형된 심장근육의 수축은 심장근육이 혈액을 심방에서 심실로 방출하는 것을 조절한다. 각 심방은 귀 모양의 심방귀(심이,

auricle)라는 팽창할 수 있는 부속기관을 가지고 있다.

심방은 각각 얇은 근육성 심방사이막(심방중격, interatrial septum)에 의해 2개로 나뉜다. 심실은 각각 두꺼운 근육성 심실사이막(심실간중격, interventricular septum)에 의해 나뉜다. 방실판(atrioventricular valve)은 심방과 심실 사이에 놓여있고, 반달판막(반월판, semilunar valve)은 심장에서 나가는 2개의 커다란 혈관의 기저부에 위치한다. 심장판막은 혈액을 한 방향으로 흐르게 유지한다.

심장표면의 움푹 패인 고랑(구, grooves)은 왼오른심실을 구분하는 표시이며, 여기에는 심장벽의 근육에 혈액을 공급하는 심장혈관(cardiac vessels)들을 포함하고 있다. 가장 현저한 구는 심장을 둘러싸고 있는 방실사이고랑(관상구, coronary sulcus)로서 심실과 심방 사이를 구분한다. 왼,오른심실 사이의 구분은 2개의 심실사이고랑(심실간구, interventricular sulci)에 의해 표시된다.

3. 혈액순환(Circulation of Blood)

심장순환(Coronary Circulation)

심장벽은 그 자체의 생명유지에 필요한 혈액을 체순환으로부터 공급받는다. 심장근육층은 왼 · 오른심장정맥(좌 · 우관상동

맥, left and right coronary artery)에 의해 혈액을 공급받는다. 이
두 혈관은 대동맥판이 위치한 오름대동맥(ascending aorta)에
서 시작한다. 심장동맥(관상동맥)은 심방과 심실 사이의 방실고
랑 내에서 심장을 둘러싸고 있다. 오른,왼심장동맥에서 기시한
분지들은 심방과 심실벽에 혈액을 공급한다. 왼심장동맥은 전
심실사이고랑을 주행하는 앞심실사이동맥(전실간동맥, anterior
interventricular artery)을 분지하여 왼,오른심실을 지배하며 또
한 이 동맥은 휘돌이동맥(회선동맥, circumflex artery)을 분지하
여 왼심방과 왼심실의 벽에 산소가 풍부한 혈액을 공급한다. 오
른심장동맥은 오른심방과 오른심실의 벽을 지배하는 오른모서
리동맥(우연동맥, right marginal artery)을 분지하며 또한 후심
실간구를 따라 주행하는 뒤심실사이동맥(후실간동맥, posterior
interventricular artery)을 분지하여 오른·왼심실을 지배한다. 오
른·왼심장동맥의 주가지들은 심장의 후면에서 서로 문합한다.

심장근육층에 있는 모세혈관으로부터 혈액은 심장정맥
(cardiac vein)으로 들어간다. 이러한 혈관들의 경로는 심장동맥
과 평행하게 주행한다. 반면에 심장정맥은 동맥보다 더 얇은 벽
으로 되어 있고 더 얕은층을 주행한다. 2개의 주요한 심장정맥은
심장의 전면으로부터 온 혈액을 받는 앞심실사이정맥(전실간정
맥, anterior interventricular vein)과 심장의 후면으로부터 오는 혈
액을 받는 뒤심장정맥(후심장정맥, posterior cardiac vein)이다.

이러한 심장정맥들은 심장의 후면에서 모여서 심정맥동굴(관상정맥동, corona sinus)을 이룬다.

4. 심장전도계통(The Cardiac Conducting System)

심장근육은 내인성 박동을 갖는데, 이 심장박동은 외부자극 없이 심장을 통하여 전도된다. 심근수축을 조절하는 특수화된 심근섬유가 심장전도계(cardiac conduction system)를 구성한다. 심장전도계는 심장의 여러 방들에 혈액을 채우고 비우는 주변의 일련의 일들인 심장주기(cardiac cycle)를 수행하게 한다. 심장전도계는 심장으로부터 전기적 자극을 만들거나 분배하는 특수화된 조직으로 구성되어 있다. 전도계의 구성물은 동굴심방결절(동방결절, sinoatrial node, SA node), 방실결절(atrioventricular node, AV node), 방실다발(방실속, atrioventricular bundle, bundle of His)과 전도근섬유(conduction myofiber)이다. 이러한 구조물이 눈에 보이진 않지만 그들의 위치는 확인할 수 있다. 동굴심방결절(pacemaker)은 위대정맥이 심장으로 들어오는 오른심방의 후벽에 위치한다. 동굴방실결절이 왼,오른심방으로 전도되는 전기적 자극을 생산함으로써 심장주기가 시작되어 왼,오른심방을 동시에 수축시켜 심실로 혈액을 보낸다. 동굴방실결절의 기본적인 탈분극 비율은 분당 70~80회이다. 이 자극은 심방사이막 하부에 위치하는 방실결절을 지나간다. 이곳에서부터 심실사이막의 상부에 위치하는 방실다발을 통하여 자극이 계속된다. 방실다발은 심실벽 안의 전도근섬유(conduction myofiber)와 연속된 좌·우방실다발 분지로 나누어진다. 이러한 섬유들의 자극에 의하여 심실이 동시에 수축을 일으킨다.

심실의 수축을 수축기(systole)라 하며 체순환기계 동맥(systemic arteries)내 탄력섬유의 긴장과 민무늬근의 수축과 함께 일어난다. 이러한 수축기에 동맥 내에서 수축기 혈압을 나타낸다. 심실이 이완된 상태를 확장기(diastole)라 하며, 이 기간에 동맥의 이완기 혈압을 나타낸다. 생명과 관련된 장기들의 기능상 변이는 건강한 성인에게는 정상적인 것으로 본다. 심장박동은 하루 중에 분당 20~30회의 변화를 보일 수 있다. 하지만 심장은 하루 동안 평균적으로 분당 약 70회의 박동을 유지한다. 혈압은 아침에 80~120을 기록하고 밤에 100~140에 이를 수 있다.

5. 심장주기(Cardiac Cycle)

심장주기 동안 심장의 전도계를 통과한 전기적 자극은 심전도(electrocardiogram, ECG 또는 EKG)를 통해 기록할 수 있다. 심근섬유의 탈분극(depolarization)과 재분극(repolarization)으로부터 전기적 변화를 초래하여 심전도라는 기구를 피부표면에 장치하여 추적할 수 있다. 파동, 지정된 P파, QRS파, T파는 심장주기 중 특별한 사건 발생 시에 만들어진다. P파는 오른심방에서 왼심방에 이르는 탈분극을, QRS파는 심실의 탈분극을, T파는 심실의 재분극을 나타낸다. 전기적 활동이 교란된 심장질병은 이런 파동 중 하나나 그 이상의 특징적 변화를 만들어 내므로 정상적인 파동형태를 이해하는 것은 임상적으로 중요하다.

6. 혈관의 해부학적 구조
(Anatomical Structure of Blood Vessels)

대부분의 혈관은 구조적으로 비슷한 몇 가지의 특징을 갖는다. 그러나 다른 점들이 존재하며 이러한 것이 혈관들을 각기 다른 집단으로 분류하기 위한 기본이 된다. 동맥의 직경은 각각의 가지에서 감소하기 시작하는 반면에 정맥의 직경은 각각의 집합점에서 증가하기 시작하여 그리하여 혈관벽 각각의 층을 변화시킨다. 일반적으로 동맥들은 정맥들과 비교해서 더 두꺼운 벽과 작은 직경을 갖는다. 더욱이 조직학적인 절단면에서 동맥들은 둥글고 그들의 내강에는 혈액이 없다.

혈관층(Vessel tunics)

조직의 3가지 동심원적인 층(tunics)은 전형적인 혈관벽을 구성한다. 가장 내층인 혈관속막(혈관내막, tunica intima)은 단층의 편평한 내피 세포로 구성되어 있으며, 이는 혈관의 내강을 둘러싸는 관을 형성하며 내피세포밑 결합조직(subendothelial connective tissue)을 둘러 싼다. 중간층인 혈관중간막(tunica media)은 내강주변에서 기원한 민무늬근육 세포로 대부분 구성되어 있다. 가장 바깥층인 혈관바깥막(혈관외막, tunica adventita)은 세로 방향으로 배열된 섬유탄력 결합조직(fibroelastic connective tissue)으로 대부분 구성되어 있다.

맥관벽혈관(Vasa vasorum)

큰 혈관들이 두텁고 근조직화 되는 것은 세포들이 혈관의 내강으로부터 확산에 의해 영양물질을 공급받는 것을 막는다. 중간막의 깊은층 세포와 바깥막은 맥관벽혈관(vasa vasorum)에 의해 영양분을 공급받는다. 맥관벽혈관은 혈관벽으로 들어온 작은 동맥들이 분지를 내어 중간막과 바깥막에 위치한 세포에 혈액을 공급한다. 동맥과 비교하여 정맥은 확산에 의해 산소와 영양분을 공급받을 수 없는 세포가 많다. 왜냐하면 정맥혈은 동맥혈 보다 산소와 영양분이 적기 때문이다. 이런 이유로 맥관벽혈관은 동맥보다 정맥벽에 더 많다.

혈관 BLOOD VESSELS

동맥과 정맥의 구조는 심장으로부터 모세혈관, 모세혈관에서 심장으로의 혈액의 이동을 가능하게 한다. 모세혈관의 구조는 혈액과 주변조직 사이의 용해된 분자와 혈장의 교환을 가능하게 한다. 혈관은 폐쇄된 관 모양의 혈관망을 형성하여, 혈액이 혈관으로부터 인체의 살아있는 모든 세포로 흐를 수 있도록 하고, 다시 심장으로 돌아올 수 있도록 한다. 심장을 떠난 혈액은 혈관을 통해 점진적으로 지름이 작은 동맥(arteries), 세동맥(arterioles), 모세혈관(capillaries)으로 흐른다. 모세혈관은 정맥의 흐름과 동맥의 흐름이 함께 하는 극히 미세한 혈관이다. 또한 소정맥(venules)에서 정맥(veins)으로 점진적으로 지름이 커지는 혈관을 통해서 모세혈관으로부터 심장으로 다시 돌아온다. 위팔뼈과 넙다리뼈목 주변과 같은 부위에서는 동맥이 서로 문합(anastomosis)되어 있다. 이와 같은 혈관들의 배열은 구조물에 지속적인 혈액공급을 하기 위해서이다.

단층편평상피는 내피(endothelium)라고 부른다. 이 층은 혈관의 내벽을 이룬다. 모세혈관은 내피와 지지하는 기저막으로 구성되어 있다. 비록 정맥과 동맥이 기본적인 구조가 같다 하더라도 두 혈관 사이에는 중요한 차이점이 몇 가지 있다. 동맥은 심장으로부터 혈액을 멀리 보내고, 정맥은 심장 쪽으로 혈액을 보낸다. 동맥은 같은 크기의 정맥보다 근육의 비율이 높다. 또한 동맥은 가로절단시 정맥보다 더 원형으로 보인다. 정맥은 대개 혈관 내에 많은 양의 혈액을 채우지 않기 때문에 부분적으로 찌그러져 보인다. 정맥은 더 많은 혈액을 받으면 팽창한다. 그러므로 저장 혈관(capacitance vessels) 또는 저장소의 기능을 한다. 부가적으로 정맥들은 동맥들에는 존재하지 않는 많은 판막(valve)이 있다.

동맥(Arteries)

대동맥의 중막 내에는 민무늬근 세포 사이에 수많은 탄력섬유 층이 있다. 그러므로 심실수축의 결과로써 혈압이 올라갈 때 대동맥이 팽창한다. 심실이 이완되는 동안 혈압이 떨어졌을 때 신장된 고무줄과 같이 늘어났던 동맥이 반동한다. 작은 동맥과 세동맥은 대동맥보다 덜 탄력적이고, 그들의 직경에 비하여 더 두꺼운 민무늬근을 가지고 있다. 그러므로 큰 탄력동맥(elastic artery)과는 다르게 상대적으로 작은 근육동맥(muscular arteries)은 심장의 펌프작용을 하는 동안 혈압의 상승과 하강에 대해 상대적, 지속적으로 일정한 지름을 유지한다. 작은 근육동맥과 세동맥은 좁은 내강을 가지고 있기 때문에 동맥계를 통한 혈액흐름에 가장 큰 저항을 받는다.

작은 근육동맥은 지름이 100μm이거나 이보다 더 작다. 분지하여 더 작은 세동맥(지름 20~30μm)을 형성한다. 몇몇 조직에서는 혈관통로(vascular shunt)역할을 하는 모세혈관이전세동맥

(metarterioles)을 통해 세동맥의 혈액이 직접 세정맥으로 들어간다. 하지만 대부분의 경우에 혈액은 세동맥으로부터 모세혈관을 통해 나간다. 모세혈관은 혈관 중에서 지름이 가장 좁다(지름이 7~10μm). 그리고 순환기계의 기능적 단위로서 역할을 한다. 모세혈관의 벽을 통해 가스(산소와 이산화탄소), 영양소, 혈액과 조직에서 생긴 대사산물을 운반한다.

세동맥(Arterioles)

직경이 0.1mm보다 작은동맥들을 세동맥(arterioles)이라 한다. 조직학적인 절단에서 세동맥벽 두께는 거의 내강의 직경과 같다. 작은 세동맥의 속층은 한 층의 민무늬근육 세포에 의해 완전하게 내피세포를 안으로 둘러 싸여 있다. 큰 세동맥의 중간막은 2-3개의 민무늬근육 세포층으로 이루어져 있다. 세동맥의 바깥막은 섬유모세포(fibroblast)를 갖는 탄력섬유 결합조직만 존재한다. 혈액을 모세혈관계(capillary bed)에 공급하는 동맥을 메타세동맥(후세동맥, metarterioles)이라고 부른다. 이것은 구조적으로 민무늬근육 세포층이 연속되어있지 않다는 것이 소동맥과의 차이이다. 이러한 배열은 민무늬근육 세포들이 수축하는 괄약근으로 작용하여 모세혈관계로 혈액이 흐르는 것을 조절한다.

모세혈관(Capillaries)

세동맥 말단 끝에서부터 나온 것을 모세혈관(capillary)이라 하고 분지를 내고 문합에 의해 세동맥과 세정맥 사이에 모세혈관계을 형성한다. 모세혈관은 약 10x30㎛ 크기의 한 층의 편평 내피세포에 의해 형성된다. 이 세포의 장축은 혈류방향과 같다.

포액작용(포음작용, pinocytosis)에 의한 다량의 소포들은 모세혈관의 특징이다. 모세혈관의 내피세포는 관 모양으로 내강의 직경이 8-10㎛이고, 모세혈관의 전체 길이는 지속적으로 유지 된다. 이 직경은 각각의 혈액세포들이 방해되지 않고 통과할 수 있다. 내피세포의 바깥면은 내피세포에 의해 분비된 바닥판으로 둘러싸여있다.

동맥계는 모세혈관에 혈액을 운반하기 위해 광범위하게 뻗어 있다. 이러한 광범위란 분지에 의해 인체의 어떤 세포도 모세혈관으로부터 1mm이상 떨어지지 않는다. 많은 수의 모세혈관에도 불구하고, 어떤 주어진 시간당 모세혈관은 총혈액량(약 5L) 중에서 약 250ml만을 가지고 있다(대부분의 혈액은 정맥의 내강 안에 존재하고 있다). 특히 모세혈관망을 통한 혈액의 흐름은 모세혈관이전조임근(precapillary sphincter muscles)에 의해 결정된다. 이 조임근은 골격근에서 모세혈관망의 5~10%만 휴식 시 열려있다. 장기로 흐르는 혈액은 전모세혈관괄약근과 장기에 있는 소동맥의 저항에 의해 조절된다. 동맥계와 정맥계의 혈관과 다르게 모세혈관의 벽은 단층편평상피인 내피세포로 된 단 1개의 세포층으로 되어 있다. 민무늬근과 결합조직층이 없기 때문에 혈액과 사이질액 간의 물질교환이 가능하다.

모세혈관의 유형

모세혈관의 유형은 중요한 구조적 차이에 의해 구별된다. 내피의 내면의 형태에 따라 민창형, 유창형, 동굴모양형, 불연속형으로 구분된다.

민창모세혈관 (Continous capillaries)

민창모세혈관(연속모세혈관, continuous capillary)은 혈관벽에서 구멍이 없이 이어져있다. 이 유형의 모세혈관은 근육, 신경, 그리고 결합조직에서 나타난다. 뇌조직에서 모세혈관들은 변형된 민창모세혈관으로 분류된다. 내피세포사이의 세포내 연접으로 치밀이음부(폐쇄띠, tight junctions)가 있어 분자의 이동을 막는다. 민창모세혈관은 인접한 내피세포들이 서로 치밀하게 결합되어 있다. 이 유형은 근육, 허파, 지방조직과 중추신경계에서 발견된다. 중추신경계에 있는 민창모세혈관은 세포 사이의 통로가 없어 혈관-뇌장벽을 형성한다. 다른 장기에 있는 민창모세혈관은 세포 사이에 좁은 통로(폭이 약 4-4.5nm)가 있어 모세혈관 내 혈액과 사이질액 사이의 단백질을 제외한 분자들이 통과할 수 있다.

창모세혈관(Fenestrated capillaries)

창모세혈관(유창모세혈관, fenestrated capillary)은 벽에 직경 60-80nm의 구멍이 있으며, 격막에 의해 덮여져있다. 창모세혈관은 이자, 콩팥, 작은창자와 내분비선에서 발견된다. 창모세혈관의 구멍에는 아주 얇은 격막이 있다. 격막은 8개의 소섬유가 중심부로부터 나와서 쐐기 같은 약 5.5nm의 입구를 갖는 채널을 형성한다. 격막 복합체들은 약 50nm 정도 떨어져서 존재한다.

굴모세혈관(Sinusoidal capillaries)

불연속형 모세혈관(discontinuous capillaries)은 골수, 간, 지라에서 발견되며, 내피세포 사이의 공간이 매우 커서 모세혈관이 장기 속의 동굴모양(sinusoid)처럼 보여, 굴모세혈관(sinusoiddal capillary)이라 한다. 굴모세혈관은 30-40㎛의 넓은 직경을 갖는다. 또한 격막이 없는 큰 구멍을 있고, 내피세포는 연속적이지 않아, 혈액과 조직사이의 물질 교환이 활발하게 일어난다.

세정맥(Venules)

모세혈관계로부터 혈액이 모이듯이, 직경 15-20㎛인 모세혈관 이후의 세정맥(venule)으로 혈액이 방출된다. 세정맥 벽은 모세혈관과 유사하며 세망섬유와 혈관주위세포에 의해 둘러싸인 얇은 내피세포를 갖는다. 모세혈관이후 세정맥들의 혈관주위 세포들은 내피세포를 감싸고 있는 느슨한 그물망을 형성 한다. 민무늬근 세포의 증가로 정맥 직경이 증가하며 큰 정맥과 작은 정맥에 계속되는 층을 이룬다. 결합조직 공간과 혈관내강 사이의 물질들은 모세혈관에서 교환될 뿐만 아니라 모세혈관이후의 세정맥에서도 교환되는데, 이 벽들은 투과할 수도 있다. 혈관벽은 혈류로부터 조직공간까지 백혈구가 나오는 좋은 장소이다. 물론 이 혈관들은 히스타민(histamine)과 세로토닌(serotonin) 같은 인자와 반응한다. 어떤 림프기관에 위치한 정맥의 내피세포는 편평하기보다 입방형이다. 이들의 기능은 내강표면에 있는 특이수용체의 인식과 분비이며, 특별한 림프구가 림프의 실질 지역으로 이주하도록 한다.

정맥(Veins)

모세혈관은 세정맥, 작은 정맥으로 이어져있어 기관과 조직으로부터 심장까지 혈액을 수송 한다. 정맥(vein)은 동맥보다 숫자가 많을뿐 아니라 일반적으로 내강의 직경이 더 크다. 전체 혈액 부피의 70%는 정맥에 있다. 정맥 혈관벽은 동맥보다 압력이 낮기 때문에 얇고 탄력이 약해 눌려 있다. 정맥은 모세혈관으로부터 심장까지 혈액을 보내주는 혈관이다. 동맥의 평균 압력은 100mmHg 이상이나 정맥의 평균압력은 단지 2mmHg에 불과하다, 이 압력은 혈액이 혈관벽에 미치는 정수압이다. 낮은 정맥압은 혈액을 심장으로 되돌리기에 불충분하다(특히 다리로부터). 그러나 정맥은 혈관을 수축, 압박하는 뼈대근육 사이를 지나간다. 정맥은 뼈대근육의 수축에 의하여 쥐어 짜지며, 정맥판막 (venous valve)은 혈액이 심장을 향해 한쪽 방향으로만 흐르도록 한다.

정맥을 뼈대근육이 누르는 작용을 뼈대근육 펌프라 한다. 정맥혈이 심장으로 회수되는 비율은 뼈대근육 펌프의 기능에 많이 의존한다. 이 펌프가 잘 작동되지 않을 때, 예를 들어 사람이 오랫동안 서 있거나 누워서만 지낼 때, 혈액이 정맥에 축적되어 정맥이 확장된다. 사람이 활동적이면 혈액이 더 빨리 심장으로 운반되어, 혈액이 정맥계에 덜 남아 있게 되고, 혈액순환이 원활해진다.

정맥의 판막 Valves of veins
많은 중간정맥들은 판막(valve)을 있어 혈액의 역류를 방지하는 기능을 한다. 이 판막들은 특히 중력의 힘에 대항하는 곳인 다리의 정맥에 풍부하다. 정맥의 판막은 2개의 엽으로 구성되며, 각각은 내강의 벽으로부터 돌출된 속막이 얇게 접힌 것 이다. 얇은 엽들은 구조적으로 혈관벽의 아교섬유와 탄력섬유에 의해 보강된다.

정맥의 분류 (Classification of veins)

정맥들은 크기에 따라 작은정맥, 중간정맥, 큰정맥 3가지로 나눌 수 있다. 그러나 그들의 구조는 똑같은 크기의 정맥이거나 혹은 전체길이가 같은 정맥이라도 완전히 획일화 되어 있지는 않다. 정맥은 동맥처럼 3가지 층(속층, 중간층, 바깥층)을 갖는다. 비록 근육층과 탄력층이 잘 발달되어 있지는 않지만 동맥에 비하여 결합조직 구성물은 보다 명확하다. 압력으로부터 정맥을 보호하기 위한 일부 정맥들(예: 망막, 뇌척수막, 태반, 음경)은 혈관벽에 민무늬근육이 적거나 없는 경우가 있다. 물론 대부분 정맥은 속층과 중간층 사이의 경계는 뚜렷이 구별할 수 없다.

중간정맥(medium veins)은 직경이 1cm 보다 작다. 때때로 탄력 그물망이 내피세포를 감싸지만, 이 탄력섬유들은 내부 탄력판의 특징을 이루지는 않는다. 가장 두꺼운 바깥층은 세로방향으로 배열된 아교다발과 탄력섬유로 구성되어 있다.

대정맥(large veins)은 사지, 머리, 장, 체벽에서 심장으로 혈액을 되돌리는 중요한 정맥이다. 대정맥(vena cava)과 허파정맥, 문맥, 콩팥정맥, 속목정맥, 엉덩정맥 그리고 홑정맥(기정맥, azygos vein; 쌍을 이루지 않는 정맥)을 포함한다. 허파정맥 같은 몇몇 주요 정맥에서는 잘 발달된 민무늬근육층을 갖는다. 큰정맥의 바깥막은 풍부한 탄력섬유와 아교섬유, 그리고 맥관벽혈관(vasa vasorum)을 갖는다.

문합(Anastomosis)

대부분의 동맥 끝은 모세혈관계에서 끝나서 심장혈관계의 정맥 쪽으로 되돌기 위해 혈액을 정맥으로 운반한다. 그러나 인체의 많은 부분에서, 동맥은 단지 정맥 통로와 합하여 동정맥문합(arteriovenous anastomose)을 형성한다. 문합 중간부분은 중간층이 두껍고, 내피 아래층은 통통한 다가형 세포가 세로방향으로 배열된 민무늬근 세포로 되어 있다. 동정맥문합이 닫힐 때 혈액은 모세혈관계로 가지만, 이 문합은 열릴 때 다량의 혈액이 모세혈관계를 지나서 동정맥문합을 통해 흘러간다. 이 문합은 온도 조절에 중요하며 피부에 많이 분포한다. 동정맥문합 중간부분은 아드레날린성 신경과 콜린성 신경의 지배를 받는다. 대부분의 말초신경들은 국소적 환경자극에 의해 지배되며, 반면 동정맥문합 신경은 뇌에 있는 온도 조절계에 의해 지배된다.

혈액분배(Blood Distribution)

혈압(blood pressure)은 혈액이 혈관의 내벽에 대해서 미치는 힘이다. 혈압은 압력이 가장 높은 동맥과 소동맥에서 중요한 역할을 한다. 모세혈관과 소정맥에서 혈압이 상당히 낮아져 혈액의 이동이 더 느려진다. 정맥에서의 혈압은 단지 부차적인 역할만을 하고, 정맥판막과 뼈대근 펌프가 혈액을 심장으로 이동하는데 필요한 대부분의 힘을 부여한다. 맥박수, 호흡수, 체온, 혈압 등은 보통 생체신호(vital sign)라 한다.

성인의 정상 혈압은 약 120/80 이하이다. 120mmHg는 수축기 압력(systolic pressure), 80mmHg는 이완기 압력(diastolic pressure)을 표시한다. 수축기 혈압은 심장이 수축하는 동안 혈액이 방출될 때 생긴다. 이완기 중 심실이 이완될 때 동맥압이 떨어지고 이완기 압력이 기록된다. 대부분의 이완기 압력은 동맥벽 중막(tunica media)의 민무늬근이 수축함으로써 생긴다. 수축기와 이완기의 압력 차이는 맥압(pulse pressure)이라 하며 보통 대략 40mmHg이다.

7. 임상연구(Clinical Study)

심장발작은 미국인의 주요 사망원인이다. 가장 일반적인 심장발작의 형태는 심장동맥의 폐색으로서 심장근육층에 산소 공급이 감소되어 일어난다. 심장발작의 위험을 최소화시키는 여러 가지 전략이 있다. (1) 과도한 체중을 줄여라, (2) 적당한 식이요법, 긴장을 줄이거나, 필요하면 약을 복용함으로써 고혈압을 피하라, (3) 혈액내 콜레스테롤 수치를 올리는 지나친 과잉 지방을 피하라, (4) 흡연을 삼가하라, (5) 규칙적으로 운동하라.

심장병(Heart Diseases)

심장병은 선천성과 후천성으로 분류할 수 있다. 선천성심장이상(congenital heart problems)은 배아의 발생 이상에 의하여 초래되며, 유전, 임신한 어머니의 영양문제(기아) 또는 바이러스 감염에 기인될 수도 있다. 선천성 심장병은 대략 100명중 3명꼴로 발생하며, 초기 유아사망의 50%에 이른다. 그러나 많은 선천성 심장결함은 수술로 치료될 수 있으며 심각한 사안은 아니다.

심장중격결함(septal defects)은 선천성 심장문제 중에서 가장 흔한 형태이다. 대략 영아의 0.7%, 사산아의 2.7%가 비정상적 심장을 보인다. 심실중격 결함은 가장 흔한 심장결함이다. 선천적으로 심장결함을 가진 유아는 혈액내 부적절한 산소공급이 일어난다. 이러한 상태의 아기를 '청색아(blue baby)'라고 한다. 심방중격결함(atrial septal defects) 또는 개방된 난원공(patent foramen ovale)은 출산시 태아의 난원공의 폐쇄 이상이 되어 생긴 결함이다. 심실중격결함(ventricular septal defects)은 심실사이의 중격이 비정상적으로 발생하여 생긴 것이다. 이와 같은 상황은 방실판의 폐쇄를 방해할 수 있으며, 청색증과 비정상적인 심장음이 나타날 수 있다. 허파동맥협착증(pulmonary stenosis)은 오른심실에서 허파동맥으로 가는 구멍이 좁아지는 것으로, 폐색전증을 일으킬 수 있으며, 대개 극심한 폐울혈에 의해 알 수 있다.

후천성 심장병(acquired heart disease)은 갑자기 또는 점진적으로 발생한다. 심부전은 이 범주에 포함되고, 미국에서 가장 높은 사망원인이 되고 있다. 60세 이상 5명중에 1명은 심부전으로 사망한다. 심부전의 직접적인 원인은 대개 다음 중 하나다. 즉, 부적합한 관상동맥의 혈액공급, 해부학적 기능장애 및 심장전도 장애 등이다.

혈관의 질환(Vascular Disorders)

고혈압(hypertension)은 혈관의 질환 중에서 가장 흔한 형태다. 고혈압은 수축기혈압은 140mmHg를 초과하고, 이완기혈압은 90mmHg를 초과한다. 미국 성인의 2,200만 명이 고혈압을 앓고 있고, 환자의 15%가 신체의 다른 문제, 즉, 신장병, 부신호르몬의 과분비, 동맥경화증 때문인데 이러한 고혈압을 이차적인 고혈압으로 진단된다. 일차 고혈압은 더 흔하며, 어떤 특별한 신체 장애에 기인될 수 없다. 만일 고혈압이 식사, 운동 또는 혈압을 줄이는 약에 의해 조절될 수 없다면 심장이나 신장과 같은 생명활동 기관에 손상을 입힐 수 있다.

동맥경화증(arteriosclerosis) 또는 동맥의 경화는 동맥의 탄력성과 두께 조절이 안 되는 일반적인 퇴행성 혈관질환이다. 죽종경화증(atherosclerosis)은 불투명한 물질, 즉 죽종(atheroma)이 속막에 형성되어 동맥의 내강을 좁게하여 혈액의 정상적인 흐름을 방해하는 동맥경화의 한 형태다. 게다가 죽종은 종종 혈전 (thrombus)이라 불리는 혈액덩어리를 형성할 수 있는 거친 표면을 만들기도 한다. 색전(embolism, embolus)은 혈전이 떨어져 나온 것으로, 혈류를 따라 돌아다니다가 혈관을 막거나 폐색하기 위해 멈춘다. 심장동맥에 있는 색전은 관상동맥색전(coronary embolism)이라 한다. 허파에 있는 혈관에 있는 색전을 허파색전(pulmonary embolism)이라 하고, 뇌에 있는 색전을 대뇌색전(cerebral embolism)이라고 하며, 이것은 뇌졸중(stroke)을 일으킬 수 있다.

| 제3절 신체의 주요 혈관
(PRINCIPAL BLOOD VESSELS OF THE BODY) |

순환경로(Circulatory Routes)

혈액순환은 허파순환과 몸순환으로 구분된다. 허파순환 (pulmonary circulation)은 가스교환을 위해 혈액을 허파로 보내는 혈관과 다시 심장으로 돌려보내는 혈관을 포함한다. 허파순환은 혈액을 방출하는 오른심실, 허파동맥판막을 가진 허파동맥, 허파로 탈산소혈액을 이동시키는 허파동맥, 각각의 허파 안의 모세혈관, 산소가 풍부한 혈액을 심장으로 돌려보내는 허파정맥,

그리고 허파정맥으로부터 혈액을 받는 왼심방으로 되어 있다.

몸순환(체순환, systemic circulation)은 허파순환을 제외한 전신의 모든 혈관을 포함한다. 몸순환은 오른심방, 왼심실, 대동맥판막을 가진 대동맥, 대동맥의 모든 분지들, 가스교환을 하는 허파 안의 모세혈관을 제외한 모든 모세혈관과 허파정맥을 제외한 모든 정맥을 포함한다. 오른심방은 몸순환시 탈산소화한 모든 정맥혈을 받는다.

대동맥은 왼심실로 부터 심장 바로 위로 올라가서 왼쪽으로 궁을 그리면서 흉복부를 향하여 내려간다. 대동맥의 분지는 온몸에 산소가 많은 혈액을 보내준다. 왼심실이 수축하면 체순환동맥을 통해 산소가 풍부한 혈액이 공급된다. 대동맥은 주요한 몸순환동맥이며 이로부터 모든 일차적인 몸순환동맥들이 기시한다.

1. 주요 동맥

대동맥궁(Aortic Arch)

심장의 왼심실로부터 상행하는 몸순환 혈관은 대동맥의 상행부(ascending portion of the aorta)라 한다. 심장의 심장근육층(myocardium)에 혈액을 공급하는 왼·오른심장동맥(좌·우관상동맥, left & right coronary artery)은 오름대동맥으로부터 기시하는 유일한 분지이다. 대동맥은 왼쪽으로 활(arch)을 그리고, 허파동맥을 넘어 뒤쪽에서 대동맥활(대동맥궁, aortic arch)을 형성한다. 대동맥궁에서 3개의 혈관이 기시하는데 그것은 팔머리동맥(완두동맥간, brachio-cephalic trunk), 왼온목동맥(좌총경동맥, left common carotid artery), 왼빗장밑동맥(좌쇄골하동맥, left subclavian artery)이다.

팔머리동맥은 대동맥궁에서 가장 첫 번째로 분지하는데, 그 이름처럼 혈액을 어깨, 팔, 우측 머리에 공급한다. 이 혈관은 짧으며 오른쪽 빗장뼈(clavicle)과 복장뼈(sternum)의 결합부 가까이에서 가슴막(mediastinum)을 통과하여 위쪽으로 상행한다. 이 혈관에서 오른온목동맥(우총경동맥, right common carotid artery)과 오른빗장밑동맥(우쇄골하동맥, right subclavian artery)이 분지하는데, 전자는 우측 목과 머리에 공급하고, 후자는 우측 어깨와 팔에 공급한다.

대동맥궁으로부터의 나머지 2개의 분지는 왼온목동맥과 오른빗장밑동맥이다. 왼온목동맥은 좌측 목과 머리에 혈액을 공급하고, 오른빗장밑동맥은 좌측 어깨와 팔에 공급한다.

목과 머리의 동맥(Arteries of the Neck and Head)

온목동맥(총경동맥, common carotid artery)은 기관(trachea)의 바깥쪽을 따라 목에서 위쪽으로 주행한다. 각각의 온목동맥은 아래턱각(the angle of the mandible)의 약간 아래에서 속목동맥(내경동맥, internal carotid artery)과 바깥목동맥(외경동맥, external carotid artery)으로 분지한다. 이 부분을 가볍게 누르면 맥박을 촉지할 수 있다. 속목동맥의 저부에는 목동맥팽대(경동맥동, carotid sinus)이라는 약간 팽창된 부분이 있다. 목동맥팽대에는 압수용기(baroreceptor)가 있는데, 이것이 혈압을 탐지한다. 목동맥팽대 주위에는 목동맥소체(carotid body)라는 화학수용기(chemoreceptor)가 있는데 이는 작은 신경맥관기관(neuro-vascular organ)으로서 혈액의 화학적인 변화에 반응한다.

뇌의 혈액공급(Blood Supply to the Brain)

뇌는 4개의 혈관을 통해 동맥혈을 공급받는다. 이 혈관들은 뇌하수체를 둘러싸고 있으며 뇌의 아래면에서 서로 문합한다. 이 4개의 혈관은 한 쌍의 속목동맥(internal carotid artery)과 한 쌍의 척추동맥(추골동맥, vertebral artery)이다. 4개의 혈관이 함께 한 곳에서 만남으로써 만일 혈관 1개가 막혔을 때도 여전히 적절한 혈액을 뇌에 공급하도록 한다. 척추동맥은 빗장밑동맥으로 부터 목의 하부에서 기시한다. 이들은 목뼈의 가로구멍(tranverse foramina)을 통하여 위쪽으로 주행하여 큰구멍(foramen magnum)을 통해 머리뼈로 들어간다. 머리뼈 안에서 2개의 척추동맥은 다리뇌(pons) 부근에서 합쳐져 뇌바닥동맥(뇌저동맥, basilar artery)이 된다. 뇌바닥동맥은 뇌줄기의 하면을 따라 상행하여, 대뇌의 뒷부분에 혈액을 공급하는 2개의 뒤대뇌동맥(후대뇌동맥, posterior cerebral artery)을 형성한다. 뒤교통동맥(후교통동맥, posterior communicating artery)은 뒤대뇌동맥에서 분지하여 뇌하수체를 둘러싸는 대뇌동맥고리(대뇌동맥륜, cerebral arterial circle; circle of Willis)을 형성한다.

각각의 속목동맥은 온목동맥에서 기시하여, 목을 따라 상행하여 머리뼈의 저부에 이르고, 여기에서 관자뼈의 목동맥관(carotid canal)으로 들어간다. 속목동맥에서 여러 개의 분지가 기시하는데 이들은 뇌의 하면을 따라 지나간다. 이 중에서 중요한 3개의 동맥은 눈 또는 눈과 관련된 구조에 혈액을 공급하는 눈동맥(안동맥, ophthalmic artery), 대뇌에 공급하는 앞대뇌동맥(전대뇌동맥, anterior cerebral artery) 및 중간대뇌동맥(중대뇌동맥, middle cerebral artery)이다. 속목동맥은 대뇌동맥고리에서 뒤대뇌동맥과 연결된다.

뇌하수체 내의 모세혈관은 동맥과 정맥혈을 함께 받는다. 정맥혈은 뇌하수체 바로 위의 소정맥으로부터 받아서 뇌의 시상 하부에 있는 모세혈관으로 나간다. 연쇄적으로 두 모세혈관계(capillary beds)을 조절하는 것(두번째 모세혈관계가 첫 번째로부터 정맥혈을 받음으로써)을 문맥계(potal system)라 한다. 시상하부로부터 뇌하수체로 운반되는 정맥혈 안에는 시상하부에서 방출된 호르몬이 포함되어 있어 뇌하수체의 호르몬 분비를 조절한다.

바깥목동맥(External Carotid Artery)

바깥목동맥은 목과 머리의 측면을 따라 위로 올라가면서 분포되는데, 여러 개의 분지를 낸다. 이 분지들의 명칭은 이들이 분포하는 부위나 구조에 의해 결정된다. 바깥목동맥에서 기시하는 주요 혈관들은 다음과 같다.

- 위갑상동맥(상갑상동맥, superior thyroid artery), 목뿔부위 (hyoid region)의 근육, 후두(larynx), 성대주름(vocal fold) 및 갑상샘(thyroid gland)에 분포한다.

- 오름인두동맥(상행인두동맥, ascending pharyngeal artery), 인두와 여러 림프절에 분포한다.

- 혀동맥(설동맥, lingual artery), 혀와 혀밑샘에 넓게 분포한다.

- 얼굴동맥(안면동맥, facial artery), 아래턱뼈의 아래모서리에 있는 패임을 가로질러 인두, 구개, 뺨, 입술, 코 부분에 분포하는데 이 부위가 안면의 출혈을 조절하는 데 중요하다.

- 뒤통수동맥(후두동맥, occipital artery), 머리뼈의 후부, 수

막(meninges), 꼭지돌기(유돌기, mastoid process), 목 뒤의
일부 근육에 분포한다.

- 뒤귓바퀴동맥(후이개동맥, posterior auricular artery), 귀바
퀴와 귀바퀴 위의 머리뼈에 분포한다.

바깥목동맥은 아래턱관절돌기 가까이에서 위턱동맥(악동
맥, maxillary artery)과 얕은관자동맥(천측두동맥, superficial
temporal artery)으로 나누어지면서 끝난다. 턱동맥은 이와 잇몸,
저작근, 비강, 눈꺼풀, 뇌막에 분포한다. 얕은관자동맥은 귀밑샘
과 머리 측면의 얕은 구조물들에 혈액을 공급한다. 얕은관자동맥
의 맥박은 눈 높이의 귀 앞쪽에서 손끝을 대면 즉시 확인할 수 있
다. 이 혈관은 마취과의사들이 수술도중 환자의 맥박수를 검사하
기 위해 자주 사용한다.

두통(headaches)은 보통 뇌를 둘러싸고 있는 민감한 뇌수막에
대한 혈액의 압력에 의해 유발된다. 뇌수막에 분포하는 주요한
혈관은 뒤통수동맥과 턱동맥의 뇌수막 분지들이다. 이 혈관들이
확장되면 뇌수막에 있는 감각수용기(sensory receptor)에 압력이
가중되어 두통을 유발하게 된다.

어깨와 팔의 동맥(Arteries of the Shoulder and Upper Extremity)

오른빗장밑동맥(우쇄골하동맥, right subclavian artery)은 팔머리동맥에서 기시하고, 왼빗장밑동맥(좌쇄골하동맥, left subclavian artery)은 대동맥활에서 직접 기시한다. 각각의 빗장밑동맥은 빗장뼈의 깊은층에서 가쪽으로 지나가는데, 위팔에 혈액을 공급한다. 빗장밑동맥의 맥박은 빗장뼈의 안쪽 부분 바로 위의 피부를 세게 누름으로써 확인할 수 있다. 이미 언급했듯이 각각의 빗장밑동맥에서 뇌에 혈액을 공급하는 척추동맥(vertebral artery)이 기시하고 갑상샘, 기관, 후두에 분포하는 짧은 갑상목동맥(갑상경동맥, thyrocervical trunk)이 기시하고 가슴(thorax) 안으로 내려가 가슴벽, 가슴샘, 심장막에 분포하는 속가슴동맥(내흉동맥, internal thoracic artery)이 기시한다. 목갈비동맥(늑경동맥, costocervical trunk)이 분지하여 위쪽 갈비사이근, 목의 후부 근육, 척수와 수막에 분포한다. 속가슴동맥의 분지는 가슴의 앞부위 근육과 젖샘조직에 혈액을 공급한다.

겨드랑동맥(액와동맥, axillary artery)은 겨드랑부위를 지나는 빗장밑동맥의 연속이다. 겨드랑동맥은 제1갈비뼈의 바깥모서리과 큰원근(teres major muscle)의 아래모서리 사이에 있는 팔의 주요한 동맥이다. 여러 작은 분지가 겨드랑동맥에서 기시하여 가슴 상부와 어깨의 조직에 혈액을 공급한다.

위팔동맥(상완동맥, brachial artery)은 위팔부를 지나는 겨드랑동맥의 연속이다. 위팔동맥은 위팔뼈(humerus)의 내면을 따라 주행하는데, 이곳이 혈압을 재는데 가장 많이 이용되는 곳이다. 깊은위팔동맥(상완심동맥, deep brachial artery)은 위팔동맥에서 분지하는데 위팔세갈래근(triceps brachii muscle)을 지배하는 노신경(radial nerve)에 근접하여 뒤쪽으로 돌아간다. 또 위팔동맥으로부터 앞·뒤위팔휘돌이동맥(전·후상완회선동맥, anterior and posterior humeral circumflex artery)이 분지하는데 위팔뼈의 근위부 주위에서 혈관고리를 형성한다. 위팔동맥은 팔오금(cubital fossa)에서 노동맥(요골동맥, radial artery)과 자동맥(척골동맥, ulnar artery)으로 나눠지는데, 이들이 아래팔(forearm)과 손, 손가락에 혈액을 공급한다. 노동맥은 팔의 가쪽, 즉 노뼈쪽으로 주행하여, 여기에서 아래팔 부위의 근육들에 수많은 작은 분지들을 낸다. 앞뼈사이동맥(anterior interosseous artery)은 노동맥과 자동맥 사이의 아래팔 부위 깊은층에 분포한다. 노쪽되돌이동맥(radial recurrent artery)은 팔꿈치(elbow)에 분포하는 노동맥의 가장 큰 분지이며 첫 번째로 분지하는 동맥이다.

자동맥은 아래팔의 안쪽 즉, 자뼈(ulnar) 쪽으로 내려가면서, 이 부위의 근육에 많은 작은 분지들을 낸다. 이것 역시 처음에 큰 분지인 자쪽되돌이동맥(ulnar recurrent artery)을 분지하는데, 팔꿈치 근처의 몸쪽에서 기시한다. 노동맥과 자동맥은 손목에서

438

문합하여 얕은 · 깊은손바닥동맥활(superficial and deep palmar arch)을 형성한다. 손의 손허리동맥(metacarpal artery)은 깊은손바닥동맥활에서 기시하고, 손가락의 손가락동맥(digital artery)은 얕은손바닥동맥활에서 기시한다.

대동맥의 가슴안 부위 분지들(Branches of the Thoracic Portion of the Aorta)

대동맥의 가슴안부위(가슴대동맥, thoracic portion of the aorta)는 대동맥활의 연속으로서 가슴안을 통하여 가로막(횡격막) 쪽으로 내려간다. 이 큰 혈관은 가슴안의 장기와 근육에 분지를 낸다. 이 분지들은 심장막(pericardium)으로 가는 심장막동맥(pericardial artery), 허파의 몸순환을 위한 기관지동맥(bronchial artery), 종격을 지나 식도로 가는 식도동맥(esophageal artery), 갈비사이과 가슴벽 구조들에 분포하는 뒤갈비사이동맥(후늑간동맥, posterior intercostal artery)이다. 가로막에 혈액을 공급하는 위가로막동맥(상횡격동맥, superior phrenic artery) 등을 포함한다.

대동맥의 배안 부위 분지들(Branches of the Abdominal Portion of the Aorta)

대동맥의 배안 부위(배대동맥, abdominal portion of aorta)는

가로막과 제4허리뼈 사이에 있는 대동맥의 분절인데, 여기에서 왼·오른온엉덩동맥(좌·우총장골동맥, left and right common iliac artery)으로 나뉜다. 가로막에 분포하는 작은 아래가로막동맥(하횡격동맥, inferior phrenic artery)은 대동맥의 배안 부위에서 첫 번째로 기시한다. 다음으로 짧고 굵은 복강동맥(celiac trunk)이 분지하는데, 이것은 쌍을 이루지 않고 바로 3개의 동맥으로 분지한다. 즉 지라로 가는 지라동맥(비장동맥, splenic artery), 위(stomach)로 가는 왼위동맥(좌위동맥, left gastric artery), 간(liver)으로 가는 온간동맥(총간동맥, common hepatic artery)으로 분지한다.

위창자간막동맥(상장간막동맥, superior mesenteric artery) 또한 쌍을 이루지 않는 혈관이다. 이것은 대동맥의 배안 부위, 복강동맥 바로 아래에서 앞쪽으로 분지한다. 위창자간막동맥은 샘창자(십이지장)의 일부를 제외한 작은창자(소장), 막창자(cecum), 막창자꼬리(appendix), 오름창자(ascending colon) 및 가로창자의 2/3에 혈액을 공급한다.

다음으로 대동맥의 배안 부위에서 기시하는 주요 혈관은 콩팥에 혈액을 공급하는 콩팥동맥(신동맥, renal artery)이다. 콩팥동맥 바로 위에 위치하는 더 작은 부신동맥(suprarenal artery)은 콩팥위샘(부신, adrenal gland)에 분포한다. 남성의 고환동맥(정소동맥, testicular artery), 여성의 난소동맥(ovarian artery)은 콩팥동맥의 바로 아래의 대동맥의 배안 부위에서 기시하는 작은 한 쌍의 혈관으로 생식샘(gonad)에 분포한다.

아래창자간막동맥(하장간막동맥, inferior mesenteric artery)은 대동맥의 배안 부위에서 기시하는 마지막 주요 분지이다. 이것은 쌍을 이루지 않는 앞쪽 혈관인데, 엉덩갈림(iliac bifurcation) 바로 전에서 기시한다. 아래장간막동맥은 가로창자의 나머지 1/3, 내림창자(descehding colon), 구불창자(S상결장) 및 곧창자(직장)에 혈액을 공급한다.

여러 개의 허리동맥(요동맥, lumbar artery)들은 아래로 내려와서 대동맥의 배안 부위로부터 뒤쪽으로 분지하여, 허리부분의 근육과 척수에 분포한다. 또 쌍을 이루지 않는 정중엉치동맥(중천골동맥, middle sacral artery)은 대동맥의 배안 부위가 끝나는 부분 뒤쪽에서 기시하여 엉치뼈(sacrum)과 꼬리뼈(coccyx)에 혈액을 공급한다.

골반과 다리의 동맥들(Arteries of the Pelvis and Lower Extremity)

대동맥의 배안 부위는 골반 뒤쪽부분에서 끝나 왼,오른온엉덩동맥(좌 · 우총장골동맥, left and right common iliac arteries)으로 분기한다. 이 혈관들은 각각 약 5cm 정도 아래로 내려와 속 · 바깥엉덩동맥(내 · 외장골동맥, internal and external iliac arteries)

으로 나누어진다.

　속엉덩동맥(internal iliac artery)은 볼기근(둔근, gluteal muscle)
과 골반장기들에 동맥혈을 공급하기 위해 많은 분지를 낸다. 엉
덩허리동맥(장요동맥, iliolumbar artery)과 가쪽엉치동맥(외측
천골동맥, lateral sacral artery)은 골반벽에 분포한다. 중간곧창
자동맥(중직장동맥, middle rectal artery), 위방광동맥(상방광동
맥, superior vesicular artery), 중간방광동맥(중방광동맥, middle
vesicular artery)은 골반내 장기에 분포하고, 아래방광동맥(하방
광동맥, inferior vesicular artery)은 방광에 분포한다. 또 자궁동
맥(uterine artery)과 질동맥(vaginal artery)은 속엉덩동맥에서 분
지하여 여성의 생식기관에 분포한다. 위·아래볼기동맥(상·하
둔동맥, superior and inferior gluteal artery)은 볼기근육(muscle
of buttock)에 분포한다. 위안쪽넙다리근육(upper medial thigh
muscle)은 폐쇄동맥(obturator artery)이 분포한다. 속엉덩동맥의
속음부동맥(내음부동맥, internal pudendal artery)은 회음부의 근
육과 외부생식기에 분포한다. 이것은 성적자극을 받는 동안 남성
의 음경(penis)과 여성의 음핵(clitoris)에 분포하는 혈관의 충혈을
위해 혈액을 공급한다.

　바깥엉덩동맥은 샅인대의 깊은층에서 골반강(pelvic cavity)을
빠져나와, 넙다리동맥(대퇴동맥, femoral artery)이 된다. 바깥엉
덩동맥이 샅인대를 빠져나가기 전에 2가지로 분지된다. 아래배

벽동맥(하복벽동맥, inferior epigastric artery)은 바깥엉덩동맥에서 분지하여 위쪽을 주행하여 복벽의 피부와 근육에 혈액을 공급한다. 깊은엉덩휘돌이동맥(심장골회선동맥, deep circumflex iliac artery)은 작은 분지로서 가쪽으로 주행하여 엉덩오목(iliac fossa)에 있는 근육에 혈액을 공급한다.

넙다리동맥은 넙다리 부위의 위 안쪽 부분의 넙다리삼각(femoral triangle)이라 부르는 구역을 통과해 지나간다. 여기는 표면에 가까운 곳이므로 맥박을 느낄 수 있다. 넙다리동맥으로 부터 기시하는 여러 혈관들이 넙다리 부위에 분포한다. 이것들 중에 가장 큰 것은 깊은넙다리동맥(대퇴심동맥, deep femoral artery)으로 뒤쪽으로 지나가서 넙다리뒤근육(hamstring muscle)에 분포한다. 가쪽 · 안쪽넙다리휘돌이동맥(외 · 내측대퇴회선동맥, lateral and medial femoral circumflex artery)이 넙다리뼈의 먼쪽끝(proximal end)에서 원을 그리면서 이 부위에 있는 근육에 분포한다. 넙다리동맥이 무릎 뒤쪽을 지날 때 오금동맥(슬와동맥, popliteal artery)으로 된다.

오금동맥은 무릎관절에 작은 분지들을 낸 다음 앞 · 뒤정강동맥(전 · 후경골동맥, anterior and posterior tibial artery)으로 나뉘어진다. 이 혈관들은 각각 다리 전면과 후면의 근육과 발의 근육에 혈액을 공급한다.

앞정강동맥은 발목에서 발등동맥(족배동맥, dorsal pedal

artery)이 되고, 이 혈관은 발목과 발등에 분포한 다음에 발등동맥활(족배동맥궁, dorsal arch)을 형성하게 된다. 임상적으로 방등동맥을 촉진하면 발의 혈액순환에 대한 정보를 얻을 수 있을 뿐 아니라, 이곳이 신체의 가장 먼 곳임을 감안하면 전체적인 혈액순환 정보를 얻는 데 매우 중요하다.

뒤정강동맥은 다리의 종아리근육(peroneal muscle)에 분포하는 큰 분지인 종아리동맥(비골동맥, fibular, peroneal artery)을 분지한다. 뒤정강동맥은 발목에서 가쪽·안쪽발바닥동맥(외·내측족저동맥, lateral and medial plantar artery)으로 분지하여 발바닥에 분포한다. 가쪽발바닥동맥은 발등동맥과 문합하여 손목의 경우와 유사한 발바닥동맥활(족저동맥궁, plantar arch)을 형성한다. 발가락동맥(지동맥, digital artery)은 발바닥동맥활에서 기시하여 발가락 끝에 혈액을 공급한다.

2. 주요 정맥

몸순환 혈액(systemic blood)이 조직을 통과한 후에, 산소가 적은 혈액은 점점 더 큰 직경의 정맥을 통해 오른심방으로 들어간다. 몸순환과 관련된 정맥에서 혈액은 작은 혈관에서 큰 혈관으로 흐르는데, 이는 동맥이 분지를 내는 것과 달리 정맥에서는 더 작은 지류를 받게 되는 것이다. 허파를 제외한 신체의 모든 부분에서 정맥은 위대정맥(상대정맥, superior vena cava)과 아래대정맥(하대정맥, inferior vena cava)에 모여 오른심방으로 들어간다. 정맥은 동맥보다 더 수가 많고, 얕은층과 깊은층에 모두 존재한다. 얕은층정맥은 일반적으로 피부 바로 밑에 위치하여 쉽게 관찰되므로 채혈하거나 주사하는 데 있어 임상적으로 중요하다. 깊은층 정맥은 주요동맥과 가까이 위치하여 보통 명칭이 동맥과 유사하다. 동맥과 마찬가지로 정맥도 그들이 위치하거나 분포하는 기관에 따라 명칭이 정해진다(정맥이 어떤 기관에 분포할 때 그 장기로부터 혈액이 빠져나가는 것이다).

목과 머리의 정맥들(Veins Draining the Head and Neck)

머리뼈, 얼굴부위, 목의 얕은층 부위의 혈액은 바깥목정맥(외경정맥, external jugular vein)에 의해 배출된다. 이 혈관들은 목빗근(sternocleidomastoid muscle)보다는 얕은층에, 넓은목근(platysma muscle)보다는 깊은층에서 목의 가쪽면을 타고 내려간다. 이어서 빗장뼈 바로 뒤에 위치한 왼·오른빗장밑정맥(좌·우쇄골하정맥, right and left subclavian vein)으로 들어간다.

한 쌍의 속목정맥(내경정맥, internal jugular vein)은 뇌, 뇌수막, 얼굴과 목의 깊은층 부위로부터 혈액을 배출시킨다. 속목정맥은 바깥목정맥보다 더 크고 더 깊은층에 있다. 이들은 뇌의 수많은 정맥동굴(venous sinus)에서 시작하는데, 이 정맥동굴은 경질막(dura matter)의 두 층 사이에 위치하며 쌍을 이루기도 하고 이루지 않기도 하는 연결통로이다. 정맥동굴은 대뇌정맥(cerebral vein), 소뇌정맥(cerebellar vein), 눈정맥(안정맥, ophthalmic vein), 뇌수막정맥(뇌막정맥, meningeal vein)으로부터 정맥혈을 받는다.

속목정맥은 온목동맥과 미주신경에 인접하여 목 아래쪽으로 내려간다. 이 3가지 구조물들은 목혈관신경집(carotid sheath)에 둘러싸여 보호되고, 목빗근 바로 아래에 위치한다. 속목정맥과 빗장밑정맥이 합쳐져서 목의 양쪽에서 큰 팔머리정맥(완두정맥, brachiocephalic vein)을 형성하여 위대정맥이 되어 오른심방으로 배출된다.

바깥목정맥(외경정맥, external jugular vein)은 사람이 화를 낼 때나 목을 죄는 옷을 입을 때 목의 가쪽에서 볼 수 있는 혈관이다.

팔의 정맥들(Veins of the Upper Extremity)

팔은 얕은층과 깊은층에서 정맥이 나온다. 얕은층의 정맥은 피부 바로 밑에서 넓은 연결망을 형성한다. 깊은층의 정맥은 그 부위의 동맥과 비슷한 경로를 지나므로 명칭도 비슷하다. 깊은층의 정맥을 먼저 살펴보자.

아래팔 부위의 가쪽에 있는 노정맥(요골정맥, radial vein)과 안쪽에 있는 자정맥(척골정맥, ulnar vein)은 모두 손의 얕은 · 깊은손바닥정맥활(superficial and deep palmar arch)으로부터 배출된다. 노정맥과 자정맥은 팔오금에서 결합하여 위팔정맥(상완정맥, brachial vein)을 형성하여 위팔부의 안쪽에서 위로 연속된다.

팔의 얕은층에 있는 주요 혈관은 자쪽피부정맥(basilic vein)과 노쪽피부정맥(cephalic vein)이다. 자쪽피부정맥은 아래팔 부위의 자쪽, 즉 팔의 안쪽으로 지나간다, 위팔뼈 머리(head of humerus) 부근에서 자쪽피부정맥은 위팔정맥과 합쳐져 겨드랑정맥(액와정맥, axillary vein)을 형성한다. 노쪽피부정맥은 노쪽에 있는 손과 아래팔 부위의 얕은층 부분에서 온 혈액을 배출한 다음 팔의 가쪽에서 위로 연속된다. 어깨부분에서 노쪽피부정맥은 근막(fascia)을 뚫고 겨드랑정맥과 결합한다. 겨드랑정맥은 다음에 제1갈비뼈를 지나서 빗장밑정맥을 형성하고, 이것은 속목정맥과 결합하여 팔머리정맥을 형성한다.

팔꿈치의 팔오금 부위 얕은층에서, 팔오금중간정맥(정중주와정맥, median cubital vein)은 노쪽피부정맥으로 부터 가쪽으로 올라가서 안쪽의 자쪽피부정맥과 연결된다. 팔오금중간정맥은 채혈이나 정맥주사에 많이 사용된다.

가슴의 정맥들(Veins of the Thorax)

위대정맥(상대정맥, superior vena cava)은 2개의 팔머리정맥이 합쳐져서 형성되는데 머리, 목, 팔로부터 오른심방으로 직접 정맥혈을 배출한다. 이 큰 혈관들은 다른 정맥에는 대부분 존재하는 정맥판막이 없다. 위대정맥은 팔머리정맥으로부터 피를 받을 뿐 아니라 뒤쪽 가슴벽으로 부터 기시하는 홀정맥계(azygos system of vein)로부터도 혈액을 받는다. 홀정맥(기정맥, azygos vein)은 척주의 우측에 있는 후복벽과 가슴벽을 따라 위로 분포한다. 이것은 세로칸을 통해 상행하여 제4등뼈 높이에서 위대정맥과 결합한다. 홀정맥의 지류들은 등뼈와 엉치 부위를 배출하는 오름허리정맥(상행요정맥, ascending lumbar vein), 갈비사이근들에서 배출하는 갈비사이정맥(늑간정맥, intercostal vein), 척주의 좌측에 주요 지류들을 형성하는 덧반홀정맥(부반기정맥, accessory hemiazygous vein)과 반홀정맥(반기정맥, hemiazygos vein)을 포함한다.

다리의 정맥들 (Veins of the Lower Extremity)

팔와 마찬가지로 다리에도 얕은층과 깊은층의 정맥이 모두 존재한다. 깊은층의 정맥들은 그 부위의 동맥과 함께 지나며, 얕은층의 정맥들보다 더 많은 정맥판막이 있다. 깊은층의 정맥을 먼저 살펴보자.

앞·뒤정강정맥(전·후경골정맥, anterior and posterior tibial vein)은 발에서 시작하여 정강뼈(tibia)의 앞에서 무릎 뒤쪽으로 가면서 상행하는데 무릎에서 문합하여 오금정맥(슬와정맥, popliteal vein)을 형성한다. 오금정맥은 무릎의 정맥혈을 받는다. 오금정맥은 무릎 바로 위쪽에서 넙다리정맥(대퇴정맥, femoral vein)이 된다. 넙다리정맥은 넙다리 부위로 계속 상행하여 샅부위 가까운 곳에서 깊은넙다리정맥(대퇴심정맥, deep femoral vein)으로부터 정맥혈을 받는다. 샅부위 바로 위쪽에서 넙다리정맥은 큰두렁정맥(대복재정맥, great saphenous vein)으로부터 정맥혈을 받고, 샅인대(inguinal ligament) 아래를 지나면서 바깥엉덩정맥(외장골정맥, external iliac vein)이 된다. 바깥엉덩정맥은 엉치엉덩관절(sacroiliac joint) 부위에서 호를 그리며 상행하는데, 여기에서 속엉덩정맥(내장골정맥, internal iliac vein)과 문합하여 골반과 생식기 부분에서 온엉덩정맥(총장골정맥, common iliac vein)을 형성한다. 제5등뼈 높이에서 좌·우의 온엉덩정맥이 문합하여 커다란 아래대정맥을 형성한다.

다리의 얕은정맥(superficial vein)은 작은두렁정맥(소복재정맥, small saphenous vein)과 큰두렁정맥(대복재정맥, greater saphernous vein)이다. 작은두렁정맥은 발의 측면에서 기시하여 다리의 후면부를 따라 피부 깊은층을 타고 올라가서 무릎 후면부에 있는 오금정맥으로 흘러들어간다. 큰두렁정맥은 몸에서 가장

긴 혈관이다. 발의 중간부분에서 파생하여 넙다리정맥으로 흘러 들어가기 전에 다리와 넙다리 부위 중앙부를 타고 올라간다. 큰 두렁정맥은 종종 절단하여 심장동맥 우회로(coronary bypass) 혈관으로 사용된다. 만일 얕은층의 정맥이 제거된다면 주위에 있는 정맥혈은 깊은층의 정맥을 통해서 돌아간다.

배부위의 정맥 (Veins of the Abdominal Regions)

아래대정맥(inferior vena cava)은 왼쪽에 있는 배대동맥과 평행을 이루고 있으며 복강을 통하여 상행한 후 가로막을 관통하여 오른심방으로 들어간다. 아래대정맥은 몸에 있는 혈관 중에서 지름이 가장 크며, 다리에서 배출되는 2개의 온엉덩골정맥이 문합하여 형성된다. 아래대정맥이 복강을 통하여 상행할 때, 앞에서 언급된 동맥들과 대응되는 정맥으로부터 지류들을 받는다.

4쌍으로 된 허리정맥(요정맥, lumbar vein:보이지 않음)은 복벽 뒤쪽, 척주 그리고 척수(spinal cord)에서 온 혈액을 받는다. 콩팥정맥은 콩팥과 요관에서 온 혈액을 아래대정맥으로 배출된다. 남성의 경우, 오른고환정맥(우정소정맥, right testicular vein/여성의 경우에는 오른난소정맥, right ovarin vein)은 정소에서 온 정맥혈을 받고, 오른부신정맥(우부신정맥, right suprarenal vein)은 우측의 부신에서 온 혈액을 받는다. 이러한 정맥들은 아래대정맥으로 배출되고, 반대로 왼고환정맥(또는 왼난소정맥)과 왼부신정맥은 왼콩팥정맥으로 배출된다. 아래가로막정맥(하횡격막정맥, inferior phrenic vein)은 가로막의 안쪽으로부터 혈액을 공급받아 아래대정맥으로 배출된다. 왼·오른간정맥(좌·우간정맥, right and left hepatic veins)은 간의 동굴모세혈관(capillary sinusoid)에서 유래하여 가로막 바로 밑에 있는 아래대정맥으로 배출된다.

아래대정맥은 위장관, 이자(췌장) 또는 지라(비장)으로부터 직접 혈액을 공급받지 않는다는 점을 주목하여야 한다. 대신에 이런 기관으로부터 배출되는 정맥들은 간에 있는 모세혈관들을 먼저 통과한다.

간문맥계(Hepatic Portal System)

문맥계(portal system)는 순환기계의 한 형태로써, 혈액이 한 군의 모세혈관에서 다른 군의 모세혈관으로 운반되며, 그 다음에는 혈액을 대정맥과 심장의 오른심방으로 운반하는 좀더 보편적인 전신성정맥(systemic vein)으로 배출된다. 그러므로 2개의 모세혈관계가 연속되어 있다. 간문맥계(hepatic portal system)는 혈액이 작은창자, 이자, 지라, 위, 쓸개에 있는 모세혈관에서 간에 있는 동양혈관(sinusiod)으로 배출되는 정맥으로 구성되어 있다. 왼·오른간정맥(좌·우간정맥, left and right hepatic vein)은 간으로부터 정맥혈을 아래대정맥으로 배출한다. 간문맥은 흡수된 소화산물이 일반 순환기계로 들어가기 전에 최초로 간을 통과한다.

간문맥(hepatic portal vein)은 소화기관으로부터 혈액을 공급받는 큰 혈관으로서 작은창자에서 영양분이 풍부한 혈액인 위창자간막정맥(상장간막정맥, superior mesenteric vein)과 지라에서 배출되는 지라정맥(비장정맥, splenic vein)이 모여서 이루어진다. 지라정맥은 아래 3가지의 분지가 모이기 때문에 확장된다. (1) 대장으로부터 오는 아래창자간막정맥(하장간막정맥, inferior mesenteric vein), (2) 이자로부터 오는 이자정맥(췌장정맥, pancreatic vein), (3) 위로부터 오는 왼위그물망정맥(좌위대망정맥, left gastroepiploic vein)이다. 오른위그물망정맥(우위대망정맥, right gastroepiploic vein)도 또한 위로부터 와서 위창자간막정맥(상장간막정맥, superior mesenteric vein)으로 직접 배출된다.

3개의 다른 정맥들이 간문맥으로 배출된다. 왼·오른위정맥(좌·우위정맥, left and right gastric vein)은 위의 작은굽이(lesser curvature)에서 배출된 혈액을, 쓸개정맥(담낭정맥, cystic vein)은 쓸개에서 온 혈액을 배출한다.

요약하면, 간의 동양혈관은 두 곳으로부터 혈액을 받는다는 것을 주목하여야 한다. 간동맥은 산소가 풍부한 혈액을 간에 공급하고, 반면에 간문맥은 여러 가지 대사활동을 위하여 소장으로부터 영양분이 풍부한 혈액을 운반한다. 이러한 두 갈래의 근원은 간의 동양혈관에서 혼합된다. 이 혈액에 노출된 간세포는 혈액으로부터 영양분을 얻으며, 위장관에서 일반 순환기계로 들어가는 정맥혈의 화학적 성상을 변화시키는 적절한 조건을 구비하고 있다.

3. 태아순환(FETAL CIRCULATION)

태아의 순환기관, 배설기관 그리고 영양에 필요한 모든 것은 태아의 허파, 콩팥, 위장관 대신에 태반을 가로질러 확산에 의해 공급된다. 태아순환은 다음과 같은 조건이 적용된다. 태아를 통한 혈액순환은 신생아의 혈액순환과는 다르다. 호흡, 영양분의 획득, 그리고 신진 대사산물들의 제거는 태아의 기관을 통하지 않고, 모체혈액을 통하여 일어난다. 모체와 태아 순환 사이의 모세혈관 교환은 태반(placenta) 내에서 일어난다. 모체와 태아 모세혈관망을 포함하는 이러한 태반은 태어난 후 분만을 통하여 배출된다.

탯줄(제대, umbilical cord)은 태반과 태아의 배꼽을 연결시키며, 하나의 배꼽정맥(제정맥, umbilical vein)과 2개의 배꼽동맥(제동맥, umbilical arteries)을 포함하고 있으며 아교질로 둘러싸여 있다. 산소와 결합된 영양분이 풍부한 혈액은 배꼽정맥을 통하여 간의 아래 표면으로 흐른다. 이곳에서 배꼽정맥은 2개의 분지로 나뉘어져 한 분지는 간문맥과 합쳐지고, 다른 분지인 정맥관(ductus venosus)은 아래대정맥으로 들어간다. 그러므로 산소와 결합된 혈액은 심장으로 들어가기 전에 태아의 다리에서 돌아오는 정맥혈과 혼합된다. 배꼽정맥은 충분히 산화된 혈액을 운반하는 태아의 유일한 혈관이다.

아래대정맥은 태아 심장의 오른심방으로 들어간다. 대부분의 혈액은 두 심방 사이에 뚫려있는 난원공(foramen ovale)을 통하여 오른심방에서 왼심방으로 흐른다. 이곳에서 혈액은 허파순환을 통해서 돌아오는 적은 양의 혈액과 혼합된다. 그 후 혈액은 왼심실로 내려간 후, 대동맥으로 펌핑되어 태아의 온몸을 순환한다. 오른심방으로 들어간 약간의 혈액은 오른심실을 통하여 허파동맥을 거쳐 심장 밖으로 나온다. 태아의 허파가 기능적으로 완전하지 못하기 때문에 단지 소량의 혈액만이 허파순환을 통하여 흐른다. 허파동맥에 있는 대부분의 혈액은 동맥관(ductus arteriosus)을 통하여 대동맥궁(aortic arch)으로 흐르며, 이곳에서 왼심실에서 오는 혈액과 혼합된다. 혈액은 속엉덩동맥(internal iliac arteries)에서 기시하는 2개의 배꼽동맥에 의해 태반으로 되돌아간다.

태아에서 산소가 풍부한 혈액은 아래대정맥에 의해 심장으로 전달되고, 난원공과 동맥관을 통하여 몸순환(systemic circulation)으로 전달된다는 것을 주목해야 한다. 태어날 때 심혈 관계에 중요한 변화가 발생하는데 난원공, 동맥관, 정맥관 그리고 배꼽혈관(umbilical vessel)은 더 이상 필요하지 않다. 난원공은 공기호흡이 처음 일어나면 갑자기 폐쇄된다. 왜냐하면, 심장의 오른쪽 압력이 감소되어 구멍을 덮기 때문이다. 이러한 압력의 감소는 허파에 공기가 가득 찼을 때, 허파순환기계에서 혈류에 대한 혈관저항이 몸순환기계의 혈류저항보다 훨씬 작기 때문에 발생한다. 아래대정맥과 오른심방의 압력은 태반 순환의 손상으로 인하여 떨어진다. 동맥관의 수축은 출산 후 혈액의 산소 농도가 더 높아짐에 따라 혈관의 민무늬근이 수축할 때, 생후 약 6주간의 기간을 거쳐 점진적으로 발생한다. 남아있는 동맥관의 구조는 점차 위축되어 혈관으로서의 기능을 상실하게 된다.

| 제4절 림프계통(THE LYMPHATIC SYSTEM) |

1. 서론(Introduction to the Lymphatic System)

림프계통(임파계통, lymphoid system)은 피막림프조직인 가슴샘, 지라, 편도, 림프절과 퍼진림프조직인 소화관과 호흡관의 점막에 발달된 림프소절(lymphoid nodule) 또는 무피막 림프구

무리로 구성된 점막연관림프조직(mucosa-associated lymphoid tissue, MALT) 및 림프계 세포인 T림프구, B림프구, 큰포식세포로 구성되어 있다. 림프(임파, lymph)는 림프계통에서 감시하고 운반되는 체액성 결합조직으로서, 림프를 운반하는 관을 림프관(임파관, lymphatic vessels)이라 하고, 림프에 있는 세포를 림프구(임파구, lymphocytes)라고 한다. 림프조직(임파조직, lymphoid tissues)과 림프기관(임파기관, lymphoid organs)은 림프의 구성성분을 조절하고, 다양한 종류의 림프구를 생산하여 우리 몸에 있는 이종의 대분자, 바이러스, 박테리아, 침입성 미생물 및 암세포에 대항하여 면역학적 방어를 함으로서 우리 몸을 보호한다. 림프관은 혈장과 유사한 림프를 말초조직으로부터 정맥계통으로 운반하며, 면역반응에 관여하는 림프구와 여러가지 유형의 큰포식세포로 구성되어있다. 림프계통은 암세포의 전이(metastasis)에 관여하며, 창자로부터 흡수된 지방과 거대 단백질 분자의 간문맥계로의 이동로를 제공한다. 림프계통은 면역반응을 통해 개체를 보호하는 역할을 하는데 면역반응은 다시 이물질(항원)에 대한 체액면역반응(humeral immune response)과 미생물, 종양세포 및 바이러스감염 세포에 대한 세포매개면역반응(cell-mediated immune response)으로 나눈다.

2. 림프계통의 구조와 기능(The Structure and Functions of Lymphatic System)

림프계통의 기능(Functions of Lymphatic System)

림프계통은 신체의 정상적인 방어기전에 필수적인 림프구를 생산하여 지라, 가슴샘 및 골수와 같은 림프기관내에 저장하고 분배한다. 림프조직과 림프기관은 일차림프조직(primary lymphoid tissue) 또는 이차림프조직(secondary lymphoid tissue)으로 분류하는데 일차림프조직인 골수와 가슴샘에서 림프성 줄기세포를 생산하여 B 림프구, T 림프구 또는 자연세포독성세포(NK)세포로 분화하게 한다. 그러나 대부분의 면역반응은 이차림프구조(secondary lymphoid structures)에서 시작하며, 이 곳에서 미성숙 또는 활성화된 림프구는 같은 유형의 다른 림프구를 생산한다. 림프는 세포사이공간으로부터 모아진 맑은 액체로서 림프의 구성물은 혈장(blood plasma)과 유사하다. 창자에서 나오는 림프는 기름죽(chyle)이라 부르는 지방입자(fat droplet)가 종종 포함디어있다. 림프는 정맥계통으로 들어가기 전에 몇몇 림프절을 통과함으로서 여과된다. 정상적인 체액을 조절하여 혈액량을 유지하고 사이질액내 화학성분의 국소적인 변형물들을 제거한다. 림프관은 호르몬, 영양소 및 노폐물의 운반에 관여하는 대체경로로서 특히, 소화기도에서 흡수한 지방은 모세혈관벽을 통한 흡수보다는 림프관을 통하여 흡수하여 혈류로 운반된다.

림프관(Lymphatic vessels)

림프관은 심장을 향하여 단일 배출로(one-way drainage)로 역할을 하며, 가슴림프관(thoracic duct)이나 오른림프관(right lymphatic duct)을 통해 림프를 혈류로 보내준다. 거대 분자들은 모세혈관벽을 통과할 수 없기 때문에 림프관은 거대 단백질 분자를 흡수하여 혈류내로 이동시키는 기능을 한다. 암이 전이되고 있는 중요 경로를 제외하고는 해부 시 일반적으로 관찰할 수 없다.

림프모세관(Lymphatic capillaries)

림프모세관은 대부분의 조직에서 막힌끝(blind end)으로 시작하여 조직액을 모으고 큰 집합관을 형성한 후 부위림프절(regional lymph nodes)로 들어간다. 조직공간에서 림프를 흡수(absorb lymph)하여 정맥계통으로 이동시킨다. 특히, 작은창자의 융모에 위치하는 것을 기름죽관(lacteals)이라 부른다.

림프절(lymph nodes)

림프절은 림프조직의 집합체로 섬유탄성 피막(fibroelastic capsules)으로 둘러싸여있다. 종자중심(germinal center)이라 부

르는 림프세포의 집합체로 된 외부의 겉질(cortex)과 림프세포의
다발(cords)을 포함한 내측의 속질(medulla)로 되어있다. 림프절
에서는 형질세포(plasma cell)와 림프구(lymphocyte)를 생산한하
며, 감염 부위로부터의 세균을 탐식하는 세망내피세포와 대식세
포가 위치한다. 또한 림프를 여과하는 여과기(filter)로써 역할을
한다. 암세포가 전이되거나, 감염에 의하여 커진 경우 딱딱하거
나 촉진이 가능하다.

림프관의 구조(Structure of Lymphatic System)
림프관(임파관, lymphatic vessel)은 림프를 말초조직으로로부터
심장을 향하여 단일 배출로(one-way drainage)로 역할을 하며,
가슴림프관(thoracic duct)이나 오른림프관(right lymphatic duct)
을 통해 림프를 정맥계로 운반된다. 림프관은 혈관과 같이 직경
이 작은 림프모세혈관(lymphatic capillaries)으로부터 직경이 큰
집합관인 림프관(lymphatic duct)으로 구성되었다. 림프모세혈관
(lymphatic capillaries)은 말초조직에서 복잡한 연결그물을 형성
하는 종말림프관(terminal lymphatics)에서 시작된다. 말초조직
내 거대 분자들은 모세혈관벽을 통과할 수 없기 때문에 림프관은
거대 단백질 분자를 흡수하여 혈류내로 이동시키는 기능을 한다.
림프모세혈관의 구조는 혈관의 모세혈관에 비하여 직경이 크고,
내피세포는 편평하고 불규칙한 모양을 하고 있고, 연속적인 바닥

판이 없으므로 얇다. 내피세포가 겹쳐있는 부위는 사이질액이 림프모세혈관쪽으로만 흐르게 하는 판막역할을 하기때문에 체액이 빠져나가지 못하게 된다. 내피세포는 구멍이 있는 창모세혈관이며, 내피세포들 사이의 틈새(gape)는 사이질액과 용해된 용질뿐만 아니라 바이러스와 손상 또는 감염된 세포 찌꺼기 및 세균과 같은 다른 비정상적인 물질들을 흡수 할 정도로 크다. 림프모세혈관은 특히 피부와 점막의 심층조직과 소화기도의 점막과 점막하층에 많이있다. 특히 작은창자에 존재하는 림프모세혈관을 중심림프관(유미임파관, lacteal)이라하며, 소화기도에서 흡수한 지방을 운반한다. 림프모세혈관은 대부분의 조직에서 많이 관찰되나, 혈관이 없는 연골의 기질, 눈의 각막, 중추신경계 및 골수에는 존재하지 않는다.

림프관과 림프순환(Lymphatic Vessels and Lymph Circulation)

림프는 림프모세혈관으로부터 더욱 큰 림프관을 지나 배안과 가슴안에 위치한 림프관줄기(림프본간, lymphatic trunk)를 따라 운반된다. 판막은 서로 가까이 붙어있고, 림프관에서 판막이 있는 부위는 육안으로 관찰할 수 있을 정도로 돌출되어있어 큰림프관에서는 구슬모양으로 관찰된다. 림프계통내 압력은 낮으며, 특히 다리의 림프관내에는 판막이 있어 림프의 역류를 방지한다. 큰 림프관의 벽에는 민무늬근육층의 규칙적인 수축이 림프를 림프관을 향하여 흐르도록 한다. 뼈대근육의 수축과 호흡운동이 서로 작용하여 림프관을 통한 림프의 이동을 도와준다. 다리에서 뼈대근육이 수축하여 림프관을 압박하면 림프가 림프관줄기를 향하여 흐른다. 흡기시 가슴공간 곡의 압력은 감소하여 보다 작은 림프관으로부터 큰 림프관으로 림프를 배출하게한다. 만약 림프관이 압박을 받거나 막히면, 판막이 손상을 받아 림프의 배출이 안되거나 배출속도가 느려진다. 이 상태에서 모세혈관으로부터 체액이 세어 나올 때 림프계통은 더 이상 체액을 제거할 수 없게 되어 사이질액의 압력이 점차 증가하여 조직이 팽창되는데 이를 림프부종(lymphedema)이라한다.

림프는 말초조직에 있는 림프모세혈관(lymphatic capillaries)으로부터 림프를 모아 두 종류의 더 큰 림프관인 얕은림프관과 깊은림프관을 통하여 운반된다. 얕은림프관(천층임파관, superficial lymphatics)은 얕은정맥과 함께 주행하며, 주로 피부 아래의 피하층, 소화기, 호흡기, 비뇨기 및 생식기도를 둘러싸고 있는 점막의 성긴아교결합조직, 가슴막안, 심장막공간 및 복막안을 둘러싸고 있는 장막의 성긴아교결합조직에서 관찰된다. 깊은림프관(심층임파관, deep lymphatics)은 깊은동맥과 깊은정맥을 따라서 동반되는 큰 림프관으로서 목, 팔다리, 몸통의 뼈대근육 및 다른 기관뿐만 아니라 가슴안과 배안골반안내의 내장기관으로부터 림프를 모은다. 몸통내 얕은림프관과 깊은림프관은 서로 만나 림프관줄기(림프본간, lymphatic trunk)라고하는 큰 림프관을 형성한다. 림프관줄기에는 왼허리림프관줄기(좌요임파본간, left lumbar trunks), 창자림프관줄기(장임파본간, intestinal trunks), 기관지세로칸림프관줄기(기관지종격임파본간, bronchomediastinal trunks), 빗장밑림프관줄기(쇄골하임파본간, subclavian trunks), 왼목림프관줄기(좌경임파본간, jugular trunks)가 있다. 림프관줄기는 림프를 두개의 큰 집합관인 림프관(임파관, lymphatic duct)인 가슴림프관(흉관, thoracic duct)과 오른림프관(우임파관, right lymphatic duct)을 통하여 정맥순환계통으로 운반된다.

가슴림프관(흉관, thoracic duct)은 가로막 아래의 신체 양쪽부위와 가로막 위의 신체 왼쪽부위로부터 온 림프를 모은다. 가슴림프관은 가로막 아래의 둘째허리뼈에서 시작하며, 가슴림프관의 바닥에는 확장된 주머니모양의 방(chamber)인 가슴림프관팽대(유미조, cisterna chyli)가 있다. 가슴림프관팽대는 왼,오른허리림프관줄기와 창자림프관줄기를 통하여 배부 아래부위, 골반 및 다리에서 온 림프를 받는다. 가슴림프관은 둘째허리뼈앞에서 대동맥과 함께 가로막의 대동맥구멍(aortic hiatus)을 관통하여 척주의 왼쪽을 따라 왼빗장뼈까지 올라간다. 그 곳에서 왼기관지세로칸림프관줄기(left bronchomediastinal trunk), 왼빗장밑림프관줄기(left subclavian trunk) 및 왼목림프관줄기(left jugular trunk)로부터 림프를 모은 후 왼속목정맥과 왼빗장밑정맥이 만나는 정맥

462

각(venous angle)으로 배출한다. 머리, 목 및 가슴의 왼쪽으로부터 모은 림프와 가로막 아래의 신체 전체로부터 모은 림프는 모두 왼쪽에 위치한 가슴림프관을 통하여 정맥계통으로 들어간다. 비교적 작은 오른림프관(우임파관, right lymphatic duct)은 가로막 위쪽의 신체 오른쪽부분인, 오른쪽 가슴, 오른쪽 목 및 오른쪽 머리에서 온 림프를 오른림프관에서 모아진 후 오른목정맥과 오른빗장밑정맥이 만나는 부위를 통하여 정맥계통으로 배출한다.

림프기관과 림프조직(Lymphatic Organs and Tissues)

림프기관(림프기관, lymphoid organs)은 섬유결합조직 주머니에 의하여 주위조직과 분리되어있으며, 이러한 림프기관에는 림프절(lymph nodes), 가슴샘(thymus) 및 지라(spleen)가 있다.

림프절(lymph node)

림프절(임파절, lymph node)은 직경이 1-25mm 정도의 작고 난원형 또는 콩팥모양의 기관으로, 겉은 피막으로 싸여 있고 피막으로부터 잔기둥(trabecula)이 뻗어나와 림프절 조직을 지지한다. 림프절의 버팀질은 세망섬유로 이루어져 있다. 림프절의 볼록한 표면에는 여러 개의 들림프관이 연결되어 있고, 오목한 면(문, hilum)에는 날림프관이 연결되어 있는데 동맥과 정맥 및 혈관이 문을 통해 림프절로 들어오고 나간다.

림프절에는 두 종류의 림프관인 들림프관(수입임파관, afferent lymphatics)과 날림프관(수출임파관, efferent lymphatics)이 있으며, 들림프관은 말초조직으로부터 모은 림프를 림프절까지 보내주는 관으로서 문(hilum)의 반대쪽에 있는 섬유주머니를 뚫고 들어간다. 이때 림프는 림프절내 불완전한 벽으로 된 통로인 동굴 모양의 연결망을 통하여 서서히 흐르면서 주위에 있는 큰포식세포(macrophage), 가지세포(수지상세포, dendritic cell) 및 그물섬유(reticular fiber)가 망상을 이루고 있는 피막밑공간(subcapsular space)으로 들어간다. 가지세포(dendritic cell)는 림프로부터 항원을 인식하고, 이때 항원과 결합한 T 림프구는 활성화되어 면역반응이 시작된다.

림프절의 구조는 겉질과 속질로 구분된다. 겉질(cortex)은 피막의 아래쪽 부위이며, 피막과 겉질 사이에는 피막밑동굴(subcapsular sinus)이 있다. 피막에서 뻗어나온 중격에 의해 여러 구획인 림프소절, 림프동굴 및 속겉질로 나눈다. 림프소절은 주로 B림프구로 이루어져 있으며, 소수의 T림프구, 소포가지세포(follicular dendritic cells), 큰포식세포, 세망세포 등이 분포하며 종자중심이 나타나는 경우도 있다. 림프동굴은 내피세포에 의해 덮여 있는 공간으로 피막 아래쪽을 따라 주행하는 부위를 피막밑동굴(피막하동, subcapsular sinusoid)이라하고, 잔기둥을 따라 주행하는 부위를 소절주위동굴(피질동, cortical sinusoid)이라

고 한다. 겉질과 속질 사이의 부위를 속겉질(부피질, paracortex)
이라고 하는데 속겉질은 주로 T림프구로 이루어져 있으며(가슴
샘의존구역) 림프소절은 관찰되지 않으나 혈액내 림프구가 속겉
질의 모세혈관이후세정맥을 빠져나와 림프절로 들어와서 상주
한다. 속질은 속겉질 안쪽과 문 주위에 분포하며, 속질동굴(수질
동, meullary sinusoid)과 속질끈(수질삭, medullary cord)으로 구
성된다. 속질동굴은 내피세포로 덮여 있고 그 주위를 세망세포와
세망섬유가 둘러싸고 있다. 속질동굴은 소절주위동굴로부터 유
입된 림프를 받으며, 동굴 내강에 큰포식세포가 많이 위치한다.
속질끈은 B림프구와 형질세포가 길게 덩어리를 형성한 곳이다.

  림프절은 림프가 정맥계통으로 유입되기 전에 림프를 여과하
여 항원의 99%를 제거하는 기능을 한다. 림프절의 동굴 벽에는
고정 큰포식세포가 상주하여 유입된 병원균 또는 세포 조각들을
포식하여 제거한 후 T림프구에 항원이 있음을 알려줘 면역반응
을 일으킨다. 림프절은 T림프구와 B림프구를 생성하며, 기억세
포(주로 기억T세포)의 상주기관이다. 항원전달세포에 의해 항원
이 림프절로 운반되면 T림프구가 이를 인식하여 면역반응이 일
어난다. 가장 큰 림프절은 말초의 림프조직과 몸통이 연결되는
곳인 목의 바닥, 겨드랑이 및 샅고랑부위에서 관찰되며, 종창된
림프절은 말초부위에거 감염과 염증이 일어났다는 것을 의미한
다. 림프절은 내장의 창자간막, 기관 인접부위, 허파와 연결된 통

로 및 가슴림프관과 관련된 곳에 많이 모여있다.

가슴샘(thymus)

가슴샘(흉선, thymus)은 가슴세로칸의 위쪽인 복장뼈자루 뒤쪽에 위치한다. 가슴샘은 내배엽(상피세망세포 epithelial reticular cells)과 중배엽(림프구) 두 부위에서 발생한다. 가슴샘은 출생 후 1-2년 정도에 크기가 가장 커지며, 사춘기 이후 부터 점차 퇴화되는 퇴행성 기관이다. 가슴샘은 결합조직인 피막으로 싸여 있으며, 피막으로부터 중격이 뻗어나와 가슴샘 실질을 불완전한 소엽으로 나눈다. 각 소엽내의 가슴샘 실질은 겉질과 속질로 구분되는데, 가슴샘에는 림프소절이 없다. 가슴샘세포(thymocytes)는 가슴샘 겉질에 분포하는 미성숙 T림프구로서 상피세망세포의 돌기가 둘러싸고 있어 성숙과정중인 가슴샘세포를 항원으로부터 격리시키는 기능을 한다. 성숙과정 중에 정상조직의 항원에 민감한 T 림프구는 파괴되며, 살아남은 T 림프구는 가슴샘을 빠져나와, 혈류를 따라 이동하여 이차림프기관에 분포한다. T 림프구는 가슴샘내에 있지만 면역반응에는 관여하지 않고, 전신 순환에 들어가기 전까지는 불활성화 된 상태로 존재한다. 가슴샘의 모세혈관은 사이질액과 순환계사이에서 자유로운 물질교환이 일어나지 않기 때문에 중추신경계와 유사하게 혈액-가슴샘 장벽(blood-thymus barrier)이 있어 순환하고 있는 항원에 의하여 발생중인 T 림프구가 성숙하기 전에 자극을 받는 것을 방지한다. 상피세망세포(reticular cells)는 가슴샘의 림프구사이에 흩어져있는 세포로서 타이모신(thymosin), 혈청가슴샘인자(serum thymic factor), 타이모포이에틴(thymopoietin) 등을 합성하여 T림프구의 분화와 성숙에 관여하는 가슴샘호르몬을 생산한다.

  가슴샘 속질(thymic medulla)에는 상피세망세포와 성숙 T림프구가 분포하며, 겉질에 비해 세포밀도가 낮아 전체적으로 밝게 염색되며, 인접 소엽의 속질과 서로 연결되어 있다. 상피세망세포들이 동심원상으로 배열된 구조가 나타나는데 이를 가슴샘소체(Hassall corpuscles, thymic corpuscles)라고 한다. 가슴샘소체는 다양한 형태로서 각질화되어 있으며, 나이가 들수록 많아지나 그 기능은 아직 알려져있지 않다. 성숙 T림프구는 속질의 소정맥 또는 날림프관을 통해 가슴샘을 빠져나와 이차림프기관으로 이동한다. 가슴샘에 작용하는 호르몬은 타이모신(thymosin), 타이모포이에틴(thymopoietin), 타이물린(thymulin), 성장호르몬(somatotropin) 및 가슴샘체액인자(thymic humoral factor)는 T림프구의 성숙과정을 촉진시킨다. 방패샘에서 분비하는 티록신(thyroxin)은 상피세망세포의 타이물린(thymulin) 합성을 항진시키며, 콩팥위샘의 겉질에서 분비하는 부신겉질스테로이드는 T림프구의 성숙과정을 억제한다.

지라(spleen)

지라(비장, spleen)는 신체에서 가장 큰 림프기관으로서 길이는 약 12cm이며, 무게는 약 160g이다. 지라는 위의 휘어진 가장자리를 따라 위치하며, 왼쪽 다섯째 갈비뼈에서 열한째 갈비뼈에 위치한다. 넓은 창자간막띠인 위지라인대(gastrosplenic ligament)에 의하여 위와 연결되어있다. 지라(spleen)는 피막 바깥쪽은 단층편평상피(배막)로 덮여 있으며, 피막은 치밀불규칙결합조직으로 이루어져 있고, 지라 실질에 잔기둥을 형성하여 실질을 지지한다. 피막의 한쪽에는 문이 있다. 가슴샘이나 림프절과는 달리 겉질과 속질의 구분이 없으며, 림프절과는 달리 들림프관이 없다. 지라의 실질은 적색속질(red pulp)과 백색속질(white pulp)로 나뉘며, 두 부위의 경계부를 가장자리구역(변연대, marginal zone)이라고 한다. 지라는 혈액으로 채워져 있으며, 림프절이 림프를 여과하는 기능을 수행하는 것과는 대조적으로 혈액을 여과하는 기능을 한다. 지라의 기능은 포식작용에 의하여 다른 혈액성분과 비정상적인 혈구를 제거하고, 파괴된 적혈구로부터 철 성분을 저장하여 재사용하게하며, 순환혈액내 항원과 반응하여 B 림프구와 T 림프구에 의한 면역반응의 개시와 관련된 기능을 한다.

지라의 혈관분포

지라의 혈관분포는 지라동맥이 지라문을 통해 들어와 분지하여 잔기둥동맥(trabecular arteries)이 된다. 잔기둥동맥은 실질내로 들어오면서 동맥주위림프구집(동맥주위임파초, periarterial lymphatic sheath, PALS)으로 둘러싸여 있으며, 동맥주위림프구집내의 동맥을 중심동맥(central arteris)이라고 한다. 중심동맥은 동맥주위림프구집에 싸인채 분지하다가 백색속질 끝부위에서 여러 가지로 분지하여 붓털동맥(필모동맥, penicillar arteries)이 된다. 붓털동맥은 적색속질로 들어가서 속질세동맥(pulp arterioles), 집세동맥(macrophage sheathed arterioles) 및 종말모세혈관(terminal arterial capillaries)으로 이러진다. 종말모세혈관은 지라동굴(splenic sinusoid)로 연결된다는 학설(폐쇄순환설)과 지라끈 조직내로 열린다는 학설(개방순환설)이 있다. 지라동굴은 속질정맥(pulp veins), 잔기둥정맥(trabecular veins)을 거쳐 지라정맥(splenic vein)으로 연결되고 지라정맥은 문을 통해 빠져나간다. 이러한 순환계통의 배열은 지라의 큰포식세포에서 순환 혈액내 감염된 세포 또는 손상된 세포를 포식하게하고, 비정상적인 세포들을 구분하게 한다. 림프구는 적색속질내에 산재하며, 각각의 백색속질 영역을 둘러싸고있는 부위는 큰포식세포가 많이 모여있으며, 미생물이나 비정상적인 혈장성분들은 지라에 있는 림프구의 감시 하에 있다.

지라의 구조

지라는 아교섬유와 탄력섬유가 함유된 주머니에 의하여 둘러
싸여있다. 세포성분은 지라의 속질(수질, pulp)내에 존재한다. 적
색속질(적색수질, red pulp)은 다량의 적혈구가 함유된 지라끈(비
삭, splenic cord)이 위치하고, 백색속질(백색수질, white pulp)은
림프조직인 림프소절이 위치한다. 림프소절에는 주로 B림프구
가 분포하고 동맥주위림프구집에는 주로 T림프구가 분포한다.
그 외 큰포식세포와 기타 항원제공세포도 존재한다. 가장자리구
역은 백색속질과 적색속질 사이의 지라동굴로, 동맥주위림프구
집을 둘러싸는 부위이다. 중심동맥에서 일어난 모세혈관고리가
분포하며, 지라 실질중 가장 먼저 혈액에 노출되는 부위이다. 포
식작용이 활발한 큰포식세포와 기타 항원제공세포가 많다. 혈액
내 T림프구와 B림프구가 이 부위를 통해 지라 실질내로 들어와
세포에 따라 각 부위로 이동한다. 적색속질은 복잡하게 연결되
어 있는 지라동굴과 그 사이의 세망조직(지라끈)으로 구성도었
다. 지라동굴(sinusoids)은 긴 방추형의 내피세포로 덮여 있으며,
내피세포 사이에는 틈이 형성되어 있다. 내피세포 바깥에는 불완
전한 바닥막이 있고, 그 주위를 세망섬유가 둘러싸고 있다. 지라
끈(splenic cords, cords of Billroth)에는 형질세포, 세망세포, 혈구
및 큰 포식세포가 분포하며, 이들 세포 사이에는 세망섬유가 그
물구조를 이루고 있다. 지라동굴 내피세포 사이의 틈을 통해 큰

포식세포의 돌기가 내강으로 뻗어 있다.

림프조직(Lymphatic Tissues)

산재성 림프조직(diffuse lymphoid tissue)

림프조직(임파조직, lymphoid tissue)은 림프구가 우세하게 많은 결합조직이다. 산재성 림프조직(diffuse lymphoid tissue)의 림프구는 호흡기도 또는 비뇨기도 점막의 결합조직내에 흩어져있다. 림프소절(임파소절, lymphoid nodule)은 지지 뼈대를 이루고 있는 그물섬유(reticular fiber)내에 림프구가 모여있는 구조이다. 림프소절은 전형적으로 난원형 모양을 하고 있고, 소화기도 중 돌창자와 쓸개의 벽안에서 종종 발견된다. 전형적인 림프소절의 평균 직경은 1mm정도이며, 림프소절을 둘러싸고있는 섬유주머니가 없기 때문에 주위조직과의 경계가 불분명하다. 림프소절에는 미약하게 염색되는 중심부위인 종자중심(germinal center)이 있어 활성화되어 분열하고 있는 림프구가 존재한다.

소화기도에는 광범위하게 림프소절이 배열되어있는데 이러한 집단을 점막 관련 림프조직(mucosa-associated lymphoid tissue, MALT)이라고 한다. 편도(tonsils)는 상부 소화관의 상피 아래 부위에 분포하는 무리림프소절로서 피막으로 둘러싸인 경우도 있고 피막이 없는 경우도 있다. 코점막과 구강점막의 상피를 통해 침입한 항원으로부터 신체를 보호하는 역할을 한다. 편도에 있는 림프구는 흡입된 공기나 섭취한 음식을 통하여 인두내로 유입된 병원균을 모아서 제거한다. 편도는 5개가 존재하며, 인두편도 (pharyngeal tonsil)는 종종 아데노이드(adenoid)라고 하며, 코인두의 뒤벽에 한 개가 위치하며, 거짓중층섬모원주상피로 덮여 있으며, 편도움은 없으나 대신 세로방향의 점막주름이 형성되어 있다. 쌍으로 된 목구멍편도(구개편도, palatine tonsil)는 인두와 물렁입천장의 경계를 따라 입안 뒤쪽경계에 위치하고 있으며, 편도의 표면은 중층편평상피로 덮여 있고, 이 상피가 깊게 함입되어 편도움(편도소와, crypts)을 형성하고있다. 쌍으로 된 혀편도(설편도, lingual tonsil)는 혀 뒤쪽 1/3부위의 등쪽면에 위치하며, 비각질중층편평상피로 덮여 있다. 깊은 편도움이 형성되어 있고, 편도움 속에는 조직파편이 끼어 있으며, 편도움의 바닥부위로 점액샘의 분비관이 열려있다.

작은창자의 점막내에 위치한 림프소절 덩어리를 무리림프소절(집합임파소절, aggregated lymphatic nodule) 또는 Peyer's patches라고 한다. 그 외에도 작은창자와 큰창자의 연결부위 근처에서 기시하는 맹낭인 막창자꼬리(충수, appendix)의 벽에도 무리림프소절 덩어리가 존재한다. 림프소절내 림프구는 반드시 소화기도의 점막을 뚫고 들어온 세균이나 바이러스 침입자를 파괴하는 것은 아니다.

3. 주요 림프절(Principal Groups of Lymph Nodes)

림프조직과 림프절의 분포

림프조직과 림프절은 손상이나 병원균의 침입에 민감한 부위에 분포한다. 만약 침입자에 대항하여 집을 보호하기 위하여 모든 문과 창문을 경계하거나 집안에 큰 개를 키우기도 한다. 림프조직과 림프절의 분포는 이와 유사한 기능에 기초를 두고 있다.

목림프절(경임파절, cervical lymph nodes)은 머리와 목에서 기시하는 림프를 조절한다. 겨드랑림프절(액와임파절, axillary lymph nodes)은 팔로부터 몸통으로 들어오는 림프를 여과한다. 여성에서 겨드랑림프절은 젖샘으로부터 오는 림프를 배출하는 림프절이다. 오금림프절(슬와임파절, popliteal lymph nodes)은 다리로부터 넙다리에 도착하는 림프를 여과한다. 샅고랑림프절(서혜임파절, inguinal lymph nodes)은 다리로부터 몸통으로 들어오는 림프를 여과한다. 가슴우리림프절(흉부임파절, thoracic lymph nodes)은 허파, 호흡기도 및 세로칸에 있는 구조로부터 림프를 받는다. 배림프절(복부임파절, abdominal lymph nodes)은 비뇨기계통과 생식기계통으로부터 들어오는 림프를 여과한다. 페이어판(peyer,s patches) 림프조직, 창자림프절(장임파절, intestinal lymph nodes) 및 창자간막림프절(장간막임파절, mesenterial lymph nodes)은 소화기도로부터 기시한 림프를 받아들인다.

4. 임상연구(Clinical Study)

악성종양 세포(특히 암)들은 림프 혈관에 의해 온몸으로 퍼진다. 악성세포가 림프절에 다다르면 속도가 늦어지고 거기서 증식하며 다른 이차적인 장소에서 전이하기 위해 나온다. 그래서 암 성장을 제거하는 수술에서는 종양의 2차 성장을 방지하기 위해서 림프절의 관찰과 림프계내의 확장된 림프절과 관련된 림프관들을 제거하는 것은 필수적이다.

림프계의 질환(Disorders of the Lymphatic System)

신체의 감염은 일반적으로 감염부위 근처에 있는 림프절의 종창과 압통을 수반한다. 림프절의 염증을 림프선염(lymphadenitis)이라고 한다. 오래된 림프선염에서, 농양은 대개 림프절의 조직에서 형성된다. 농양(abscess)은 조직이 파괴되어 만들어진 국소적인 고름 주머니다. 만일 감염부위가 림프절에 국한되어 있지 않다면 림프관염(lymphangitis)은 계속해서 일어날 수 있다. 이런 상태에서 붉은 줄무늬가 감염된 부위 앞쪽 가까이에 퍼져있는 것을 피부를 통해서 볼 수 있다. 림프관염은 감염되지 않은 부위가 패혈증(septicemia)을 일으킬 수 있기 때문에 잠재적으로 위험하다.

림프종(lymphoma)이라는 말은 림프조직 내에 있는 초기 악성 종양을 기술하기 위해 사용되곤 하였다. 림프종은 일반적으로 호지킨병 림프종(Hodgkin's disease lymphomas), 또는 비호지킨 림프종(non-Hodgkin's disease lymphomas)으로 분류된다. 호지킨 병은 경림프절이 종창되었을 때 분명해지고, 점차적으로 비장, 간, 골수로 진행한다. 호지킨병의 예후는 초기에 감지한다면 호전될 수 있다. 비호지킨 림프종은 특별한 배열과 더욱 알기 어려운 림프암을 포함한다.

감염된 림프소절(infected lymphoid nodules)은 병원균에 감염되어 종창과 통증을 동반하는 국소적인 감염을 초래한다. 편도는 인두벽의 감염에 대한 방어를 하는 최전선이다. 편도선염(tonsillitis)은 편도선의 감염을 의미하며, 증상은 목이 아프고, 고열이 나며, 백혈구 증가증(비정상적으로 백혈구수가 증가)을 동반한다. 감염된 편도선(정상적으로 인두편도)은 기관의 입구를 부분적으로 차단할 정도로 종창이 일어난다. 호흡이 힘들며 심한 경우에는 호흡이 불가능하게 된다. 감염이 계속 진행된다면 농양이 편도내 또는 편도주위조직에서 발생할 수도 있다. 세균은 림프모세혈관과 림프관을 따라 정맥계통과 합류하여 혈류로 들어가기도 한다. 초기에는 항생제에 의하여 감염을 치료할 수 있으나 농양이 형성되었을 때 가장 좋은 치료방법은 농양의 외과적인 배출과 편도를 제거하는 편도절제술(tonsillectomy)이다.

막창자꼬리염(충수염, appendicitis)은 막창자꼬리에 있는 점막상피의 부식에 의하여 일어난다. 세균 또는 바이러스 병원균과 같은 여러 가지 인자들이 초기에 괴사를 일으킨다. 세균은 정상적으로 큰창자 내강에서 살아가는데 이 세균들이 상피를 뚫고 상피 아래에 있는 조직으로 들어간다. 염증이 일어나고, 점액 분비와 농 형성이 가속화되고, 기관은 점점 확장된다. 감염된 막창자꼬리는 종창이 일어난 후 파열 또는 천공이 일어난다. 이 상태가 계속 지속되면 세균은 따뜻하고, 어둡고, 습한 복막안까지 침입하여 생명을 위협하는 복막염을 일으킨다. 막창자꼬리염의 가장 효과적인 치료법은 막창자꼬리절제술(appendectomy)에 의한 외과적인 제거이다.

후천면역결핍증후군(acquired immunodeficiency syndrome, AIDS)는 사람면역결핍바이러스(human immunodeficiency virus, HIV) 감염에 의해 발생됨. 바이러스는 주로 도움T세포에 침입하며, 그 결과 도움T세포의 수가 현저히 감소하고 세포매개면역과 체액면역이 모두 저하된다. 기회감염 미생물에 의한 이차감염으로 폐렴, 톡소포자충증(toxoplasmosis), 칸디다증(candidiasis) 등

의 질환이 발생되며, 카포시육종(kaposi sarcoma), 비호지킨림프
종(non-Hodgkin lymphoma) 등의 악성종양이 발생된다.

제10장

내분비계통(THE ENDOCRINE SYSTEM)

1. 서론(Introduction to the Endocrine System)

 내분비계통과 신경계통은 상호 작용하여 인체의 모든 계통들(systems)의 기능을 조정한다. 앞장에서 배운 바와 같이 신경계통은 신경세포의 축삭을 따라 전도된 신경흥분(nerve impulse)을 통하여 기능을 한다. 연접부위에서, 신경흥분은 매개분자인 신경전달물질의 방출을 촉진시킨다. 대조적으로, 내분비계통은 매개분자인 호르몬(hormones)을 사이질액(interstitial fluid)에 방출하여 혈류를 따라 운반된다. 순환 혈액내 호르몬은 전신의 세포에 운반되며, 특이 호르몬을 인지할 수 있는 세포에서만 반응을 한다. 내분비샘의 구조와 기능을 다루고 내분비계통의 질환을 진단하고 치료하는 학문을 내분비학(endocrinology)이라고 한다.

 신경계통과 내분비계통은 서로 연동되는 상위계통인 신경내분비계통(neuroendocrine system)으로서 두 계통의 상호 작용에 의하여 기능을 한다. 신경계통의 특정부분은 호르몬의 방출을 자극하거나 또는 억제하기도 하고, 방출된 호르몬은 신경흥분의 발생을 촉진시키거나 또는 억제하기도 한다. 신경계통은 근육을 수축시키고 샘에서 분비산물을 많게 또는 다소 적게 분비하게 한다. 내분비계통은 민무늬근육, 심장근육 및 일부 샘들의 활동을 조절하는데 도움을 줄 뿐만아니라 모든 다른 조직에게도 영향을 미친다. 호르몬은 대사활동을 변화시키고, 성장과 발육을 조절하며, 생식과 관련된 기전에 관여한다.

신경계통과 내분비계통은 서로 다른 자극시간에 반응한다. 신경흥분은 대부분 1000분의 수 초내에 그 효과를 나타내며, 일부 호르몬은 수 초내에 작용하기도 하나 대부분은 반응을 일으키기 위하여 수 시간 또는 수 일이 걸리기도 한다. 신경계통의 활성효과는 내분비계통에서 일어나는 효과보다도 일반적으로 짧게 일어난다.

이 장에서는 신체의 활동을 조정하는 역할을 하는 주요 내분비샘과 호르몬 분비조직에 대하여 학습을 한다.

2. 내분비샘의 정의
(Definition of Endocrine Glands)

앞에서 배운 바와 같이 우리 몸에 있는 샘은 외분비샘과 내분비샘 2종류가 있다. 외분비샘(exocrine gland)은 분비산물을 도관(duct)을 통하여 체강(body cavity), 기관(organ)의 내강 또는 우리 몸의 표면에 분비한다. 외분비샘에는 땀샘(sudoriferous gland), 기름샘(sebaceous gland), 점액샘(mucous gland) 및 소화기의 부속샘(digestive accessory gland) 등이 있다. 대조적으로, 내분비샘(endocrine gland)은 분비산물인 호르몬을 도관을 통하지 않고, 분비세포를 둘러싸고 있는 사이질액(간질액, interstitial fluid)으로 분비한다. 사이질액의 호르몬은 모세혈관으로 확산되어 혈액을 타고 전신으로 순환한다. 대부분의 호르몬은 매우 적은 양이 필요하므로 순환하는 호르몬의 농도는 매우 낮다.

내분비샘에는 뇌하수체, 갑상샘, 부갑상샘, 부신 및 솔방울샘이 있으며, 그 외 다른 기관과 조직에는 독점적으로 내분비샘으로서의 기능을 하지않으나 호르몬을 분비하는 세포가 일부 존재한다. 이러한 기능을 하는 기관에는 시상하부(hypothalamus), 가슴샘(흉선, thymus), 췌장(pancreas), 난소(ovary), 고환(testes), 콩팥(kidney), 위(stomach), 간(liver), 소장(small intestine), 피부, 심장, 지방조직, 태반(placenta)이 있다.

종합해서, 모든 내분비샘과 호르몬 분비 세포들이 내분비계통 (endocrine system)을 구성하고 있다

3. 호르몬(Hormones)

호르몬은 매우 낮은 농도로 존재하지만 강력한 효과를 나타낸다. 대체로 우리 몸에 있는 50종류 정도의 호르몬들은 일부 세포에만 영향을 미친다. 일부 세포는 특이 호르몬에 반응하지만 나머지 다른 세포들은 호르몬 수용체의 존재 유무와는 관계가 없기 때문이다. 호르몬은 혈액을 타고 우리 몸을 순환하지만 특정 표적세포(target cells)에만 작용한다. 호르몬은 신경전달물질과 같이 화학적으로 특이 단백질 또는 당단백질 수용체(receptors)와의 결합에 의하여 이들 호르몬에 대한 표적세포에 영향을 미친다. 해당 호르몬에 대한 표적세포만이 호르몬과 결합하여 인지할 수 있는 수용체를 가지고 있다. 예를들면, 갑상샘자극호르몬은 갑상샘의 세포에 있는 수용체와는 결합하지만 난소의 세포에는 TSH 수용체가 없으므로 난소의 세포와는 결합하지 않는다. 다른 세포단백질과 같이 수용체는 항상 합성되고 파괴된다. 일반적으로 표적세포에는 특이 호르몬에 대한 수용체가 2,00-100,000개 정도가 존재한다. 호르몬이 지나치게 많이 존재하면 표적세포의

수용체의 수는 감소하여 표적세포에 대한 호르몬의 반응을 감소시킨다. 대조적으로, 호르몬 또는 신경전달물질이 감소하면 수용체의 수는 표적세포가 더욱 민감한 반응을 하기위하여 증가한다.

4. 시상하부와 뇌하수체
(Hypothalamus and Pituitary Gland)

오랫동안 뇌하수체(pituitary gland 또는 hypophysis)는 다른 내분비기관을 조절하는 여러 가지 호르몬들을 분비하기 때문에 "master" 내분비기관이라고 불려왔다. 그러나 요즈음 뇌하수체 자체가 master인 시상하부(hypothalamus)를 가지고 있다는 것을 알고 있다. 뇌의 일부영역으로서 시상 아래에 있는 시상하부는 신경계통과 내분비계통사이에서 주요 통합적인 연결경로이다. 시상하부는 뇌의 여러 가지 다른 영역인 대뇌겉질, 시상, 가장자리계통(변연계, limbic system), 그물체활성화계통(망상체활성화계, reticular activating system)으로부터 정보를 받아들인다. 또한 망막이나 내부 기관으로부터 감각정보를 받아들이기도 한다.

뇌하수체는 성장, 재생산, 물질대사를 조절하는 여러 가지 호르몬을 생성하는 내분비샘으로서 시상하부 밑에 위치하며, 구조적, 기능적으로 시상하부에 연결되어 있다. 서로 다른 발생학적 기원에 따라 앞엽인 샘뇌하수체(선하수체, adenohypophysis)와 뒤엽인 신경뇌하수체(신경하수체, neurohypophysis)로 크게 구분되며, 두 구획은 별개의 발생학적 기원을 가지므로 독특한 세포구성과 기능을 나타낸다. 샘뇌하수체는 입안조직의 외배엽에서 발생하였으므로 상피세포로 구성되었으며, 신경뇌하수체는 뇌조직의 외배엽에서 발생하였으므로 신경조직으로 구성되었다. 뇌하수체는 시상하부의 밑에 위치하여 간뇌로부터 밑으로 확장된 부분에 의해 연결되어 있다. 나비뼈의 안장(터어키안, sella turcica)의 오목한 함몰부위인 뇌하수체오목(뇌하수체와, hypophyseal fossa)에 위치한다. 샘은 약 가로 1㎝, 세로 1.5㎝이고, 남자가 여자보다 0.5㎝정도 두꺼우며, 무게는 0.5g정도 이다. 뇌하수체는 신경로에 의해 뇌와 연결되어 있으며, 뇌하수체에서 생산되는 모든 호르몬의 분비는 시상하부의 신경세포에서 방출되는 신경신호에 의해 조절된다.

뇌하수체 앞엽(Anterior Pituitary)

샘뇌하수체는 뇌하수체앞엽(뇌하수체 전엽, anterior pituitary gland) 이라고도 하며, 외배엽성의 입오목곁주머니(diverticulum of stomodeum; 뇌하수체주머니 Rathke's pouch)에서 기원하였으며 먼쪽부분(원위부, pars distalis), 중간부분(중간부, pars intermedia) 및 융기부분(융기부, pars tuberalis)으로 세분한다. 먼쪽부분은 결합조직성 피막과 틀에 의해 지지되며, 실질세포들은 창모세혈관 주위에 불규칙한 끈모양으로 배열하고 있다. 이곳의 세포들은 크게 색소듬세포(색소호성세포, chromophils), 색소안듬세포(색소혐성세포, chromophobes) 및 소포별세포(folliculostellate cells)로 구분한다. 색소듬세포(chromophils)는 여러 종류의 호르몬을 합성, 저장, 분비하는 실질세포로서 호르몬을 함유한 분비과립들이 진하게 염색된다. 이 세포는 시상하부의 신경분비세포에서 생산되는 특정한 분비호르몬과 억제호르몬의 조절을 받고 있다. 시상하부호르몬은 뇌하수체문맥계통(hypophyseal portal system)을 통해 정중융기(median eminence)에서 먼쪽부분의 호르몬 분비세포로 운반되어 그 기능을 발휘하게한다. 색소듬세포는 특수한 조직염색에서 친화성을 보이는 색소의 종류에 따라 크게 두 유형으로 구분하는데 호산성세포(acidophils)는 산성염료에 염색되는 작은 세포로서 흔히 오렌지색이나 붉은색으로 염색이되는 세포이며 성장자극세포(somatotrophs)와 젖샘자극세포(mammotrophs) 두 종류가 있다. 성장자극세포는 성장호르몬(somatotropin; growth hormone)을 생산하는데 호르몬의 분비는 시상하부의 신경세포에서 분비하는 성장호르몬분비호르몬[somatotropin-releasing hormone(SRH)]에 의해 촉진되고 성장억제호르몬(somatostatin)에 의해 억제된다.

젖샘자극세포는 프로락틴(prolactin)을 합성하여, 작은 분비과립 속에 저장하고 있으며, 이 세포는 시상하부의 신경세포에서 분비하는 프로락틴분비호르몬[prolactin-releasing hormone(PRH)]에 의해 자극되고 프로락틴억제호르몬[prolactin-inhibiting hormone(PIH)]에 의해 억제된다. 호염기세포(basophils)는 염기성염료에 염색되며, 전형적으로 푸른색을 띄고있다. 부신겉질자극세포(corticotrophs), 갑상샘자극세포(thyrotrophs) 및 생식샘자극세포(gonadotrophs)의 세 종류로 구분된다. 부신겉질자극세포는 부신겉질자극호르몬[adrenocorticotrophic hormone(ACTH)]과 베타엔도르핀(β-endorphin)의 전구물질인 지질자극호르몬[lipotrophic hormone(LPH)]을 생산한다. 호르몬의 생산은 시상하부의 신경세포에서 분비하는 부신겉질자극호르몬분비호르몬(코르티코트로핀분비호르몬 corticotropin-releasing hormone(CRH)]의 자극에 의하여 분비된다. 갑상샘자극세포는 갑상샘자극호르몬(TSH)을 생산하며, 시상하부의 신경세포에서 분비하는 갑상샘자극호르몬분비호르몬[thyrotropin-releasing hormone(TRH)의 자극에 의하여 분비된다. 생식샘자극세포는 남녀 모두에서 난포자극호르몬(FSH)과 황색체형성호르몬(lueteinizing hormone(LH)]을 생산하는데 남성의 황색체형성호르몬을 사이질세포자극호르몬[간질세포자극호르몬, interstitial cell-stimulating hormone(ICSH)]이라고도 한다. 시상하부의 신경세포에서 분비하는생식샘자극세포는 생식샘자극호르몬분비호르몬[성선자극호르몬분비호르몬, gonadotropin-releasing hormone(GnRH)]의 자극에 의하여 분비된다. 색소안듬세포(chromophobes)는 실질세포 중 염료에 잘 염색되지 않는 세포들로서 세포의 크기는 작고, 광학현미경하에서 분비과립은 관찰되지 않거나 극히 적으며 여러 세포들이 가까이 모여 무리를 이루고 있다. 일부는 전자현미경하에서 탈과립된 색소듬세포와 유사한 형태를 보이므로 호산성 세포와 호염기성세포의 생활주기(life cycle)중 한 단계의 세포이거나 일부는 여러 가지 색소듬세포로 분화할 수 있는 미분화세포일 것이라고 추측하고있다. 소포별세포(folliculostellate cells)는 먼쪽부분에 다수 존재하며, 색소듬세포와 색소안듬세포 사이에 위치한다 긴 세포질돌기는 다른 소포별세포의 세포질돌기와 교통연접을 형성하며, 많은 펩티드를 합성하여 주변분비효과(paracrine effect)를 통해 먼쪽부분호르몬의 생산을 조절하는 것으로 생각하고있다.

중간부분(pars intermedia)은 먼쪽 부분과 신경부분 사이에 위치하고 있으며, 특징적으로 많은 수의 뇌하수체주머니(Rathke's pouch)가 관찰된다. 입방세포로 둘러싸인 주머니 안에는 콜로이드가 차 있다. 호염기성세포들이 존재하며, 이들은 때로 신경부분까지 뻗어있음. 풋아편흑색소부신겉질자극호르몬(proopiomelanocortin(POMC))이라는 풋호르몬(프로호르몬

prohormone)을 분비하며, 이 물질이 쪼개져 멜라닌세포자극호르몬[melanocyte-stimulating hormone(MSH)]이 형성된다. 사람에서 이 호르몬은 전신의 염증반응을 다각도로 조정하며, 체지방 축적을 조절하는 기능을 하는 것으로 생각하고 있다.

융기부분(pars tuberalis)은 깔대기(뇌하수체줄기)의 윗부분을 둘러싸고 있으며, 입방형의 호염기성세포들이 잘 발달된 모세혈관 그물을 따라 끈 모양으로 배열하고 있다. 난포자극호르몬과 황색체형성호르몬을 분비하는 것으로 보이나, 확실히 규명되지 않고 있다.

뇌하수체 뒤엽(뇌하수체 후엽, Posterior Pituitary)

신경뇌하수체(neruohypophysis)는 뇌하수체 뒤엽(posterior pituitary gland)이라고도 한다. 시상하부가 아래로 팽출된 구조로서 시상하부로 이어지는 깔대기(누두부, infundibulum)와 신경뇌하수체의 주를 이루는 신경부분(pars nervosa)으로 나뉜다. 뇌하수체 뒤엽은 시상하부와 신경부분의 뇌하수체를 연결하는 시상하부뇌하수체로(hupothalamohypophyseal tract)에 의하여 조절되는데 시상하부에 위치한 시각로위핵(시삭상핵, supraoptic nucleus)과 뇌실곁핵(전실방핵, paraventricular nucleus)의 신경내분비세포들의 민말이집축삭으로 구성된 신경로이다. 이들 신경세포에서 분비되는 호르몬에는 옥시토신(oxytocin), 항이뇨호르몬(antidiuretic hormone(ADH); vasopressin), 뉴로피신(neurophysin; 각각의 호르몬에 특이적인 결합단백임), 및 아데노신삼인산(adenosine triphosphate(ATP)]을 신경부분으로 운송하고 있다. 신경부분(pars nervosa)은 시상하부뇌하수체로를 이루는 축삭의 먼쪽 끝부분으로서 축삭종말 내의 신경분비과립들은 신경분비물축적소체(Herring bodies)의 형태로 저장되어 신경자극이 오면 옥시토신과 항이뇨호르몬이 창모세혈관으로 유리되고, 이 액은 전신으로 순환하여 호르몬의 표적세포에서 그 기능을 한다. 신경뇌하수체에는 신경부분 전체용적의 약 25%를 차지하는 신경뇌하수체세포(하수체세포, pituicytes)가 존재하며, 아교세포와 유사하며, 축삭을 지지하는 기능을 하고 있다.

뇌하수체의 혈관분포(blood supply of hypophysis)

뇌하수체를 지배하는 동맥은 속목동맥에서 기원한 두 쌍의 혈관으로서 오른 및 왼위뇌하수체동맥(superior hypophyseal artery)은 융기부분, 깔대기 및 정중융기에 분포하며, 오른 및 왼아래뇌하수체동맥(inferior hypophyseal artery)은 주로 신경부분에 분포한. 시상하부에서 방출되는 분비호르몬들(releasing hormone)과 억제호르몬(inhibitory hormone)들은 시상하부와 뇌하수체를 연결하는 시상하부-뇌하수체문맥계통(hypothalamo-hypophyseal portal system)을 통해 전송되어 뇌하수체앞엽 호르몬들의 분비를 조절한다. 시상하부에 있는 신경세포들이 방출호르몬들을 분비하면 정중융기(median eminence)에 있는 위뇌하수체동맥에서 온 창모세혈관들로 구성된 일차모세혈관그물(primary capillary plexus)로 유리되어 들어간다. 일차모세혈관그물의 혈액은 뇌하수체문맥계통을 통해 깔대기를 거쳐 샘뇌하수체로 들어간다. 운반된 신경분비물질들은 뇌하수체문맥계통에서 나온 창모세혈관으로 구성된 이차모세혈관그물(secondary capillary plexus)을 통하여 먼쪽부분의 실질세포를 자극 또는 억제한다. 뇌하수체에는 그물망을 이루는 모세혈관이 2종류가 존재하므로 이러한 체계를 문맥계통(portal system)이라고 한다. 이러한 뇌하수체문맥계통은 신경계통인 시상하부에서 분비하는 호르몬 분비 촉진인자(hormone releasing factors)를 샘뇌하수체에 전달하여 호르몬 분비기능을 조절하는 중요한 통로역할을 한다. 시상하부에서 신경분비세포의 호르몬 합성은 혈중호르몬수치(음성되먹임 negative feedback) 또는 생리적(또는 심리적) 요인들에 의해 조절되며, 일부 호르몬(예, 갑상샘호르몬, 코르티솔)은 먼쪽부분에 직접 음성되먹임으로 작용하여 조절된다.

5. 방패샘(갑상샘, Thyroid Glands)

방패샘은 후두의 아래에 위치하며, 타이록신(T4)과 트리요오드타이로닌(T3) 호르몬을 분비하여 에너지 대사를 조절하고, 또한 칼시토닌을 분비하여 혈액 내 칼슘농도를 조절하며 뼈속내 칼슘의 저장을 도와주는 기능을 한다. 방패샘의 두 엽의 길이는 5cm이고 기관(trachea)의 양쪽 바깥면에 붙어 있으며, 왼, 오른엽은 기관의 앞면에서 잘룩부분(협부, isthmus)에 의해 연결되어 있다. 방패샘은 내분비샘 중 가장 크며 무게는 20~25g 정도이다. 그리고 바깥목동맥(외경동맥, external carotid artery)의 갑상샘가지(thyroid branch)와 빗장밑동맥(쇄골하동맥, subclavian artery)의 아래갑상샘가지(inferior thyroid branches)에 의해 많은 혈액을 공급받는다.

방패샘은 얇은 불규칙성 치밀아교결합조직으로 된 피막(capsule)으로 둘러싸여 있으며, 위쪽의 피막 속에는 부갑상샘이 묻혀있다. 피막이 실질내로 들어가 중격(septae)을 형성하여 샘을 소엽(lobules)으로 나누며, 소엽은 방패샘소포들(갑상선소포, thyroid follicles)로 이루어졌다.

방패샘소포(thyroid follicles)는 점성이 있는 겔인 콜로이드(colloid)로 채워진 둥근 구조물로서 콜로이드의 주성분은 요오드 티로글로불린(iodinated thyroglobulin)이다.

방패샘소포는 소포세포(follicular cells)라는 한 층의 상피세포로 둘러싸여있으며, 이들 주변을 다시 소포곁세포(소포방세포, parafollicular cells)가 둘러싸고 있다. 이 두 종류의 실질세포들은 바닥판을 사이에 두고 결합조직내의 풍부한 창모세혈관그물과 분리되어있다. 방패샘소포는 갑상샘호르몬을 합성하고 저장하고 있다

방패샘에는 소포세포(follicular cells)와 소포곁세포(parafollicular cells) 두 종류의 세포가 존재하는데 소포세포는 정상적으로는 입방세포이나, 자극을 받으면 원주형으로, 비활성기에는 편평세포의 형태로 변한다. 확장된 과립세포질세망, 많은 수의 용해소체, 막대모양의 사립체가 관찰된다. 세포질내 많은 수의 작은 꼭대기소포(apical vesicles)를 함유하고 있으며, 이들은 티로글로불린과 효소를 콜로이드로 운반하고 방출하는데 관여하고 있다. 콜로이드에 면한 쪽에는 짧고 무딘 미세융모들이 발달하였다. 갑상샘호르몬인 티록신(thyroxine;T4)과 삼요오드티로닌(thyroidothyronine;T3)의 합성과 유리는 뇌하수체의 갑상샘자극호르몬이 소포세포 바닥쪽 표면의 G-단백연계수용체에 결합함으로써 촉진된다.

소포곁세포는 소포세포에 비해 밝게 염색되므로, 밝은세포(clear cell)라고도 하며, 소포세포와 바닥판 사이에 단독으로 존재하거나 또는 작은 무리를 이루고 있다. 이 세포는 퍼진신경내

분비계통세포(diffuse neuroendocrine system (DNES)]에 속하며, APUD 세포(amine precursor uptake and decarboxylation cells) 또는 위창자내분비세포(위장내분비세포, enteroendocrine cells) 라고도 한다. 가늘고 긴 사립체와 상당량의 과립세포질세망을 갖고있으며, 골지복합체가 잘 발달되어 있고 많은 수의 막성 분비과립을 함유하고 있다. 이 세포는 혈중 칼슘농도가 높아지면, 이에 반응하여 폴리펩티드호르몬인 칼시토닌(calcitonin)을 합성하고 유리하여 칼슘농도를 조절하는 기능을 한다.

방패샘호르몬의 생리적인 기능은 티록신(T4)과 삼요오드 티로닌(T3)은 다양한 표적세포에 작용하여 기초대사율(basal metabolic rate)을 높여 열생산을 증진시키며, 유전자 발현과 단백질 합성유도에도 광범위한 영향을 미치고 있다. 칼시토닌은 뼈파괴세포에 의한 뼈흡수를 억제하여, 혈중칼슘치를 낮추어주는 기능을한다.

6. 부갑상샘(Parathyroid Glands)

부갑상샘(parathyroid gland; 방패곁샘)은 작고, 납작한 네 개의 작은 샘으로 방패샘 뒷면의 결합조직으로 된 피막 속에 묻혀 있다. 이 샘은 방패샘의 위쪽에 한 쌍, 그리고 아래쪽에 한 쌍이 위치한다5. 각각의 부갑상샘은 세로길이가 3~8mm이고 가로폭이 2~5mm이며 두께는 대략 1.5mm이다. 부갑상샘호르몬(PTH)을 합성하는 실질세포에는 으뜸세포(chief cells)와 호산성세포(oxyphil cells)의 두 종류가 있다. 으뜸세포는 크기가 작은 호염기성세포이며, 무리지어 서로 연결된 끈모양으로 배열되어 있으며, 주위에는 창모세혈관그물이 발달되어 있다. 호산성세포는 호산성을 띠는 큰 세포로, 샘실질 내에 단독으로 또는 작은 무리를 이루고 있다. 많은 수의 크고 긴 사립체를 갖고 있으며 골지복합체의 발달은 미약하고, 소수의 과립세포질 세망이 존재한다. 이 세포의 기능은 아직 알려져 있지 않다. 부갑상샘은 목교감신경절(cervical sympathetic ganglia)로부터 유래한 신경세포 뿐만 아니라 미주신경(vagus nerve)의 인두가지(인두지, pharyngeal branches)로부터 신경지배를 받고 있다. 부갑상샘호르몬(PTH)은 뼈파괴세포에 의한 뼈흡수를 간접적으로 자극하여 혈중칼슘치를 높여주며, 콩팥 과 소장에 작용하여 혈중 칼슘농도를 높여준다. 그러므로 방패샘에서 분비되는 칼시토닌과는 반대되는 작용을 한다.

7. 콩팥위샘(Adrenal Glands)

콩팥위샘은 배막뒤기관(retroperitoneal organ)으로서 각 콩팥의 위극(superior pole)에 있는 지방 속에 위치하며, 발생학적으로 부신속질(adrenal medulla)은 외배엽성의 신경능선(neural crest)에서 기원하고, 콩팥위샘겉질(adrenal cortex)은 중배엽에서 기원하였다. 콩팥과는 별도의 아교성 피막으로 싸여있다. 콩팥위샘(부신, adrenal gland, suprarenal gland)은 짝을 이룬 기관으로써 콩팥과 더불어 배막(복막, peritoneum) 뒤에 위치하며 등 근육 사이에 있는 보호지방패드(protective fat pad)에 묻혀있다. 오른 콩팥위샘은 피라밋모양이고 왼 콩팥위샘은 반달모양이며, 세로 길이는 50mm 정도이며 가로폭은 30mm 정도이고 두께는 10mm 정도이다. 콩팥위샘은 세 개의 동맥으로부터 혈액공급을 받는데 위부신동맥은 아래가로막동맥(inferior phrenic artery)에서, 중간 부신동맥은 배대동맥에서, 아래부신동맥은 콩팥동맥에서 기원하며, 정맥은 부신정맥을 통해 오른쪽은 대정맥으로, 왼쪽은 콩팥 정맥으로 들어간다.

콩팥위샘겉질(Adrenal Cortex)

콩팥위샘겉질(adrenal cortex)과 콩팥위샘속질(adrenal medulla)은 구조적으로나 기능적으로 차이가 있다. 콩팥위샘겉질은 생존에 필수적인 무기질코르티코이드(aldosterone), 당질코르티코이드(cortisone), 성호르몬과 같은 겉질스테로이드(corticosteroid)를 분비하여 무기질 균형, 에너지 균형 및 생식활동을 조절한다. 콩팥위샘속질은 자율신경계통의 교감신경부분(sympathetic division)의 기능을 보완하기 위하여 척수에 있는 신경절이전 교감신경섬유가 속질세포에 신경연접하여 epinephrine과 norepinephrine과 같은 카테콜라민호르몬(catecholamine hormone)을 분비한다.

콩팥위샘겉질의 실질세포들은 여러 종류의 스테로이드 호르몬을 합성, 분비하나, 호르몬을 저장하지는 않으며, 조직학적으로 세 영역인 토리층(zona glomerulosa), 다발층(zona fasciculata), 그물층(zona reticularis)으로 구분한다. 토리층은 무기질코르티코이드(mineralcorticoids)를 합성하고 분비한다. 주요 분비 호르몬은 알도스테론(aldosterone)이며 약간의 데옥시코르티코스테론(deoxycorticosterone)을 합성하는데 이 호르몬의 생산은 안지오텐신II(angiotensin II)와 부신겉질호르몬분비호르몬(ACTH)에 의해 촉진된다.

다발층은 당질코르티코이드(glucocorticoids)인 코르티솔(cortisol)과 코르티코스테론(corticosterone)을 합성하고 분비하는데 이 호르몬의 합성은 콩팥위샘겉질 호르몬분비호르몬(ACTH)에 의해 촉진된다. 그물층은 약간의 남성호르몬[(androgen; 주로 디히드로에피안드로스테론 (dehydroepiandrosterone)과 안드로스텐디온(androstenedione) 분비] 및 적은 양의 당질코르티코이드를 합성하고 분비하며, 이 호르몬의 합성은 부신겉질호르몬분비호르몬(ACTH)에 의해 촉진된다.

콩팥위샘속질(Adrenal Medulla)

콩팥위샘속질은 콩팥위샘겉질로 완전히 둘러싸여있으며, 실질세포인 크롬친화세포(chromaffin cells)는 카테콜아민을 합성하고 저장하며 분비한다. 노르에피네프린 또는 에피네프린을 분비하는 두 종류의 세포군으로 구성되어있으며 교감신경절세포도 산재되어 있다. 콩팥위샘속질에는 신경절이전교감신경섬유(콜린성신경섬유)가 분포하고 있으므로 콩팥위샘속질세포들은 신경절이후교감신경세포와 기능적으로 동일하다. 카테콜아민은 극심한 감정자극에 반응하여 유리되며, 이 반응은 크롬친화세포에 분포하는 신경절이전교감신경섬유에 의해 매개된다. 콩팥위샘속질에서 분비된 호르몬들은 심박출량과 심박동수를 증가시키고 심장 혈관을 확장시키며 정신적 민첩성(mental alertness)과 호흡률 등을 증가시킨다.

8. 이자(췌장, Pancreas)

　이자는 내분비샘인 동시에 외분비샘이므로 혼합샘이다. 이자의 내분비 부분을 이자섬(pancreatic islet)이라고 하며, 둥근형태의 내분비세포무리(직경 100-200마이크로미터)를 형성하고 있다. 이자섬은 세망섬유그물로 둘러싸여있으며, 이자섬 안에는 혈관이 매우 잘 발달되었다. 이들은 외분비이자꽈리 사이에 일정한 유형이 없이 흩어져 있다. 이자섬은 이자의 몸통과 꼬리 부분에 흔하고 α-cell(glucagon)과 β-cell(insulin) 이외에도 다양한 호르몬을 분비한다. 이자섬세포(islet cells)는 여러 유형의 세포가 존재하는데 이들은 면역세포화학적 염색방법(immunocytochemistry)이나 특수염색으로만 구별이 가능하다. 여러 종류의 폴리펩티드 호르몬이 분비되나, 각 세포유형은 각각 한 종류의 호르몬만을 생산하고있다.

　이자섬호르몬(islet hormones)은 알파세포(alpha cell)에서 합성되어 혈당치를 높여주는 글루카곤(glucagon), 베타세포(beta cell)에서 합성되어 혈당치를 낮춰주는 인슐린(insulin), 델타세포(delta cell)에서 합성되어 주위분비세포의 호르몬분비를 억제하고, 위창자관 쓸개의 민무늬근 수축을 억제하여, 이들의 운동성을 감소시키는 소마토스타틴(somatostatin), G세포에서 합성되어 히스타민, 아세틸콜린과 함께 위산분비를 촉진하는 가스트린

(gastrin) 및 PP세포에서 합성되어 외분비이자액의 분비를 억제하는 이자폴리펩티드(pancreatic polypeptide)가 분비된다.

글루카곤(α-cell)은 간에서 당원(글리코겐, glycogen)을 포도당(글루코오스, glucose)으로 전환되도록 자극하여 혈중 포도당 농도를 높여주며, 되먹임 대사(feedback metabolism)를 통해 혈중 포도당 농도를 감지하여 글루카곤의 분비를 조절한다. 인슐린(β-cell)은 생리학적으로 글루카곤과는 반대되는 기능을 수행하여 혈당량을 낮추어준다. 인슐린은 포도당이 근육세포와 지방세포의 막을 잘 통과하여 세포 안으로 잘 들어가게 하여 혈당량을 낮추어준다. 이 외에도 인슐린은 근육세포와 간세포를 자극하여 포도당을 당원으로 변환하게 하는 기능, 아미노산이 세포 안으로 잘 들어갈 수 있게 도와주는 기능 및 단백질과 지방의 합성을 도와주는 기능 등이 있다. β-cell에서 인슐린을 생성하지 못하면 일반적 유전병인 당뇨병(diabetes mellitus)이 유발된다

9. 난소와 고환(Ovaries and Testes)

생식샘(gonads)

고환과 난소는 생식샘으로서 남녀생식계통의 성장과 기능을 조절하는 성호르몬을 생성한다. 생식샘은 성호르몬 뿐만아니라

생식세포(sex cell)인 정자와 난자를 생산하므로 혼합샘(mixed gland)이라고한다.

난소(ovaries)

난소(ovaries)는 여성 성호르몬인 난포호르몬(estrogen)과 황체호르몬(progesterone)을 분비하는 곳으로서 각각 난소의 난포(ovarian follice)와 황체(corpus luteum)에서 생성된다. 이 호르몬은 또한 태반(placenta)과 부신겉질(adrenal cortex) 및 남성의 고환에서도 생성된다. 난포호르몬은 여성의 이차성 장기들의 성장 및 기능, 자궁속막의 월경주기의 변화, 이차성징의 발달 및 성충동의 조절에 관여한다.

황체호르몬은 배란된 난포의 황체에서 생성하여 수정란의 자궁내 착상에 대비하고, 태아(fetus)의 유산을 방지하는 등 임신유지와 연관된 호르몬이다.

고환(testes)

고환(정소, testes)의 사이질세포(intersititial cells of Leydig)는 곱슬정세관 사이에 분포하는 구형 또는 다각형의 세포로서 남성호르몬인 테스토스테론(testosterone)을 생성하고 분비한다. 이 호르몬은 뇌하수체에서 분비된 황색체형성호르몬(luteinizing hormone)에 의해 호르몬의 분비가 촉진된다. 테스토스테론은 남자의 이차성 장기인 음경(penis), 부속생식샘(accessory gland), 부속생식도관(accessory duct)의 발달과 기능을 조절한다. 이 호르몬은 남성의 이차성징과 성충동을 유발한다.

10. 솔방울샘(Pineal Gland)

솔방울샘(송과선, pineal gland, 송과체; pineal body)은 사이뇌(diencephalon)의 천정에 존재하며, 뇌수막인 연질막(pia mater)으로 된 피막으로 싸여있으며, 피막에서 중격이 나와 샘을 불완전한 소엽으로 나누고 있다. 솔방울샘의 무게는 유아는 0.2g 정도이며 세로길이는 5~8mm, 가로폭은 9mm 정도이다. 솔방울샘의 크기는 7세 때부터 퇴행하기 시작하여 성인일 때는 굵은 섬유조직 띠처럼 관찰된다. 솔방울샘의 조직학적 구조는 솔방울세포(pinealocyte)와 신경아교세포로 구성되었으며, 사이질(interstitium)에는 석회화된 돌인 뇌모래(brain sand)가 들어있다. 뇌모래의 기능은 알려진 바 없으나 낮에는 그 양이 증가하고 밤에는 감소한다. 솔방울샘은 뇌의 다른 부분들과 직접 신경으로 연결되어 있지는 않지만 위목신경절(superior cervical ganglion)에서 유래한 자율신경계통의 교감신경부분(sympathetic division)에 의해 신경지배를 많이 받고 있다. 다른 척추동물에서의 솔방울샘의 기능은 잘 알려져 있지만 인간에서의 기능은 아직 정확히 규명되지 못하였다.

송과체세포(pinealocyte)는 많은 수의 긴 돌기를 가진 밝게 염색되는 세포로서 돌기의 확장된 끝은 모세혈관 주위로 뻗어 있으며, 많은 수의 분비과립, 미세관(micrutubules), 미세섬유(microfilament) 및 연접리본(synaptic ribbons)이라는 독특한 구조들이 존재한다. 낮에 분비되는 세로토닌(serotonin)과 밤에 분비되는 멜라토닌(melatonin)을 합성하고 분비한다. 멜라토닌(melatonin)의 분비는 일주기성 빛의 변화와 계절적 변화에 따른 주기적리듬에 의해 조절된다. 신경아교세포(nerurolial cells; 사이질세포 interstitial cells)는 별아교세포와 유사하며 핵은 작고 진하며 긴 세포질돌기를 갖고 있으며 미세관, 많은 수의 미세섬유 및 중간세섬유를 함유하고 있다.

11. 가슴샘(Thymus)

가슴샘(thymus)은 가슴세로칸(종격, mediastinum) 윗부분의 대동맥 앞과 복장뼈의 복장뼈자루(흉골병, manubrium) 뒤에 위치하며 두 개의 엽으로 나뉜다. 가슴샘은 내배엽(상피세망세포 epithelial reticular cells)과 중배엽(림프구) 두 부위에서 발생되며,

일반적으로 신생아나 아동일 때는 비교적 크며 사춘기(puberty)를 거치면서 급속하게 퇴화되는 퇴행성 장기이다. 크기가 작아질 뿐만 아니라 어른이 되면서 가슴샘에는 섬유조직 따나 지방결합조직들이 침투한다. 가슴샘은 결합조직 피막으로 싸여 있고, 피막으로부터 중격이 뻗어나와 가슴샘 실질을 불완전한 소엽으로 나눈다. 각 소엽내의 가슴샘 실질은 겉질(피질, cortex)과 속질(수질, medulla)로 구분된다. 가슴샘겉질은 T림프구의 성숙과정이 일어나는 부위로서 상피세망세포(epithelial reticular cells)와 미성숙 T림프구인 가슴샘세포(thymocytes)로 구성된다. 특히 상피세망세포는 타이모신(thymosin), 혈청가슴샘인자(serum thymic factor), 타이모포이에틴(thymopoietin) 등을 합성하여 T림프구의 성숙과정에 관여한다.

12. 임상연구(Clinical Study)

뇌하수체샘종(pituitary adenoma)은 뇌하수체앞엽에서 흔히 발생하는 종양으로서 종양이 커지면 흔히 남아있는 먼쪽 부분 세포들의 호르몬분비를 억제한다. 흔히 주위 뼈조직과 신경조직을 파괴하며, 수술적으로 종양을 제거하면 치료된다.

단순갑상샘종(simple goiter, 갑상샘비대)은 불충분한 요오드 섭취(하루 10μg 이하)가 원인이며, 대개 갑상샘과다중(hyperthyroidism)이나 갑상샘저하증(hypothyroidism)과 같은 기능장애를 동반하지 않는다. 음식에 요오드를 보충해 줌으로써 치료가 가능하다.

부갑상샘항진증(hyperparathyroidism)은 부갑상샘의 기능항진으로 과량의 부갑상샘호르몬이 분비되고 이로 인하여 뼈흡수가 증가되는 상태이다. 부갑상샘항진증에서는 혈중칼슘치가 상승하고, 이로 인해 콩팥이나 혈관벽에 칼슘염이 침착될 수 있다. 부갑상샘의 양성종양이 원인이 될 수 있다.

애디슨병(Addison disease)은 부신겉질의 파괴로 인하여 충분한 양의 부신겉질 호르몬 분비가 이루어지지 못하는 질환으로서 흔히 자가면역질환이나 결핵 후유증으로 발병한다. 치명적인 질환으로서 스테로이드 치료가 필수적임이다.

쿠싱병(Cushing's disease; 과부신피질호르몬증, hyperadrenocorticism)은 ACTH의 분비를 증가시키는 뇌하수체 앞엽의 호염기성부분의 작은 종양에 의해 발생한다. 과도하게 ACTH가 분비되면 부신이 팽대되고 부신겉질의 비대를 가져와 결과적으로 코르티솔의 과다생산을 가져온다. 이 질환은 특히 얼굴, 목 및 몸통에 비만을 발생시킨다. 남성은 발기부전, 여성은 무월경이 된다.

제11장 호흡계통(THE RESPIRATORY SYSTEM)

1. 서론(Introduction to the Respiratory System)

호흡기계통은 허파(lung)와 허파에서 외부와 연결된 일련의 기도(airway)로 구성되어있고, 체내의 세포에 산소를 공급하고, 체내에서 발생한 이산화탄소를 제거하는 역할을 한다. 이러한 기능을 잘 수행하기 위해서는 총체적으로 호흡(respiration)이라고 하는 다음 네 가지 기능들이 잘 이루어져야한다.

첫째, 허파의 안과 밖으로의 공기의 이동이 원활해야 한다(호흡, breathing) 또는 환기(ventilation)가 잘 이루어져야 하며, 둘째, 흡기시 공기내 산소와 혈액내 이산화탄소의 교환이 잘 이루어져야 한다(외호흡, external respiration). 셋째, 세포에서 세포로의 산소와 이산화탄소의 운반이 잘 이루어져야 한다(가스운반, transport of gas). 넷째, 세포 주위에서 산소와 이산화탄소의 교

환이 잘 이루어져야 한다(내호흡, internal respiration). 위의 처음
두 가지인 환기(ventilation)와 외호흡은 호흡기계통의 특정 부위
에서만 이루어지며, 가스 운반은 순환계통에서 이루어지고 내호
흡은 몸 전체의 조직에서 이루어진다.

호흡계통은 두 가지 주요 부분인 전도부분과 호흡부분으로 나
뉘는데, 폐의 안쪽과 바깥쪽 양쪽에 위치한 전도부분(conducting
portion)은 외부에서 폐로 공기를 전도하는 부분이며, 폐 안에 위
치한 호흡부분(respiratory portion)은 실제적으로 가스교환을 담
당하는 영역이다(외호흡).

2. 호흡계통의 해부학적 구조(Anatomical Structures of the Respiratory System)

호흡계통은 허파 및 허파와 외부환경을 연결하는 연속된 통
로인 기도로 구성되어있다. 호흡계통은 크게 두 구역으로 나
뉘며, 흡입한 공기를 허파로 운반하는 도관계통을 전도부분
(conducting portion)이라 하고, 허파 속 산소와 혈액 속 이산화탄
소의 교환이 일어나는 부위를 호흡부분(respiratory portion)이라
고 한다.

호흡계통의 전도부분은 코(nose), 코인두(nasopharynx), 후두

(larynx), 기관(trachea), 기관지(bronchi), 종말세기관지(terminal bronchioles)까지의 세기관지(bronchioles)로 구성되어있다. 흡입한 공기가 전도부분을 지나는 동안 이물질을 제거하고, 온도와 습도를 상승시키는 작용이 일어난다. 호흡부분(respiratory portion of the respiratory system)은 기체교환이 일어나는 부분으로서 호흡세기관지(respiratory bronchioles), 허파꽈리관(alveolar ducts), 허파꽈리주머니(alveolar sacs) 및 허파꽈리(alveoli)로 구성되었으며, 이들 구조 모두 허파속에 위치한다.

코(Nose)

코는 얼굴에서 돌출된 바깥부분인 바깥코(외비, external nose)와 공기의 통로가 되는 내부의 코안(비강, nasal cavity)으로 구성된다. 코의 외부는 피부에 의해 덮여 있고, 쌍을 이루는 코뼈(nasal bone)에 의해 지지되고, 부드러운 연골이 먼쪽부위(distal portion)를 형성한다. 코중격연골(septal cartilage)은 코중격(비중격, nasal septum)의 앞쪽 부분을 형성하고, 쌍을 이루는 가쪽코연골(외측연골, lateral cartilage)과 콧방울연골(비익연골, alar cartilage)은 콧구멍 주위의 뼈대를 형성한다.

코안(nasal cavity)의 앞콧구멍(전비공, nare or nostrils)은 얼굴과 통하며, 뒤콧구멍(후비공, choanae)은 코인두와 통한다. 앞콧구멍의 입구는 약간 넓어져 있어 코안뜰(vestibule)이라고 한다.

이곳에는 털, 기름샘, 땀샘이 많이 분포되어 있다. 코안의 지붕은 코뼈, 이마뼈, 벌집뼈(벌집체판), 나비뼈(몸통)로 형성되어 있다. 벌집체판(cribriform plate)을 통해 후각신경이 통과한다. 코안의 바닥은 위턱뼈의 입천장돌기와 입천장뼈의 수평판으로 형성되어있다. 코안의 안쪽벽(코사이막)은 주로 벌집뼈 수직판, 보습뼈, 코사이막연골로 형성되어있다. 또한 입천장 위턱뼈, 이마뼈, 코뼈의 돌기가 일부를 형성한다. 코안의 가쪽벽은 벌집뼈의 위 및 중간코선반과 코선반뼈에 의해 형성된다. 코뼈, 위턱뼈 이마돌기, 눈물뼈, 입천장뼈 수직판, 나비뼈 안쪽날개판 등도 가쪽벽을 형성한다.

코곁굴(Paranasal sinuses)

코곁굴(Paranasal sinuses)은 머리뼈에서 뼈에 공기가 차있는 공간을 말하며, 코곁굴이 위치한 뼈의 이름에 따라 벌집굴(ethmoidal sinus), 이마굴(frontal sinus), 위턱굴(maxillary sinus) 및 나비굴(sphenoidal sinus)로 구성되어있다. 각각의 코곁굴은 코안으로 배출도관을 통하여 서로 연결되어 있다. 코곁굴은 뼈의 무게를 감소시키고 소리를 울려주는(공명) 역할을 한다.

1. 벌집굴(ethmoidal sinus)은 눈확과 코안사이의 벌집미로(ethmoidal sinus)속에 위치한 많은 벌집(ethmoidal air

cells)으로 이루어져있다. 감염 시 얇은 벌집뼈 눈확판을 뚫고 눈확까지 침입할 수 있다. 벌집굴은 뒤벌집(Posterior ethmoidal air cells), 중간벌집(Middle ethmoidal air cells), 앞벌집(Anterior ethmoidal air cells)으로 구성되어있다.

2. 이마굴(frontal sinus)은 이마뼈 속에 위치하며 이마코관(깔때기)을 거쳐 중간콧길의 반달틈새로 열려있다.

3. 위턱굴(maxillary sinus)은 코곁굴 중 가장 크며 유일하게 태어날 때부터 형성되어있다. 양쪽 위턱뼈 안에 있으며 코안 가쪽과 눈확의 아래에 위치한다. 위턱굴은 중간콧길의 반달틈새(뒤쪽)로 열려있다.

4. 나비굴(sphenoidal sinus)은 나비뼈(sphenoid bone)의 몸통에 위치한다. 코안의 나비벌집틈새(sphenoethmoidal recess)에 입구가 있다.

인두(Pharynx)

인두(Pharynx)는 머리뼈 바닥에서 반지연골의 아래 경계까지 형성된 깔때기 모양의 섬유성 근육기관으로서 음식물을 식도로 전달해주며 공기를 기관과 폐로 전달해주는 기능을 한다. 인두는 크게 코인두(nasopharynx), 입인두(oropharynx) 및 후두인두(laryngopharynx)로 나뉜다. 코인두는 코공간 뒤와 물렁입천장 위에 위치하며 뒤콧구멍(nasal choanae)을 통해 코안과 교통하며, 뒤벽에 인두편도(pharyngeal tonsil)가 있다. 또한 귀인두관(auditory or Eustachian tube)을 통해 고실과 연결되며 고막 양쪽의 기압을 같게 만든다. 입인두(oropharynx)는 위로 물렁입천장, 아래로 후두덮개 위쪽경계와의 사이에 형성된 공간으로 목구멍을 통해 입안과 교통한다. 입천장혀주름과 입천장인두주름 사이에 편도오목(tonsillar fossae)이 있으며 이곳에 목구멍편도(palatine tonsils)가 위치한다. 후두인두(laryngopharynx)는 후두덮개 위쪽경계에서 반지연골 아래경계까지의 공간이다. 후두입구의 양쪽(식도에 접한부위)에 조롱박오목(piriform recesses)이 있는데 이곳에 삼킨 이물질이 자주 낄 수 있다.

후두(Larynx)

후두는 발성기관이면서 호흡통로로서 인두 아랫부위와 기관 사이에 위치하고 있다. 후두는 정교한 조임근(sphincter muscle)으로서 음식물을 삼킬 때 기도로 가지 않도록 하며, 기침, 재채기, 배뇨, 배변 시에 성대문(rima glottidis)을 닫아 압력을 높여줘 원활한 기능을 하도록 도와준다. 발성 시 허파로 드나드는 공기의 흐름을 조절하며, 연골 구조로 되어있으므로 인대와 근육의 부착점이 된다. 후두는 삼각형 모양의 상자와 같으며 9개의 연골로 구성되어있는데 3개는 쌍을 이루고 있으며 3개는 쌍을 이루고 있지 않다. 후두의 벽은 유리연골(방패연골, 반지연골, 모뿔연골의 아래부분)과 탄력연골(후두덮개, 잔뿔연골, 모뿔연골의 위부분)에 의해 지지되고 있으며, 가로무늬근육, 결합조직 및 분비샘이 분포하고 있다.

방패연골(thyroid cartilage)은 하나의 유리연골로서 정중선에서 후두융기(laryngeal prominence, Adam's apple)를 형성하고 있으며, 사춘기 이후 여성보다 남성에서 잘 발달되어 있다. 반지연골(cricoid cartilage)은 하나의 유리연골로서 반지 모양을 하고 있으며, 위에 있는 방패연골과 관절하며 아래에 있는 기관과 연결해 주는데 아래 경계면은 인두와 후두의 끝부분과 일치한다. 모뿔연골(arytenoid cartilages)은 쌍으로 된 유리연골로서(성대돌기와 연골끝은 탄력연골로 됨) 피라밋 모양이며 바닥부분이 반지연골과 관절하여 회전운동을 한다.

성대돌기(vocal process)에는 성대인대와 성대근이 부착한다. 후두덮개(epiglottis)는 하나의 탄력연골(elastic cartilage)로 되어있으며, 수저모양의 판 모양으로 혀뿌리의 뒤에 위치하며 후두 앞벽의 윗부분을 형성하며, 아래 끝부분은 방패연골 뒷면에 부착되어있다. 잔뿔연골(corniculate cartilage)은 쌍으로 된 탄력연골로서 모뿔연골 꼭대기에 위치한다. 쐐기연골(cuneiform cartilages)은 쌍으로 된 탄력연골로서 잔뿔연골 앞에서 모뿔후두덮개주름 안에 위치한다.

발성기관의 구조(The Structures of Voice Production)

후두의 후두공간에는 안뜰주름과 성대주름에 의해 세 부분 즉, 안뜰(vestibule), 후두실(ventricles), 성대문아래공간(성문하강, infraglottic cavity)으로 나눈다. 안뜰은 후두입구에서 안뜰주름 (vestibular fold)까지의 공간이며, 후두실은 안뜰주름과 성대주름 사이의 주머니 같이 들어간 공간이다. 성대문아래공간은 성대문에서 반지연골의 아래 경계까지의 공간이다.

성대인대와 두 모뿔연골 사이의 공간을 성대문틈새(성문열, rima glottidis)라고 하는데 후두에서 가장 좁은 공간으로 소리를 내는 부위이다. 후두에는 2개의 쌍을 이루는 질긴 결합조직으로 된 띠가 있는데, 앞쪽으로는 방패연골에서 기시하여 뒤쪽의 모뿔 연골까지 후두의 위쪽 구멍을 가로질러 뻗어 있는데 이를 성대주름[진성대(참성대), vocal folds[true vocal folds]과 안뜰주름[전정 주름, 가성대(거짓성대), vestibular folds[false vocal folds]이라고 한다. 안뜰주름은 성대주름을 지지하며 상피층에서 점액을 분비 하여 안뜰주름이 건조해지지 않게 유지해 준다. 안뜰주름은 발성 과는 관계가 없으나, 성대주름을 진동시켜 소리를 내게 한다. 후두를 지나는 공기에 의해 발성이 이루어진다. 후두의 근육이 수축하여 성대사이의 공간이 열리거나 닫히며, 성대의 길이가 길고 짧아져서 소리의 높낮이가 조정된다. 성대주름의 상피는 소리의 진동을 위해 중층편평상피(stratified squamous epithelium)로 배열되어 있다.

기관(Trachea)

기관은 길이 12cm, 직경 2cm인 관으로서 후두의 반지연골에서 시작해서 일차기관지로 갈라지는 분기점에서 끝난다. 기관의 벽은 10-12개의 말발굽 모양의 유리연골 고리(C-rings)로 강화되었다. 이 연골고리의 양끝은 뒤쪽을 향해있는데 양끝을 가로무늬근인 기관근(trachealis muscle)에 의하여 서로 연결되어 있다. 기관은 C자형-고리 때문에 뒷부분이 편평하고, 앞부분은 둥근 모양을 하고 있다. C자형-고리의 연골막(perichondrium)은 섬유성 탄성 조직에 의해 연결되어 있으므로 기관을 유연하게 하고, 숨을 쉬는 동안 기관이 길어지도록 한다. 기관근이 수축하면 기관 내강의 직경을 감소시켜 공기의 흐름을 더욱 빠르게 하는데 이는 기침에 의해 후두로부터 이물질의 제거를 돕게 한다. 기관은 점막, 점막밑층 그리고 바깥막의 세 층으로 되어있다.

기관지나무(Bronchial tree)

기관지 나무(bronchial tree)는 기관지가 허파속으로 분지되면서 가지의 직경이 점차 줄어드는 일련의 통로로서 복장뼈각 위치에서 기관이 왼쪽과 오른쪽 일차기관지로 분지하는 지점에서 시작된다. 기관지는 폐의 바깥쪽에 위치한 기도(일차기관지,

허파바깥기관지)와 안쪽에 위치한 기도인 허파속기관지(이차와 삼차기관지), 세기관지(bronchioles), 종말세기관지(terminal bronchioles) 그리고 호흡세기관지로 구성되어 있다. 기도의 크기가 점차적으로 작아지면서 연골, 샘, 그리고 술잔세포의 수와 상피세포 크기가 감소하고, 민무늬근육과 탄력조직이 증가한다.

허파바깥(일차)기관지(Primary (Extrapulmonary) Bronchi)

일차 기관지(Primary Bronchi)의 구조는 기관에 비해 직경이 더 작고 벽이 더 얇다는 것을 제외하고는 기관의 구조와 유사하다. 허파동맥, 허파정맥 그리고 림프관을 따라가는 각각의 기관지는 허파뿌리(폐근, the root of the lung)를 관통하여 허파속으로 들어간다. 오른기관지는 왼기관지보다 더 수직으로 주행한다. 오른기관지는 오른쪽 허파의 세 엽을 향하도록 세가지로 나누어져 있고, 왼기관지는 왼쪽 허파의 두 엽으로 가지를 분지한다. 그리고 이러한 가지들은 허파속기관지처럼 허파조직으로 들어간다.

허파속(이차와 삼차)기관지(Intrapulmonary (Secondary and Tertiary) Bronchi)

각각의 허파속기관지(Intrapulmonary Bronchdoles)는 허파의 각 엽을 향하는 공기통로로서 허파속기관지의 내강을 완벽하게 불규칙적인 유리연골판이 둘러싸고 있다. 허파엽으로 가는 일차 기관지의 가지인 이차기관지를 엽기관지(lobar bronchi)라고 한다. 왼쪽 허파는 두 개의 엽을 가지고 있으므로 두 개의 이차기관지를 분지하며, 오른쪽은 세 개의 엽을 가지고 있으므로 세 개 이차기관지를 분지한다.

이차기관지가 허파엽으로 들어가서 더 작은 가지로 나뉘어지는데 이 가지를 삼차(구역) 기관지(tertiary (segment) bronchi))라고 한다. 각각의 삼차기관지는 나누어져 있지만, 허파조직의 분리된 부분인 폐구역(bronchopulmonary segment)으로 이어져 있지는 않다. 각각의 허파는 10개의 허파구역으로 나뉘며, 이 허파구역은 결합조직에 의해 서로 완벽하게 분리되어 있으므로 허파를 포함한 외과적 수술시 임상적으로 중요하다. 허파속기관지가 분지 된 가지의 직경이 감소되면서 결국 세기관지로 이어지게 된다.

세기관지(Bronchioles)

각각의 세기관지 (bronchioles, 일차 세기관지(primary bronchioles))는 허파소엽(pulmonary lobule)에 공기를 공급한다. 세기관지는 기관지에서 분기된 10번째에서 15번째 가지로 생각하고 있다. 세기관지의 직경은 5-0.3㎜까지 다양하지만 일반적으로 약 1㎜가 되지 않는다. 세기관지의 상피는 큰 세기관지에서

는 술잔세포가 있는 단층섬모원주상피이며, 작은 세기관지는 술
잔세포 없이 때때로 세기관지외분비세포(Clara cell)와 함께 단층
입방상피세포(섬모가 있는 경우가 많음)로 되어있다.

종말 세기관지(Terminal Bronchioles)

각각의 세기관지는 분지하여 직경이 0.5mm이하의 종말 세기
관지(terminal bronchioles)를 형성하여 호흡기계 전도부가 끝
나는 부위이다. 종말 세기관지는 다시 분지하여 호흡 세기관지
(respiratory bronchiol)가 된다.

호흡기계의 호흡 부분(Respiratory Portion of the Respiratory System)

호흡기계의 호흡 부분은 호흡 세기관지(respiratory bronchiol),
허파꽈리관(폐포관, alveolar ducts), 허파꽈리주머니(폐포낭,
alveolar sacs) 및 허파꽈리(폐포, alveoli)로 이루어져 있다.

호흡 세기관지(Respiratory Bronchioles)

호흡 세기관지는 호흡부분의 시작부위로서 호흡 세기관지의
벽에 허파꽈리가 직접 연결되어 있어 기체 교환이 일어난다. 허
파꽈리라는 주머니 모양의 구조가 얇은 세기관지 벽에 연결되어

있다는 점을 제외하면, 구조면에서 종말세기관지와 아주 유사하다. 호흡세기관지는 세기관지세포(clara cell)와 소수의 섬모세포로 구성된 단층입방상피로 덮여 있다. 호흡 세기관지는 분지하면서 직경이 감소하고 허파꽈리의 수는 증가한다. 몇 번 연속적인 분지를 한 호흡 세기관지는 허파과리관에서 끝난다.

허파꽈리관, 허파꽈리방 그리고 허파꽈리주머니(Alveolar Ducts, Atria, and Alveolar sacs)

허파꽈리관(alveolar ducts)은 호흡세기관지와 연결되어 있는 곧은 관으로서 허파꽈리관의 벽에 허파꽈리가 연결되어 있으며, 허파꽈리 사이의 간격이 거의 없다. 허파꽈리 입구에는 민무늬 근육이 분포하며, 매우 얇은 단층편평상피인 호흡허파꽈리세포(type I pneumocytes)와 과립허파꽈리세포(type II pneumocytes)로 덮여있다. 허파꽈리관(폐포관, alveolar ducts)은 자신의 벽은 없고, 단지 허파꽈리가 일렬로 배열된 곳을 말한다. 호흡세기관지의 가지에서 나온 각각의 허파꽈리관 말단에는 여러개의 허파꽈리들이 연결되어 주머니 모양을 하고있는데 이를 있는데 이 부위를 작은 집단으로 모여서 이루어진 주머니 모양을 허파꽈리주머니(폐포낭, alveolar sac)라고 한다. 이러한 허파꽈리주머니는 허파꽈리방(폐포방, atrium)이라고 하는 공간을 향하여 열려있다.

허파꽈리(Alveoli)

허파꽈리(폐포, alveoli)는 호흡세기관지, 허파꽈리관 그리고 허파꽈리주머니에서 바깥쪽으로 돌출된 작은 주머니 모양을 하고 있으며, 직경은 약 20μm이다. 이들은 호흡기계의 주요한 구조적, 기능적 단위를 형성한다. 허파꽈리의 벽은 얇으므로 이들 내강에 있는 공기와 인접한 모세혈관의 혈액 사이에서 산소와 이산화탄소의 교환을 용이하게 하기 때문이다. 비록 각각의 허파꽈리는 약 0.002㎟의 작은 구조이지만, 허파 전체적으로는 약 3억 개 정도 된다. 그리고 가스교환을 할 수 있는 허파꽈리의 총 표면적은 140㎡ 이상이다. 허파꽈리는 매우 얇은 단층편평상피로 덮여 있으며, 상피는 호흡허파꽈리세포(type I pneumocyte)와 과립허파꽈리세포(type II pneumocytes)로 이루어져 있다. 인접 허파꽈리 사이에는 허파꽈리사이중격(폐포간중격, interalveolar septae)이 있으며 이들 중격에는 여러 개의 중격구멍(alveolar pores, pores of Kohn)이 뚫려 있어 허파꽈리간의 압력평형이 이루어지고 있다.

허파(Lungs)

허파는 호흡을 위한 필수기관으로서 허파뿌리와 허파인대에 의해 심장과 기관에 붙어있다. 왼쪽 허파는 두 개의 엽으로 나뉘며, 오른쪽 폐는 세 개의 엽으로 나뉜다. 각각의 허파에는 약간 패인 폐문(hilum of lung)이 있다. 이곳으로는 일차 기관지, 기관지 동맥 및 허파속 동맥이 들어가며, 기관지 정맥, 허파속 정맥 및 림프관이 허파를 떠난다. 폐문으로 들어가고 나가는 이러한 구조물은 허파뿌리(root of lung)을 형성한다.

오른허파는 왼허파보다 크고 무겁지만, 길이가 짧고 폭이 넓다. 그 이유는 가로막의 오른쪽 지붕이 더 높고 심장과 심장막이 왼쪽으로 더 돌출되어 있기 때문이다. 오른허파는 빗틈새(사열, oblique fissure)와 수평틈새(수평열, horizontal fissure)에 의해 3개의 엽인 위엽(상엽, upper lobe), 중간엽(중엽, middle lobe) 및 아래엽(하엽, lower lobe)으로 나뉜다. 오른 허파에는 위대정맥고랑, 홀정맥활고랑, 식도고랑 등 인접 구조물에 의해 생긴 고랑들이 관찰된다. 왼허파는 빗틈새에 의해 2개의 엽인 위엽과 아래엽으로 나뉜다. 오른허파의 중간엽에 해당하는 혀처럼 생긴 허파혀(폐소설, lingula)가 위엽에 있다. 왼허파에는 심장자국(cardiac impression), 심장패임(심압흔, cadiac notch), 대동맥활고랑, 내림대동맥고랑, 빗장밑동맥고랑 등이 관찰된다. 심장패임은 위엽의 앞모서리가 깊게 함입된 곳을 말한다.

허파를 해부학적, 기능적 및 외과적으로 나눈 구획을 허파구역(폐구역, bronchopulmonary segment)이라고 한다. 허파구역 사이에 있는 결합조직으로 된 사이막에 의해 인접한 구역과 분리된다. 허파구역에는 구역기관지와 허파동맥의 구역가지가 각각의

구역에 분포하며, 구역과 구역 사이에는 허파정맥이 있다. 각각
의 구역은 외과적으로 절제가 가능하기 때문에 임상적으로 중요
하다.

가슴막(pleura)

가슴막(흉막, pleurae)은 허파와 가슴안을 덮고 있는 장막으
로서 허파쪽가슴막(장측흉막, visceral pleura)과 벽쪽가슴막(벽
측흉막, parietal pleura)으로 구분된다. 허파쪽가슴막(장측흉막,
visceral pleura)은 허파의 바깥쪽 표면을 둘러싸고 있고 엽 사이
의 각각 갈라진 틈새사이까지 부착되어 있다. 벽쪽가슴막(벽측
흉막, parietal pleura)은 가슴안의 안쪽 벽과 가로막의 가슴안쪽
을 덮고 있다. 벽쪽가슴막이 허파 사이의 연속은 가슴세로칸의
경계를 형성한다. 허파쪽가슴막과 벽쪽가슴막 사이의 틈새에 있
는 잠재적인 공간을 가슴막안(흉막강, pleural cavity)이라 하며,
가슴막안에는 약간의 장액이 있어 가슴막 표면에서 윤활유 역할
을 하며 호흡하는 동안 허파의 움직임을 부드럽게 해주는 이 액
체를 가슴막액(흉막액, pleural fluid)이라고 한다. 가슴막액은 허
파쪽가슴막과 벽쪽가슴막의 축축한 장막에서 정상적으로 분비
되는 액체로서 2개의 젖은 유리 사이에 들어있는 묽은 액체와 같
다. 각 허파뿌리(roots of lung) 주위에는 벽쪽가슴막이 허파쪽가
슴막으로 이행하는 부위에서 아래로 늘어져서 형성된 허파인대

(폐인대, pulmonary ligament)가 있어 허파를 지지하는 역할을 한다.

　가슴안은 4구획으로 나뉘는데 2개의 가슴막안은 각각 왼, 오른 허파를 둘러싸고 있으며, 심장막안(심막강, pericardial cavity)은 심장을 둘러싸고 있고, 가슴세로칸은 식도, 가슴관(흉관, thoracic duct), 혈관, 신경 및 호흡기관의 일부분을 둘러싸고 있다. 이러한 구획화는 감염이 한 구획에 한정되도록 하여 다른 구획을 보호한다.

5. 임상연구(Clinical Study)

　공기가슴증(기흉, pneumothorax)은 가슴막공간에 공기가 차는 것으로 호흡에 필요한 음압이 형성되지 않는다. 가슴벽이나 허파의 손상이 원인이다.

　공기증(폐공기종, emphysema)은 종말세기관지(terminal bronchiole)와 허파꽈리주머니(alveolar sac)에 공기가 채워져 있는 것이다. 허파에서 가스교환이 일어나는 표면적이 감소하여 결과적으로 산소의 흡수가 감소한다.

천식(asthma)은 기관지와 세기관지의 민무늬근이 경련성 수축을 하여 공기통로가 좁아짐으로써 호흡곤란(dyspnea)이 오는 것이다.

가슴천자(흉강천자, pleural tap, thoracentesis)는 외과적으로 가슴벽에 구멍을 뚫어 가슴막공간에 고여있는 액체를 흡인하기 위한 방법으로, 고인 액체의 종류에 따라 각각 물가슴증(hydrothorax), 혈액가슴증(hemothorax), 암죽가슴증(chylothorax) 및 고름가슴증(pyothorax)이라고 부른다. 액체가 고여있는 높이보다 아래에 위치한 갈비사이공간에서 중간겨드랑선(midaxillary line)의 뒤쪽에서 시행한다. 단, 아홉째갈비사이공간보다 아래쪽에서는 시행하지 않는다.

후두절개술(laryngotomy)은 반지방패막, 방패연골, 또는 방패목뿔막을 수술적으로 절개하여 구멍을 만드는 수술이다. 심각한 부종이나 이물질로 인해 기도가 막혔을 때나 긴급하게 후두와 기관의 기도확보를 위해 시술한다.

후두 폐쇄(질식, laryngeal obstruction or choking)는 음식물이 기도로 잘못 들어가 성대문틈새에 끼어있을 때 일어난다. 배를 압박하여 폐로부터 공기가 배출되게 하여 음식물이 빠져 나오게 한다.

후두염(laryngitis)은 후두 점막의 염증으로서 목이 건조하고 통증이 나타나며 목이 쉬거나 기침 증상이 나타난다.

후두절개술(laryngotomy)는 반지방패막, 방패연골, 또는 방패목뿔막을 수술적으로 절개하여 구멍을 만드는 것이다. 심각한 부종이나 이물질로 인해 기도가 막혔을 때 긴급하게 후두와 기관의 기도확보를 위해 시술한다.

되돌이후두신경의 손상(lesion of the recurrent laryngeal nerve)은 갑상샘절제술, 반지방패막절개술 또는 대동맥자루(동맥류, aortic aneurysm)로 인해 발생할 수 있다. 호흡기도가 폐쇄되고 목이 쉬거나 발성곤란 증상이 나타날 수 있다.

1. 서론(Introduction to the Digestive System)

음식물의 섭취는 생명유지에 필수적인 기초 영양분을 공급하는 과정이다. 영양분은 세포의 효소합성, 분열, 성장, 재생, 열에너지 생산 등을 수행하기 위한 화학적 반응에 사용된다. 그러나 음식물의 영양분을 세포가 이용하기 위해서는, 음식물이 장을 통해서 흡수되고 혈액을 통해서 세포에 운반될 수 있는 형태로 화학적 또는 물리적으로 분해되어야 한다.

소화기계통은 음식물의 저작, 연하, 소화, 흡수, 그리고, 소화되지 않은 노폐물을 제거하는 기능을 한다. 이러한 다양한 기능을 수행하기 위하여, 소화기관의 대부분은 분화되고 특수화된 구조로 되어있다.

2. 소화기계통의 개요
(Overview of the Digestive System)

소화기계통(digestive system)은 구강(oral cavity), 소화관 (alimentary tract) 그리고, 그 부속샘(associated glands)으로 구성되어 있다. 소화관은 구강에서 항문까지 이어지는 관 모양의 구조 이다. 소화관에서 음식물이 뒤섞이고, 액체화되고, 소화되어 영양분과 수분은 흡수되며, 소화가 불가능한 성분은 배설된다. 소화관의 길이는 대략 9m 정도이며, 식도, 위, 작은창자(작은창자), 그리고 큰창자(대장) 등으로 부위와 형태에 따라 세분화된다.

소화기계의 근본적 기능은 섭취된 음식물을 세포가 이용할 수 있는 형태로 전환시켜야 한다. 이를 위해 음식물의 섭취(ingestion), 음식물을 분쇄하고 침과 혼합하기 위한 씹기 (mastication), 음식물을 삼켜 입에서 인두 및 식도로 옮기는 연하(deglutition), 소화관 내의 음식물을 이동시키는 연동운동 (peristalsis), 음식물을 흡수가 가능한 형태로 물리적 또는 화학적으로 분해시키는 소화(digestion), 분해된 음식물 분자가 작은 창자의 점막을 통과해서 혈액 또는 림프액으로 유입되는 흡수 (absorption), 소화되지 않은 음식물 찌꺼기를 소화관에서 배출하는 배변(defecation) 등의 과정을 거친다. 구강에서부터 항문까지, 음식물이 소화관을 통과하는데 걸리는 시간은 약 24~48시간에 이른다. 소화관의 각 부위는 각각 독특한 기능을 지니고 있으며, 음식물이 각 부위를 통과하면서 복잡한 성분이 점진적으로 분해된다.

소화관의 신경 지배(Innervation of the Digestive Tract)

소화관은 미주신경(vagus nerve)으로부터 부교감신경의 지배를 받으며, 내림잘록창자(하행결장)과 곧창자(직장)는 척수 엉치 부위의 부교감신경으로부터 신경 지배를 받는다. 교감신경 지배는 내장신경(splanchnic nerve)으로부터 비롯된다. 부교감신경 지배는 소화관의 분비작용을 촉진시켜주며, 아울러 민무늬근의 수축작용에 관여한다. 교감신경 섬유들은 소화관으로의 혈액의 흐름을 조절하는 등 혈관운동에 관여하고 소화관을 지배하는 감각신경 섬유들은 교감신경 섬유들과 함께 주행하여 중추신경계로 자극을 전달한다. 부교감신경의 자극은 위장관의 연동운동 및 분비를 항진시킨다. 교감신경의 자극은 연동운동을 억제하고, 분비를 억제시키며, 위장관의 괄약근을 수축시킨다.

우리 몸은 유해한 물질의 흡수를 억제할 수 있는 여러 종류의 장치를 지니고 있다. 위의 산도 및 위창자관의 림프계는 여러 종류의 유해한 세균을 사멸시킬 수 있으며, 위장관의 점막은 그 자체가 방어층으로 작용한다. 구토 또는 어떤 종류의 설사는 위창자관을 자극하는 물질에 대한 반응이다. 따라서 구토는 그 자체가 불쾌할지라도 많은 독성 화학물질에 대한 반사반응이기에 인체에 유익한 과정인 것이다.

3. 소화관벽의 층(Layers of Gastrointestinal Tract)

장막은 체강의 내면을 덮고 있으며 또한 내장의 표면을 감싸는 막으로 장기의 보호 및 윤활작용을 지닌다. 더불어 장막은 위장관을 지지하며 신경과 혈관이 지나는 통로를 제공한다. 소화관을 구성하는 조직학적인 층은 점막층(mucosa), 점막밑층(submucosa), 근육층(muscularis externa), 장막(serosa) 또는 외막(adventitia)의 4층으로 이루어져있는데, 각각의 층들은 소화관 전체에 걸쳐 대체적으로 비슷한 구조이지만 특정 부위에 있어서는 변형되었거나 특수화되어 있다.

점막 (Mucosa)

점막은 위장관의 내면을 덮는 층으로 흡수와 분비기능을 지닌다. 점막의 표면은 단층원주상피세포로 덮여있고, 그 밑은 얇은 결합조직인 점막고유층(점막고유판, lamina propria mucosa)이 있다. 점막고유층에는 질병을 방어하는 데 중요한 역할을 담당하는 림프절이 산재해 있다. 점막고유층의 바깥에 있는 평활근으로 구성된 얇은 층을 점막근육층(점막근육판, lamina muscularis mucosa)이라 하고, 안쪽의 돌림층(circular layer)과 바깥쪽의 세로층(longitudinal layer)으로 되어 있다. 대부분의 위장관의 점막에는 특수한 술잔세포(배상세포, goblet cell)가 있어서 점액을 분비한다.

점막밑조직 (Submucosa)

점막밑조직(점막하층)은 점막을 지지하는 혈관이 풍부한 결합조직으로 비교적 두텁다. 점막의 원주상피를 통해서 흡수된 물질은 점막밑조직의 혈관 또는 림프관으로 유입된다. 점막밑조직에는 혈관 외에도 많은 분비샘과 신경얼기가 분포되어 있다. 점막밑신경얼기(점막하신경총, submucosal plexus, Meissner's plexus)는 점막근육층의 자율적 운동을 지배한다.

근육층 (Tunica Muscularis)

근육층은 소화관의 연동운동과 분절수축(segmental contraction)을 담당한다. 이 층은 민무늬근으로 구성되며, 안쪽돌림층(inner circular layer)과 바깥세로층(outer longitudinal layer)으로 구분된다. 근육층의 수축으로 음식물이 이동되며, 소화효소와 음식물의 물리적인 섞임과 분쇄가 이루어진다.

근육층사이신경얼기(myenteric plexus, Auerbach's plexus)는 안쪽돌림층과 바깥세로층 사이에 위치하며 위장관에 분포되는 주된 신경이 된다. 이 신경얼기는 자율신경계의 교감 및 부교감 신경의 신경섬유와 신경절을 포함하고 있다.

장막(Serosa) 또는 바깥막(외막, Adventitia)

소화관 벽의 제일 바깥층은 장막으로 구성된다. 장막은 단층 원주상피로 된 성긴결합조직으로 장기의 지지 및 방어 기능을 지닌 층이며 내장쪽 복막에 해당되는 부위다. 만약에 소화관이 복막 안쪽에 위치하면 복막에 의해 덮여있으므로 그 막을 장막 (serosa)이라고 하며, 기관이 복막 뒤에 위치하면 바깥막(외막, adventitia)에 의해서 몸의 내벽에 부착된다.

4. 복막(Peritoneum)

대부분의 소화기계 장기는 복강에 위치하며, 체강의 내면을 덮고 장기의 표면을 감싸는 장막에 의해서 지지되어 있다. 장막에서는 윤활성 장액이 끊임없이 생성되어 장기의 표면을 적셔준다. 장막은 체강의 벽을 둘러싸는 부분인 벽쪽장막(parietal serous membrane)과 내부 장기를 감싸는 내장쪽장막(visceral serous membrane)으로 구분된다. 가슴안(흉강)의 장막을 가슴막(흉막, pleura)이라 하고, 배안(복강)의 장막을 복막(peritoneum)이라 한다.

벽쪽복막(parietal peritoneum)은 복강의 내벽을 덮고 있다. 후복벽을 감싸는 벽측복막이 특정한 부위에서 만나 두 겹의 복막 주름을 형성하는 바, 이를 창자간막(장간막, mesentery)이라 한다. 내장쪽복막(장측복막, visceral peritoneum)은 복강 장기를 둘러싼다. 내장쪽복막과 벽쪽복막 사이에 형성된 공간을 복막안(복막강, peritoneal cavity)이라 한다. 어떤 장기들은 벽쪽복막의 뒤쪽에 위치하기에 이러한 장기를 복막뒤장기(복막후장기, retroperitoneal organ)라 하며 이자, 신장, 부신, 샘창자와 잘록창자의 일부, 복부대동맥이 이에 속한다.

5. 입안(구강, Oral cavity)

섭취된 음식물은 치아의 물리적 작용과 타액의 화학적 작용에 의해서 연하하기에 적당한 음식덩이(bolus)가 된다. 음식덩이는 연하과정을 통해서 인두로 삼켜진다. 입과 그 관련 구조물들은 음식물의 수용, 저작, 연하를 위한 기능과 발음을 위한 기능을 지닌다. 또한 호흡기의 보조기도로서 작용하기도 한다. 구강에 연속되는 인두는 호흡기계 및 소화기계의 공통 경로이다. 입안과 인두는 비각화 중층편평상피로 덮여있으며, 침의 분비로 인해서 항상 젖어 있다.

입술(구순, lip)은 운동성이 풍부한 근육성 장기이다. 주된 기능은 발성과 관련되며, 빨거나, 음식물을 다루거나, 음식물을 물거나 하는데 사용된다. 입술은 입둘레근과 주위 결합조직으로 이루어지며 표면은 얇고 유연한 피부로 덮여 있다. 입술은 피부가 얇고 혈관이 풍부하기에 적색 또는 적갈색을 띄고 있으며, 많은 감각수용체가 있어 음식물의 온도, 질감을 감지할 수 있다.

입천장(구개, palate)는 구강의 천장을 형성하며, 앞쪽의 단단입천장(경구개, hard palate)와 뒤쪽의 물렁입천장(연구개, soft palate)로 구분된다. 물렁입천장의 뒤쪽 끝 중앙에는 목젖(구개수, uvula)이 달려있다. 연하운동 시 물렁입천장과 목젖이 위로 올려져 코인두를 막아줌으로써 음식물이 비강으로 유입되는 것을 방지한다.

침샘(Salivary Glands)

침샘(타액선, salivary gland)은 부속소화선으로 침(타액, saliva)을 분비한다. 침은 치아의 세정제로서의 역할과 함께 음식물 분자를 분해시켜서 미각을 자극하기도 한다. 침은 윤활성 점액으로, 탄수화물을 분해하는 효소(salivary amylase)를 함유 한다. 그밖에 락토페린(lactoferrin)과 라이소자임(lysozymes), 항박테리아 물질(antibacterial agents)과 면역글로블린 A(secretory immunoglobulin(IgA))를 함유하고 있다. 구강에는 점막을 적셔주기에 충분한 양의 타액이 항상 분비되며 하루에 분비되는 양은 약 1~1.5L에 이른다.

구강의 구개점막에는 무수히 많은 작은 침샘들이 산재해 있다. 그러나 침의 대부분은 구강 밖에 위치한 3쌍의 침샘에서 생산되며 침샘관을 통해서 구강 내로 분비된다. 구강 밖에 위치한 3쌍의 침샘이 귀밑샘, 턱밑샘, 혀밑샘이다.

귀밑샘(이하선, parotid gland)은 가장 큰 침샘이며, 귀바퀴의 앞아래쪽의 피부와 깨물근(masseter muscle) 사이에 위치한다. 귀밑샘에서 생산된 침은 귀밑샘관(parotid duct)을 통해서 운반되며 볼근(buccinator m.)을 관통하여 위턱 제2큰어금니와 접한 뺨점막에서 열린다. 볼거리(mumps)는 이하선이 바이러스에 감염되어 발생되는 염증성 질환이다.

귀밑샘의 무게는 20~30g으로 전체 침 생산량의 30%를 생산해낸다. 이 침샘은 비록 순수한 장액성 분비물(serous secretion)을 생산해 낸다고 알려져 있지만 약간의 점액성 성분도 있다. 이 침샘에서 생산된 침은 고농도의 프티알린(ptyalin)이라는 효소와 면역글로블린A를 포함하고 있다.

턱밑샘(악하선, submandibular gland)은 아래턱의 안쪽에 위치하며, 생산된 침은 구강점막의 혀주름띠(설소대, lingual frenulum) 바깥쪽에 있는 혀밑언덕(sublingual caruncle)를 통해서 구강내로 열린다. 턱밑샘은 비록 12~15g에 불과하지만 전체 침 생산량의 60%를 생산한다. 약 90%는 장액성이며 나머지는 점액성 침을 만들어낸다.

혀밑샘(설하선, sublingual gland)은 구강바닥의 점막밑에 위치하며, 생산된 침은 혀밑주름(sublingual fold)을 통해서 구강내로 분비 된다. 세 개의 큰침샘 중 가장 작은 혀밑샘은 아몬드 모양이며 무게는 2~3g이고 전체 침 양의 5%를 생산한다. 혀밑샘은 혼합샘이나 주로 대부분 점액성 침을 분비한다.

혀(설, Tongue)

소화장기로서의 혀는 저작 중에 구강 내에서의 음식물 이동과 연하운동을 보조하는 기능을 지닌다. 혀는 또한 말을 하는 데 있어 필수적인 장기이다. 혀의 대부분은 골격근이며 점막으로 덮여있다. 주위 뼈에서 기시되어 혀에 정지되는 바깥혀근(extrinsic tongue muscle)은 혀를 움직이는데 관여한다. 혀의 전방 2/3 부위를 혀몸통이라 하며 구강내에 위치하고, 후방 1/3 부위를 혀뿌리라 하며 인두에 위치되고 목뿔뼈(설골)와 연결된다. 혀뿌리의 상면에는 원형의 혀편도(lingual tonsil)가 다수 매몰되어 있다.

혀는 구강에 있는 가장 큰 구조물이다. 혀의 활발한 운동은 골격근 섬유가 서로 얽혀서 덩어리를 이루기 때문이다. 이 근섬유는 2 종류로 나누어지는데, 혀의 바깥쪽에서 유래하는 외재근(extrinsic muscle)과 혀의 안쪽 내부에서 기시하여 혀에 종지하는 내재근(intrinsic muscles)이다. 외재근은 혀를 움직이며, 내재근은 혀의 모양을 변화시킨다.

혀는 등쪽면(dorsal surface)과 배쪽면(ventral surface) 및 2개의 가쪽면(lateral surface)으로 되어있다. 혀의 등쪽면을 관찰하면 앞쪽 2/3와 뒤쪽 1/3로 나뉘는데 그 경계는 v자형의 얕은 고랑(groov)인 분계고랑(sulcus terminalis)이다. 이 고랑의 꼭대기는 뒤쪽에 위치하며, 이 부위에는 오목한 구멍이 있어 이를 막구멍(맹공, foramen cecum)이라한다.

혀유두(설유두, Lingual Papillae)

혀의 표면에는 유두(papilla)라 불리는 작은 돌기들이 무수히 발달되어 있어 거친 면을 보인다. 젖꼭지는 음식물의 이동에 관련되며, 화학적 자극에 반응하는 맛봉우리(미뢰, taste bud)가 발달되어 있다. 혀에는 실유두, 버섯유두, 잎새유두, 성곽유두가 있다.

실유두(사상유두, filiform papillae)는 등면에 벨벳(velvety)같이 가는돌기가 많이 존재한다. 이 유두는 각질화된 중층편평상피로 덮여있고 표면의 음식을 비비는 기능을 한다. 높은 각질화 정도는 특별히 고양이 혀는 사포와 같이 고도로 각질화되어 있다. 실유두는 맛봉오리를 갖고 있지 않는다.

버섯유두(심상유두, fungiform papillae)는 가는 줄기에 연결된 버섯과 유사한 모양이고, 상피아래의 모세혈관망들을 통한 혈액에 의하여 혀의 배면 위에 있는 사상유두 사이에서 빨간 반점으로 불규칙하게 관찰된다. 모자모양의 부위 등쪽 면에 맛봉우리(미뢰)를 가지고 있다.

잎새유두(엽상유두, foliate papillae)는 신생아에서 기능적인 맛봉오리를 가지고 있다. 이 맛봉오리는 2-3세에는 퇴행한다.

성곽유두(circumvallate papillae)는 8-12개의 큰 유두로서 분계고랑(sulcus terminalis)의 앞쪽에서 V자 모양의 배열을 하고 있다. 이 유두는 혀의 표면 아래에 묻혀 있으며 상피로 둘러싸인 고랑에 둘러싸여있다. 이 고랑을 둘러싸고 있는 상피와 유두의 측면에 맛봉오리가 존재한다.

맛봉오리(미뢰, Taste Buds)

맛봉오리(미뢰, taste buds)는 맛을 인식하는 기능을 하는 상피내 감각기관이다. 혀의 표면과 구강의 뒤쪽 면에는 약 3000개의 맛봉오리를 가지고 있다. 상피의 자유면에 위치한 맛봉오리의 가는 끝은 맛봉오리 위를 덮고 있는 편평상피에 의하여 형성된 미공(taste pore)이라는 구멍으로 돌출되었다.

맛에는 짠맛(salty), 단맛(sweet), 신맛(sour), 쓴맛(bitter), 감칠맛(umami)과 같은 기본적인 맛감각이 있다. 모든 맛봉오리는 맛감각가운데 각각의 맛을 느낀다고 믿으며, 각각의 맛봉오리는 맛가운데 2개의 맛을 특별히 느낀다고 믿는다. 이러한 맛을 느끼는 양상은 맛봉오리의 세포막에 있는 수용체(쓴맛과 단맛)와 특이한 이온 채널(짠맛과 신맛)이 존재하기 때문이다.

복잡한 맛감각을 인식하는 과정은 감기에 의한 코충혈(nasal congestion)로 고생하는 사람에서 맛을 느끼는 능력이 감소한 것으로 보아 맛봉오리보다 후각기관(olfactory appratus)이 더욱 관여할 것으로 생각된다.

치아(Teeth)

인간은 음식물을 처리하기에 적합한 여러 종류의 치아를 지니고 있다. 위턱과 아래턱의 앞쪽에 있는 4쌍의 치아를 앞니(절치, incisor)라 하며, 음식물을 자르거나 베기에 적합하도록 끌과 같은 형태를 취하고 있다. 앞니의 옆에 위치한 두 쌍의 치아를 송곳니(견치, canine)라 하며, 원추형 모양을 지녀 음식물을 고정하거나 찢기에 적합하다. 앞니와 송곳니는 1개의 치아뿌리를 지니고 있다. 송곳니의 후방으로 작은어금니(소구치, premolar)와 큰어금니(대구치, molar)가 위치한다. 작은어금니와 큰어금니는 2개 또는 3개의 치아뿌리를 지니고 있으며, 치아의 저작면은 음식물을 부수고 가는데 적합하도록 약간은 둥글고 불규칙한 표면을 지니고 있다.

사람은 일생 동안 2종류의 치아가 발생된다. 젖니(유치, milk teeth)라고도 불리는 20개의 탈락치아(deciduous teeth)는 생후 약 6개월쯤에 송곳니부터 나오기 시작하며 생후 2년 반이 되면 모든 탈락치아가 돌출된다. 생후 약 6세부터 먼저 돌출된 탈락치아가 탈락되면서 간니(영구치, permanent teeth)로 대치되기 시작되며 이러한 과정은 약 17세까지 진행되어 성인에서는 32개의 치아를 지닌다. 제3큰어금니는 약 17~25세 사이에 돌출되어 모든 치아 중에서 가장 늦게 나온다. 이 시기는 사람의 지혜가 풍부하게 형성되는 시기이기에 제3큰어금니를 사랑니(wisdom teeth)라고도 부른다.

치아의 종류, 수 및 위치를 문자로 표현한 것을 치식(dental formula)이라 한다. 사람의 탈락치 및 영구치의 치식은 다음과 같이 표현된다.

탈락치 치식 : I 2/2, C 1/1, DM 2/2 = 10×2 = 20개

영구치 치식 : I 2/2, C 1/1, P 2/2, M 3/3 = 16×2 = 32개

(I=앞니, C=송곳니, P=소구치, DM=탈락 대구치, M=대구치)

치아는 외부에 노출된 치아머리(치관, dental crown)와 이틀뼈에 박힌 치아뿌리(치근, dental root)으로 구성되며, 치아머리와

치아뿌리의 경계부를 치아목(치경, dental neck)이라 한다. 치아뿌리는 위턱뼈와 아래턱뼈 이틀돌기의 이틀(dental alveoli)에 박혀 있으며, 이틀과 치아뿌리 사이를 연결하는 결합조직성 골바깥막인 치아주위조직(치주, periodontium)에 의해서 단단히 고정된다. 위턱뼈와 아래턱뼈 이틀돌기를 감싸는 점막을 잇몸(치은, gingiva, gum)이라 한다.

치아주위인대(periodontal ligament)는 치아뿌리의 시멘트질과 골성 이틀사이인 치아주위인대공간에 위치한다. 치아주위인대공간은 0.5㎜ 넓이 이하이다. 혈관이 풍부한 결합조직이 치밀하고 불규칙하게 배열되어있으며, 섬유들은 흡수와 씹는힘(masticatory forces)에 반대로 작용하는 힘에 특이하고도 미리 결정된 배열을 하고 있다. 주요섬유군 끝은 시멘트질관통섬유(샤피섬유, Sharpey's fibers)로써 이틀과 시멘트질에 파묻혀 있으며 치아주위인대가 이틀내에서 치아를 지탱하는 역할을 한다.

치아의 대부분은 뼈와 유사한 조성을 지니나 경도가 보다 단단한 조직인 상아질(dentin)로 구성된다. 상아질의 바깥에는 치아머리 부위에서는 에나멜질(사기질, enamel)이, 치아뿌리 부위에서는 시멘트질(cementum)로 둘러싸인다. 에나멜질은 인산칼슘염이 주요 성분인 신체에서 가장 단단한 조직이다. 시멘트질은 뼈와 유사한 경도 및 조성을 지닌다. 상아질로 둘러싸인 치아의 중심에 있는 빈 공간을 치수공간(치수강, pulp cavity)이라 하며,

이 속에 혈관, 림프관, 신경 및 결합조직으로 구성된 치수(dental pulp)가 채워져 있다. 치수강에 연속되는 치아뿌리관(치근관, root canal of tooth)은 치아뿌리의 끝에 형성된 치아뿌리끝구멍(치근첨공, apical foramen of tooth)을 통해서 치아주위의 결합조직과 연결된다. 치아뿌리끝구멍을 통해서 들어오는 혈관에 의해 치아에 영양성분이 공급된다. 치아의 발달은 태생기에서부터 이루어지기에 이시기에 있어서의 적절한 영양성분의 공급은 치아의 발달에 대단히 중요하다. 임신기간 중에 충분한 양의 칼슘과 비타민 D를 섭취해야 태아의 치아발달이 원활하게 이루어진다.

6. 인두(Pharynx)

인두는 구강 및 비강과 후두 및 식도를 연결하는 길이 약 13cm에 달하는 깔때기 모양의 근육성 장기이다. 인두는 호흡기 및 소화기의 기능을 동시에 보유하고 있다. 인두를 구성하고 지지하는 벽은 골격근으로 구성되며 내강은 중층편평상피로 피복된 점막으로 덮여있다. 인두는 부위에 따라서 비강의 후측에 위치한 비인두(코인두, nasopharynx), 구강의 후측에 위치한 입인두(구인두, oropharynx) 및 후두의 뒤에 위치한 후두인두(laryngopharynx)의 3부분으로 구분된다.

인두를 구성하는 근육 중 바깥돌림층(external circular layer)은 수축으로 연하작용시 인두의 불수의적인 수축을 일으킨다. 아래인두수축근(inferior pharyngeal constrictor muscle)은 후두의 연골에서 유래되어 인두의 하부를 감싸게 된다. 숨을 들이마시는 동안에는 아래인두수축근이 수축되어 공기가 식도로 유입되는 것을 방지하는 역할을 한다.

인두에 분포되는 운동신경 및 대부분의 감각신경은 주로 중인두수축근 부위에 형성된 인두신경얼기(pharyngeal plexus)을 통해서 이루어진다. 인두신경얼기는 설인신경 및 미주신경의 인두가지(pharyngeal branch)와 위목신경절(superior cervical ganglion)의 교감신경 가지의 유합으로 형성된다.

인두에 분포되는 주된 혈관은 속목동맥의 분지인 상행인두동맥이며, 갑상목동맥의 분지인 아래갑상동맥의 작은 가지들이 일부 분포된다. 인두의 정맥혈은 속목정맥으로 유입된다.

7. 식도(Esophagus)

식도(esophagus)는 근육성 관으로서 길이는 25cm 정도되며, 음식물 덩어리를 입인두(oral pharynx)에서 위(stomach)로 운반해준다. 식도는 후두(larynx)부위에서 시작되어 기관(trachea)의 뒤쪽에 위치한 관상장기로서 내용물이 없는 상태에서는 납작한 형태이다.

식도의 점막은 비각화 중층편평상피로 피복되어 있으며, 부위에 따라서 뼈대근 또는 민무늬근이 그 벽을 이루게 된다. 상부 1/3은 뼈대근으로 구성되고, 가운데 부위는 뼈대근과 민무늬근이 섞여 있으며, 하부 1/3은 민무늬근으로만 구성된다.

아래식도조임근(하식도괄약근, lower esophageal sphincter)은 위·식도의 연접부에 있는 돌림근(circular muscle)이 두터워져 형성된 것이다. 아래식도조임근이 수축되는 현상은 복강의 압력보다 폐가 있는 흉강의 압력이 낮기에 자발적으로 발생된다. 아래식도조임근은 위장관에 있는 기타의 괄약근에 비해서 발달이 미약하기에 때때로 위액이 식도로 역류되며 그로 인해서 가슴쓰림(heartburn)이 발생되기도 한다. 한 살 미만의 유아에서는 때때로 이 괄약근의 기능이 부적절하게 수행되어 음식물을 섭취한 후 구토가 발생되기도 한다.

8. 위(Stomach)

위(stomach)는 소화기계에서 가장 확장성이 좋은 장기이며, 주머니 모양의 구조물로 일반 성인의 경우에는 최대 확장 시에 음식물 및 위액을 1500ml 정도까지 수용할 수 있다. 가로막(횡격막, diaphragm)의 바로 아래에 놓이며, 왼쪽 상복부에 위치한다. 위는 공복상태에서는 J자 형태이며, 위로는 식도와 아래로는 작은 창자의 샘창자와 연결된다. 섭취된 음식물은 위에서 상당한 시간 동안 머물면서 격렬한 위의 운동으로 위액과 혼합되어져 미즙(chyme)으로 변한 후, 작은창자로 간헐적으로 그 내용물의 일부분을 유문판막(pyloric valve)을 통해서 샘창자로 보내고, 날문조임근(유문괄약근, pyloric sphincter m.)이 있어 미즙의 역류를 방지한다.

위는 들문(분문, cardia), 바닥(저부, fundus), 몸통(체부, body), 날문(유문, pylorus)의 네 부분으로 구성된다. 들문은 식도와 연결되는 상부의 좁은 부위이며, 바닥은 왼쪽 상부에서 반구형으로 돌출된 부위이며 가로막에 직접 닿아있다. 몸통은 위의 중심을 이루는 대부분이고, 날문은 깔때기 모양으로 된 위의 끝 부분이며 샘창자에 연결된다.

위는 외형적으로 전·후의 두 면으로 구성되며, 안쪽의 오목한 굽이를 작은굽이(소만, lesser curvature)이라 하고 가쪽의 불룩한 굽이를 큰굽이(대만, greater curvature)라 한다. 작은그물막(소망, lesser omentum)은 위의 작은굽이에서 간 사이에 걸쳐 있으며, 큰그물막(대망, greater omentum)은 위의 큰굽이에 부착되어 있다.

위벽은 위장관의 다른 부위와 마찬가지로 4층으로 구성되어 있으나, 두 층에서 약간 변형되어 발달된다. 근육층에서는 빗근육층(사근층, oblique muscle layer)이 발달되어 있으며, 점막에는 위점막주름(위추벽, gastric fold)이라 불리는 수많은 세로주름(longitudinal fold)이 형성되어 있어 위의 원활한 확장을 가능케 해준다. 점막은 위오목(위소와, gastric pit)과 위샘(위선, gastric gland)이 잘 발달되어 있다.

위샘은 각 각 특이한 물질을 분비하는 세포로 구성된다. 술잔세포(배상세포, goblet cell)는 위벽을 보호하는 점액을 분비한다. 벽세포(parietal cell)는 염산(hydrochloric acid; HCl)을 분비한다. 주세포(으뜸세포, principal cell or chief cell)는 단백분해효소인 펩신(pepsin)의 불활성형인 펩시노겐(pepsinogen)을 분비한다. 은친화세포(argentaffin cell)는 세로토닌(serotonin), 히스타민(histamine) 및 자가분비 조절물질(autocrine regulator)을 분비한다. 내분비세포 또는 G세포(endocrine cell or G cell)는 가스트린(gastrin)을 혈중으로 분비한다.

위는 감정적 스트레스에 매우 민감한 장기이다. 위의 점액세포에서 분비되는 점액은 위산 및 소화효소인 펩신으로부터 위벽을 보호하는 데 중요한 역할을 한다. 소화성 궤양(peptic ulcer)은 위산의 분비가 항진되거나 또는 방어적인 점액의 분비가 감소되어 발생된다. 점액과 더불어 위점막을 구성하는 원주상피의 빠른 분열 능력도 위벽의 보호에 중요한 역할을 한다. 실제로 위점막을 구성하는 상피세포는 수일 이내에 완전히 새 세포로 대치된다.

위 운동은 자율신경에 의해서 조절된다. 교감신경은 복강신경얼기(celiac plexus)에서 유래되며, 부교감신경은 미주신경에서 유래되어 분포된다. 구토는 위의 내용물을 식도, 인두 및 구강을 통해서 배출하는 반응이다. 이러한 반응은 연수(medulla oblongata)의 구토중추(vomiting center)에 의해서 조절된다.

9. 이자(췌장, Pancreas)

이자(췌장, pancreas)은 수많은 소엽으로 구성된 부드러운 장기이며 내분비 기능 및 외분비 기능을 함께 지니고 있다. 내분비 기능으로는, 조직학적 구조물인 이자섬(췌도, pancreatic islets, islets of Langerhans)라는 곳에서 인슐린(insulin) 및 글루카곤(glucagon)이 혈중으로 분비되어 혈당조절에 관여한다. 외분비 기능으로는, 이자액(pancreatic juice)이라는 소화액을 이자관(췌관, pancreatic duct)을 통해서 샘창자로 분비하여 음식물의 소화에 관여한다.

이자는 위의 큰굽이에 접한 뒤복벽에 길게 가로놓여 있는 복막뒤장기이다. 길이는 약 12.5cm 이고, 두께는 약 2.5cm 이다.

이자는 샘창자에 접해 있는 머리, 중심부의 몸통 및 지라에 접해 있는 꼬리로 구분된다. 이자의 소엽 내에는 외분비 단위인 이자샘꽈리(췌세엽, pancreatic acinus)과 내분비 단위인 이자섬세포(pancreatic islet cell)가 있다.

이자는 복강신경얼기의 분지들에 의해서 신경지배 된다. 이자의 분비조직은 부교감신경이 분포되나, 이지에 분포된 혈관들은 교감신경의 지배를 받는다. 이자에 분포되는 동맥은 지라동맥(splenic artery)의 이자가지(pancreatic branch)와 위창자간막동맥(superior mesenteric a.)의 분지인 이자샘창자가지(pancreatoduodenal branch)이다. 이자의 정맥혈은 지라정맥과 위창자간막정맥을 통해서 간문맥으로 유입된다.

외분비 이자(Exocrine Pancreas)

이자의 외분비샘은 복합대롱꽈리샘인데 소화성 전구효소를 포함하는 중탄산염이 풍부한 액체를 매일 1,200ml씩 생산해 낸다. 40~50개의 선포세포들은 둥글고 타원형의 샘포(acinus)를 형성하는데 내강은 3~4개의 샘포중심세포(centroacinar cell)가 차지하고 있으며 이자의 도관계가 시작되는 부위이다. 샘포의 가운데인 샘포중심세포(centroacinar cell)가 나타나는 것은 외분비샘의 현저한 특징이다.

10. 간과 쓸개(Liver and Gallbladder)

간(Liver)

해부학적 구조(Anatomical Structures)

간은 해부학적으로 4엽으로 구성되며, 영양분을 대사하고 담즙을 생산하는 기능을 지닌다. 담즙은 작은창자로 배출되기 전에 쓸개(담낭, gallbladder)에 저장 농축된다. 간은 성인에서 약 1.3kg에 달하는 신체 내에서 가장 큰 내장기관이며, 명치부위(epigastric region)와 오른갈비아래부위(right hypochondriac region)에 위치하며 가로막의 바로 아래에 놓여있다. 간은 혈관이 풍부하게 발달되어 있기에 적갈색으로 보인다.

간은 4엽으로 구분되며 2종류의 인대에 의해서 지지되고 있다. 앞면에서는 배꼽상부의 복막에 의해서 형성된 낫인대(겸상인대, falciform ligament)에 의해서 앞복벽과 가로막에 부착되고, 위면에서는 가로막과 간 사이에 형성된 복막인 관상인대(coronary ligament)에 의해서 가로막의 아래면과 밀착되어 있다. 낫인대에 의해서 간의 앞면은 비교적 큰 오른엽(right lobe)과 작은 왼엽(left lobe)으로 구분된다. 간의 아래면은 하대정맥(inferior vena cava)과 태생기 정맥관(ductus venosum)의 흔적물인 정맥인대(ligamentum venosum) 사이에 위치한 꼬리엽(미상엽, caudate lobe), 쓸개과 간원인대(round ligamen) 사이에 위치한 네모엽(방형엽, quadrate lobe)으로 구분된다. 간원인대는 낫인대의 자유연에 위치한 태생기 배꼽정맥의 흔적물이다.

간은 미주신경으로부터 부교감성 신경지배를 받으며 복강신경절(celiac ganglia)을 지나는 가슴허리신경(thoracolumbar nerve)으로부터 교감성 신경지배를 받는다.

간의 조직학적 구조

간은 무장막구역(bare area)를 제외하고 완전히 복막에 의해 둘러싸여 있는데, 그 복막은 단순편평상피로서 불규칙하고 치밀한 결합조직 피막으로 덮여 있다. 간은 결합조직이 드물고 간의 대부분이 간세포(hepatocytes)라고 하는 일정한 실질조직으로 구성되어 있는 점이 특이하다. 이자와 유사하게 간은 내분비(endocrine) 기능과 외분비(exocrine) 기능을 함께 갖고 있다. 그러나 이자와 달리 간세포(hepatocyte)는 외분비액인 담즙과 많은 내분비액의 생성에 관여한다. 또한 간세포는 유해한 물질들을 무해한 물질로 전환하여 담즙으로 분비한다.

간세포는 다각형의 세포로서 직경이 20~30㎛이며, 조밀하게 밀착되어 간세포판을 형성하고 있다. 간세포는 간소엽 내의 위치에 따라 구조적, 조직화학적, 생화학적 특성들이 다양하다. 조직학적으로 간은 길이는 2mm, 직경은 700㎛인 육각형 모양의 간소엽(lobules)으로 구성되어 있다. 간소엽과 간소엽이 만나는 모서리 부위를 간세동이(간삼각, hepatic triad)이라 하며, 이에는 간동맥 및 간문맥의 분지와 쓸개세관(bile ductule)이 분포된다. 각 소엽의 중심에는 중심정맥(central vein)이 위치하며, 간세동이에 있는 간동맥 및 간문맥의 분지들은 간세포판 사이에 있는 동굴모세혈관(hepatic sinosoid)과 연결된다. 위장관에서 흡수된 물질들을 함유한 간문맥의 정맥혈은 동굴모세혈관을 지나면서 간동맥의 동맥혈과 혼합되어 중심정맥 쪽으로 흐르게 된다. 각 엽의 중심정맥들은 모두 모여서 간정맥(hepatic vein)이 되어 간을 떠나 하대정맥에 유입된다.

담즙(bile juice)은 간세포에서 생성되어 간세포판 내에 위치한 미세한 관인 쓸개모세관(담세관, bile canaliculi)으로 분비된다. 쓸개모세관은 간소엽의 변연부로 모여 쓸개관(담관, bile duct)을 이룬 후 좌·우 간관(hepatic duct)이 되어 간을 빠져나간다. 간세포판 내에서의 혈류 흐름과 담즙 흐름은 역방향이며, 담즙은 독립된 관을 통해서 흐르기에 간소엽 내에서 혈액과 담즙이 혼합되지는 않는다.

간의 혈관 공급(General Hepatic Structure and Vascular Supply)

간의 윗면은 볼록한 반면 아랫부분은 문과 같이 움푹 패여져 있는 간문(porta hepatis)이 있다. 간은 이중으로 혈액공급을 받고 있는데 왼쪽과 오른쪽 간동맥으로부터 산소가 풍부한 혈액을 받고(25%), 문맥(portal vein)을 통하여 영양분이 풍부한 혈액을 받는다(75%). 이 두 혈관은 간문에서 간으로 들어간다. 혈액은 하대정맥과 연결된 간정맥(hepatic veins)을 통하여 간의 뒷면에서 간을 떠난다. 담즙도 마찬가지로 왼쪽과 오른쪽 간관을 통하여 간문에서 간을 떠나 쓸개로 운반된 다음 농축되고 저장된다.

간은 대사과정에서 중심적 위치를 차지하기 때문에 유미입자(chylomicrons)를 제외한 소화관에서 흡수되는 모든 영양소는 문맥을 통하여 직접 간으로 운반된다. 또한 지라로부터 나오는 철분이 풍부한 혈액은 문맥을 통하여 직접 간으로 운반되어 가공된다. 간으로 운반되는 많은 영양물질들은 간세포에 의해 글리코겐과 같은 저장물질로 전환되었다가 필요할 때 글루코스로 분해되어 분비된다.

간의 기능(Functions of the liver)

비타민의 저장(Vitamin Storage). 간에는 많은 양의 비타민 A가 저장되어 있으며, 비타민 D와 비타민 B12 또한 상당량 저장되어 있다. 간에는 비타민 A결핍을 막기 위해 10개월 치의 양과 비타민 D를 위해 4개월 치의 양, 비타민 B12를 위해 12개월 이상의 양이 저장되어 있는 것으로 추정된다.

호르몬의 분해와 약과 독소의 해독(Degradation of Hormones and Detoxification of Drugs and Toxins). 간은 내분비샘에서 분

비되는 호르몬을 세포내이입(endocytosis)하여 분해한다. 세포내이입된 호르몬은 원래형태로 쓸개세관으로 운반되어 소화관의 내강 속에서 소화되거나 용해소체의 효소에 의해 분해된다. 약물이나 유독 성분은 메틸화(methylation), 결합(conjugation), 산화(oxidation)에 의해 무과립세포질그물의 수조에서 비활성화 된다. 때로는 무과립세포질그물보다 과산화소체(peroxisomes)에서 해독작용이 일어난다.

간재생(Liver Regeneration)

간세포는 약150일의 수명을 가지고 있으며 가끔 유사분열의 특징이 나타난다. 그러나 만약 간에 유해한 약물이 공급되거나 간의 일부가 제거되면 간세포는 증식되고 간은 정상적인 구조와 이전의 크기로 재생된다. 쥐나 토끼와 같은 설치류의 간의 재생능력은 매우 커서 만약 75%가 제거되더라도 4주 내에 이전과 같은 정상크기의 간으로 재생된다. 인간에서 간의 재생능력은 쥐의 능력보다는 훨씬 못하다.

쓸개(담낭, Gallbladder)

쓸개(담낭, gallbladder)은 간의 아래에 부착되어 있는 쓸개즙(담즙)의 저장·농축 기능을 지닌 주머니 모양의 장기이다. 쓸개의 저장용량은 약 35~50ml 정도이고, 길이는 10㎝이고 단면의 길이는 4cm이며, 쓸개즙이 가득차게 되면 확장되어 작은 서양배의 형태로 보인다. 쓸개의 점막층은 위장과 유사한 형태의 점막주름을 지니고 있다. 쓸개즙은 쓸개즙염(bile salt), 적혈구의 파괴산물인 빌리루빈, 콜레스테롤 및 기타 성분으로 구성된 황녹색의 액체이다. 쓸개즙은 간에서 지속적으로 생산되며 간관(hepatic duct)과 온쓸개관(총담관, common bile duct)을 지나 샘창자로 배출된다. 샘창자에 내용물이 없으면 팽대부괄약근(sphincter of ampulla)이 수축되기에 쓸개즙은 역행해서 쓸개주머니관(담낭관, cystic duct)을 통해 쓸개로 유입되어 저장된다.

쓸개는 오른간동맥(right hepatic artery)의 분지인 쓸개동맥(cystic artery)에 의해서 혈액이 공급된다. 쓸개의 정맥혈은 쓸개정맥(cystic vein)을 통해서 간문맥(hepatic portal vein)으로 유입된다. 쓸개의 자율신경지배는 간과 유사하다. 미주신경으로부터 부교감성 신경지배를 받으며 복강신경절(celiac ganglia)을 지나는 가슴허리신경(thoracolumbar nerve)으로부터 교감성 신경지배를 받는다.

쓸개에서 가장 흔한 질환은 쓸개돌(담석, gallstone)의 형성으로 인한 쓸개돌증(담석증, cholelithiasis)이다. 쓸개즙은 여러 종류의 염, 색소 및 콜레스테롤을 함유하고 있으며 수분이 감소될 시 이들 물질은 농축된다. 콜레스테롤은 일반적으로 쓸개즙 내에서 용해된 상태이나 특정 상태에서는 용해되지 않고 단단한 결정을 형성하게 된다. 큰 결석은 쓸개관을 막아 쓸개즙의 흐름을 차단하게 된다.

11. 작은창자(소장, Small Intestine)

해부학적 구조(Anatomical Structures)

작은창자(소장, small intestine)는 샘창자(십이지장, duodenum), 빈창자(공장, jejunum), 돌창자(회장, ilium)로 구성되며 음식물의 소화가 완성되고 영양분을 흡수하는 장소이다(Fig 25.16a-b). 작은창자 내강의 표면은 흡수면적을 증가시키기 위해서 돌림주름, 장융모 및 미세융모가 발달되어 있다. 작은창자는 생체에서는 길이 약 3m에 달하고 직경이 약 2.4cm이나, 시체에서는 장벽의 근육이 이완되어 있어 길이가 약 2배로 늘어난다. 작은창자는 큰창자에 비해서 그 직경이 현저히 작다. 작은창자는 음식물의 분해 및 영양분의 흡수가 일어나는 주된 장소이기에 소화기계의 가장 중심적인 장기이다.

작은창자는 위장관의 한 부분으로 위의 유문괄약근에서 큰창자에 연결되는 돌막창자판막(회맹판, ileocecal valve)까지 연속되는 장기이다. 작은창자는 복강의 중심부 및 하부에 위치하며 샘창자를 제외하고는 창자간막(장간막, mesentery)에 의해서 복벽에 부착된다. 넓고 부채꼴 모양인 창자간막으로 인해서 작은창자의 원활한 운동이 가능해지나, 한편으로는 작은창자가 꼬이게 되는 원인이 되기도 한다. 장간막을 통해서 작은창자에 분포되는 혈관, 신경 및 림프관이 지나게 된다.

작은창자는 위창자간막신경얼기(superior mesenteric plexus)로부터 신경지배 된다. 신경얼기에서 유래되는 분지에는 감각신경섬유, 절후교감신경섬유 및 절후부교감신경섬유가 포함되어 있다. 작은창자에 분포되는 동맥은 위창자간막동맥(superior mesenteric artery)과 복강동맥(celiac artery) 및 아래창자간막동맥(inferior mesenteric artery)의 분지들이며, 작은창자의 정맥성 혈액은 아래창자간막정맥(superior mesenteric vein)으로 유입된다. 이 정맥은 지라정맥(splenic vein)과 유합되어 간문맥(hepatic portal vein)이 되어 영양성분이 풍부한 혈액을 간으로 운반한다.

작은창자의 구분 Regions of the Small Intestine
샘창자(십이지장, duodenum)

샘창자(십이지장, duodenum)는 다른 작은창자에 비해서 유동성이 없으며 전체적으로 C자 형태를 취하고 있고, 위의 유문괄약근에서 샘빈창자굽이(십이지장공장만곡, duodenojejunal flexure)에까지 이르는 길이 약 25cm의 관상 장기이다. 위장과 연결되는 부분을 제외하고는 후복벽에 위치한 장기이다. 샘창자는 간에서 생성되고 쓸개에 저장된 쓸개즙을 온쓸개관(총담관, common bile duct)을 통해서 받아들이고, 이자에서 생성된 이자액을 이자관(췌관, pancreatic duct)을 통해서 받아들인다. 온쓸개관과 이자관은 샘창자 유입부에서 유합되어 온쓸개이자관팽대(담췌관팽대, hepatopancreatic ampulla, ampulla of Vater)를 형성하여 샘창자에 개구되며, 샘창자의 점막에 있는 융기된 이 개구부를 샘창자유두(십이지장유두, duodenal papilla)라 한다. 샘창자유두는 팽대조임근(팽대괄약근, sphincter of ampulla, Oddi's sphincter)의 작용에 의해서 열리거나 닫혀진다. 샘창자는 점막하에 샘창자샘(십이지장선, duodenal gland, Brunner's gland)이 있어 작은창자의 다른 부위와는 조직학적인 차이를 보인다. 샘창자샘은 복합대롱꽈리샘이며 점액을 분비하고 샘창자의 상부에 풍부하게 발달되어 있다.

빈창자(공장, jejunum)

빈창자(공장, jejunum)은 샘창자와 돌창자 사이에 있는 장기로 길이는 약 1m에 달한다. 내강은 돌창자보다는 약간 넓으며 점막주름도 돌창자에 비해서 보다 풍부하나, 기타 조직학적 구조는 돌창자와 유사하다.

돌창자(ileum)

돌창자(회장, ileum)은 빈창자에서 큰창자 사이에 있는 길이 약 2m에 달하는 장기이다. 돌창자의 말단은 막창자의 내측에 개구되며, 이 개구부를 돌막창자판막(회맹판, ileocecal valve)이라 한다. 돌창자벽에는 림프소절의 집단인 무리림프소절(페이어판, Peyer's patch)이 잘 발달되어 있다.

작은창자의 물리적 운동(Mechanical Activities of the Small Intestine)

작은창자 벽을 구성하는 세로근육과 돌림근육의 상호작용으로 분절운동, 시계추운동 및 연동운동이란 3가지 형태의 뚜렷한 운동을 일으켜 미즙을 섞고 아래로 이동 시킨다. 분절운동(segmentation)은 국소적인 돌림근육의 수축으로 일어나며, 미즙이 있는 부위에서 분당 12~16회 정도로 발생된다. 분절운동을 통해서 미즙은 점막과 접촉되며 장의 효소액과 혼합된다. 돌림근육의 수축이 진행되는 동안 장융모는 격렬한 운동을 일으켜 미즙을 휘젓고 흡수를 촉진한다.

시계추운동(pendular movement)은 원칙적으로 국소적인 세로근육의 수축으로 일어나며 창자의 길이를 단축시켜 미즙을 점막 내에서 이리저리 움직이도록 하는 운동이다. 이러한 운동은 그리 자주 발생되지는 않지만 운동의 결과로 미즙의 혼합이 더욱 촉진된다.

연동운동(peristalsis)은 세로근과 돌림근의 수축이 상부에서 하부로 진행되어 일어나는 파동성 운동으로 미즙을 하부로 추진하게 된다. 이 운동은 비교적 약하고 짧게 일어나지만 분당 15~18회 정도로 발생된다. 연동운동에 의해서 미즙이 작은창자를 통과하는 데는 약 3~10시간 정도가 소요된다. 작은창자의 연동운동은 청진기를 통해서 복부의 여러 부위에서 쉽게 들을 수 있다.

소화(Digestion) 흡수(Apsorption)

샘창자로 들어온 유미즙은 구강의 침샘과 위장의 샘에서 생산된 효소에 의해서 소화되고 있다. 소화의 과정은 샘창자에서 이자(pancreas)의 효소에 의해서 매우 강하게 일어난다. 단백질과 탄수화물의 최종 소화는 미세융모에서 일어난다. 미세융모의 당질층(glycocalyx)에 부착된 다이펩티다제(dipeptidases)와 다이사카리다제(disaccharidases)에 의하여 각각 아미노산(amino acids)과 단당류(monosaccharides)를 방출한다. 이러한 단구체(monomers)들은 특별한 운반단백질(carrier protein)에 의하여 표면흡수상피세포(surface absorptive cells)로 운반된다. 지질(lipid)은 쓸개즙에 의하여 유화(emulsified)되어 작은 지방구(fat globules)가 되며 이는 다시 모노글리세라이드(monoglycerides)와 자유지방산(free fatty acids)로 나뉘어진다. 쓸개즙은 모노글리세라이드와 자유지방산을 약 직경이 2nm의 미포(micelles)가 되게 하여 세포막을 통해서 표면흡수상피로 확산되게한다.

매일 작은창자의 표면상피에서는 약 6-7L의 수분, 30-35g의 염분, 500g의 단백질과 탄수화물 및 1kg의 지질이 흡수된다. 물, 아미노산, 이온, 그리고 단당류들은 표면상피세포로 들어가 방출된다. 이러한 영양물질들은 미세융모의 모세혈관망으로 들어가 대사과정을 위하여 간으로 운반되어진다.

12. 큰창자(대장, Large Intestine)

큰창자는 작은창자에서 소화되지 않은 미즙을 받아, 미즙의 수분 및 전해질을 흡수하여 반고형상태의 대변을 만들어 위장관으로부터 배출시킨다. 큰창자는 길이 1.5m, 직경 6.5cm에 달하는 관상장기이며 작은창자에 비해서 직경이 월등히 크기에 큰창자라 불린다. 큰창자는 오른쪽 아래복부에서 돌창자의 끝에 연결되며 오른쪽 복벽으로 상행하여 간까지 이른 후 다시 왼쪽으로 가로질러 휘어진 다음, 골반까지 하행한 후 항문에 연속된다. 큰창자는 소화기능이 없거나 또는 매우 미약한 정도이며, 큰창자 내용물의 수분이나 전해질의 흡수를 담당하며 대변의 형성, 저장 및 배변의 기능을 수행한다.

큰창자는 구조적으로 막창자(맹장, cecum), 주름창자(결장, colon), 곧창자(직장, rectum) 및 항문관(anal canal)으로 구분된다. 막창자는 돌막창자판막(회맹판, ileocecal valve)의 약간 아래에 있으며, 끝이 막혀있는 비교적 넓은 주머니 형태를 이루고 있다. 돌막창자판막은 작은창자와 큰창자의 연결부에 형성된 점막주름으로 큰창자 내의 미즙이 작은창자 내로 역류되는 것은 방지한다. 막창자의 아래에는 손가락 모양으로 돌출된 구조물인 막창자꼬리(충수, vermiform appendix)가 연결되어 있다. 약 8cm에 이르는 막창자꼬리에는 감염에 저항할 수 있는 풍부한 림프조직이 발달되어있다. 비록 막창자꼬리는 소화기능이 없는 흔적만이 있는 잔유물이지만, 인류조상에서는 분명한 소화기능을 지닌 장기라 여겨진다.

큰창자는 작은창자와 동일한 층을 지니고 있으나 다소간 구조적인 차이를 지니고 있다. 큰창자는 작은창자에서와 같은 장융모가 없으나 점막층에 무수히 많은 술잔세포가 발달되어 있다. 외형상으로도 큰창자는 작은창자와 큰 차이를 보인다. 큰창자는 전체에 걸쳐서 세로근육층(종주근층, longitudinal muscle layer)이 세 부위에서 뚜렷하게 발달되어 주름창자띠(결장뉴, taeniae coli)를 형성하며, 장벽은 반월상으로 팽대되어 주름창자팽대(결장팽기, haustra coli)를 형성한다. 또한 주름창자띠를 덮고 있는 복막에 지방조직이 집적되어 늘어져 있는 복막주렁(복막수, epiploic appendices)이 여러 부위에 형성되어 있는 것도 작은창자와 구별되는 특징이다.

막창자와 주름창자(맹장과 결장, Cecum and Colon)

막창자(Cecum)의 윗부분은 주름창자로 이어지며, 주름창자는 오름주름창자(상행결장, ascending colon), 가로주름창자(횡행결장, transverse colon), 내림주름창자(하행결장, descending colon) 및 구불주름창자(S자결장, sigmoid colon)으로 구분된다. 오름주름창자는 막창자에서 연속되어 오른쪽 복벽을 상행하여 간장의 하면에까지 이르는 부위이며, 간장의 하면에서 왼쪽으로 급하게 굽은 부위를 간굽이(간만곡, hepatic flexure) 또는 오른창자굽이(우결장만곡, right colic flexure)라 한다. 굽은 후에 복강의 상부를 좌측으로 가로지르는 부위가 가로주름창자이다. 왼쪽 복벽의 상부에서 하부로 굽은 부위를 지라굽이(비장만곡, splenic flexure) 또는 왼창자굽이(좌결장만곡, left colic flexure)이라 하며 굽이를 지나 왼쪽 복벽을 하행하여 골반까지 이르는 부위가 내림주름창자이다. 골반강 내에서 내측으로 S자 형태로 구부러진 부위가 구불름창자이다. 오름주름창자와 내림주름창자는 앞쪽만이 복막에 둘러싸여 있으며 뒤쪽은 복벽에 매몰되어 있고, 가로주름창자와 구불름창자는 각각 가로주름창자간막(횡행결장간막, transverse mesocolon)와 구불주름창자간막(S상결장간막,

sigmoid mesocolon)이라는 복막에 의해서 후복벽에 연결된다.

주름창자는 대략 큰창자의 전 길이를 차지한다. 주름창자는 돌막창자막(회맹판, ileocecal valve)에서 돌창자로부터 유미즙을 받는다. 돌막창자막은 해부학적 또는 생리학적인 괄약근으로 막창자의 내용물이 돌창자로 역류하는 것을 방지하는 것이다.

막창자꼬리(충수, Vermiform Appendix)

막창자꼬리(충수, vermiform appendix)는 길이가 5-6cm되는 막창자의 게실이며, 내강은 별모양이며 대개 음식 찌꺼기들로 채워져 있다. 충수의 점막은 단층원주상피로서 이 상피에는 표면흡수상피, 술잔세포 및 림프소절로 구성되었다. 고유층에는 많은 림프소절과 얕은 움(crypts)을 형성하는 리베르퀴움(crypt of Lieberkuhn)으로 구성된 성긴결합조직으로 되어있다. 움을 구성하는 세포는 표면흡수상피, 술잔세포, 미분화세포, 많은 장내분비세포 및 가끔 파네트세포도 관찰된다.

곧창자(직장)와 항문관(Rectum and Anal Canal)

위장관의 마지막 약 20cm되는 부위가 곧창자(직장, rectum)이며, 곧창자 끝부분의 약 2~3cm되는 부위가 항문관(anal canal)이다. 곧창지는 엉치뼈의 앞에 위치하며 복막에 의해서 골반벽에 단단히 부착되어 있다.

항문관(anal canal)은 곧창자의 연속으로서 수축되었으며, 대략 길이는 3-4cm이다. 항문관의 끝 부위에 있는, 혈관이 풍부하고 세로축으로 발달된 점막주름을 항문기둥(항문주, anal column)이라 한다. 리베르퀸움(crypt of Lieberkuhn)은 짧고, 수가 적으며, 항문관의 먼쪽 반절부위에서는 관찰되지 않는다. 항문기둥은 서로 만나서 밖으로 열려있는 주머니 모양의 항문판막(anal vavles)을 형성하며, 그 기둥사이를 항문동굴(anal sinuses)이라고 한다. 항문판막은 항문에서 변을 지지하는 역할을 한다. 항문주위에는 민무늬근으로 구성된 속항문조임근(내항문괄약근, internal anal sphincter muscle)과 뼈대근으로 구성된 바깥항문조임근(외항문괄약근, external anal sphincter muscle)이 있어 항문의 개폐를 담당한다. 바깥항문조임근은 수의적으로 조절할 수 있으나, 속항문조임근은 불수의적으로 대변의 누출을 방지한다.

큰창자의 물리적 운동 Mechanical Activities of the Large Intestine

작은창자의 내용물은 돌막창자막을 지나 큰창자로 진입하여 막창자와 오름주름창자에 차게 된다. 음식물을 섭취하게 되면 돌창자의 연동운동의 강도와 빈도가 증가되며 또한 돌막창자막이 열리게 되는데, 이러한 반응을 위돌창자반사(gastroileal reflex)라

한다.

큰창자에서는 연동운동(peristalsis), 팽기교반운동(haustral churning) 및 집단수축운동(mass contraction movement)이라는 3종류의 운동이 일어난다. 주름창자의 연동운동은 작은창자에서 일어나는 연동운동과 비슷하나 보다 완만하게 진행된다. 팽기교반운동은 이완된 팽기내에 장내용물이 근육층을 자극할 정도로 가득차게 되면 돌림근이 수축하여 일어나는 운동이다. 이러한 운동으로 장 내용물의 교반이 일어나고 전해질 및 수분의 흡수가 촉진된다. 수분이 흡수됨으로써 장 내용물은 반고형의 대변이 된다. 집단수축운동은 하루에 2~3회 정도 일어나는 매우 강력한 추진성의 연동운동으로 대변성분을 직장으로 밀어낸다. 이와 같은 형태의 운동은 음식물을 섭취하는 동안 또는 직후에 흔히 일어나기 때문에 위큰창자반사(gastrocolic reflex)라 불린다. 특히 신생아에서 자주 볼 수 있는 이러한 반사운동은 젖을 먹는 도중 또는 직후에 배변을 하는 이유가 된다.

장 내용물이 큰창자을 통과하면서 Na+, K+과 같은 전해질과 하루에 약 850ml의 수분이 주름창자 점막을 통해서 흡수된다. 막창자 내에 대변이 증가되어 장벽에 대한 압력이 높아지면 배변반사(defecation reflex)가 일어난다. 배변반사를 초래하는 막창자 내의 압력은 개인의 배변 습관과 관련되어 형성된다. 배변반사가 일어나면 속항문조임근의 긴장도가 감소되어 대변이 항문관으로 진입되며, 막창자의 세로근이 수축되어 직장 내 압력이 증가되고, 바깥항문조임근이 이완되어 대변이 빠져나간다. 이때 복부 근육 및 골반 근육의 수축은 복강내압을 증가시켜 배변을 보다 용이하게 한다.

13. 임상연구(Clinical Study)

복막염(peritonitis)이란 복막의 염증을 말하며 창상, 내부 장기의 파열, 자궁외 임신 등이 원인이 되어 발생된다. 복막염은 대부분의 예에서 심한 통증과 심각한 결과를 초래한다. 복막염의 치료에는 대량의 항생제요법이 사용되며, 복수를 제거하기 위해서 복막강내 삽관법(peritoneal intubation)을 실시하기도 한다. 복막강은 복강 장기에 적정한 온도, 수분 및 무균성 환경을 제공해 준다. 남성에서 복막강은 신체의 외부로부터 완전히 격리되어 있으나, 여성에서는 난관을 통해 신체의 외부와 연결되어 있다. 따라서 여성은 외부로부터 미생물이 복막강내로 유입될 가능성이 보다 높다. 골반염증성질환(pelvic inflammatory disease; PID)은 비교적 흔한 부인과 질환이며, 이는 난관이 복막강에 개구되어 있어 이를 통해 병원체가 유입되기 때문에 발생된다.

주름창자점막에서 장염(enteritis)과 같은 격렬한 자극은 결과적으로는 많은 양의 점액, 물, 그리고 전해질 분비를 초래한다. 많은 양의 물을 배설하는 것을 설사(diarrhea)라고 하며, 자극을 일으키는 물질을 희석시켜 배출함으로써 몸을 보호한다. 장기간의 설사, 대량의 수분과 전해질이 손실되면, 대체적인 양생법이 없다면, 순환계속(circulatory shock)와 죽음을 초래할 수 있다.

항문관의 점막하정맥얼기(submucosal venous plexuses)의 혈관의 크기가 증가하여 결과적으로 치핵(hemorrhoids)이 발생한다. 치핵은 임산부와 50세 이후의 사람에게서 자주 발생한다. 이 질환은 배변시 통증이 심하며, 변과 함께 선혈이 관찰되고 항문에 가려움증이 나타난다.

제13장 비뇨계통(THE URINARY SYSTEM)

1. 서론(Introduction to the Urinary System)

비뇨계통은 쌍으로 된 콩팥과 요관, 1개의 방광과 요도로 구성
되어있다. 비뇨계통에서 콩팥은 대사과정에 의해 생성된 독성물
질을 혈액으로부터 여과하고, 체내의 오줌(urin)을 배출하는 기
능을 할 뿐만 아니라 염분, 포도당, 단백질 및 물 이외에도 건강에
필요한 필수적인 부가물질을 보존하는 기능을 한다. 다른 부분들
은 주로 오줌의 저장, 운반 및 외부로 배출하는 통로역할을 한다.

혈액을 여과하여 오줌을 생성하는 콩팥의 주요기능은 다음과
같다.

첫째. 혈액의 용적과 구성성분을 조절한다. 콩팥은 혈액의 용
적과 구성성분을 조절하고 혈액에서 노폐물을 제거한다. 이 과정
에서 오줌이 생성된다. 콩팥은 과도한 수소이온($H+$)을 포함하는

다양한 노폐물을 배출하여 혈액내 산도(pH)를 조절하는데 도움을 준다.

둘째, 혈압을 조절한다. 콩팥에서는 renin-angiotensin 경로를 활성화하는 효소인 renin을 분비하여 혈압을 조절한다. 그 결과 혈압을 증가시킨다.

셋째, 대사에 관여한다. 콩팥은 기아상태에서 새로운 당분자(glucose molecule)를 합성하고, 에리트로포에틴(erythropoietin)이라고 하는 호르몬을 분비하여 적혈구생성에 관여하며, 비타민 D의 전구체를 활성형 비타민으로 변화시키는 내분비기능과 관련된 대사(metabolism)에 관여한다.

넷째, 운반, 저장 및 오줌의 제거에 관여한다. 각각의 콩팥에서 생성된 오줌은 요관을 통하여 운반된 후 요도를 통하여 몸 밖으로 배출되기 전까지는 방광에 저장된다.

신장학(nephrology)은 콩팥의 해부학적 구조, 생리학적 기능 및 병리학적 병인에 대하여 연구하는 학문이다. 남성과 여성의 비뇨기계통과 남성의 생식기계통을 전문적으로 다루는 의학의 한 분과를 비뇨기과학(urology)이라고 하고, 이 분야를 전문적으로 다루는 의사를 비뇨기과의사(urologist)라고 한다.

2. 콩팥의 해부학적 구조(Anatomy of the Kidneys)

쌍으로 된 콩팥은 붉은색을 띠고 있고, 콩모양의 기관으로서 배막(peritoneum)과 배(abdomen)의 뒤쪽벽사이의 허리부위에 위치한다. 콩팥은 배안(abdominal cavity)의 배막 뒤쪽에 위치하므로 배막뒤기관(retroperitoneal organ)이라고 한다. 콩팥은 열두번째 가슴뼈와 세번째 허리뼈 부위 사이에 위치하며 부분적으로 열한번째와 열두번째 갈비뼈에 의해 보호받고 있다. 오른쪽 콩팥위에 간이 상당한 공간을 차지하고 있기 때문에 오른쪽 콩팥이 왼쪽 콩팥보다 아래쪽으로 치우쳐있다.

콩팥의 외부구조(External Structure of the Kidneys)

전형적인 성인의 콩팥은 길이가 10-12㎝이며, 폭은 5-7㎝, 두께는 3㎝, 무게는 125-170g 정도이다. 콩팥의 안쪽모서리는 오목하게 패여 있는데 이를 콩팥문(신장문, hilus)이라고 하며, 이 문을 통하여 요관, 콩팥동, 정맥, 림프관 및 신경이 들어오거나 나가게 된다. 콩팥은 세층의 조직으로 둘러싸여있다. 깊은층(deep layer)은 민밋하고, 투명한 치밀불규칙 결합조직 판(sheet)인 콩팥피막(신피막, renal capsule)에 둘러싸여있어 외상에 대한 경계막으로서의 기능과 콩팥의 모양을 유지하는데 도움을 준다. 이 층은 콩팥 바깥에서 요관의 바깥층과 연속되어있다. 중간층(middle layer)은 콩팥피막을 둘러싸고있는 지방덩어리층인 지방피막 (adipose capsule)으로서 외상으로부터 콩팥을 보호하고 배안의 제위치에 강하게 고정시키는 기능을 한다. 얕은층(superficial layer)의 콩팥근막(신장피막, renal fascia)은 치밀불규칙 결합조직으로 된 얇은층으로서 콩팥을 주위의 구조나 배벽에 고정시키는 기능을 한다. 콩팥의 앞쪽면에 있는 콩팥근막은 배막의 깊은곳에 위치한다.

콩팥의 내부구조(Internal Structure of the Kidneys)

콩팥을 전두절단하여 관찰하면 뚜렷하게 2 부위로 구분되는데 얕은 층의 민밋한 조직으로 된 적색영역을 콩팥겉질(신피질, renal cortex)이라고 하고, 깊은층의 적갈색의 속층을 콩팥속질(신수질, renal medulla)이라고 한다. 콩팥속질은 8-18개의 깔때기 모양의 콩팥피라밋(신추체, renal pyramid)으로 구성되어있다. 콩팥피라밋의 바닥쪽(base)은 콩팥겉질과 닿아있고, 꼭대기쪽(apex)은 콩팥문쪽을 향해 돌출된 구조인 콩팥유두(신유두, renal papilla)를 형성한다. 콩팥겉질은 콩팥피막애서 콩팥피라밋의 바닥까지의 민밋한 조직으로 된 영역으로서, 일부 겉질은 콩팥피라밋 사이의 공간까지 펼쳐져있다. 콩팥겉질은 바깥층의 겉질층(cortical zone)과 속층의 속질겉층(juxtamedullary zone)으로 나뉜다. 콩팥겉질층이 콩팥피라밋 사이까지 펼쳐져있는데 이를 콩팥기둥(신주, renal column)이라고 한다. 콩팥엽(renal lobe)은 콩팥피라밋, 콩팥피라밋 위쪽의 콩팥겉질 및 인접한 콩팥기둥의 반쪽으로 구성된다.

콩팥겉질과 콩팥속질의 콩팥피라밋이 모여 콩팥의 실질(parenchyma, 기능적인 부분)을 이루고 있다. 실질내에는 콩팥의 기능적 단위, 즉 백만개 정도의 현미경적 구조인 콩팥단위(신단위, nephrone)가 위치하고있다. 콩팥단위에서 형성된 오줌은 콩팥피라밋의 콩팥유두에 열린 큰 유두관(papillary duct)을 통하여 배출된다. 유두관은 컵모양의 구조인 작은콩팥잔(소신배, minor calyces)과 큰콩팥잔(대신배, major calyces)으로 배출된다. 각각의 콩팥에는 8-18개의 작은콩팥잔과 2-3개의 큰콩팥잔이 있으며, 작은콩팥잔은 한 개의 콩팥유두에 연결된 유두관을 통하여 오줌을 받아 큰콩팥잔으로 운반한다. 큰콩팥잔으로 운반된 오줌은 한 개의 큰 공간인 콩팥깔때기(신우, renal pelvis)에 모여 요관을 통하여 콩팥 바깥으로 운반되어 방광에 저장된다. 콩팥문이 콩팥안쪽으로 확장되어 공간을 형성하는데 이를 콩팥동굴(신동, renal sinus)라고 한다. 이 부위에는 콩팥깔때기의 일부, 콩팥잔, 콩팥혈관의 가지 및 신경들이 위치한다. 이 부위의 지방조직은 콩팥동굴내에 있는 이러한 구조들의 위치를 안정화하는데 도움을 준다.

콩팥의 혈액공급과 신경지배(Blood and Nerve Supply of the Kidneys)

콩팥은 혈액으로부터 노폐물을 제거하고 혈액의 양과 이온 구성을 조절하기 때문에 혈관이 광범위하게 분포한다. 콩팥으로 들어오는 동맥은 콩팥문을 통해서 들어오는 콩팥동맥(신동맥, renal artery)이다. 콩팥내에서 콩팥동맥은 여러 개의 구역동맥 (segmental artery)으로 나누어져 콩팥내 서로 다른 구역을 지배한다. 각각의 구역동맥은 콩팥피라밋과 콩팥기둥 사이를 지나가는 엽사이동맥(엽간동맥, interlobar artery)으로 분지한 후 겉질과 속질의 경계부위를 지나는 활꼴동맥(궁상동맥, arcuate artery)으로 분지된다. 활꼴동맥은 작은 소엽사이동맥(interlobular arteries)을 분지한 후 겉질에 분포한다. 소엽사이동맥은 콩팥의 소엽사이를 지나가므로 소엽사이동맥이라고 한다. 콩팥소엽(신소엽, renal lobule)이란 같은 집합관(collecting duct)의 분지에 열린 콩팥단위의 집단을 의미한다. 소엽사dlehdaqor은 콩팥겉질로 들어가 들세동맥(수입세동맥, afferent arteriole)을 분지한다.

각각의 콩팥단위는 한 개의 들세동맥을 받아 복잡하게 뒤얽힌 공모양의 모세혈관망인 토리(사구체, glomerulus)를 형성한다. 그때 토리 모세혈관은 다시 결합하여 날세동맥(efferent arteriole)을 형성하여 혈액을 토리 밖으로 내보낸다.

일반적으로 모세혈관을 지난 혈액은 세정맥으로 유입되는 것이 정상적인 현상이나 토리모세혈관은 두 개의 세동맥사이에 위치하므로 매우 독특하게 혈관이 배열하고있다. 토리는 모세혈관망이며, 오줌생성에 중요한 역할을 하기 때문에 심혈관과 비뇨기 두 계통의 일부라고 생각하고 있다.

날세동맥은 콩팥겉질의 곱슬세관(곡세관, convoluted renal tubule)을 감싸는 세관주위모세혈관(요세관주위모세혈관망, peritubular capillary)을 형성하거나 또는 콩팥속질의 오름세관과 내림세관을 감싸는 곧은세동맥(직세동맥, vasa recta)을 형성한다. 이러한 말초 모세혈관그물을 지난 정맥성 혈액은 동일한 주행 경로를 지나는 세관주위세정맥(peritubular venule), 소엽사이정맥(소엽간정맥, interlobular veins), 활꼴정맥(궁상정맥, arcuate veins), 엽사이정맥(엽간정맥, interlobar veins) 및 콩팥정맥(신정맥, renal veins)이 된 후 콩팥문을 빠져나가 아래대정맥(하대정맥, inferior vena cava)으로 유입된다.

대부분의 콩팥신경은 복강신경절(celiac ganglion)에서 기원한 교감신겨이 콩팥동맥을 따라서 콩팥으로 들어온 콩팥신경얼기(renal plexus)에 의하여 지배받는다. 콩팥을 지배하는 교감신경은 대부분 콩팥동맥의 혈관의 이완과 수축을 일으켜 콩팥을 통과하는 혈액의 흐름을 지배하는 혈관운동신경(vasomotor nerve)의 기능을 한다.

콩팥단위(The Nephron)

콩팥단위는 오줌을 생산하는 기능적 단위(functional unit)이다. 콩팥단위는 혈액을 여과하는 콩팥소체(신소체, renal corpuscle)와 여과된 체액이 지나가는 콩팥세관(세뇨관, renal tubule) 으로 구성되어있다. 콩팥소체는 모세혈관 그물인 토리(사구체, glomerulus)와 토리 모세혈관을 둘러싸고 있는 두 개의 벽(double walled)으로 된 상피인 토리주머니[보우만주머니, glomerular(Bowman,s) capsule]로 구성된다. 여과된 체액이 지나가는 콩팥세관은 토리쪽곱슬세관(근위곡세뇨관, proximal convoluted tubule), 콩팥세관고리(헨레고리, loop of Henle), 먼쪽곱슬세관(원위곡세뇨관, distal convoluted tubule)으로 구성되어있다.

콩팥소체와 곱슬세관들은 콩팥겉질내에 위치하나 콩팥세관고리는 콩팥속질까지 내려간 후 급하게 꺾어져 다시 콩팥겉질까지 올라온다.

콩팥소체를 구성하는 토리주머니는 토리의 모세혈관을 직접 둘러싸고있는 내장층(visceral layer)과 바깥쪽의 벽을 형성하는 벽층(parietal layer)으로 구성되어있다. 이 두층 사이의 공간을 토리주머니공간(사구체낭강, glomerular capsular lumen)이라고 하며 이곳에 토리에서 여과된 물질이 모이게 된다.

토리를 형성하는 모세혈관의 상피인 내피는 창(fenestra)이 있어 혈액에 있는 물질이 쉽게 여과된다. 그러나 창의 크기가 작으므로 혈구, 혈소판 및 대부분의 혈장 단백질들은 통과하지 못한다. 토리주머니의 내장층 상피세포는 일차돌기(primary process)와 이차돌기(족돌기, secondary process, pedicle)라고 하는 많은 세포질 돌기를 갖고 있는 특수한 형태의 발세포(족세포, podocyte)로 구성되어있다. 이차돌기(발돌기)들은 손가락을 깍지 끼듯이 토리모세혈관을 감싸고 있으므로 이들 발돌기들 사이에 형성된 틈새가로막(slit diaphragm)을 통하여 여과된 물질이 통과한다.

토리주머니공간으로 모인 여과된 물질들은 토리쪽곱슬세관을 지나간다. 토리쪽곱슬세관의 상피세포는 단층원주상피세포로서 속공간쪽에는 흡수면적을 증가시키기 위하여 미세융모가 현저하게 발달되었다. 토리쪽곱슬세관을 지나가면서 여과된 물질 중 염, 수분 및 체내에서 필요한 다른 여러가지 물질들이 상피세포를 통해서 세관주위모세혈관(peritubular capillary)으로 재흡수된다.

토리, 토리주머니 및 토리쪽곱슬세관은 콩팥겉질에 위치한다. 토리쪽곱슬세관은 콩팥세관고리 내림다리로 이어져 콩팥속질로 내려가다가 다시 유턴(U turn)하여 콩팥세관고리 오름다리가 되어 콩팥겉질로 되돌아와서 다시 구불구불한 먼쪽곱슬세관이 된다. 콩팥단위의 마지막 부위인 먼쪽곱슬세관의 상피세포는 토리쪽곱슬세관보다 미세융모가 미약하게 발달되었으며, 여러개의 콩팥단위에서 온 먼쪽곱슬세관들은 한 개의 집합관(collecting duct)으로 모인다. 수백개의 집합관들이 모여 유두관(papillary duct)을 형성한 후 콩팥유두(renal papilla) 아래에 있는 작은콩팥잔으로 이동하여 큰콩팥잔에 모이게 된다. 집합관과 유두관은 콩팥겉질로부터 속질을 지나 콩팥깔때기(신우, renal pelvis)까지 이어진다. 콩팥깔때기는 편평하고, 요관의 위쪽 끝이 확장된 곳으로 2-3개의 큰콩팥잔(major calyx)이 모여서 형성되며, 각각의 큰콩팥잔은 작은 콩팥잔(minor calyx)이 모여서 형성된다.

콩팥단위는 토리의 위치와 콩팥세관고리의 길이에 따라서 두 종류로 나누는데 콩팥겉질의 속질쪽 1/3 부위에 토리가 위치한 콩팥단위를 속질곁콩팥단위(방수질신원, juxtamedullary nephron)라 하며 콩팥단위의 80-85%를 차지하며, 피막쪽 2/3 부위의 콩팥겉질에 토리가 위치한 콩팥단위를 겉질콩팥단위(피질신원, cortical nephron)라 하며 콩팥단위의 15-20%를 차지한다. 속질곁콩팥단위는 겉질콩팥단위에 비해서 콩팥세관고리의 길이가 길다.

콩팥은 제10-12 가슴신경(흉신경)으로 구성된 콩팥신경얼기(renal nerve plexus)에서 유래한 자율신경이 지배한다. 콩팥신경얼기의 교감신경은 콩팥에 분포하고 있는 혈관그물의 혈관운동에 작용하여 세동맥을 수축시켜 콩팥의 혈액순환을 감소시킨다.

3. 콩팥단위의 기능(Functions of Nephrons)

오줌을 형성하기 위하여 콩팥단위와 집합관은 3가지 기본적인 과정인 토리여과, 세관 재흡수 및 세관분비 과정을 수행한다.

토리 여과(Glomerular Filtration); 오줌형성의 첫 번째 단계는 혈장 내에 있는 물과 용질을 토리 모세혈관벽을 관통하여 토리주머니를 지나 콩팥세관으로 이동시킨다.

세관 재흡수(Tubular Reabsorption); 여과된 체액은 콩팥세관과 집합관을 통하여 흘러가면서, 콩팥상피세포에서 여과된 물의 99%와 여러 가지 이용할 수 있는 용질들을 재흡수한다. 재흡수된 물과 용질은 세관주위모세혈관과 곧은혈관(vasa recta)을 통하여 혈액으로 유입된다. 재흡수(reabsorption)란 의미는 여과된 물과 용질이 혈류로 유입되는 것을 의미하고, 흡수(absorption)란 의미는 재흡수와는 대조적으로 위장관도에서 일어나는 것과 같이 새로운 물질이 체내로 유입되는 것을 의미한다.

세관 분비(Tubular Secretion); 콩팥세관과 집합관을 통하여 체액이 흘러갈 때 콩팥세관과 집합관의 상피세포에서는 노폐물, 약물, 지나치게 많은 이온과 같은 물질들을 체액에 분비한다. 세관

분비는 혈액으로부터 물질을 제거(remove)하는 것을 의미한다. 호르몬 분비와 같은 분비(secretion)에서는 세포에서 물질을 사이질액(interstitial fluid)과 혈액으로 방출(releasing)하는 것을 의미한다.

4. 오줌의 운반, 저장 및 배출
(Urine Transportation, Storage, and Elimination)

오줌은 유두관을 통하여 작은 콩팥잔으로 배출되기 시작하여, 작은 콩팥잔이 모여서 된 큰콩팥잔을 거쳐, 다시 이들이 모여서 된 콩팥깔때기(renal pelvis)를 통하여 배출된다. 콩팥깔때기로부터 오줌은 요관을 거쳐 방광에 저장된다. 저장된 오줌은 한 개의 요도를 통하여 몸밖으로 배출된다.

요관(Ureters)
2개의 요관은 각각의 콩팥에 있는 콩팥깔때기로부터 나온 오줌을 방광까지 운반한다. 요관의 근육성 벽의 꿈틀운동에 의한 수축은 오줌을 방광까지 밀어내며, 일부 정수압(hydrostatic pressure)과 중력도 관여한다. 콩팥깔때기로부터 방광까지 이어지는 꿈틀운동 수축파의 주기는 오줌의 형성속도에 따라서 1분에 1번에서 5번 정도의 주기로서 다양하다.

요관의 길이는 25-30cm 이며, 두꺼운 벽으로 되어있으며, 내강은 좁은 관모양이나 콩팥깔때기로부터 방광사이를 지나는 부위에 따라 내강의 직경이 1mm에서 10mm로 다양하다. 요관은 콩팥과 같이 배막뒤(복막후, retroperitoneal)에 위치한다. 방광의 바닥(base)부분에서, 요관은 안쪽으로 굽어진 후 방광의 뒤쪽벽을 통하여 비스듬하게 관통한다. 각각의 요관이 비스듬하게 방광으로 들어가는 이유는 해부학적 판막이 없으므로 매우 효과적인 생리학적 판막기능을 하기위해서이다. 방광에 오줌이 가득 찼을 때 방광내 압력이 증가하여 요관이 방광벽으로 비스듬하게 들어오는 구멍을 압박하여 오줌의 역류를 방지한다. 이러한 생리학적 판막이 적절하게 기능을 하지 못하면, 방광으로부터 요관으로 병원균들이 전파되어 콩팥에 감염을 일으킬 가능성이 있다.

요관의 벽은 3층으로 구성되며, 가장 속층인 점막(mucosa)은 이행상피(transitional epithelium)와 아교질, 탄성섬유 및 림프조직으로 구성된 고유층(lamina propria)으로 구성되었다). 이행상피는 요관을 지나가는 오줌의 양에 따라서 늘어날 수 있게 하며, 오줌의 산도와 오줌내 용질의 농도가 요관벽 상피세포의 세포기질(cytosol)과 차이가 있기 때문에 점액을 분비함으로써 요관벽의 상피세포들이 오줌과의 접촉을 막아주는 방어막을 형성하는 매우 중요한 역할을 한다. 중간층은 속세로근육층(내종주근

층, inner longitudinal muscle layer)과 바깥돌림근육층(외윤주근
층, outer circular muscle layer)으로 구성된 민무늬근육층(smooth
muscle)이다. 요관의 먼쪽 1/3 부위에는 바깥돌림근육층의 바깥
에 세로근육층이 더 형성되어 있다. 근육층의 꿈틀운동에 의해서
오줌이 내려가게 된다. 이러한 꿈틀운동은 콩팥깔때기에 오줌이
차면 시작되고 오줌의 생성 속도가 빠르면 빈도가 증가하게 된
다. 바깥층은 성긴결합조직으로 구성된 바깥막(외막, adventitia)
이 내부의 층을 보호하고 요관을 제위치에 고정시키는 기능을 지
닌다. 요관을 지배하는 동맥은 콩팥동맥의 분지, 고환(또는 난소)
동맥의 분지 및 아래방광동맥(inferior vesical arteries)의 분지에
의하여 분포한다. 정맥은 각 동맥을 따라 주행하는 동반정맥이
분포한다.

방광(Urinary Bladder)

방광은 오줌을 저장하는 기관으로서 속이 비어있고, 확장성이
있는 근육성 기관으로서 두덩결합(치골결합, pubic symphysis)
뒤쪽의 골반 안에 위치한다. 남성에서는 직장 앞쪽에 위치하
며, 여성에서는 질의 앞쪽과 자궁의 아래에 위치한다. 배막주름
(peritoneal fold)에 의하여 제 위치에 고정되어있다. 방광의 모양
은 방광내 오줌의 양에 따라서 차이가 있는데 비어있을 때는 찌
그러진 모양이며, 약간 확장되었을 때는 둥근형태를 하고 있다.

오줌이 더욱 증가하게 되면 배모양으로 변하여 배안(abdominal cavity)까지 올라오게 된다. 방광의 용적은 평균 700-850mL이며, 여성은 방광위에 자궁이 위치하므로 남성보다 용적이 약간 적다. 방광의 내강 바닥에는 작은 삼각형부위가 있는데 이를 방광삼각(trigone)이라고 한다. 방광삼각의 경계는 뒤쪽 2개의 꼭지점 부위는 좌우 요관이 들어오는 구멍(urethral opening)이며, 앞쪽 1개의 꼭지점 부위는 방광에서 요도로 오줌이 나가는 구멍인 속요도구멍(내요도구, internal urethral opening)이다. 방광삼각의 점막은 근육층에 강하게 붙어있으므로 밋밋하게 관찰된다. 방광벽은 3층으로 구성되며, 속층은 점막층으로서 요관과 유사하게 이행상피와 고유층으로 구성되어있다. 점막을 둘러싸고 있는 중간층은 근육층으로서 세층의 민무늬근인 배뇨근(detrusor muscle)이 위치한다. 안쪽은 세로근육층, 중간층은 돌림층, 바깥쪽은 세로근육층으로 구성되어있다. 방광에서 요도로 열리는 부위에는 돌림근육이 위치하여 속요도괄약근(내요도괄약근, internal urethral sphincter)을 형성한다. 속요도괄약근의 아래에는 골격근인 바깥요도괄약근(외요도괄약근, external urethral sphincter muscle)이 위치한다. 방광의 뒤쪽면과 아래쪽면의 가장 얕은층은 성긴결합조직층인 바깥막이 둘러싸고 있으며, 방광의 위쪽면은 배막(peritoneum)층인 장막(serosa)으로 둘러싸여있다.

방광으로부터 오줌이 배출되는 과정을 배뇨(micturition)라고 한다. 배뇨는 수의근과 불수의근의 수축이 화합하여 일어난다. 방광내 오줌의 용적이 200-400mL 이상 초과할 때 방광내 압력이 상당히 증가하여 방광벽에 있는 신전수용체에서 감지한 신경자극을 척수에 전달한다. 이 자극은 S2-S3 엉덩척수분절(sacral spinal cord)에 있는 배뇨중추까지 전달되어 배뇨반사(micturition reflex)를 일으킨다. 이러한 반사궁(reflex arc)에서, 배뇨중추로부터 나온 부교감신경 자극은 방광벽과 속요도괄약근까지 전달되어 배뇨근의 수축과 속요도괄약근의 이완을 일으킨다. 동시에 배뇨중추는 뼈대근육인 바깥요도괄약근을 지배하는 몸운동신경세포(somatic motor neuron)를 억제한다. 방광벽의 수축과 괄약근의 이완에 의하여 배뇨가 일어난다.

방광을 지배하는 동맥은 속엉덩동맥의 가지로서 위방광동맥, 중간방광동맥 및 아래방광동맥이 지배한다. 여성에서는 질동맥이 아래방광동맥을 대신한다. 방광의 정맥은 동맥과 유사하게 분포하며 속엉덩정맥의 가지이다.

요도(Urethra)

요도는 방광의 바닥에 있는 속요도구멍으로부터 체외까지 연결된 작은관이다. 남성과 여성에서 요도는 비뇨기계통의 종말부로서 우리 몸에서 오줌을 배출하는 통로 역할을 한다. 특히 남성에서는 정액배출 통로 역할도 한다. 여성에서는, 두덩결합 뒤쪽에 위치하고 있는 요도는 비스듬하게 아래쪽 그리고 앞쪽을 향하여 주행하며, 길이는 약 4cm 정도이다. 체외로 열린 요도구멍을 바깥요도구멍(외요도구, external urethral opening)이라하고 음핵(clitoris)과 질구(vaginal opening)사이에 위치한다. 여성요도의 벽은 속층의 점막층(mucosa)과 바깥층의 근육층(muscularis)으로 구성된다. 점막층은 상피와 성긴결합조직층인 고유층으로 구성된다. 근육층은 돌림층의 민무늬근육으로서 방광의 근육층과 연속된다. 방광 인접부위에서의 요도의 점막상피는 이행상피로서 방광점막상피와 연속되어있으나 바깥요도구멍 인접부위에서는 비각질중층편평상피로 되어있다.

남성에서, 요도는 속요도괄약근으로부터 체외까지 이어져있으며 그 길이나 관통구조물에서는 여성과 차이가 있다. 남성의 요도는 처음에는 전립샘을 관통한 후 요생식막 그리고 마지막으로 음경을 관통한다. 그러므로 그 길이도 약 20cm 정도 된다. 남성의 요도는 크게 3부위로 구분한다. 전립샘을 관통하는 전립샘요도(전립선요도, prostatic urethra), 요생식막을 관통하는 가장 짧은 부위인 막요도(membranous urethra), 음경을 관통하는 가장 긴 부위인 해면체요도(spongy urethra)로 나눈다.

생식과 관련된 여러 가지 분비샘과 다른 구조물들은 그들의 분비물은 남성의 요도에 운반된다. 전립샘요도에는 여러 개의 작은 전립샘관, 정낭선과 정관의 팽대부가 융합된 도관인 사정관

(ejaculatory duct)이 이 부위에 개구하고있다. 막요도가 관통하는 요생식막에는 바깥요도조임근이 위치하고 있으며, 해면체 요도는 음경의 요도해면체(corpus spongiosum)에 의해 둘러싸여 있으며 음경귀두(glans of penis)의 끝인 바깥요도구멍(external urethral orifice)에 열려있다. 또한 요생식막 속에 위치한 망울요도샘(요도구선, bulbourethral gland, Cowper,s gland)의 도관들은 해면체요도에 열려있다.

5. 임상연구(Clinical Study)

콩팥처짐증(신하수증, nephroptosis)은 콩팥을 지지하는 지방의 소실에 의해 일어나며 콩팥이 아래쪽으로 이동되거나 또는 떠있는 상태(floating of the kidney)이다. 트럭운전사, 승마선수, 오토바이 운전자 사이에서 빈번하게 일어난다. 비정상적인 아래극동맥에 의해 요관의 꼬임(kink in the ureter) 또는 요관의 압박(compression of the ureter)을 받아 물콩팥증을 야기할 수 있다.

콩팥이식(renal transplantation)은 배를 경유하여(전통적으로 배막뒤) 기증자의 콩팥혈관을 수혜자의 바깥엉덩혈관에 연결하고, 기증자의 요관을 방광에 봉합하는 수술이다.

물콩팥증(수신증, hydronephrosis)은 요관막힘의 결과로서 오줌의 축적되어 콩팥깔때기와 콩팥잔의 확장(distention of the renal pelvis and calyces)을 초래한다. 요관을 막거나 콩팥잔을 폐쇄시키는 콩팥돌(renal calculi)에 의해 일어난다. 발달중인 태아가 요관에 압력을 가하기(developing fetus exerts pressure on the ureter) 때문에 임신한 여성에게 일어날 수 있는데, 요관이 골반입구를 가로지르는 부위가 막힐 수 있다.

선천성 뭇주머니콩팥(Congenital polycystic disease of kidneys)은 콩팥전체에 흩어진 수많은 주머니(numerous cysts)들을 가지는 유전적 질병이다. 집합세관이 콩팥잔에 연결되지 못해 콩팥세관고리(loops of Henle)의 확장을 초래하여 점차 콩팥기능이상을 초래하게된다. 이 질환은 혈액투석과 콩팥이식에 의해 치료될 수 있다.

제14장 생식계통(THE REPRODUCTIVE SYSTEMS)

1. 서론(Introduction to the Reproductive Systems)

생식계통이란 종족번식을 위한 기관으로서 인체의 다른 기관과 계통이 생명의 거의 전기간 동안 항상 그 기능을 발휘하는 것에 비하여 생식기계통은 사춘기 이후에 성숙하여 성인으로서의 기간 동안에 중요한 기능을 발휘한다. 성에 따라서 생식기계의 구성은 많은 차이가 있으며, 모두 생식세포를 생산하는 성선(gonad)이 1차 생식기관(primary sex organ)이고, 나머지 기관들은 생산된 성세포를 보존하고 이동시켜 수정과 착상 및 수정란의 분화와 발달 장소가 되는 여러 부속기관(accessory sex organs)들로 구성되어 있다. 성선은 성세포(sex cell or gamate)를 생산하며 또한 생식기관들을 발육시키며, 기능적으로 성숙시키는 각종 호르몬을 분비하는 내분비기관으로서의 역할도 하고 있다.

2. 남성 생식계통(Male Reproductive System)

남성생식기는 남성 호르몬인 testosterone의 합성, 저장, 분비뿐만 아니라 남성의 성세포인 정자(sperm)를 생산하는 고환(testis)과 이를 싸고 있는 음낭(scrotum), 정자를 체외로 배출하는 도관계통인 부고환(epididymis), 정관(ductus deferens), 사정관(ejaculatory duct) 및 음경(penis)으로 구성되어있다. 음경은 정액(semen)을 성교시에 여성의 생식도관으로 운반하고, 방광으로부터 몸 밖으로 오줌을 배출하는 통로 역할을 한다. 부속샘으로는 정액의 비세포 부분을 형성하여 정자에 영양을 공급하고, 정자가 여성 생식도관으로 운반되기 위한 운반자용액을 제공하는 정낭(seminal vesicle), 전립샘(전립선, prostate gland), 망울요도샘(요도구선, bulbourethral gland)이 있다.

음낭(Scrotum)

음낭은 고환과 부고환 및 정관의 일부를 싸고 있는 주머니로 피부와 천층근막 두 층으로 구성되어 있다. 음낭의 피부는 신체의 다른 부분보다 더 색소침착이 심하고 굵은 피모가 나있으며 많은 주름이 있는 것이 특징적이다. 음낭의 내부는 가로막(격막)에 의하여 좌, 우로 완전히 나누어져 있다. 가로막에 해당하는 곳의 피부 표면에는 음낭솔기(음낭봉선, scrotal raphe)이 있으며,

이는 음경 아래에서 항문까지 이어져 있다. 음낭의 천층근막 속에는 지방조직은 거의 없으며 음낭근육층(육양막, dartos tunic)이라는 얇은 민무늬근육층이 분포하고 있다. 이 근육은 외부의 낮은 온도에 반응하여 음낭을 수축시키므로 표면에 많은 주름을 형성하게 된다. 고환은 37℃의 정상적인 체온에서는 활동적인 정자를 생산하지 못하므로 체온보다 낮은 온도를 필요로한다. 그러므로 음낭이 배안 밖으로 쳐져 내려가 있는 것이며, 음낭의 피하에 지방조직이 없는 것도 그 이유이다. 음낭의 표면 온도는 체온보다 약 3℃가 낮다. 여름철에 꽉 조이는 속옷이나 진바지를 입는 것은 고환의 활발한 정자생산에 이롭지 못하다.

고환(Testes)

고환은 길이 약 4~5 cm, 폭 약 2.5 cm, 무게 약 12 g의 납작한 타원형으로 정자를 생산하는 성샘이다. 고환은 음낭 내에서 고환집막(초상막, tunica vaginalis)이라는 배막 안의 일부가 배부 밖으로 빠져나오면서 형성된 장막에 의하여 싸여 있으며, 그 아래의 고환 표면은 섬유성 결합조직으로 된 피막인 백색막(백막, tunica albuginea)으로 싸여있다. 백색막은 고환 내부로 들어가 고환사이막(고환중격, testicular septum)을 이루어 약 200~300 개의 쇄기모양의 고환소엽(testicular lobule)으로 나누며, 고환의 뒤쪽에는 두꺼운 결합조직으로 된 고환세로막(고환종격, testicular mediastinum)을 이룬다.

각각의 고환소엽에는 1~4 개의 정세관(seminiferous tubule)들이 들어 있으며, 이들 정세관은 섬세한 곱슬정세관(곡정세관, convoluted seminiferous tubule)으로 시작하여 고환세로막 가까이에 이르러서는 가늘고 짧은 곧은정세관(직정세관, straight seminiferous tubule)이 되고, 고환사이막 속에서 복잡한 고환그물(고환망, rete testis)을 이룬다. 고환그물로부터 정자는 약 12 개의 고환날세관(수출소관, efferent ductule)을 거쳐 부고환으로 이동한다. 고환소엽속의 정세관들 사이에는 소성결합조직이 채우고 있으며, 여기에는 남성호르몬인 테스토스테론(testosterone)을 분비하는 내분비세포인 사이질세포[간질세포, interstitial cell(Leydig cell)]가 위치한다.

고환에 혈액을 공급하는 고환동맥(testicular a.)은 배부 위쪽의 배대동맥으로부터 나와 뒤쪽 배벽을 따라 내려온 다음 정삭(spermatic cord)을 거쳐 고환으로 들어온다. 고환정맥 (testicular v.)은 음낭내의 덩굴정맥얼기(만상정맥총, pampiniform plexus)으로부터 시작하며, 이 정맥얼기는 고환동맥을 둘러싸면서 올라가고 있어서 동맥혈의 온도를 낮추어주어 고환의 온도를 낮게 유지하는데 관여한다.

남성의 생식도관(Reproductive Ducts in Male)

정세관(Seminiferous tubule)

정세관은 고환내에서 정자를 생산하는 가는 관으로 직경이 약 0.2 mm, 길이가 약 70 cm이며, 상피는 구형의 정자발생세포(spermatogenic cells)들과 원주형의 버팀세포(지지세포, supporting cells(Sertoli cell)로 구성되어 있다.

정자발생세포들은 정자의 생성과정에 있는 세포들로, 정조세포(spermatogonia)들이 정세관의 가장 바깥쪽 바닥판에 위치하며, 감수분열과 발달의 정도에 따라 속공간쪽으로 1차 및 2차 정모세포(primary and secondary spermatocyte), 정자세포(spermatid), 정자(spermatozoa)의 순서로 위치해 있다. 사춘기 이후 성인의 경우 정자발생 과정을 통하여 하루에 약 4억 개의 정자가 생산된다. 새로 생성된 정자는 정세관의 상피로부터 떨어져 속공간쪽에 위치하며, 외부 모습은 완전히 성숙된 모양을 하고 있으나 고환을 떠나기 전까지는 독자적인 운동능력을 갖지 못한다.

지지세포들은 정세관의 바닥판으로부터 속공간쪽으로 돌출한 원주형의 세포들로, 정자발생세포들이 지지세포의 세포질에 박혀있는 형상을 하고 있다. 지지세포들은 정자발생세포들에 필요한 영양분을 공급하고, 정자세포가 정자로 되기 위하여 탈락한 세포질을 포식하며, 고환액(testicular fluid)을 분비하여 정자를 밀어내는 역할을 한다. 고환의 고환집막 사이공간에 과도한 장액의 축적으로 음낭이 부어오르는 것을 음낭수종(hydrocele)이라 한다. 작은 음낭수종은 거의 치료를 요하지 않는다. 그러나 큰 심한 음낭수종은 주사기로 고인 장액을 제거하고 고환집막의 장막을 제거함으로써 치료된다.

부고환(Epididymis)

부고환은 물음표 모양으로 고환의 뒤쪽과 가쪽에 부착되어 있으며, 위쪽의 수출소관 (efferent ductule)들이 들어 있는 곳을 부고환의 머리(두부, head), 중간부를 몸통(체부, body), 그리고 아래쪽의 정관으로 이어지는 부위를 꼬리(미부, tail)라 한다. 부고환관(duct of the epididymis)은 머리에서부터 꼬리에 이르기까지 전 부고환에 걸쳐있는 매우 꾸불꾸불한 관으로 길이가 약 6 m에 이르며 꼬리에서 정관으로 연속된다. 운동능력이 없는 미성숙한 정자들이 부고환관을 지나는 동안에 부고환에서 분비되는 단백질의 자극에 의하여 점차 운동성을 갖게 된다. 정자들은 부고환에 수개월 동안 저장되어 있으며, 너무 오래되면 부고환 상피세포의 포식작용에 의하여 제거된다.

정관(Ductus deferens)

정관은 부고환관의 연속으로 길이가 약 45 cm인 민무늬근육성의 긴 관이다. 부고환의 꼬리에서 시작하여 고환의 뒤쪽 가장자리를 따라 상행하고 샅굴(서혜관, inguinal canal)을 지나 배안으로 들어간다. 고환의 위쪽끝에서 샅굴까지 연결된 정관과 고환의 혈관과 신경이 지나가는 근막으로 구성된 관을 정삭(spermatic cord)이라고 한다.

샅굴을 통하여 배안으로 들어온 정관은 골반 가쪽벽을 따라 후방으로 내려가 요관과 교차한 다음 방광의 뒷면에 이르고, 그 끝부분은 확장되어 팽대부(ampulla)를 형성한다. 팽대부의 끝은 다시 좁아지며 정낭의 배출관과 합쳐져서 사정관(ejaculatory duct)을 이룬다. 사정관은 뒤위쪽에서 앞아래쪽으로 전립샘 속으로 들어가서 요도의 전립샘 부위의 정구 중앙에 있는 전립샘소실(전립선소실, prostatic utricle) 양측에 개구한다.

사정관(Ejaculatory duct)

사정관은 정관 팽대부의 끝과 정낭의 배출관이 합쳐져서 형성하는 길이 약 2 cm의 관으로 전립선을 뒤위쪽에서 앞아래쪽으로 통과하여 요도 전립샘 부위의 요도둔덕(정구, seminal colliculus) 중앙에 있는 전립샘소실 양측에 개구한다.

남성의 부생식샘(Accessory Sex Glands in Male)

남성생식기의 부속샘은 2 개의 정낭(seminal vesicle)과 1 개의 전립샘(전립선, prostate gland) 및 2개의 망울요도샘(요도구선, bulbourethral gland)으로 이들의 분비물은 정자와 합쳐져 정액 (semen)을 구성한다.

정낭(Seminal vesicle)

정낭은 방광 뒷면의 정관 팽대부 옆에 있는 주머니 모양의 부속샘으로 좌, 우 한 쌍이 있다. 내부는 심하게 꼬인 관으로 이루어져 있고, 점막에는 많은 주름이 복잡한 양상을 띠고 있으며, 가쪽벽은 섬유성 피막 아래에 두꺼운 민무늬근육이 분포하고 있어 사정시 이 근육의 수축에 의하여 분비물을 배출한다. 정낭의 분비물이 정액의 약 60%를 차지하며, 여기에는 과당(fructose)이 포함되어 있어 정자에게 영양을 공급한다. 또한 정낭의 분비물은 점도가 높고 노란색을 띠고 있다.

전립샘(Prostate gland)

전립샘은 모양과 크기가 밤알 같다. 방광 바로 아래에 위치하며, 직장의 앞벽과 접하고 있으므로 항문에 손가락을 넣으면 직장 앞벽을 통하여 쉽게 촉지할 수 있다. 전립샘의 중앙은 수직으로 요도의 첫부분인 전립샘부위가 통과하고 있으며, 사정관이 전립샘의 뒤위쪽에서 들어와 요도의 전립샘부위에 열려있다. 전립샘은 결합조직 피막에 싸여 있으며, 내부는 치밀결합조직과 민무늬근육으로 구성된 기질(stroma)에 약 20~30 개의 복합관포상샘이 분포되어 있다. 전립샘의 분비물은 정액의 약 30%를 차지하며, 특유의 냄새가 나는 유백색의 분비물로 정자의 운동성을 촉진시키고 정액을 액화하는 기능을 한다. 전립샘의 분비물은 다양한 효소를 포함하고 있으나 그 중에서 전립샘특이항원(Prostate-Specific Antigen)은 임상적으로 중요한 의미를 갖는다. 혈중에 이 항원이 나타나는 것은 전립샘암이 존재하거나 골수로 전이되었다는 지표가 된다. 거의 모든 전립샘암은 양성, 악성 종약이 일반적이다. 그러므로 남성의 약 3%는 전립샘암으로 사망한다는 보고도 있다.

망울요도샘(Bulbourethral gland)

망울요도샘은 콩알 크기의 한 쌍의 복합관상포상샘으로 비뇨생식가로막(뇨생식격막, urogenital diaphragm) 내 즉, 요도의 막성부 가쪽에 위치하며, 망울요도샘의 분비관은 약 2.5cm 전방으로 나와 해면체요도에 개구한다. 망울요도샘의 분비물은 맑은 알카리성 점액으로 성적 흥분에 의하여 분비되며, 사정 전에 요도로 분비되어 산성 소변의 통로인 요도를 중화하고, 윤활하는 역할을 한다.

Penis(음경)

음경은 음낭과 함께 남성의 외부생식기(external genitalia)이며, 여성생식기내에 정자를 주입하는 기관으로 발기조직(erectile tissue)으로 구성되어 있다. 음경은 외형으로 두덩결합부에 부착된 음경뿌리(음경근, root)과 중간의 음경몸통(음경체, body) 및 확장되어 있는 끝부분인 음경귀두(glans penis)로 나눌 수 있다.

음경의 피부는 피하에 지방조직이 없이 매우 느슨하게 부착되어 있으며 잘 움직일 수 있다. 또한 음경귀두는 환상의 피부주름에 의하여 덮여 있어 이를 음경꺼풀(포피, prepuce)라고 한다. 포피의 아래의 속면 중앙에는 바깥요도구멍(외요도구, external urethral opening) 아래와 이어지는 피부주름인 음경꺼풀주름띠(포피소대, frenulum of the prepuce)가 있고, 내면에는 음경꺼풀샘(포피선, preputial gland)이 분포하고 있어 이로부터 매우 독특한 냄새의 피지와 같은 물질이 분비되며 이는 떨어져나온 상피세포 등과 합쳐져 치구(smegma)를 형성한다.

음경의 내부는 발기조직인 한 쌍의 음경해면체(corpus cavernosa penis)와 한 개의 요도해면체(corpus spongiosum penis)로 구성되어 있으며 각각의 해면체는 튼튼한 백색막(tunica albuginea)으로 싸여져 있다. 음경해면체는 음경의 거의 대부분을 이루는 해면체로, 음경뿌리 내의 뒤쪽 끝은 굽어져 두덩활(치골궁, pubic arch)에 부착되는 음경다리(음경각, crus penis)를 이루고 있으며, 앞쪽 끝은 둥글게 가늘어져 음경귀두에 파묻혀 있다. 요도해면체는 음경의 하면 정중선을 따라 좌, 우 음경해면체 사이에 위치하는 해면체로 내부에 요도를 수용하고 있다. 요도해면체의 앞쪽 끝은 크게 부풀어 음경귀두(glans penis)를 이루고, 뒤쪽 끝 역시 둥글게 팽대되어 음경망울(요도구, bulbus penis)을 이루어 비뇨생식가로막에 부착되어 있다.

음경의 주된 혈관과 신경들은 거의 모두 음경의 배면 중앙에 위치한다. 음경등동맥 (dorsal a. of the penis)은 속엉덩동맥으로부터 나온 속음부동맥(internal pudendal a.)의 가지이고, 이는 좌, 우에 2 개의 음경등정맥과 동행한다. 또한 음경해면체의 내부에는 좌, 우 각각 하나씩의 깊은음경동맥(deep a. of the penis)이 분포한다. 음경의 감각신경은 엉치신경얼기에서 나온 음부신경(pudendal n.)의 가지들이다. 남성의 성적반응은 두 단계를 거친다. 첫째는 여성의 질속으로 삽입이 가능하도록 음경이 발기(erection)하는 것이고, 둘째는 질내에 정액을 배출하는 사정(ejaculation)이다. 발기란 부교감신경의 작동으로 일어나는 성적 흥분으로 발기조직내에 혈액이 충만하게되고 이는 주위의 작은 정맥들을 압박하여 혈액의 순환을 방해하므로 음경내에 혈액의 충만상태가 유지되는 것을 말한다. 발기가 부교감신경의 작동으로 일어나는 것에 비하여 사정은 교감신경의 작동으로 일어난다. 사정은 생식관과 부속샘들 주위 민무늬근육이 강력한 수축으로 시작된다. 이러한 수축은 정액을 요도로 내보내게 되고, 이어서 음경의 망울해면체근(해면체구근, bulbospongiosus m.)이 빠르고 박동적인 수축에 의하여 정액이 요도로부터 체외로 배출된다.

3. 여성 생식계통(Female Reproductive System)

여성생식기는 성세포를 생산하고 배출하는 이외에, 임신기간 동안 태아의 분화발달 장소가 되고 사춘기 이후에는 주기적인 변화를 갖는다는 면에서 남성생식기와는 큰 차이가 있다. 여성생식기에는 여성 성세포인 난자(ovum)를 생산하는 난소(ovary)와 자궁관(난관, uterine tube), 자궁(uterus), 질(vagina), 그리고 회음의 외부생식기(external genitalia) 등이 포함된다. 또한 젖샘(유선, mammary gland)은 피부계통의 일부분이나 영아를 영양한다는 기능적 면에서 이 장에 포함하여 설명한다.

난소(Ovaries)

난소는 약 길이 3 cm, 폭 1.5 cm, 두께 1 cm의 난원형 성선으로 골반안의 가쪽벽에 놓이고, 배막 안에 위치하는 장기이다. 난소의 표면은 소녀의 경우 편평하고 매끈하나 사춘기 이후에는 주기적으로 일어나는 배란에 의하여 표면에 흉터와 작은 홈들이 생긴다.

　난소는 배막의 창자간막과 인대들에 의하여 지지된다. 직접 난소를 싸고 있는 배막은 난소간막(mesovarium)이라 하며, 이는 자궁과 난관을 싸는 자궁넓은인대(자궁광간막, broad ligament)의 일부이다. 난소의 위쪽 끝은 난관의 깔때기부분을 향하며 자궁관술(난소채, ovarian fimbria)과 연결되어 있으므로 난관끝(tubal end)이라 부르고, 여기에는 난소걸이인대(난소제인대, suspensory ligament)가 연결되어 있어 난소를 골반 가쪽벽에 부착시킨다. 난소의 아래쪽 끝은 자궁을 향하는 자궁끝(uterine end)이며, 여기에는 난소인대(ovarian ligament)가 자궁과 연결하고 있다. 난소걸이인대는 난소에 분포하는 난소동맥과 정맥 및 신경들의 통로가 되고, 난소인대는 자궁넓은인대에 싸인 섬유성 끈이다.

　난소 역시 섬유성 피막인 백색막(tunica albuginea)에 싸여 있으나 난소의 백색막은 고환의 백색막에 비하여 매우 얇다. 백색막 내부 난소의 실질조직은 겉질(피질, cortex)과 속질(수질, medulla), 두 부분으로 나눈다. 난소의 겉질은 성세포를 생산하는 장소로 많은 난모세포(oocyte)들이 난포세포(follicular cell)에 싸여 난포(follicle)를 형성한 상태로 분포되어 있으며, 속질은 혈관들과 신경 및 임파관들이 분포한 소성결합조직으로 되어있다.

난소주기(Ovarian cycle)

난소주기(ovarian cycle)란 사춘기 이후에 난자를 생산하기 위하여 난소에서 일어나는 약 28일 기간의 주기적인 변화로 이는 월경주기(menstrual cycle)와 밀접한 관련이 있다. 여성은 태어나기 전부터 생식기능이 없어지는 폐경기까지 난소의 겉질에 수천 개의 원시난포 (primordial follicle)를 가지고 있다. 원시난포란 1차 난모세포(primary oocyte)가 단층의 편평형 난포세포에 둘러싸여 있는 미성숙의 난포(immature follicle)이다. 사춘기가 되면 뇌하수체 앞엽에서 분비되는 성샘자극호르몬(gonadotropins)의 자극에 의하여 난소주기에 따라 성숙을 시작한다.

난포기(follicular phase)는 난소주기의 전반기는 약 2 주간으로, 뇌하수체 앞엽에서 분비되는 난포자극호르몬(follicle-stimulating hormone(FSH))과 황체형성호르몬[luteinizing hormone(LH)]의 자극에 의하여 약 6~12 개의 원시난포가 성숙을 시작한다. 먼저 편평형인 난포세포가 입방형으로 바뀌고 난모세포의 크기가 커진다. 이때를 일차난포(primary follicle)라고 부른다.

난포세포는 지속적으로 분열하여 중층으로 자라나고, 난포세포와 난모세포 사이에는 당단백질(glycoprotein)로 구성된 투명대(zona pellucida)가 형성된다. 지속적으로 두꺼워진 난포세포들은 난포막(theca folliculi)을 형성하며, 난포막은 기능적으로 속난포막(내막, theca interna)과 바깥난포막(외막, theca externa)으로 구분된다. 속난포막세포들은 여성호르몬인 난포호르몬(estrogen)을 생산, 분비하며, 이 난포호르몬의 영향으로 여성생식기들이 기능적으로 성숙하게 되고 자궁속막이 발육하게 된다.

다음 단계로 난포세포들 사이에 난포방(난포동, follicular antrum)이 생겨나고, 이 난포방이 점차 커진다. 이때를 이차난포(secondary follicle)라고 부른다. 난포방이 점차 커짐에 따라 난모세포는 한쪽으로 치우쳐져 난포세포더미(난구, cumulus oophorus)를 형성하고, 최종적으로 난포방이 극단적으로 커진 난포는 직경이 약 2cm에 이른다. 이때를 성숙난포(mature follicle) 또는 포상난포(vesicular or Graafian follicle)라고 부르며, 성숙난포는 난소의 벽을 향하여 돌출되어 있다.

배란(ovulation)은 난소주기 시작 약 14 일 후에 일어나는 과정으로 갑자기 증가된 황체형성호르몬의 영향에 의한다. 과정은 난포방이 극도로 팽창된 성숙난포에 의하여 얇아진 난소의 벽이 파열되면서 성숙난포 내부의 난포액이 배안으로 배출됨과 동시에 난모세포가 주위의 난포세포들과 함께 튀어나오게 된다. 이때 난모세포 주위의 난포세포들을 부챗살관(방사관, corona radiata)이라고 한다. 이렇게 배안으로 배출된 난모세포는 난관 속으로 쓸려 들어가게 된다.

황체기(luteal phase)는 난소주기의 후반기 약 2 주간으로,

배란이 되어버린 난포는 황체형성호르몬의 영향으로 노란색의 황체(corpus luteum)를 형성하게 된다. 황체는 황체호르몬(progesterone)을 생산 분비하며, 이 황체호르몬은 자궁속막을 비후하게 하여 수정란의 착상에 대비하게 한다. 배란된 난자가 수정이 되지 않은 경우 황체는 약 9일후에 퇴화하여 백색체(corpus albicans)로 변힌다. 이러한 황체의 퇴화는 황체호르몬 농도의 저하를 가져오고 그 결과 자궁속막이 탈락하여 월경(menstruation)이 일어난다. 또한 뇌하수체를 자극하여 난포자극호르몬을 분비하게 하여 새로운 난소주기가 시작한다. 배란된 난자가 수정이 된 경우 황체는 퇴화되지 않고 임신 약 4 개월까지 지속적으로 황체호르몬을 분비하여 임신을 유지하게 한다.

자궁관(Uterine Tubes)

자궁관은 난자를 자궁으로 수송하며, 수정의 장소가 되는 길이 약 10 cm의 관으로 가쪽의 난소 부근에서 시작하여 자궁의 위쪽에 연결되어 있으며, 난관(oviduct) 또는 나팔관 (fallopian tube)으로도 불린다. 난소에 근접해 있는 난관의 가쪽끝은 깔때기 모양으로 되어있어 자궁관깔때기(누두부, infundibulum)라 하고, 그 끝에는 섬모가 있는 손가락 모양의 돌기인 자궁관술(난관채, fimbriae)들이 돌출해 있으며, 특히 그 중 한 개는 난소의 난관끝에 접하고 있어 이를 난소술(난소채, ovarian fimbria)이라 한다.

자궁관깔때기의 안쪽은 넓어져 있어 팽대부(ampulla)라 하고 이곳이 정자와 난자의 수정 장소가 된다. 난관의 자궁쪽 약 1/3은 내강이 좁아서 자궁관잘룩(협부, isthmus)라 하고 자궁 내강과 통해 있다. 난관의 표면은 배막에 의하여 싸여 있어 이를 자궁관간막(난관간막, mesosalpinx)이라 부르며 이 역시 자궁 자궁넓은인대의 일부분이다. 난관의 점막에는 많은 섬모가 분포하고 있으며, 또한 많은 주름들이 형성되어 있다. 이는 독자적인 운동능력이 없는 난자의 수송에 관여한다.

남성생식기의 관이 고환의 정세관에 직접 연결되어 있는 것에 비하여 여성생식기의 도관인 난관은 난소에 직접 연결되어 있지 않다. 그러므로 난소로부터 골반의 배막안속으로 배란된 난자가 난관 내로 진입하기 위하여 난관의 섬세한 운동이 필요하다. 배란 시기가 되면 자궁관깔때기가 난소쪽으로 굽어져 자궁관술이 난소를 감싸서 표면을 쓸듯이 움직이게 되며, 자궁관술의 섬모들은 복강액의 흐름이 난관내로 향하게 움직여 배란된 난자를 난관 속으로 유도하게 된다. 그러나 많은 수의 배란된 난자를 복막강 내로 놓치게 되는 것도 사실이다. 난관의 끝이 골반의 배막안으로 열려 있으므로 여성의 성병 감염은 질과 자궁 및 난관의 감염뿐만 아니라 종종 난소와 골반강의 감염으로 퍼지게 된다. 임질(gonorrhea)이나 클라미디아균(chlamydia)이 이런 경로를 거쳐 심각한 감염을 일으킬 수 있으며, 이러한 감염의 결과 난관이 유착되어 불임이 될 수도 있다. 또한 난관은 가장 일반적인 딴곳임 신(자궁외임신, ectopic pregnancy)의 장소가 되며 이는 생명이 위험할 정도의 결과를 초래할 수도 있다.

자궁(Uterus)

자궁은 내강이 있는 두꺼운 근육성 장기로 임신기간 동안 수정 란이 분화 발달하는 장소이다. 자궁은 직장 앞쪽, 방광의 뒤쪽 위 의 골반안 내에 위치하며, 크기는 성인의 정상상태에서 약 길이 가 8 cm, 폭이 5 cm, 두께는 2.5 cm이다.

자궁은 구조적으로 크게 자궁몸통(자궁체, body)과 자궁목(자 궁경, cervix) 두 부분으로 나뉘고, 이 두 부분이 연결된 부분은 좁 아져 있어 자궁관잘룩(협부, isthmus)이라고 부른다. 자궁몸통 중 양쪽의 난관이 부착된 부위보다 상부로 둥글게 불룩한 부분은 자 궁바닥(자궁저, fundus)이라고 부른다. 자궁목(자궁경, cervix) 은 약 2 cm 길이로 하부는 질 내로 돌출되어 있어 다시 질위부분 (질상부, supravaginal portion)과 질부분(질부, vaginal portion) 으로 나눌 수 있다. 자궁목의 질부위는 질의 뒤쪽벽을 향하여 돌 출되어 있고, 둥근 끝단은 위입술(전순, ventral lip)과 뒤입술(후 순, dorsal lip)을 이루며, 그 중앙에는 질안과의 통로인 자궁구 멍 (uterine orifice)이 뚫려 있다. 앞입술과 뒤입술 및 앞, 뒤 질벽 의 사이에는 윤상의 깊은 도랑이 형성되어 앞, 뒤질원개(anterior and posterior fornix)가 된다. 자궁몸통의 속공간은 임신기간을 제외하고는 매우 작고, 자궁목의 내부는 자궁목관(자궁경관, cervical canal)을 이루고 있다.

인체의 시상단면에서 보면 자궁의 종축은 질의 종축에 대하여 약 90o를 이루며 전방으로 굽어져 있어 이를 자궁앞굽이(전경, anteversion)이라 표현한다. 다시 자궁은 잘룩부위에서 자궁몸통의 종축이 자궁목의 종축보다 더 앞쪽으로 굽어져 있어 이를 자궁앞굽이(anteflexion)이라고 하며, 이렇게 자궁은 자궁앞굽이되어 있는 것이 정상상태이다. 정상적인 각도보다 후방으로 자궁이 일어나 있는 것을 자궁뒤굽이(후굴, retroversion)라고 표현한다.

배막이 다양한 골반안 장기들을 감싸면서 자궁주위에서 배막주머니를 형성하게 된다. 대표적으로 자궁의 앞쪽에는 방광자궁오목(방광자궁와, vesicouterine pouch)가 형성되고, 자궁 뒤쪽에는 곧창자자궁오목(직장자궁와, rectouterine pouch)가 형성된다. 곧창자자궁오목는 배막안의 가장 아래쪽끝으로서 배막속 감염에 의하여 농이 생기거나, 배안의 손상에 의하여 출혈이 있을 때 이 낭에 고이게 된다.

자궁의 지지조직(Supports of the uterus)

자궁은 여러 종류의 인대와 배막주름에 의하여 지지된다. 자궁은 자궁간막(mesometrium)에 싸여 골반의 가쪽벽에 고정되어 있으며, 이 자궁간막은 자궁과 난관을 전체적으로 싸고 있는 자궁넓은인대(broad ligament)의 가장 큰 부분이다. 자궁목과 질의 상부로부터 골반의 가쪽벽 사이에는 가로자궁목인대(주인대, cardinal ligament)가 부착되어 있고, 자궁몸통의 위가쪽에는 자궁원인대(자궁원삭, round ligament)가 부착되어 있다. 자궁원인대는 난소인대의 연속으로 샅굴을 통하여 외부생식기인 대음순피하에 부착되어 있다. 배막의 인대들 외에 자궁을 지지하고 있는 가장 중요한 조직은 비뇨생식가로막(비뇨생식격막, urogenital diaphragm)과 골반가로막을 이루는 골반 바닥의 근육들이다. 이러한 자궁 지지조직들의 긴장도가 감소하면 자궁이 질구쪽 아래로 쳐지는 자궁하수(prolapse of the uterus)가 된다.

자궁벽(Uterine wall)

자궁벽은 가장 안쪽의 자궁내막과 중간의 자궁근층, 그리고 바깥 층인 자궁외막의 3층으로 구성되어 있다. 자궁바깥막(자궁외막, perimetrium)은 장측복막으로, 자궁몸통의 양측 모서리에서 합쳐져 자궁넓은인대(broad ligament)를 형성한다. 자궁근육층(자궁근층, myometrium)은 속층과 바깥층이 세로층, 중간층이 돌림층으로 된 3층 구조의 두꺼운 민무늬근육층으로 근섬유다발의 방향이 불규칙적이고 매우 조밀하게 짜여져 있다.

자궁속막(자궁내막, endometrium)은 점막층으로 소수의 섬모세포와 분비세포를 포함한 단층원주상피세포로 되어 있으며, 자궁속막은 다시 자궁속공간 쪽의 기능층(functional layer)과 자궁근육층에 접해 있는 바닥층(basal layer)으로 구분한다. 기능층은 여성호르몬들의 영향에 의하여 주기적인 변화를 겪으며 월경기에 탈락하는 층이고, 바닥층은 월경기에 탈락하지 않고 다시 기능층을 자라나게 하는 층이다. 또한 자궁속막에는 다수의 자궁샘(uterine gland)들이 분포되어 있는데, 이들 역시 주기적인 변화를 일으킨다. 특히 자궁목에 있는 것을 자궁목샘(자궁경선, cervical gland)이라 하며 다량의 점액을 질공간속으로 분비한다.

자궁동맥(uterine a.)은 속엉덩동맥의 가지로 자궁몸통의 양쪽 측면을 따라 상행하며 자궁벽내로 가지를 분지한다. 자궁근육층으로는 활꼴동맥(arcuate a.)이, 자궁속막으로는 방사동맥(radial a.)이 분포하며, 방사동맥은 다시 바닥층으로는 곧은동맥(straight a.)을, 기능층으로는 나선동맥(spiral a.)을 내어 혈액을 공급한다. 기능층의 나선동맥은 월경주기에 따라 퇴행과 재생을 반복한다.

자궁속막의 주기적 변화(Uterine cycle)

자궁속막은 혈액내 난소호르몬의 농도에 따라 약 28 일을 주기로 심한 변화가 일어난다. 이 주기를 자궁주기(uterine cycle) 또는 월경주기(menstrual cycle)라 하고, 이는 난소주기와 밀접하게 관련되어 있다.

월경기(menstrual phase)는 극도로 비후된 자궁속막의 기능층이 탈락되어 배출되는 시기이다. 월경기는 배란 후 약 14 일경에 시작되어 3~5 일간 지속되고, 약 50 ml의 출혈이 있으며, 이를 월경(mestruation)라고 한다. 월경기의 말경에는 난소에서 난포가 자라나 난포호르몬의 분비가 증가된다.

증식기(proliferative phase)는 난포호르몬(estrogen)의 영향으로 바닥층으로부터 새로운 기능층이 자라나오고 발달하여 기능층이 두꺼워지며 자궁샘과 나선동맥의 분포가 풍부해지는 시기이다. 증식기는 월경기 이후 약 10~11일간이며, 증식기의 말경 즉, 월경 시작일로부터 약 14일 후에는 난소에서 배란이 일어난다.

분비기(secretory phase)는 황체호르몬(progesterone)의 영향으로 기능층이 수정난의 착상을 준비하는 시기이다. 이 기간은 증식기 후 또는 배란 후 약 14 일간으로, 자궁속막의 나선동맥들이 완전히 구축되고 자궁샘은 커지며 수정난의 영양공급원이 되는 당단백질의 분비물을 분비한다. 난소에서 배란된 난자가 수정과 착상이 이루어지면 분비기는 임신기간동안 지속된다. 그러나 난소에서 배란된 난자가 수정이 되지 않았거나, 수정란이 착상되지 못하면 황체는 배란 후 약 9일부터 퇴화하므로 황체호르몬의 분비가 중단된다. 이로 인하여 기능층의 나선동맥에 경직이 일어나고, 결국 기능층은 허혈로 인하여 탈락되므로 새로운 월경기의 시작이 된다.

질(Vagina)

질은 자궁의 아래쪽, 직장의 앞쪽, 요도와 방광의 뒤쪽에 위치한 얇은 벽으로 된 도관으로 남성의 음경과 정액을 받아들이는 기능과 함께 태아의 출산과 월경혈을 배출하는 통로의 역할도 한다. 질의 위쪽은 자궁목을 둘러싸고 있어 자궁목 주위에 질천장(질원개, vaginal fornix)라는 윤상의 홈을 형성하게 되고, 중간부는 평소에는 앞, 뒤벽이 서로 맞붙어서 속공간이 닫혀있는 상태이며, 아래쪽은 질구멍(vaginal orifice)에 의해 질어귀(질전정, vestibule)에 열려있다. 질은 앞벽이 약 7cm, 뒤벽이 약 9cm로 뒤쪽 질천장까지의 길이가 더 길다. 질구멍에는 점막주름이 질구멍을 불완전하게 막고 있어 이를 처녀막(hymen)이라고 한다.

바깥생식기관(Vulva)

여성생식기 중 질보다 외부에 위치하는 기관을 외부생식기라고 하며, 불두덩(치구, mons pubis), 대음순(labia majora), 소음순(labia minora), 음핵(clitoris), 질어귀망울(전정구, bulb of vestibule) 및 큰질어귀샘(대전정선, greater vestibular gland) 등이 이에 속한다.

불두덩(치구, mons pubis)은 두덩결합(pubic sumphysis)을 덮고 있는 지방조직이 풍부하고 둥글게 돌출된 부분으로 사춘기 이후에 치모(pubic hair)가 자라나는 부위이다. 불두덩의 후방으로 연결된 좌, 우 2 개의 음모가 있고 지방조직이 풍부한 피부융기를 대음순(labia majora)이라 하고, 이는 외음부의 외곽을 형성하며, 그 사이를 대음순틈새(음열, pudendal cleft)이라고 한다. 대음순은 남성의 음낭과 상동기관이며, 하부에는 발기조직인 질어귀망울(bulbs of the vestibule)이 위치한다. 대음순의 안쪽에 위치하는 음모가 없는 피부주름을 소음순(labia minora)이라 하고, 양측 소음순 사이 공간을 질어귀(vestibule)라 한다. 질어귀에는 바깥요도구멍과 질구멍이 개구하고 있으며, 바깥요도구멍이 질구멍의 앞쪽에 위치한다. 질어귀의 앞쪽에는 발기조직으로 남성의 음경과 상동기관인 음핵(clitoris)이 위치하며, 음핵 주위에는 양측 소음순이 합쳐져 음핵꺼풀(음핵포피, prepuce of the clitoris)과 음핵꺼풀주름띠(음핵소대, frenulum of the clitoris)를 형성하고 있다. 질어귀의 뒤쪽은 양측 소음순이 합쳐져 음순주름띠(음순소대, frenulum of the labia)를 형성하고 있다. 큰질어귀샘(대전정선, greater vestibular gland)은 질구멍 가쪽의 대음순 깊은 곳에 위치하는 분비샘으로 남성의 망울요도샘과 상동기관이다. 이 샘은 질구멍 주위에 윤활 점액을 분비하여 성접촉을 원활하게 하는 역할을 한다.

샅(Perineum)
젖샘(Mammary Glands)
젖샘(breast)은 남성과 여성 모두에 존재하나 기능은 여성에

게만 있다. 발생학적으로 젖샘은 피부의 일부분으로, 겨드랑에서 샅에 이르는 젖샘선(milk line)을 따라 위치하는 땀샘(sweat gland)이 변형된 샘이다. 이 젖샘선을 따라 부차적인 젖꼭지나 젖이 발달한 사람이 약 500 명에 1 명꼴로 나타난다는 보고가 있다.

여성의 젖은 위로는 둘째 갈비뼈, 아래로는 여섯째 갈비뼈 사이에 위치하며, 안쪽으로는 가슴뼈, 가쪽으로는 중간겨드랑선까지 확장되어 있다. 젖의 아래에는 큰가슴근과 앞톱니근의 일부가 위치하고, 가쪽가슴동맥과 속가슴동맥 및 뒤늑골사이동맥의 가지들로부터 혈액을 공급받으며, 림프관들은 복장옆림프절(parasternal lymph nodes)과 겨드랑림프절(axillary lymph nodes)로 연결되어 있다. 이 림프관과 림프절들은 유방암의 전이경로가 되므로 임상적으로 중요하다.

유방 중앙의 돌출부를 젖꼭지(유두, nipple)라 하고, 젖꼭지 주위의 착색이 심한 윤상의 피부를 젖꽃판(유륜, areola)이라 하며, 젖꽃판에는 젖꽃판샘(유륜선, areolar gland)이라는 큰 피지선들이 분포하고 있다.

유방의 내부는 즉, 젖샘은 15~25 개의 엽이 젖꼭지를 중심으로 방사상으로 위치하고 있으며, 각 엽 사이에는 섬유성결합조직과 많은 양의 지방조직들이 분포하고 있다. 다시 각 엽은 소엽(lobule)들로 구성되어 있고, 소엽은 유즙을 분비하는 많은 젖샘꽈리(lactiferous acinus)들로 구성되어 있다. 각 엽의 젖샘관(유관, lactiferous duct)은 젖꽂판의 아래에서 젖샘관팽대(유관동, lactiferous sinus)를 형성한 후 젖꼭지에 개구한다. 임신하지 않은 여성의 젖샘은 분비샘의 구조는 발달되어 있지 않다. 어린 소녀의 젖샘은 단지 흔적적인 도관들로만 구성되어 있고, 사춘기에 이르러 이 도관들이 자라고 가지들이 풍성해진다. 그러나 여전히 소엽이나 유즙 분비주머니는 발달되어 있지 않다. 사춘기 소녀들의 유방이 커지는 것은 주로 지방의 축적에 의한 것이다. 유즙 분비주머니의 발달은 임신 중기에 황체호르몬의 영향으로 이루어지고, 유즙의 생산과 분비는 뇌하수체가 분비하는 젖분비호르몬[최유호르몬, lactogenic hormone(LH)]의 영향으로 이루어지며, 이는 아기의 젖 빨기(sucking)에 의하여 촉진된다. 출산 후 2~3일간 나오는 유즙을 초유(colostrum)라고 하며, 진짜 유즙의 분비는 출산 후 약 3~4일째부터 시작된다.]

4. 임상연구(Clinical Study)

곧창자검진(Rectal examination)은 전립샘(prostate gland)의 크기와 상태를 알 수 있는 촉진 방법으로서 앞쪽에서 만져지는 구조물은 방광, 정낭, 정관팽대(ampulla of ductus deferens)부위이며, 뒤쪽에서 만져지는 구조물은 꼬리뼈, 엉치뼈이다. 또한 가족에서 만져지는 구조물은 궁둥곧창자오목(ischiorectal fossa) 또는 농양(abscess)이다.

자궁탈출(Uterine prolapse)은 자궁목이 질어귀(vestibule) 또는 질쪽으로 돌출(protrusion)되는 현상을 말하며, 자궁의 중압감(bearing-down sensation, 밑이 빠지는 느낌, 배뇨 횟수(urination frequencty)의 증가, 배뇨시 따끔따끔한 느낌(burning sensation)이 든다. 이 질환은 노화의 결과로 발생한다.

자궁절제(Hysterectomy)는 배벽(abdominal wall)또는 질을 통해 자궁을 수술로 제거하는 것이다. 요관(ureter)이 자궁동맥(uterine artery) 밑에 있는 가로자궁목인대 또는 기본인대(transverse cervical or cardinal ligament)를 통과하므로 이 수술로 요관이 손상될 수 있다.

자궁내막증(Endometriosis)은 자궁속막조직(endometrial tissue), 기질(stroma)과 샘조직 덩어리가 자궁속막 부위가 아닌 자궁벽, 난소 등 여러 부위에 생기는 양성질환(benign disorder)이다. 주로 변형된 혈액이 들어있는 낭종(cyst)을 자주 동반한다.

인체해부학

초판 인쇄 2020년 9월 15일
초판 발행 2020년 9월 20일

펴낸이　　진수진
펴낸곳　　메디컬스타

주소　　　경기도 고양시 일산서구 대산로 53
출판등록　2013년 5월 30일 제2013-000078호
전화　　　031-911-3416
팩스　　　031-911-3417
전자우편　meko7@paran.com